W0269715

Volkstümliche Namen der Arzneimittel, Drogen und Chemikalien.

Eine Sammlung der im Volksmunde gebräuchlichen Benennungen und Handelsbezeichnungen.

Zusammengestellt von

Dr. J. Holfert.

Siebente, verbesserte und vermehrte Auflage.

Bearbeitet von

G. Arends.

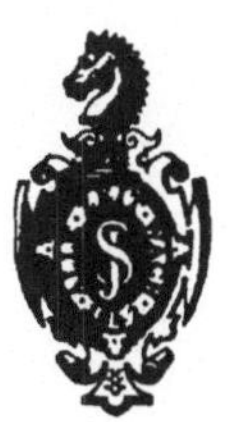

Springer-Verlag Berlin Heidelberg GmbH
1914.

ISBN 978-3-662-22812-8   ISBN 978-3-662-24745-7 (eBook)
DOI 10.1007/978-3-662-24745-7

Softcover reprint of the hardcover 7th edition 1914

Vorwort.

Die vorliegende Sammlung volkstümlicher Arzneimittelnamen ist hervorgegangen aus dem im Jahrbuch des Pharmazeutischen Kalenders vom Jahre 1886 enthaltenen Synonymenverzeichnis und dessen späteren durch Dr. E. Geisler veranlaßten Ergänzungen. Auch eine größere handschriftliche Sammlung des Herrn Apotheker Seybold wurde in Benutzung gezogen. Endlich wurde auch die gedruckte Literatur, soweit diese zuverlässig erschien, berücksichtigt.

Die solcherweise auf rund 6000 Namen angewachsene Sammlung wurde dann einer Anzahl namhafter praktischer Apotheker, deren Wohnsitze gleichmäßig über alle Provinzen, Regierungsbezirke und Kreise der deutschen Bundesstaaten sowie in Luxemburg und der Schweiz verteilt waren, zur Prüfung, Berichtigung und Ergänzung übermittelt. Hierdurch sowie durch weitgehende Benutzung des Synonymenlexikons von G. Arends war die Sammlung auf mehr als 13000 interpretierte Arzeneimittelnamen angewachsen. In der im Jahre 1902 erschienenen dritten Auflage hat diese Zahl noch eine weitere Erhöhung erfahren.

Das Material für diese dritte Auflage hatte noch Herr Dr. Holfert, welcher die ersten beiden Ausgaben des Buches veranstaltet hat, gesammelt. Nach dessen Tode vollendete der Unterzeichnete das begonnene Werk und gab dann in den Jahren 1905, 1908 und 1911 die vierte, fünfte und sechste, wiederum stark vermehrte Auflage desselben heraus.

Um das Buch auch dem Drogen- und Chemikalienhandel dienstbar zu machen, wurde demselben eine große Anzahl volkstümlicher Namen und Handelsbezeichnungen von technischen Drogen und Chemikalien sowie von viel gebrauchten Farben eingefügt. Eine weitere durchgreifende Neuerung erfuhr dasselbe durch Einführung der neuen Rechtschreibung sowie durch Anwendung einer neuen, leicht lesbaren Schriftart.

In den neueren Auflagen ist in den Fällen, wo für eine volkstümliche Bezeichnung zwei oder mehr verschiedene Präparate in Frage kommen können, die früher übliche Numerierung derselben fortgefallen. Jüngere, auf dem Arzneimittel- und Drogenmarkt noch nicht sehr bewanderte Fachgenossen haben nämlich nicht selten angenommen, daß jene Numerierung eine gewisse Reihenfolge in der Auswahl der in Frage kommenden Drogen usw. bedeuten solle. Das war aber ein Irrtum. Es muß vielmehr in allen solchen Fällen auf die beabsichtigte Wirkung, die Anwendungsweise (ob innerlich oder äußerlich), auf die Gebräuche der betreffenden Gegend und anderes mehr Rücksicht genommen und dadurch die Auswahl der in Frage kommenden volkstümlichen Mittel getroffen werden. Die richtige Anwendung dieses Buches bedingt demnach das Vorhandensein einiger Kenntnisse von Land und Leuten, von der Wirkung und Anwendungsweise der darin aufgeführten Arzneimittel, sowie eine gewisse Schulung im Verkehr mit dem Volke. Es empfiehlt sich deshalb, die Anfänger im Berufe dazu anzuhalten, daß sie in zweifelhaften Fällen den Rat der Älteren einholen; nur dann kann das Buch den Nutzen schaffen, der von ihm erwartet wird.

Durch die große Liebenswürdigkeit einiger Apotheker aus der Schweiz bin ich in die Lage versetzt worden, wiederum eine reiche Auswahl schweizerischer volkstümlicher Namen in das Buch aufzunehmen. Auch aus Österreich sind mir wertvolle Beiträge zugegangen, so daß wieder nicht weniger als 1200 neue Namen bzw. Substitutionen in das Buch eingetragen werden konnten. All den freundlichen Helfern spreche ich auch an dieser Stelle den verbindlichsten Dank aus.

Chemnitz, April 1911.

G. Arends.

Vorwort zur siebenten Auflage.

Mit Unterstützung vieler hilfsbereiter Fachgenossen ist es gelungen, auch die siebente Auflage dieses Buches wieder in weitgehender Weise zu vervollkommnen. Ganz neu ist eine große Anzahl holländischer volkstümlicher Bezeichnungen, die in dem Buche Aufnahme gefunden haben. Aber auch aus der Schweiz, aus Österreich und aus den verschiedensten Teilen Deutschlands sind wieder zahlreiche Neuaufnahmen teils rein pharmazeutischen, teils technischen Charakters erfolgt.

Ich hoffe, daß die Gebraucher des Buches von dessen weiterer Vermehrung und vielfacher Verbesserung guten Nutzen haben mögen, und danke allen nochmals, die mir hilfreich zur Seite gestanden haben.

Chemnitz, Mai 1914.

G. Arends.

A.

(Ae = Ä.   Ägesteräuge = Hühneraugen.   Angst = Schmerz.)

Aak: Herb. Eupatorii.
Aalbeeren: Fruct. Ribis nigr.
Aalbeesinge: Fruct. Myrtilli.
Aalessenz: Tinct. Aloës.
Aalfett: Ol. Jecor. Aselli.
—, **festes:** Adeps.
Aalkraut: Herb. Mariveri. — Herb.
  Saturejae.
Aalöl: Ol. Olivarum album. Ol.
  Jecoris.
Aalquappenöl: Ol. Jecor. Asell.
Aalquappenpflaster: Empl. Ce-
  russae.
Aalraupenfett: Ol. Jecor. Asell.
Aalraupengrätenpulver: Conchae.
Aalraupenöl: Ol. Jecoris Aselli.
Aalraupenpflaster: Empl. Ceruss.
Aalraupenwasser: Aq. Petrosel.
Aalrautenöl: Ol. Rutae. Ol. Je-
  coris.
Aarauer Balsam: Bals. vulnerar.
  viride.
Aarde: Erde.
Aardnotenolie: Ol. Arachidis.
Aardolie: Ol. Petrae.
Aardwas: Paraffin. Ceresin.
Aastropfen: Tinct. Asae foet. —
  gegen Fieber: Tinct. Chinoïdini.
A bis Z: Spec. ad long. vitam.
Abandöl: Ol. Chamomill. infus.
Abandsalbe: Ungt. flavum.
Abbißwurzel: Rad. Succisae.
Abbißwürze: Rad. Succisae.
Abbitt: Rad. Succisae.

A-b-c-Anispulver: Pulv. contra
  Pediculos.
A-b-c-Balsam: Ungt. Elemi.
A-b-c-Kraut: Herb. Acmellae.
A-b-c-Salbe: Ungt. Elemi.
Abedillendock: Linim. sapon.
  camph.
Abelatsalbe: Ungt. flavum.
Abelatspiritus: Liqu. Ammon. cst.
Abele, Abeln: Herb. Anagallidis.
Abelenknospen: Gemm. Populi.
Abelkensalbe: Ungt. Populi.
Abelmoschkörner: Sem. Abel
  moschi.
Abendblatt: Charta amylacea.
Abendsalbe: Ungt. flavum.
Abereschen: Fruct. Sorbi.
Aberraute: Herb. Abrotani.
Aberwurzel: Rad. Carlinae.
Abführbeeren: Fruct. Rhamni.
Abführlatwerge: Elect. e Senna.
Abführlimonade: Potio citrata.
Abführmus: Electuar e Senna.
Abführöl: Ol. Ricini.
Abführpillen: Pilulae laxantes.
—, **schwarze:** Pilul. aloët. ferrat.
Abführpulver: Pulv. laxans. Pulv.
  Liquir. comp. Tub. Jalap. pulv.
  Pulv. Magn. c. Rheo.
Abführquetschen: Pulpa Tamar.
Abführrinde: Cort. Frangulae.
Abführsaft: Sir. Rhei. — Sir.
  Sennae c. Manna.
Abführsalz: Magnes. sulfurica.

Abführtee: Cort. Frangulae. — Spec. laxant. — Spec. lignor.

Abführtropfen: Tinct. Rhei aquos.

Abführtrank: Inf. Sennae comp.

Abführwurzel, gelbe: Rad. Rhei.

Abgestorben: Tinct. odontalgic.

Abgezogener Balsam: Bals. Peruvian. — Mixt. oleos. balsam. — Ol. Terebinthinae.

Abgezogenes Wasser: Aq. destill.

Abgunst: Rad. Succisae.

Abheu: Herb. Hederae.

Abidantia: Linim. sapon. camph.

A bis Z: Species amarae.

Abit: Rad. Succisae.

Abkraut: Herb. Eupatoriae. Herb. Abrotani.

Abkrautwurzel: Rhiz. Imperat.

Abnehmkraut: Herb. Siderit. — Herb. Galeopsid. — Herb. Marrubii. — Herb. Viol. tricol. — Herb. Stachydis.

Abnehmtropfen: Acid. mur. dil.

Aboquint: Fruct. Colocynthid.

Abrahamsalbe: Ungt. exsiccans.

Abrahamsbaumsamen: Sem. Ricini.

Abrandkraut: Herb. Abrotani.

Abraute: Herb. Abrotani.

Abräste: Herb. Senecion. vulg.

Abreschen: Fructus Sorbi.

Abrusbohnen: Sem. Jequirity.

Abschblüten: Flor. Acaciae.

Abschbeerensaft: Succ. Sorbor.

Abschensaft: Succ. Sorborum.

Abschlag: Herb. Abrotani.

Abstrenzewurzel: Rad. Imperator.

Absynthelixir: Tct. Absinth. cps.

Abzehrungskräuter: Herb. Galeopsidis.

Abzug, grüner: Unguent. Populi. — Ol. Hyoscyami.

Acajugummi: Gummi Acaju.

Acajuharz: Myrrha.

Acajusamen: Anacardia.

Accasiapflaster: Empl. oxycroc.

Accidentienpflaster: Empl. oxycroceum.

Accistorschreiberpflaster: Empl. oxycroceum.

Aceith: Acid. critricum.

Acebalsam od. -Salbe: Ungt. Elemi.

Acetaldehyd: Aldehydum

Achatstein: Succin. raspatum.

Achelblätter: Fol. Uvae Ursi.

Achelkraut: Fol. Uvae Ursi.

Achelkummup: Empl. Lith. cps.

Acheln: Hirudines.

Achervionli: Herb. Viol. arv.

Acherwinde: Herb. Convolv. arv.

Achillenblüten: Flor. Millefolii.

Achillesblüten: Flor. Millefolii.

Achilleskraut: Herb. Millefolii. Herb. Ptarmicae.

Achiolt: Orleana.

Achionpflaster: Empl. Lith. cps.

Achionsalbe: Empl. Lith. cps.

Achiumpflaster: Empl. Litharg.

Achlagummi: Empl. Lith. cps.

Achtenstauden: Flor. Sambuci.

Achtenstaudenbeeren: Fruct. Sambuci. Bacc. Ebuli.

Achterkorn: Secale cornutum.

Achterkummup: Empl. Lith. cps.

Achtermikumkum: Epl. Lith. cps.

Achtstein: Succin. raspatum.

—, schwarzer: Succin. nigrum.

Achtsteinessenz: Tinct. Succini.

Achtsteinöl: Oleum Succini.

Achtsteintropfen: Tinct. Succini.

Achtungspulver: Kal. sulfuric.

Acken: Fruct. Ebuli.

Ackerbohnen: Sem. Fabae.

Ackerbrand: Sem. Melampyri.

Ackercichorie: Rad. Taraxaci c. herb.
Ackerdoppen: Gallae Germanic.
Ackerfliederbeeren: Frct. Ebul.
Ackergauchheil: Herb. Anagall.
Ackergras: Rhiz. Graminis.
Ackergrasblüten: Flor. Cerastii.
Ackergraswurzel: Rhiz. Graminis.
Ackergünsel: Herb. Chamaepit.
Ackerhanfneßle: Herb. Galeopsidis.
Ackerhirse: Sem. Milii solis.
Ackerholderbeeren: Frct. Ebuli.
Ackerhornkrautblüten: Flores Cerastii.
Ackerkanne: Herb. Equiset. arv.
Ackerklapper: Herb. Rhinanthi.
Ackerklee: Herb. Trifol. arvens.
Ackerkraut: Herb. Agrimoniae.
Ackerlattigblätter: Fol. Farfar.
Ackerleinblüten: Flor. Cerastii.
Ackerleinkraut: Herb. Linariae.
Ackermagenwurzel: Rhiz. Calami.
Ackermannskraut: Hb. Anchusae.
Ackermannssaft: Sir. Rhamni.
Ackermannstropfen: Tct. Calami.
Ackermannswurzel: Rhiz. Calami. Rhiz. Graminis.
—, rote: Rad. Alkannae.
Ackermelisse: Herb. Calaminth.
Ackermengenkraut: Herb. Agrimoniae.
Ackermennig: Herb. Agrimon.
Ackerminze: Herb. Agrimoniae.
Ackern: Glandes Quercus.
Ackernept: Fol. Menth. arv.
Ackerpferdeschwanz: Herb. Equiseti arv.
Ackerpflaumen: Fruct. Acaciae.
Ackerraute: Herb. Fumariae.
Ackerrittersporn: Flores Calcatrippae.
Ackerröschen: Herb. Adonidis.

Ackersalat: Herb. Lactucae.
Ackerschachtelhalm, Ackerschaften: Herb. Equiseti.
Ackerschellenkraut: Herb. Pulsatillae.
Ackerschnallen: Flor. Rhoeados.
Ackerschwertsiegwurz: Bulbus Victorialis.
Ackersenfkraut: Herba Erysimi.
Ackersteinsamen: Sem. Milii sol.
Ackerveieli, -veyeli, -viönli: Herba Viol. tricolor.
Ackerveilchen: Herb. Viol. tricol.
Ackerwau: Herb. Resedae.
Ackerwurzel: Rad. Angelicae. — Rhiz. Calam. — Rhiz. Gramin.
Ackstollenpflaster: Empl. Litharg.
Acktenbeeren: Fruct. Ebuli.
Acrobatische Potasche: Kali dichromic.
Actelnbeeren: Fruct. Ebuli.
Adachbeeren: Fruct. Ebuli.
Adam und Eva: Bulb. Victorial. long. et rot.
Adamsäpfel: Fruct. Citri.
Addensalbe: Ungt. flavum.
Adebarfett: Adeps.
Adebarsaft: Sirup. Liquiritiae.
Adebarstoff: Plv. contr. pedicul.
Adelgras: Herba Poae alp. — Herb. Plantag. alpag.
Adelmannstropfen: Tinct. Gingivalis balsam.
Adelöl: Ol. Hyoscyami.
Adelpflaster: Empl. stictic. Croll. Empl. Litharg. comp.
Adelsbeeren: Fruct. Sorbi.
Adenbeeren: Fruct. Ebuli.
Adenz: Rhiz. Imperator.
Adenziamoras: Tinct. amara.
Aderkraut: Herb. Plantaginis.
Adermennig: Herb. Agrimoniae.
Aderminkraut: Herb. Agrimon.

Aderminze: Fol. Menthae crisp.
Adermutter: Spir. Coloniensis.
Adernsalbe: Ungt. flavum. Ungt. Rosmarini comp.
Aderntee: Herb. Centaurii.
Aderöl: Ol. Hyoscyami.
Aderpulver: Pulv. pro equis rbr.
Adersalbe: Linim. ammoniat. Ol. Lauri. Ungt. Populi. Ol. Hyoscyami.
—, **durchdringende:** Ungt. Rosmarini comp.
—, **goldene:** Ungt. flavum.
—, **weiße:** Linim. ammoniat.
Aderschmiere: Linim. ammon.
Adertee: Rad. Althaeae.
Adesalbe: Ungt. flavum.
Adewurzel: Rad. Althaeae.
Adigsalbe: Ungt. leniens. Ungt. flavum.
Adipastmoschuspulver: Pulv. antispasmod. — Pulv. temp. rubr.
Adlerblumen: Flor. Calcatripp.
Adlereier, gestoßene: Conchae.
Adlerholz: Lignum Aloës. Lign. Guajaci.
Adlermennig: Herb. Agrimoniae.
Adlerpflaster: Empl. stict. Croll.
Adlervitriol: Ferrum sulfuricum.
Admiralitätstropfen: Tinct. Valerian. (compos.)
Admiraliumtropfen: Tinct. Valerian. (compos.)
Admiralsalbe: Ungt. ctr. pedicul.
Adomeren: Herb. Agrimoniae.
Adonisblüten: Flor. Adonidis.
Adoniskraut: Herb. Adonidis.
Adoposade, gelbe: Mixt. vulner. acid.
—, **weiße:** Aqua vulner. spir.
Adoposanzenwasser: Aqua vulnerar. spirituos.
Adragant: Tragacantha.

Advokatenpisse: Mixt. vuln. acid.
Aelerwurz: Rad. Helenii.
Aenis: Fruct. Anisi.
Aenkell: Hb. Viol. ticol. — Hb. Pinguicul. — Hb. Auricul.
Aeschöl: Ol. Jecor. aselli.
Aethyloxyd, valeriansaures: Aether valerianicus.
Afeeholz: Rad. Gentianae. alb. Rad. Dictamni.
Affelkraut: Herb. Chelidonii.
Affelkugeln: Globuli ad erysip.
Affenbeere: Fruct. Oxycoccos.
Affenbohnen: Anacardia.
Affenhaar: Paleae Cibotii.
Affenholz: Rad. Gentianae. alb.
Affennüsse: Anacardia.
Affenöhrli: Herb. Viol. odor.
Affenrot: Tinct. aromatica.
Affenweiß: Spirit. aethereus.
Affodillblüten: Flor. Narcissi.
Affodillmännlein: Bulb. Asphod.
Affolderzwiebeln: Bulb. Asphod.
Affolter: Viscum album.
Affrusch: Herb. Abrotani.
Aftekersalbe: Ungt. Veratr. alb.
Afterkorn: Secale cornutum.
Aftermistel: Viscum album.
Aftersalbe: Ungt. flavum. — Ungt. Linariae. — Ungt. Plumbi. — Ungt. Populi.
Agallochumholz: Lign. Aloës. Lign. Guajaci.
Agalungen: Lign. Aloës. Lign. Guajaci.
Aganzwurzel: Rhiz. Galangae.
Agapfelwurzel: Rad. Angelicae.
Agaralge: Agar-Agar.
Agarik: Agaricus albus.
Agartang: Agar-Agar.
Agatstein: Succinum raspatum.
Agello: Empl. litharg. comp.
Agenholz: Rad. Gentianae.

Agentowurzel: Rad. Aristoloch. rotund.
Ageratkraut: Herb. Agerati.
Agermönli, Agermundli: Herb. Agrimon.
Ägesteraugenbalsam: Collod. salicylat.
Agiswasser: Spirit. theriacalis.
Aglarwurzel: Rad. Ononidis.
Agley: Herb. Aquilegiae.
Agleyblüten: Flores Aquilegiae.
Agnuscastuskörner: Sem. Ricin.
Agrichenpflaster: Empl. oxycroc.
Agrimoniasalz: Kali carb. dep.
Agtstein: Succinum raspatum.
Agtsteinessenz: Tinct. Succini.
Agtsteinöl: Ol. Succini.
— gegen **Zahnweh:** Kreosot. dil.
Agtsteinsalbe, harte: Cerat. Cetac. flav. — Cerat. res. Pini.
—, **welche:** Ungt. flavum.
Agtsteinsäure: Acidum succinic.
Agtsteintropfen: Ol. Succini. — Tct. Succini. — Tct. Valer. aeth.
Agtstifte: Kali causticum fusum.
Agulkenwurzel: Rad. Angelicae.
Ägidienwurzel: Rad. Angelicae.
Ägyptensalbe: Oxym. Aerugin.
Ägypterkraut: Herb. Meliloti.
Ägyptia: Oxymel Aeruginis.
Ägyptisch. Balsam: Oxymel Aeruginis.
— **Erde:** Bolus rubra.
— **Heusamen:** Sem. Faenugraec.
— **Jacobus:** Oxym. Aeruginis.
— **Salbe:** Oxym. Aeruginis.
— **Schafskopf:** Oxymel Aerug.
Ahlbeerblätter: Fol. Ribis nigr.
Ahlbeerkraut: Folia Fragariae.
Ahlbeeren: Fruct. Ribis nigr.
Ahlfranken: Stipit. Dulcamarae.
Ahlfrankenschalen: Cort. Aurant.

Ahlhornsbeeren: Fruct. Ebuli.
Ahlkirschrinde: Cort. Prun. Pad.
Ahlran: Aloë.
Ahlwe: Aloë.
Ahnblatt: Herb. Sedi.
Ahornblätter: Fol. Aceris.
Ahornrinde: Cortex Aceris.
Ahornwurzel: Rad. Taraxaci.
Ahrand, schwarzer: Styrax.
—, **weißer:** Olibanum.
Ajaxpolka: Tinct. Arnicae dil. 1:10 Aqua.
Ajaxpolkatropfen: Tinct. Valerian comps.
Aigelbeeren: Fruct. Myrtilli.
Aisensalbe: Empl. Litharg.comp.
Ajuin: Bulb. Scillae.
Akazie, gäli oder gelbe: Flor. Cytisi Laburn.
Akaziengummi: Gummi arabic.
Akazienöl: Oleum viride. Ol. Chamomill. inf.
Akazienpech: Gummi arabicum.
Akazienrinde (zum Waschen): Cort. Quillayae.
Akebosade, braune: Mixt. vulnerar. acid.
—, **weiße:** Aq. vulnerar. spirit.
Akeikus: Agaricus albus.
Akelei: Herb. Aquilegiae.
Akereistein: Zincum sulfuricum.
Akerkoffie: Gland. Quercus tost.
Akers: Gland. Quercus.
Aklei: Herb. Aquilegiae.
Aklensampulver: Sem. Nigell. plv.
Akmellenkraut: Herb. Acmellae.
Akoposalöl: Aq. vulnerar. spirit. — Mixt. vulner. acid.
Akranikawurzel: Rad. Arnicae.
Akstein: Succinum.
Aktenmues: Succus Sambuci.
Akzehbalsam: Ungt. Elemi.

Akzehsalbe: Ungt. Elemi.
Akzidenzienpflaster: Emplastr. oxycroceum.
Akzistorschreiber-Pflaster: Empl. oxycroceum.
Alabaderstein: Calc. sulfuricum.
Alabasterpulver: Alumen plumos.
Alabipulver: Tub. Jalapae pulv.
Alan-Gilan: Ol. Ylang-Ylang.
Alandbeerblätter: Folia Ribis nig.
Alantasterblüten: Flor. Helenii.
Alantblüten: Flores Helenii.
Alantextrakt: Extr. Helenii.
Alantrinde: Cort. Mezerei.
Alantsalbe: Ungt. flavum.
Alantwurzel: Rhiz. Galangae. — Rad. Helenii.
Alappawurzel: Tubera Jalapae.
Alappen: Tub. Jalapae.
Alappenharz: Resina Jalapae.
Alauge: Alumen.
Alaun, doppelter: Alumen natron.
—, **gebrannter:** Alum. ustum.
—, **kalzinierter:** Alumen ust.
—, **konzentrierter:** Alumin. sulf.
—, **kubischer:** Alumen Roman.
—, **löslicher:** Alumin. sulfuric.
—, **neapolitanischer:** Alumen crudum.
—, **römischer:** Alumen Roman.
Alaunbeize: Liqu. Alumin. acetic.
Alaunerde, essigsaure: Alumin. acetic.
Alaungeist: Acid. sulfuric. dil.
Alaunspiritus: Acid. sulfur. dil. (eigentlich das Produkt der trockenen Destillation von Kalialaun).
Alaunzucker: Sacchar. alumin.
Albedaksalbe: Lin. sap. camph.
Alberbaumknospen: Gemmae Populi.
Alberknöpfe: Gemmae. Populi.

Alberpotzenpomade: Ungt. Pop.
Alberschalkpulver: Lac. Lunae.
Albersprossensalbe: Ungt. Populi.
Albraunöl: Ol. Sesami.
Album graecum: Calc. phosphoric. crud. Bolus alba. Conchae praep.
Alchemillenkraut: Herba Alchemillae.
Alchemistenkraut: Herb. Alchemillae.
Alchemistisches Salz: Acid. boric.
Aldehydgrün: Anilinum viride.
Aldemint: Herb. Alchemillae. Herb. Agrimoniae.
Aldegan od. Aldeyan: Orleana.
Alembrothsalz: Hydrarg. bichlor. c. ammon. chlor.
Alempotzensalbe: Ungt. Populi.
Älerwurzel: Rad. Helenii.
Alet: Alumen.
Aletwurzel: Rad. Helenii.
Aletwürze: Rad. Helenii.
Alewien: Aloe.
Alexanderblätter: Fol. Sennae.
Alexanderfußwurzel: Rad. Pyrethri.
Alexanderpetersiliensamen: Frct. Phellandrii.
Alexanderzalf: Ungt. Elemi.
Alexiswurzel: Rad. Gentianae.
Alfrank: Stipit. Dulcamarae.
Alfranken: Stipites Dulcamarae.
Alfrankenblüten: Flor. Caprifol.
Alfrankenextract: Extr. Dulcamarae.
Alfrankenschalen: Cort. Aurant.
Alfrankenstengel: Stipit. Dulcam.
Algarotpulver: Stib. chlor. bas.
Algophon: Spir. Sinap. c. Chlorof.
Algt: Lichen Islandicus.
Alhandal od. Alhandel: Colocynthides.

Alhannawurzel: Rad. Alcannae.
Alhenna: Rad. Alkannae.
Alhern od. Alhornbeeren: Fruct. Sambuci.
Alhornbirnkraut: Succ. Sambuci.
Alhornblumen: Flor. Sambuci.
Alhornöl: Ol. Papaveris. Ol. Arachid.
Alhornsaft: Succ. Sambuci.
Alibus-Salibus: Mixt. vulner. acid.
Alikantische Seife: Sapo venet.
Alinseife: Sapo venetus.
Aliquantum Polytantum: Ungt. contra pediculos.
Alizari: Rad. Rubiae tinct.
Alizarinsäure: Alizarinum.
Alkahest: Kal. carbonic. pur.
Alkali zum Backen: Ammon. carbonicum.
—, ätzendes: Kal. causticum.
—, brausendes: Ammon. carbon.
—, flüchtiges: Liqu. ammon. caustici.
—, trockenes: Ammon. carbonic.
Alkali volatile: Liq. Am. caust. Ammon. carbonic.
Alkanel: Ammon. carbonicum.
Alkanetwortel: Rad. Alcannae.
Alkengibeeren: Fruct. Alkekeng.
Alkermes: Fruct. Phytolaccae. Coccionellae.
Alkermesbeeren: Fruct. Phytolaccae.
Alkermesblätter: Fol. Phytolacc.
Alkermeskörner: Coccionellae. Fruct. Phytolacc.
Alkermessaft: Sir. Coccionell. — Sir. Althaeae. — Sir. Rhoead.
— zum Färben: Solut. Coccionellae. — Succus ruber.
Alkermeswurzel: Rad. Alcannae.
Alkoholeisenvitriol: Ferr. sulfur. praecipit.

Allanderwurzel: Rhiz. Galangae.
Alldurchdringendöl: Ol. Petrae. Ol. Hyoscyami.
Alleberpulver: Rhiz. Veratr. plv.
Allegirwurz: Rhiz. Bistortae.
Allegro: Ungt. Hydrarg. cin. ven.
Alleluja: Herb. Acetosellae.
Allemannshorn: Bulb. Victor.
Allerhandgewürz: Frct. Amomi.
Allerheiligendreikräuter: Spec. hierae picr.
Allerheiligenholz: Lign. Guajaci.
Allerheilblümchentropfen: Mixt. oleos. balsamic.
Allerlehr: Elect. lenitivum.
Allerlei: Pulv. Magnes. c. Rheo. — Sirup. Rhei.
Allerleiblüten: Pulvis fumal.
Allerlei Duft: Spirit. Coloniens.
Allerleigeblütspulver: Plv. herbar.
Allerleigewürz: Fruct. Amomi. — Pulv. aromaticus.
Allerleilust: Electuar. e Senna. — Sir. Rhoeados. — Sir. Rhei. — **fürs Vieh:** Elect. Theriacale.
Allerleilustblumen: Flor. Rhoead.
Allerleilustwurzel: Rad. Liquir.
Allerleipulver: Pulv. pro equis. Pulv. Magnes. c. Rheo.
Allerlust: Sirup. simplex. Sirup. Violar.
Allermännchen: Bulb. Victorial.
Allermannhatnichts: Bulb. Victor.
Allermannsgewürz: Frct. Amomi.
Allermannsharnisch: langer oder männlicher: Blb. Victor. long.
—, runder oder weiblicher: Bulb. Victorialis rotund.
Allermannspeteröl: Ol. Hyperici. — Ol. Petrae.
Allermeisterpulver: Rhiz. Imperat. plv. — Plv. pro equis.

Allermenschenärgerniß: Bulbus Victorialis long.

Allermenschenmeister: Bulb. Victorialis long.

Allertstein: Zincum sulfuricum.

Allerweltheilkraut: Hb. Veronicae.

Allerweltstee: Spec. pectoral.

Alles: Aloë.

Allesfürsdaumenlutschen: Extr. Absinthii. Tinct. Aloes.

Alles in alles: Bals. Copaivae c. Tinct. Catechu.

Allesmartpflaster: Empl. fusc.

Alleweh: Aloë.

Allgemeinflußtropfen: Tinct. Aloës comp. Tinct. carmin. Tinct. Succini.

Allgemeinheilpflaster: Empl. adhaesivum. — Empl. fuscum.

Allguskraut: Herb. Chenopodii.

Allirantenwurzel: Rad. Alcannae.

Allmerpotzensalbe: Ungt. Populi.

Allmodengewürz: Fruct. Amomi.

Allraunwurzel: Rad. Mandragorae. — Rad. Bryoniae. — Rad. Gentianae. — Rhiz. Galangae.

Alluhsalbe: Ungt. Zinci.

Allwisekathrine: Aloë.

Almei: Lapis calaminaris. Zinc. oxydat. crd.

Almeisalbe: Ungt. calaminare. — Ungt. Zinci.

Almensprossen: Gemmae Populi.

Almerrinde: Cort. Frangulae.

Almerssprossensalbe: Ungt. Popul.

Almey: Zincum oxydat. venale.

Almgraupen: Lichen Islandic.

Almidon: Amylum.

Almodi: Fruct. Pimentae.

Alo: Alumen.

Aloëbitter: Tinct. Aloës comp.

Aloëgummi: Aloë.

Aloëholz: Lignum Aloës.

Aloëpillen: Pilul. aloët. ferrat.

Aloësalbe: Ungt. digestivum.

Aloësäure: Acid. chrysaminicum.

Aloëstein: Aloë.

Alpafranken: Stip. Dulcamar.

Alpenaugenwurz: Rad. Caryophyllat.

Alpenbaldrian: Rad. Valerian.

Alpenbalsam: Fol. Rhododendr.

Alpenbalsamkraut: Fol. Rhododendri.

Alpenerle: Herba Betulae.

Alpenkiefer: Turiones Pini.

Alpenknoblauch: Bulb. Victorial. long.

Alpenkräutertee: Herb. Galeopsid. — Spec. pectorales.

Alpenmehl: Lycopodium.

Alpenranken: Stipit. Dulcamar.

Alpenrose: Fol. Rhododendri.

Alpenrußsalbe: Ungt. Populi.

Alpensprossensalbe: Unguent. Populi.

Alpentee: Herb. Galeopsidis.

Alpenveilchenwurzel: Tub. Cyclamin.

Alpenwegerich, -wägerich: Herba Plantaginis.

Alperschollstein: Lap. fulmin.

Alpkraut: Herb. Eupatorii.

Alpkrautstengel: Stip. Dulcam.

Alpranken: Stipit. Dulcamarae.

Alprauchkraut: Herb. Fumar.

Alpraute: Herb. Abrotani.

Alpschoß: Lap. belemnites.

Alraunmännchen: Rad. Mandragorae.

Alraunrübe, falsche: Rad. Mandragorae.

Alraunwurzel: Rad. Mandragorae. — Rad. Bryoniae. — Rad. Gentianae. — Rhiz. Galangae.

Alraupenöl: Ol. Jecoris Aselli.
Alrautenöl: Ol. Rutae. Ol. Jecoris.
Alrone: Tubera Ari.
Alröschenwurzel: Rad. Hellebor. nigr.
Alrune: Rad. Mandragorae.
Alrunke: Rad. Mandragorae. — Rad. Bryoniae. — Rad. Gentianae. — Rhiz. Galangae.
Alrunkenwurzel: Rad. Mandragorae.
Alsam, Alsani, Alsch, Alsei, Alsen: Herb. Absinthii.
Alsch: Herb. Absinthii.
Alsem, Alsemknoppen: Herb. Absinthii.
Alsois: Herb. Veronicae.
Alst: Herb. Absinthii.
Alte Eh: Ungt. flavum. Rad. od. Sirup Althaeae.
Altefrauhaltwort: Rad. Aristoloch. pulv.
Altekanalwurzel: Rad. Alcannae.
Altekermes: Sir. Coccionellae. — Sir. Rhoeados.
Altekolonder: Spirit. coloniens.
Altekosaken: Mixt. vulner. acid.
Altelorie, feste: Ungt. flav. Ol. Lauri āā.
—, flüssige: Ol. viride.
Altemoni: Stib. sulfurat. nigrum.
Altepussade, braune: Mixt. vulner. acid.
—, weiße: Aq. vulnerar. spir.
Alterschwede: Spec. ad. long. vit. Tinct. Aloës comp.
Alterweiberstrauß: Herb. Hepaticae.
Alteschadensalbe: Empl. Litharg. molle. — Ungt. Cerussae. — Ungt. exsiccans. — Ungt. flavum. — Ungt. Plumbi.

Alteschewell: Liq. Natri hypochloros.
Alteschmiere: Ungt. flavum.
Altesweib: Herb. Ballotae.
Alteumprobulgum: Ugt. nervin.
Alteundneuemuttertropfen: Aq. aromat. rubra. — Tinct. carminativa. — Tinct. Cinnam. — Tinct. Rhei aquosa.
Altgesichtmitrand: Herb. Antirrhini.
Altee, flüssige: Oleum viride.
Alteeblätter: Fol. Althaeae.
Alteebutter oder **-fett:** Ungt. flav.
Alteeklappensaft: Sir. Rhoeados.
Alteekuchen: Pasta gummosa.
Alteeloröl, festes: Ol. Lauri c. Ungt. flav.
—, flüssiges: Ol. viride.
Alteemoos: Carraghen.
Alteeöl: Ol. mixtum.
Alteepasta: Pasta gummosa.
Alteepopuleum: Ungt. flav. Ungt. Populi āā.
Alteesalbe: Ungt. flavum.
—, ungefärbte: Ungt. Rosmar. comp.
Alteewurzel: Rad. Althaeae.
Altheilsalbe: Ungt. flavum.
Altorselsalbe: Ol. Tereb. sulfur.
Alt-Pirmeß: Tinct. carminativ.
Altschadenpflaster: Empl. Cerussae. — Empl. fuscum. — Empl. Litharg. molle. — Empl. Resinae Pini.
—, braunes: Empl. fuscum. camphor.
Altschadensalbe: Empl. Litharg. molle. — Ungt. Cerussae. — Ungt. exsiccans. — Ungt. flavum. — Ungt. Plumbi.
Altschadenspiritus: Aq. vulnerar. spir.

Altschadenspiritus, schwarzer: Aq. phagadaen. nigr.

Altschadenwasser: braunes, Mixt. vulnerar. acid.

—, **gelbes:** Aq. phagadaen. flav.

—, **schwarzes:** Aqua phagadaenica nigra.

—, **weißes:** Aqua Plumbi.

Altstein: Zinc. sulfur. pur.

Altwurzblüten: Flor. Helenii.

Altwurzel: Rad. Helenii.

Aluin: Alumen.

Aluminat: Alumin. sulfuricum.

Alwe: Aloë.

Alwendrinischer Petersiliensamen Sem. Phellandr.

Alwinekathrine: Aloë.

Alwisekathrine: Aloë.

Alzkirschenrinde: Cort. Pruni Padi.

Amachtsblumen: Flor. Paeoniae.

Amachtsbohnen: Semen Paeoniae.

Amandelen: Amygdalae.

Amandelöl: Ol. Amygdalar.

Amangenstein: Lap. calaminar.

Amaranth: Anilin violett.

Amarillstein: Lap. Smiridis.

Amazonenstein: Lap. ischiatic.

Ambeißenwürze: Rad. Torment.

Amber, flüssiger: Ambra liquida.

—, **gelber:** Succin. raspat.

—, **grauer:** Ambra grisea.

—, **weißer:** Cetaceum.

Ambergänsefuß: Herb. Chenopod.

Ambergries: Ambra.

Amberholz: Lign. Santali alb.

Amberkraut: Herb. Mariveri.

Amberwurz: Radix Carlinae. — Rhiz. Zingiberis.

Ambra, gelbe: Succinum rasp.

—, **weiße:** Cetaceum.

Ambrafett: Ambra grisea.

Ambragries: Ambra grisea.

Ambrosiakraut: Herb. Chenopodii.

Ameiseneieröl: Ol. Papaveris.

Ameisengeist: Spir. Formicar.

Ameisenkraut: Herb. Serpylli.

Ameisenöl: Ol. Amygdalar. Ol. Lumbricor. Ol. Lini. Spir. Formicar.

Ameisenpulver: Pulv. contra Insect. Sem. Nigellae plv.

Ameisensalbe: Ungt. contra pediculos.

Ameldonk: Amylum Solani.

Amelemehl: Amylum pulv.

Amelung: Amylum pulv.

Amerikan. Balsam: Balsam. Peruvian. Ol. Tereb. sulfur.

— **Eiermoos:** Carrageen.

— **Öl:** Ol. Ricini.

— **Pflanzenpapier:** Emplastrum anglicum.

— **Salep:** Amylum Marantae.

— **Verfangpulver:** Pulv. Liquirit. comp.

Amiant: Alumen plumosum.

Amidam: Amylum pulv.

Amidon: Amylum pulv.

Amidongummi: Dextrin.

Amidonzucker: Glykose.

Amilon: Amylum pulv.

Ammelmehl: Amylum pulv.

Ammeltenspiritus: Spir. Formicar.

Ammenpulver: Pulv. galactop. — Plv. Magnes. c. Rheo.

Ammeosfrüchte: Fruct. Ammeos.

Ammerad: Ammoniacum.

Ammerey: Fruct. Amomi.

Ammeyfrüchte: Fruct. Ammeos.

Ammisamen: Fruct. Ammeos.

Ammonia: Liquor. Ammonii caust.

Ammoniak: Liq. Ammon. caust.

— **zum Backen:** Ammon. carbonic.

Ammoniakalaun: Alum. ammoniacale.
Ammoniakalessig: Liq. Ammonii acetic.
Ammoniakalsalz: Ammon. arsenicicum.
Ammoniakborax: Ammon. boric.
Ammoniakeisen: Ammon. chlor. ferratum.
Ammoniakeisenalaun: Ferr. sulf. ammon.
Ammoniaklakritzen: Troch. Ammon. chlor.
Ammoniaklaugensalz: Ammon. carbonic.
Ammoniakliniment: Linim. ammoniat.
Ammoniaksalbe: Liniment. ammoniat.
Ammoniaksalpeter: Ammon. nitric.
Ammoniaksalz: Ammon. carb.
Ammoniakseife: Linim. ammon.
Ammoniakspiritus: Liqu. ammon. caust. spirit.
Ammoniakvitriol: Ammon. sulfur.
Ammoniakweinstein: Kaliumammonium tartaricum.
Ammoniasmeersel: Linim. ammoniatum.
Ammoniazeep: Linim. ammoniat.
Ammonium: Ammon. carbonic.
—, **blausaures:** Ammon. cyanat.
—, **blutsaures:** Ammon. rhodanatum.
—, **mildes:** Ammon. carbonicum.
—, **zuckersaures:** Ammon. oxalicum.
— **zum Backen:** Ammon. carbon.
Ammonsöl: Ol. Amygdalarum.
Amomen: Fruct. Amomi.
Amonsamen: Fruct. Pimentae.

Ampfer: Herb. Acetosae.
Ampfera: Herba Acetosae.
Ampferklee: Herb. Acetosellae.
Ampferkraut: Herba Acetosae.
Ampferwurz: Rad. Lapathi acut.
Amradersalbe: Ungt. Hydrarg. ciner. dil.
Amselbaumrinde: Cort. Frangul.
Amselbeeren: Frct. Rhamn. cath.
Amselkirschen: Fructus Rhamni catharticae.
Amselkirschrinde: Cort. Frangul.
Amselkraut: Herb. Polygalae.
Amselspiritus: Spir. Formicar.
Amsterdamsche Pfleister: Empl. adhaesiv. nigr.
Amsterdamwurzel: Rad. Gentian.
Amtmannpaschketropfen: Tinct. Chinoïdin.
Amtmannsöl: Ol. Tereb., Ol. Lini, Spir. camph. $\overline{aa}$.
Amulettenpflaster: Empl. Galbani crocat.
Amyant: Alumen plumosum.
Amylessigäther: Amyl. acetic.
Anackersaft: Tinct. Arnicae.
Anais: Fruct. Anisi.
Anaktonienwasser: Aq. vulnerar. spirituos.
Ananasöl: Amylium butyricum.
Ananastinktur: Tinct. odontalg.
Anatron: Fel Vitri.
Anatto: Orleana.
Anbertropfen: Ol. Junip. lign.
Anbeth: Succinum.
Anbißblüten: Flor. Scabiosae.
Anbißwurzel: Rad. Mors. diabol.
Anblickskörner: Sem. Milii.
Anderflacke, Anderflackete: Herba Rumic. obtusif.
Andernwurzel: Rhiz. Filicis.
Andlauerpulver: Pulv. laxans.
Andorn, großer: Herb. Stachyd.

Andorn, schwarzer: Herb. Ballotae.

—, **stinkender:** Herb. Ballotae.

—, **weißer:** Herb. Marrubii.

Andornkraut, schwarzes: Herba Ballotae.

Andornwurzel: Rad. Ononidis.

Andromachi: Elect. Theriacale.

Anegulkenwurzel: Rad. Angel.

Aneis: Fruct. Anisi.

Anemonenkraut: blaues, Herba Pulsatillae.

Änetsamen: Fruct. Anethi.

Angebranntes Mennigpflaster: Empl. fusc. camphor.

Angelikawurzel: Rad. Angelic.

Angelwassalbe: Ungt. cereum.

Angerblumen: Flor. Bellidis. — Flor. Millifolii.

Angerkraut: Herb. Polygoni.

Angesichtskörner: Sem. Milii.

Angewandten Papolium: Ungt. Populi.

Angewandten Plumbicum: Ungt. Plumbi.

Angilkenwurzel: Rad. Angelic.

Anginasalbe: Ungt. Rosmar. cps.

Angioneurosin: Nitroglycerin.

Angrünsalbe: Ungt. Populi. Ungt. Rosmar. cps.

Angstaberli, Angstablut: Herb. Solani.

Angstlerkraut: Herb. Euphrasiae.

Anguine: Lanolinum.

Angulkenwurzel: Rad. Angelic.

Angurienkörner: Sem. Citrulli.

Angusturienrinde: Cort. Angosturae.

Anhaltertropfen: Tinct. Cinnam. Tinct. aromat. acid.

Anhaltischpulver: Bol. rubr. et Lign. Santal. rubr. āā.

Anhaltsgeist: Spir. Anhaltin. Pharm. Württ. 1847. — Mixt. oleos. balsam. — Spirit. Coloniens. — Spir. Angel. comp.

Anhaltspulver, rotes: Cort. Cinnam. pulv. — Pulv. temper. rubr.

—, **weißes:** Pulv. temperans.

Anhaltstropfen: Tct. aromatic. acid. — Tinct. Cinnamomi.

Anhalts- oder Anhangswasser: Aq. Anhaltin. — Aq. aromat. — Aq. vuln. spir. — Spir. theriac.

Anijs: Anis.

Anijspoeder: Fruct. Anisi pulv. Pulv. Liquirit. comp.

Anilblau: Indigo.

Animarhei: Tct. Rhei aquosa.

Anis, langer: Fruct. Foeniculi.

Anisade: Liq. Ammon. anisatus.

Anisammoniak: Liq. Am. anis.

Anisbutter: Ungt. Rosmar. cps. — Ungt. Anisi.

Anisdrop: Succ. Liquirit. anisat. — Cachou.

Anisfenchel: Semen Foeniculi.

Anisholzrinde: Cort. Evonymi.

Aniskerbel: Herb. Cerefolii.

Aniskern: Fruct. Anisi.

Anislaxir: Pulv. Jalapae dil.

Anisliquor: Liq. ammon. anis.

Anispilz: Fung. suaveolens.

Anissaft: Sir. Anisi stellat.

Anissalmiak: Liq. Ammon. anis.

Anisschwamm: Bolet. suaveol.

Anistropfen: Liq. Ammon. anis. — Ol. Anisi. — Spir. Anisi.

Aniswurzel: Rad. Consolid. — Rhiz. Veratri. — Pulv. ctr. pedic.

Aniswurzelpulver: Rad. Helenii pulv.

Aniswurzelsalbe: Ungt. contra pediculos.

Anjobenpulver: Rad. Angelicae plv.

Ankenballe: Herb. Calthae palustr.

Ankenbälli: Herba Troll. Europ. — Herba Cypripedii.

Ankenblume: Herba Calthae palustris. — Herb. Taraxaci. — Herb. Ranunculi pratens.

Ankern: Gland. Quercus.

Ankerwurzel: Rhiz. Pseudacori.

Anlaufpulver: Brunstpulver.

Annatto: Orleana.

Annepotanne: Ungt. Hydrarg. cin. dil.

Annienholz: Lign. Santali.

Anodyne: Spir. aethereus.

Anotta: Orleana.

Anotte: Orleana.

Ansatz, bitterer: Spec. amarae.

Anschlika: Rad. Angelicae.

Anschußpflaster: Empl. fusc.

Anschußpulver: Plv. ad erysip.

Anschußwasser: Aq. vuln. spir.

Anserine: Herb. Millefolii. Herb. Anserinae.

Ansprungsalbe: Ungt. leniens. Ungt. Zinci. Ungt. Linariae.

Antewer: Rhiz. Veratri. Rad. Hellebori alb.

Anthosblüten: Flor. Rosmarin.

Anthosöl: Oleum Rosmarini.

Antichlor: Natr. subsulfurosum.

Antifebrin: Acetanilidum.

Antihysterisches Wasser: Aqua foetid.

Antimodium: Stib. sulfur. nigr.

Antimon: Stibium metallic.

—, weißer: Kal. stibicum.

Antimonasche: Stibium oxydat.

Antimonblumen: Stibium oxyd.

Antimonbutter: Liq. Stib. chlor.

Antimonglas: Stib. sulfur. nigr.

Antimonialpulver: Calcium phosphoricum stibiatum. — Pulvis antimonialis.

Antimonialtropfen: Vinum stib.

Antimonium: Stib. sulfur. nigr.

Antimonkalk: Stibium oxydat.

Antimonöl: Liq. Stibii chlorat.

Antimonoxyd, gelbes, graues, weißes: Stibium oxydat.

Antimonpulver: Plv. antimon.

Antimonweinstein: Tartarus stibiatus.

Antimonzinnober: Cinnabaris antimonialis (rotes Schwefelquecksilber).

Antispasmodische Tropfen: Tinct. Valer. aeth.

Antispasmorius: Plv. antispasm.

Anton, schwarzer: Herb. Ballot.

—, weißer: Herb. Marrubii.

Antonibalsam: Aq. aromatica.

—, brauner: Tinct. anticholerica.

Antoniblüten: Flor. Jasmini.

Antonienkraut, Antonskraut: Herba Epilobii angust.

Antonikraut: Herb. Prunellae.

Antonisalbe: Ungt. Veratri alb.

Antonitee: Herb. Marrubii.

Antoniuskörner: Sem. Paeoniae.

Antoniuspulver: Flor. Cinae plv.

Antoniustee: Herb. Betonicae.

Antonskörner: Sem. Paeoniae.

Anwachsbutter: Ungt. Linar. Ungt. potab. rubr. Ungt. Rosmarini comp.

Anwachskuchen: Terra sigill. rbr.

Anwachsöl: Ol. Hyoscyami. — Ol. Juniperi. — Ol. Terebinth. — Ol. Chamomill. — Ol. viride.

Anwachspflaster: Empl. oxycroc.

Anwachspulver: Pulv. temperaus.

Anwachssalbe: Ungt. flavum. Ungt. Rosmarini comp.

Anwachstropfen: Tinct. carmin. Tinct. Chinae cp.

Anznodron: Kal. permanganic.

Apallaris: Lap. Calaminaris.

Apfelblüte: rote, Flor. Granati.

—, weiße: Flor. Acaciae.

Äpfelbutter: Ungt. flavum.

Apfelessig: Acetum c. Spir. Rubi Id. 15:1.

Apfelkraut: Herb. Hepaticae. — Herb. Marrubii.

Apfelöl: Ol. Papaveris. Amyl. valerianic.

Äpfelquitten: Fruct. Cydoniae.

Apfelsalbe, rote: Ugt. Hydr. rubr.

—, gelbe: Ungt. flavum.

—, weiße: Ugt. leniens. — Ungt. rosatum. — Ungt. Zinci.

— mit rotem Zippelmores: Ungt. Hydrarg. oxyd. rubr. dil. 1:50.

Apfelsinenöl: Ol. Bergamottae.

Apfelsinenpflaster: Empl. Lith. comps.

Apfelsinenpulver: Pulv. refrigerans Dan.

Apfelsinensaft: Sir. Aurant. cort.

Apfelsinenschalen: Cort. Aurantii dulc.

Aphrodisiacum: Tct. Cannabis. homoeopath.

Apiswurzel gegen Bienen (Läuse): Pulv. pediculor.

Apokolik, gelber: Empl. Lith. comps.

—, weißer: Empl. Lith. simpl.

Apollonienkörner: Sem. Paeon.

Apollonienkraut: Herba Aconiti.

Apollonienwurzel: Tubera Aconiti.

Apollowurzel: Rad. Paeoniae.

Apoplektikus: Spirit. aromatic.

Apopuleum: Ungt. Populi.

Apostelkraut: Herb. Adiant. aur.

Apostelöl: Oxymel Aeruginis.

Apostelpflaster: Cerat. Aeruginis. — Empl. fusc. camph.

Apostelsalbe: Ungt. Aerugin. — Ungt. basilic. — Ungt. Populi.

Apostemkraut: Fol. Taraxaci. — Herb. Scabiosae.

Apostemwurzel: Rad. Taraxaci.

Apostole: Empl. Cerussae. — Empl. Litharg. comp.

Apostolenpflaster: Empl. Ceruss.

Apostolk, weißer: Empl. Litharg.

Apotheke: Spirit. sapon. camph.

Apothekenbock: Spirit. sapon. camph.

Apothekentod: Spir. sap. camph.

Apothekenwurzel: Rhiz. Gram.

Apothekergras: Rhiz. Gramin.

Apothekerrosen: Flor. Rosae.

Apothekersalbe, rote: Ungt. Hydrarg. oxyd. rbr.

Apothekerseife: Sapo medicat.

Appelquint: Fruct. Colocynthid.

Appelstaal: Tinct. Ferri pomati.

Apperanten (Iltiswitterung): Castoreum.

Appetitstropfen: Tct. Chin. comp. Elix. Aurant. comp.

Appichsamen: Fruct. Apii.

Appichwurzel: Radix Apii.

Aprikosentee: Flor. Acaciae.

Aprilglöckchen: Flor. Convalla.

Aprilwurzel: Rad. Sarsaparillae.

Aquariumrinde: Cort. Quillayae.

Arabisch. Borke: Cort. Chinae.

— Gummi: Gummi arabicum.

— Rinde: Cort. Chinae.

— Rüben: Rad. Bryonial.

— Wasser: Aq. aromatic.

Aragunische Erde: Catechu.

Arand, schwarzer: Styrax.

—, weißer: Olibanum.

Aranserschalen: Cort. Aurant.

Aranswurzel: Tubera Ari.
Arapesara: Mixt. vulner. acid.
Ararobapulver: Chrysarobinum.
Ararut: Amylum Maranthae.
Ararutapulver: Amylum Maranth.
Araunbussade: Aq. vulner. spir.
Arbeitspulver: Plv. Magn. c. Rheo.
Arbelkraut: Herb. Fragariae.
Arbennüsse: Sem. Cembrae.
Arbusensamen: Sem. Cucurbit.
Arcaebalsam: Ungt. Elemi.
Arcaesalbe: Ungt. Elemi.
Arcanbalsam: Ol. Tereb. sulf.
Arcanumduplicatum: Kali sulfuric.
Arcetspastillen: Troch. natri bicarbon.
Archel: Orseille.
Archenbeeren: Fruct. Ebuli.
Archidiakonuspflaster: Empl. Litharg. comp.
Archiolt: Orleana.
Archiotta: Orleana.
Arerpussarer: Aqua vulner. spirit. Mixt. vulner. acid.
Argamundakraut: Herba Agrimoniae.
Argelblüten: Fol. Arghel.
Argelfrüchte: Fructus Angelicae.
Argelkleinwurzel: Rad. Angelic.
Argelpussade (weiße): Aq. vulneraria spirituosa.
Argenmöndli: Herb. Agrimon.
Arimenblumen: Herb. Centaur.
Arinkenblumen: Herb. Centaur.
Arkebusade, braune: Mixt. vuln. acida.
—, weiße: Aq. vulner. spirituos.
Arkebusadepflaster: Empl. Litharg. simpl.
Armagnac: Spir. Vini Cognac.
Armdarmjammerpulver: Plv. epilept. nigr.

Arme luis pleister: Charta resinosa.
Arme man's Kruid: Herba Gratiolae.
Armenici: Liq. ammon. caust.
Armendill: Rhiz. Tormentillae.
Armenischgummi: Ammoniac.
Armenreinholzwurzel: Rad. Ononidis.
Armerheinrich: Herb. Chenop.
Armermann: Herb. Gratiolae.
Armholzöl: Ol. Juniper. Lign.
Armholzwasser: Spir. Angel. cps.
Armspiritus: Tinct. Arnicae dil.
Armsünderblock: Empl. Litharg.
Armsünderfett: Adeps suillus. Ungt. flavum.
Armsünderfleisch: Mumia.
Armsünderkraut: Herb. Antirrh.
Armsünderpulver: Plv. contra pediculos.
— fürs Vieh: Pulv. pro equis niger.
Armsünderschädel: Conchae praep.
Armsünderschmalz: Adeps. Ungt. flavum.
Armsündertropfen: Essent. dulcis. Tinct. Chinoidini.
Armutsplage: Sang. hirci pulv.
Arnenwurzel: Tubera Ari.
Arnikasalbe: Ungt. Linariae.
Arnikaspiritus: Tinct. Arnicae.
Arnikatropfen: Tinct. Arnicae.
Arnikawasser: Tinct. Arnicae c. aqua $1 + 9$.
Arnis: Fruct. Anisi vulg.
Arnotta: Orleana.
Aromat. Kräuter: Spec. aromat.
Aromat. Salbe: Ungt. Rosmar. cp.
— Spiritus: Spiritus odoratus.
Aronenkraut: Herb. Ari.
Aronholzwurzel: Rad. Aristoloch.

Aronstab: Tubera Ari.
Aronstabwurzel: Rhizoma Ari.
Aronwurzel: Tubera Ari.
Arösselbeeren: Fruct. Sorbi.
Arquebusade: Aqua vulneraria spirituosa.
—, **braune:** Mixt. vulner acid.
—, **weiße:** Aq. vulner. spirituos.
Arrestatsalbe: Ungt. flavum.
Arrowroot: Amylum Marantae.
Arschkritzeln: Fruct. Cynosbati.
Arsenalwurzel: Rhiz. Imperator.
Arsenglas, rotes: Arsenium bisulfuratum.
Arsenik, grauer: Arsenium.
—, **künstl. gelber:** Arsenium trisulfuratum.
—, **natürl. gelber:** Auripigment. Arsenium citrinum nativum.
—, **schwarzer:** Arsenium.
—, **weißer:** Acid. arsenicosum
Arsenikal: Ammon. arsenicic.
Arsenikalblau: Cobalt. aluminat.
Arsenikblau: Cobaltum aluminat.
Arsenikblüte: Acidum arsenicos.
Arsenikgelb: Auripigment.
Arsenikglas: Acidum arsenicos.
Arsenikmehl: Acid. arsenicos. plv.
Arsenkobalt: Cobaltum nativum.
Arteawurzel: Rad. Althaeae.
Artefis: Rad. Cichorii.
Artelkleesamen: Flores Hyperici.
Artelkleewurzel: Rad. Angelic.
Arten: Herb. Marrubii.
Artischokensamen: Fruct. Cardui mariae.
Artischokenwurzel: Rad. Carlin.
Arunkeli: Herb. Ranunculi arv.
Aruten: Herb. Abrotani.
Arutenkraut: Herba Abrotani.
Arvennüsse: Sem. Cembrae.
Arzeesalbe: Ungt. Elemi.

Arzneiwurzel: Rad. Alkannae. — Rad. Gentianae.
Asafoetidaöl: Tinct. Asae foet. c. Ol. Papaver 1 : 30.
Asam: Asa foetida.
Asangöl: Tinct. Asae foetidae.
Asangwasser: Aq. foetida.
Asant, stinkender: Asa foetida.
—, **süßer:** Benzoë.
—, **wohlriechender:** Benzoë.
Asanttropfen: Tinct. asae foetid.
Asbest: Alumen plumosum.
Aschafischfett: Ol. Jecor. Aselli.
Aschblatt: Herb. Absinthii.
Aschblei: Graphites.
Asche, blaue (Bergblau): Coerul. montan.
—, **grüne (Berggrün):** Viride montanum.
Aschenfett: Ol. Jecor. Aselli.
Äschenfett: Adeps. — Ol. Jecoris.
Aschenkali: Kal. carb. crud.
Aschenöl: Ol. Jecoris Aselli.
Äschenöl: Ol. Jecor. Asell.
Aschenrinde: Cortex Fraxini.
Aschensalz: Kali carbonicum.
Aschenweibel: Herb. Burs. Past.
Aschenwurzel: Rad. Dictamni.
Äschenwurzel: Rad. Dictamni.
Ascherwurzel: Rad. Carlinae. — Rad. Dictamni.
Aschfett: Ol. Jecoris Aselli.
Äschfischöl: Ol. Jecor. Aselli.
Aschlotte: Orleana.
Aschmannssalbe: Ungt. Zinci c. Bals. Peruvian. 10:1.
Aschnitz: Herb. Alchemillae.
Aschnitzkraut: Herba Alchemill.
Aschwurzel: Rad. Dictamni.
Aschzinn: Bismutum.
Aseptin: Acidum boricum.
Asiatischer Balsam, äußerlicher: Bals. Peruvian.

Asiatischer Balsam, innerlicher: Elix. Proprietat. sine acido.
— **Lebensbalsam:** Mixt. ol. bals.
— **Tabak:** Fol. Nicotian. rustic.
Asienawurzel: Rad. Gentianae.
Aspalatholz: Lign. Aloës.
Asperulakraut: Herba Asperulae.
Asphaltöl: Benzin.
Asphodill: Bulb. Asphodeli.
Asphodillwurzel: Bulbus Asphodeli spurii.
Aspic: Flor. Lavandulae.
Aspis: Argent. nitric. Alumen. plumos.
Aspoltern: Herb. Resedae.
Assach: Ammoniacum.
Asseln: Millepedes.
Assolter: Viscum album.
Asthmapapier: Charta nitrata.
Asthmatropfen: Liq. Am. anis.
Astraksikus: Mel. boraxatum.
Astrenzwurzel: Rhiz. Imperat.
Astridiwurzel: Rhiz. Imperator.
Athemkraut: Herb. Pulmonar.
Äther, blasenziehender: Aether cantharidatus.
—, **essigsaurer:** Aether aceticus.
—, **salpetrigter:** Spirit. nitrico-aether.
—, **salzsaurer:** Spirit. muriatico-aether.
—, **vegetabilisch.:** Aether acetic.
Äthernaphtha: Aether aceticus.
Ätherweingeist: Spir. aether.
Atipaschmoschuspulver: Pulv. antispasmodic., Pulvis temperans ruber.
Atol: Aloë.
Atrocksaft: Sir. Papaveris.
Attichbeeren: Fruct. Ebuli.
Attichbeerensaft: Succus Ebuli.
Attichblumen: Flor. Sambuci.

Attichkraut: Herb. Athaeae.
Attichlatwerge: Elect. theriac.
Attichmus: Succus Sambuci.
Attichsaft: Succus Sambuci.
Attichsamen: Fruct. Foeniculi.
Attichsamenöl: Ol. Foeniculi.
Attichsulz: Succ. Ebuli. — Succ. Sambuci.
Attichwurzel: Rad. Carlinae. — Rad. Ebuli. — Rad. Taraxaci. — Rad. Pimpinell.
Ätzammoniak: Liq. Am. caust.
Ätzbaryt: Baryta caustica.
Ätzendes Laugensalz: Kali od. Natr. causticum.
Ätzflüssigkeit: Liq. corrosivus.
Ätzkali: Kali causticum.
Ätznatron: Natr. causticum.
Ätzsalz: Kali causticum.
Ätzsilber: Argent. nitric. fus.
Ätzsoda: Natr. causticum.
Ätzstein, blauer: Cupr. sulfur.
—, **göttlicher:** Zinc. sulfuricum.
—, **weißer:** Kali causticum.
Ätzwasser: Acid. nitric. crud.
Audernwurzel: Rhiz. Filicis.
Aueröl: Ol. Olivarum.
Auferhaltungstropfen: Tinct. aromat.
Auferstehungstropfen: Tinctura aromatic.
Auffenblatt: Herb. Uvulariae.
Aufgelöstes Nix: Aq. ophthalm.
Aufhaltschmiere: Ungt. Canthar.
Auflattig: Flor. Farfarae.
Auflattigsaft: Sir. Althaeae.
Auflattigsalbe: Ungt. flavum.
Aufmunterungstropfen: Tinct. aromat. Tinct. Valer. aeth.
Aufziehöl: Ol. Chamomillae infus.
Aufziehpulver: Plv. pro vaccis.
Augelbeeren: Fruct. Myrtilli.

Augenbalsam, roter: Ungt. Hydrarg. rubr. dilut.

— **St. Yves:** Ungt. ophthalm. rbr.

—, **weißer:** Ungt. Zinci.

Augenblümchen: Flor. Bellidis. Herb. Anagallid. Herb. Euphrasiae.

Augenblüte: Herb. Anagallid.

Augendienst: Herb. Euphrasiae.

Augendistel: Herb. Euphrasiae.

Augenessenz: Tinct. Foeniculi comp.

Augengrau: Tutia praeparata.

Augenkalomel: Hydrarg. chlorat. v. hum. p.

Augenkirschen: Ungt. ophthalm.

Augenkraut: Herb. Chelidonii. Herb. Euphrasiae.

Augenkräuter: Spec. resolvent.

Augenkurierstein: Zinc. sulfur.

Augenkügelchen: Troch. santonini. — Troch. laxant. — Pil. laxant.

Augenlicht, gelbes: Ungt. ophth.

—, **graues:** Ungt. ophthalm. gris.

—, **rotes:** Ungt. Hydrarg. rubr.

—, **weißes:** Ungt. Zinci.

Augenlichtsalbe: Ungt. Zinci.

Augenlidsalbe: Ungt. Zinci. — Ungt. ophthalmic.

Augenmehl: Zinc. oxydat.

Augenmilch: Aq. ophthalmica.

Augenmilchkraut: Herb. Tarax.

Augenmilchwurz: Rad. Tarax.

Augennichts: Nihilum album (Zinc. oxyd. crud.). — Ungt. Zinci. — Zinc. sulfur.

—, **weißes zum Auflösen:** Zinc. sulfuricum.

Augennichtspflaster: Emplastr. fuscum.

Augennichtssalbe: Ungt. Zinci.

Augenöl: Ol. Jecoris Aselli. Ol. Amygdalar. Paraffin. liquid. puriss.

Augenpappeln: Flor. Malv. arb.

Augenpillen: Pilulae laxantes.

Augensalbe, bamberger: Ungt. ophth. St. Yves.

—, **Heuschkels:** Ungt. Zinci.

—, **Hufelands:** Ugt. ophth. rubr.

—, **Rosensteins:** Ungt. Zinci.

—, **rote:** Ungt. Hydrarg. rubr.

—, **St. Yves:** Ugt. ophthalm. rub.

—, **Ungers:** Ungt. Hydrarg. rub.

—, **weiße:** Ungt. Zinci.

Augensamen: Sem. Cydoniae.

Augenschwamm: Fung. Samb.

Augenspiritus, himmlischer: Aq. ophthalmica Rommersh.

Augenstein, blauer: Cupr. aluminat.

—, **runder:** Lapid. Cancrorum.

—, **weißer:** Zincum sulfuricum.

Augentabak: Pulv. sternutator. virid. od. albus.

Augentee: Fol. Farfarae (äußerlich). Herb. Viol. tricol. Spec. Lignor.

Augentropfen: Tct. Foenic. cps.

Augentrost: Herb. Euphrasiae.

Augentrostwasser: Aq. Tiliae.

Augenwasser: Aq. Foeniculi.

—, **gelbes:** Collyrium adstring. luteum.

—, **Horstsches:** Collyrium adstringens.

—, **weißes:** Aqua Rosae.

—, **zusammenziehendes:** Collyr. adstr. luteum.

Augenwurz: Rad. Caryophyll.

Augenwurzel: Rad. Valerianae.

—, **große:** Rad. Levistici.

Augenwurzkraut: Herb. Oreos.

Augenzier: Rad. Anchusae.

Augenzierwurzel: Rad. Anchus.
Augenzug: Empl. Drouoti.
Augenzugpflaster: Empl. Drouot.
Augsburger Augenbalsam: Ungt.
ophthalm. rubr.
— Balsam: Mixt. oleos. bals. —
Tinct. Chinae comp.
— Lebensessenz: Tinct. Aloës.
comp.
— Pillen: Pilulae laxantes.
— Tee: Species pectorales.
— Tropfen: Elixir. Proprietatis.
Tinct. Aloes comp.
Augstablust: Herb. Euphrasiae.
Augurienkörner: Sem. Cucurb.
Augustblumen: Flor. Stoechad.
Augustinerpillen: Pil. laxantes.
Augustinuskraut: Hb. Euphras.
Aurian: Herb. Centaurii.
Auriankraut: Herba Centauri.
Aurikeln: Flor. Primulae.
Aurin, roter: Herb. Centaurii.
—, weißer od. wilder: Herb. Gra-
tiolae. — Rad. Angelicae.
Aurinkraut: Herba Centauri.
Aurinken: Herb. Centaurii.
Aurinwurzel, wilde: Rhiz. Gra-
tiolae.
Auripigment: Arsenium citrium
nativum.
Aus der hintersten und vordersten
Büchse: Ol. Terebinth. c. Ol.
Petrae rubr.
Aus der schwarzen Büchse: Pulv.
pro equis.
Aus 2 Flaschen: Ol. Terebinth. c.
Ol. Hyoscyami.
Ausgang und Eingang: Ungt.
Plumbi.

Ausländischmoos: Lich. Island.
Ausschlagsalbe, graue: Ungt. sulfurat. gris.
—, gelbe: Ungt. sulfurat.
—, rote: Ungt. Hydrarg. rubr.
dilut.
—, schwarze: Ungt. contra sca-
biem F. M. B. Ungt. Picis.
—, weisse: Ungt. Hydrarg. alb.
dil.
Ausschußpflaster: Empl. fusc.
Äußerlich: Liq. Ammon. caust.
Äußerlichdreikreuz: Zinc. sul-
furic.
Äußerlicher Lebensbalsam: Li-
niment. terebinthinat.
Austerdreck: Conchae praep.
Austermuschel: Conchae praep.
Austerschale: Conchae praep.
Australien: Conchae praep.
Auszehrungskräuter: Herb. Gale-
opsid.
Auszugöl: Ol. viride. — Ol. Cha-
mom. infus.
Auszugsalbe: Empl. oxycroceum.
Auszugspiritus: Spiritus.
Autenrieths Umschlag: Ungt.
Plumbi tannic. — Ungt. Tar-
tari stibiat.
Auundwehpflaster: Empl. Can-
tharid. ord.
Avanzenpulver: Sem. Sabad. plv.
Avanzenschalen: Cort. Aurant.
Averoon: Herba Abrotani.
Avignonkörner: Fruct. Rhamni.
Avinersalbe: Ungt. Rosmar. cps.
Axtrax: Liq. Plumbi subacet.
Azijn: Essig.
Azurstein: Lapis Lazuli.

B.

(Bar = Bär. Bleek = bleich. Blöth= Blüte. Blohmen = Blumen. Blag, bluh = blau. Bluhscht = Blüte. Bollchen = Plätzchen. Bork = Rinde. Brun = braun.)

Baai (groene): Ol. Lauri.
Babenkerne: Sem. Cucurbitae.
Babylonsafran: Rhiz. Curcumae.
Bachbangenkraut: Herba Beccabungae.
Bachblumen: Flor. Calthae.
Bachblumenkraut: Herba Beccabungae.
Bachbohnenkraut: Herba Beccabungae.
Bachbumbell: Herb. Beccabung.
Bachbungen: Herb. Beccabung.
Bachbungenkraut: Herba Beccabungae.
Bacheisenhut: Herb. Aconiti.
Bachgläsli: Fol. Trifol. fibrin.
Bachholder: Flor. Sambuci.
Bachkohl: Herb. Beccabungae.
Bachkresse: Herb. Nasturtii.
Bachmannpflaster: Empl. Drouot.
Bachonersamen: Sem. Paeoniae.
Bachschaumkraut: Herb. Scrophulariae.
Bachtobler Tee: Spec. laxant.
Backäpfel: Boletus cervinus.
Backfischbein: Ossa Sepiae.
Backkraut: Herb. Pulmonariae.
Backöl: Ol. Citri dilutum. — Ol. aromat. (Gewürzöl).
Backpulver: Natr. bicarbonic. c. Tartar. dep.
Backsalz: Ammon. carbonicum.
Backspäne: Lign. Fernambuci.
Badennechtli: Flor. Primulae.
Badenesli: Flor. Primulae.

Badenöchli: Herb. od. Flor. Anthyllidis.
Badekraut: Herb. Balsamitae. — Herba Conizae. — Herba Origani vulg.
Badekrautwurzel: Rad. Levistici.
Badekugeln: Tart. ferr. in glob.
Badenken: Flor. Primulae.
Badeschwamm: Spong. marin.
Badeschwefel: Kal. sulfuratum.
Badestahl: Ferr. sulfuricum.
Badewurzel: Rhiz. Calami. Rad. Levistici.
Badian: Fruct. Anisi stellati.
Badkraut: Herb. Origani. — Herb. Serpylli.
Badkrautwurzel: Rhiz. Calami. Rad. Levistici.
Bagenz: Herb. Ledi palustr.
Bagenzkraut: Herb. Ledi pal.
Baggerwurzel: Rhiz. Graminis.
Bagonerkörner: Sem. Paeoniae.
Bahamaholz: Lign. Fernambuci.
Bahiapulver: Chrysarobin.
Bahnholzblätter: Herba Ligustri.
Bajonettstangen: Rhiz. Calami.
Baisselbeeren: Fruct. Berberid.
Bakatenwurzel: Lign. Quassiae.
Bakelaar: Fruct. Lauri.
Bakkruid: Herb. Primulae.
Balaustienblüten: Flor. Granati.
Balderjahn: Rad. Valerianae.
Baldgreis: Herb. Erigeron.
Baldrat: Cetaceum.
Baldrian: Rad. Valerianae.
—, virginischer: Rad. Serpentar.

Baldrianäther: Tinct. Valerian. aeth.

Baldrianliquor: Tct. Valer. aeth.

Baldriantropfen: Tinct. Valer.

—, ätherische: Tinct. Valer. aeth.

Balherundetropfen: Elix. Aurant. comp.

Ballablätter: Herb. Plantaginis.

Ballenblätter: Herb. Plantaginis.

Ballendätsch: Herb. Plantaginis.

Ballenkraut: Herb. Plantaginis.

Balleranpulver: Cetac. sacchar.

Ballhausens Magentropfen: Tinct. Aloës comp. — Tinct. amara.

Ballo: Elixir e succo Liquir.

Ballotenkraut: Herb. Ballotae.

—, sibirisches: Herba Ballotae.

Ballrat: Cetaceum.

Balluster: Cort. Granati.

Balmen: Cort. Salicis.

Balsam: Tinct. Benzoës. comp.

—, abgezogener (innerlich): Tct. Aloës comp.

— —, (äußerlich): Bals. Peruvian. Mixt. oleos. balsam. Ol. Terebinthinae. Tinct. Benzoës cpt. Ol. ligni Juniperi.

—, acre: Ungt. Elemi.

—, ägyptischer: Balsam. de Mecca. — Ungt. aeruginis.

—, Amerikanischer, mit Silbertropfen: Ol. Trebinth. sulf. — Tinct. Chinoïdin.

—, arcae: Ungt. Elemi.

—, arkanischer: Ungt. Elemi.

—, asiatischer: Elix. proprietat.

— —, äußerlich: Bals. peruv.

—, azeh: Ungt. Elemi.

—, bankafka: Bals. Copaivae.

—, Batavia: Bals. Copaivae.

—, Brasilianischer: Bals. Copaiv.

Balsam, Bilfingers: Linimentum sapon-camphoratum.

—, burr: Tinct. Benzoës comp.

—, C: Ungt. Elemi.

—, cephalicum: Mixt. oleos. bals.

—, chemischer: Bals. Fioraventi.

—, chines.: Bals. Fioraventi.

—, compavia: Bals. Copaivae.

—, dicker: Ol. Lini sulfurat., Ol. Tereb. sulfurat.

—, fifeifa: Bals. Copaivae.

—, Friarischer: Tct. Benz. comp.

—, göttlicher: Mixt. oleos. bals. — Tinct. Benzoës comp.

—, güldener: Tinct. Pini comp.

—, grüner: Tacamahaca.

—, Harlemer: Ol. Tereb. sulfur.

—, Hoffmannscher: Mixtura oleoso-balsamica.

—, jerusalemer: Tinct. Benzoës comp.

—, indischer: Bals. peruvian.

—, Inkumsöl: Bals. peruv.

—, italienischer: Bals. peruvian.

—, Kampher: Bals. Copaivae.

—, karpathischer: Bals. carpathicum.

—, karthagenischer: Bals. Tolutan.

—, kleiner: Herb. Pulegii.

—, konstantinopolitanischer: Bals. de Mecca.

—, Lamperts: Tinct. Benzoës comp.

—, lithauischer: Ol. Rusci.

—, lockwitzer: Bals. locatelli.

—, Material, Matrial: Ol. Terebinth.

—, mekkanisch.: Bals. de Mecca.

—, Mercurius: Ol. Terebinth.

—, mirabile: Ol. Spicae. Ol. ligni Juniperi.

—, oleoser: Mixt. oleoso-balsam.

Balsam, orientalisch.: Bals. de Mecca.

—, **peruvianischer:** Bals. peruv.

—, **saurer:** Acid. sulf. dilut.

—, **schwarzburger:** Ol. Lini sulfurat.

—, **schwarzer:** Bals. peruv.

—, **schwedischer:** Tinct. Aloes comp.

—, **sonsonatischer:** Bals. peruv. alb.

—, **syrischer:** Bals. de Mecca.

—, **türkischer:** Opodeldoc.

—, **ungarischer:** Aq. aromatic. — Terebinthina veneta. — Mixt. oleosobals.

—, **venetianischer:** Tereb. laricina.

—, **verschossener:** Bals.Nucistae.

— **von Gilead:** Bals. de Mecca.

— **von Jericho:** Bals. de Mecca.

— **von Mecca:** Bals. de Mecca.

—, **weißer:** Bals. peruvian. alb.

—, **wiener:** Tinct. Benzoës comp.

Balsamakree: Ungt. Elemi.

Balsamarzee: Ungt. Elemi.

Balsamarznei: Ungt. Elemi.

Balsamarztsalbe: Ungt. Elemi.

Balsambankafka: Bals. Copaiv.

Balsambaum: Summit. Thujae.

Balsambilfinger: Spirit. sapon. camph.

Balsamblümli: Flor. Lavandulae.

Balsambukatellersalbe: Ungt. contr. pediculos.

Balsamburr: Tinct. Benz. comp.

Balsamcommendator: Tinct. Benzoës comp.

Balsamcumpavia: Bals. Copaiv.

Balsamfifeifia: Bals. Copaivae.

Balsamgarbe: Herb. Agerati.

Balsamicamixtur: Mixt.oleos.bals.

Balsaminensalbe: Ungt. rosat.

Balsaminentee: Flor. Malvae.

Balsaminkumsöl: Bals. peruv.

Balsminmomordicaöl: Ol. Hyperici. Ol. Olivar. alb.

Balsaminmomordicasaft: Sir. Aurant. flor.

Balsaminmomordicatee: Fol. Malvae.

Balsaminsaft: Sir. Aurant. flor.

Balsaminstengel: Stip. Dulcam.

Balsamische Pillen: Pilulae polychr. Becheri.

Balsamkommbeimich: Bals. Copaivae.

Balsamkraut: Fol. Menth. crisp. Herb. Tanaceti.

Balsamkrautöl: Ol. Hyoscyami.

Balsamkurali: Spir. sap. camph.

Balsamlocatelli: Ungt. leniens.

Balsammaterial: Ol. Terebinth.

Balsammerkurialöl: Tinct. Aloës comp.

Balsammerkurius: Ol. Terebinthinae.

Balsamminze: Herb. Balsamitae.

Balsammirabile: Ol. Spicae.

Balsammomordicaöl: Ol. Hyperici. — Ol. Olivar. album.

Balsamöl: Bals. peruvian.

Balsampappelpommade: Ungt. Populi.

Balsampavian: Bals. Copaivae.

Balsampflaster: Empl. fusc. Cerat. Myristicae. Empl. aromatic.

Balsamrainfarn: Herba Balsamit.

Balsamsaft: Sir. balsamicus. Ph. Württ. — Sir. Papaveris.

Balsamsalbe, braune: Ungt. basilicum fuscum.

—, **flüssige:** Ol. Linisulfuratum.

—, **gelbe:** Ungt. basilicum.

Balsamsalvolatile: Mixt. oleos. bals. c. Liq. Ammon. caust. āā.

Balsamsilber: Ol. Lini sulfurat. Ol. Tereb. sulfurat.

— **mit Anis:** Ol. Anisi sulfurat.

Balsamsulfuris: Ol. Lini sulfur.

— **mit Anis:** Ol. Anisi sulfur.

— **mit Sadebaum:** Ol. Tereb. sulf. c. Ol. Philosoph. āā.

Balsamsülver: Ol. Tereb. sulfur.

Balsamsulfuröl: Ol. Lini sulfurat.

Balsamtee: Rad. Valerianae. Herb. Menth. crisp.

Balsamtropfen: Mixt. oleos. bals. Ol. Tereb. sulfurat. Tinct. Aloës cps. Tinct. Benz. cps.

Balsamum aromaticum: Mixt. oleos. bals.

Balsamum cephalicum: Mixt. oleos. bals.

Balsamum embryonum: Aq. aromat. spirituos.

Balsamwasser: Aq. aromatica.

Balsamzopfer: Ol. Lini. Tereb. sulfurat.

Balsem: Balsam.

Balsemazeh: Ungt. Elemi.

Balsterjahn: Rad. Valerianae.

Balzensalvers: Ol. Lini sulfurat.

Bambagelli: Flor. Chrysanthemi.

Bamberger Augensalbe: Ungt. ophthalmic. St. Yves.

Bandaseife: Ol. Nucistae.

Banditenessig: Acet. aromatic.

Banditenkraut: Hrb. Card. bened.

Banditenwurzelpulver: Stib. sulfurat. nigr.

Bändli: Cort. Salicis.

Bandpflaster, zum Heilen: Leucoplast, Empl. adhaes. ext. Empl. fuscum.

—, zum Ziehen: Empl. Cantharid.

perp. ext., Empl. Plumbi comp. ext.

Bandrosen: Flor. Rosae.

Bandweide: Cort. Salicis.

Bandwisch: Herb. Equiseti.

Bandwischkraut: Herb. Equiseti.

Bandwurmblüte: Flor. Koso.

Bandwurmnüsse: Sem. Arecae.

Bandwurmpulver: Kamala.—Kusso, Sem. Arecae pulv.

Bandwurmrinde: Cort. Granati.

Bandwurmwurzel: Rhiz. Filicis. Rad. Pannae.

Bangele: Herba Sphondylii.

Bangenkraut: Herb. Conii. Herb. Sphondylii.

Bangenkrautsamen: Fruct. Conii.

Banilie: Fruct. Vanillae.

Banknotenöl: Ol. Bergamottae.

Banschen: Succ. Liquiritae.

Barbara: Rad. Rhei.

Barbaras Kraftwurzel: Bulb. Victorialis.

Barbarasaft: Sir. Rhei.

Barbarastauden: Fol. Uvae ursi.

Barbarawurzel: Rad. Rhei.

Barbelsalbe: Ungt. Tartar. stib.

Barchenschmalz: Adeps.

Bardenwurzel: Rad. Lapathi.

Bärenbalsam: Bals. Peruvian.

Bärenbeerenblätter: Fol. Uvae Ursi.

Bärendill: Rad. Mëu.

Bärendreck: Succ. Liquiritiae.

Bärenfenchel: Rad. Mëu. — Rd. Peucedani.

Bärenfett: Adeps.

Bärenfußwurzel: Rad. Hellebor. vir.

Bärengalle: Aloë.

Bärenklau: Fol. Heraclei. Herb. Agrimoniae. Herb. Lycopodii.

Bärenklee: Herb. Meliloti.

Bärenkraut: Fol. Uvae Ursi.
Bärenkrautblumen: Flor. Verbasci.
Bärenklauenblätter: Fol. Uvae
ursi.
Bärenkleeblüten: Flor. Meliloti.
Bärenkümmel: Fruct. Anethi.
Bärenlauch: Bulb. Allii ursini.
Bärenleber: Spongiae tostae.
Bärenmoos: Herb. Adianti aur.
Bärenmundwurzel: Rad. Pyrethri.
Bärenöhrchen: Flor. Primulae.
Bärenöhrll: Flor. Primulae.
Bärenpflaster: Empl. Canth.perp.
Bärenpulver: Lycopodium.
Bärensaft: Succus Liquiritiae.
Bärensalbe: Ungt. flavum.
Bärensamen: Lycopodium.
Bärensanikelblüten: Flor. Pri-
mulae.
Bärenstein: Succinum raspat.
Bärentalpe: Herb. Sphondylii.
Bärentappe: Herb. Sphondylii.
Bärentappsamen: Lycopodium.
Bärentatze: Succus Liquiritiae.
Bärentee: Fol. Uvae Ursi.
Bärentraube: Fol. Uvae Ursi.
Bärentraubenblätter: Fol.Uv.Ursi.
Bärenwickel: Herb. Vincae.
Bärenwurzel: Rad. Carlinae. —
Rad. Mëu.
Bärenzahn: Herb. od. Rad. Tara-
xaci.
Bärenzahnkraut: Herb. Taraxaci.
Bärenzahnwurzel: Rad. Taraxaci.
Bärenzucker: Succ. Liquiritiae.
Bärfett: Adeps.
Bärfenchel: Rad. Mëu.
Bärfink: Fol. Uvae Ursi.
Bärhainige Schweinepulver: Calc.
phosphor. crud.
Barilla: Natr. carbon. crud.
Barillen: Flor. Paeoniae.
Barillenöl: Ol. Lavandulae.

Barillenrosen: Flor. Paeoniae.
Barillenwurzel: Rad. Paeoniae.
Rad. Sarsaparill.
Barkel: Ol. Petrae.
Bärklee: Herb. Meliloti.
Barklers: Fruct. Lauri pulv. gr.
Barkussalbe: Ungt. basilic. flav.
Bärlappkraut: Herba Lycopodii.
Bärlappsamen: Lycopodium.
Bärmde: Herb. Absinthii.
Barmelwurzel: Rad. Valerian.
Bärmutterfett: Adeps.
Bärmutterwurzel: Rad. Mëu. —
Rad. Carlinae.
Barmwurz: Herb. Genistae.
Barnabaterpflaster: Emplastr.
Litharg. comp.
Barngrundsalv: Ungt. basilic.
Barras: Resin. Pini.
Barrenstein: Succinum raspat.
Barsenitza: Ungt. Elemi comp.
Barsfett: Ol. Jecoris Aselli.
Bärsfett: Ol. Jecor. Aselli.
Bartelschmiere: Ungt. mixtum.
Ungt. Populi.
Bartengele: Flor. Paeoniae.
Barthun: Herb. Abrotani.
Barthunkraut: Herb. Abrotani.
Bartmoos: Muscus arboreus.
Barttatze: Herb. Heraclei.
Bartwasser: Atrament. indelebile.
Barwara: Rad. Rhei.
Bärwinde: Fol. Malvae.
Barwinkelsimmergrün: Herb.
Vincae.
Bärwurzel: Rad. Mëu. — Rad.
Carlinae.
Barwurzel: Rad. Mëu.
Bärwurzgleiß: Rad. Mëu.
Baryt: Baryum oxydat.
Barytgelb: Baryum chromic.
Barytweiß: Baryum sulfur. prae-
cipit.

Barzenkrautsame: Fruct. Phellandr.

Basalspiritus: Aq. vulner. spir.

Baschlenen: Fruct. Myrtilli.

Baschlerperkraut: Fol. Fragar.

Bäseligrasblüten: Flor. Napi.

Bäseliräps: Flor. Napi.

Bäsilga: Herb. Basilici.

Basilgramkraut: Herb. Basilici.

Basilienblüten: Flores Basilici. Flor. Silenae.

Basilienkraut: Herb. Basilici.

Basilik: Herb. Basilici.

Basilikumblüten: Flores Basilici.

Basilikumpflaster: Cerat. Res. Pini. — Empl. stypticum.

Basilikumkraut: Herba Basilici.

Basilikumsalbe, gelbe: Ungt. basilic. flav.

—, schwarze: Ungt. basilic. fusc.

Bäsinge: Fruct. Myrtilli.

Basselbeeren: Fruct. Berberidis. — Fruct. Sorbi.

Basselbuttersalbe: Ungt. Rosmarini comp.

Bast: Rinde.

Bastardsafran: Flor. Carthami.

Bastelfelberrinde: Cort. Salicis.

Bastensalbe: Ungt. cereum.

Bastjes: Cort. Frangulae.

Batenkenblüten: Flores Betonicae.

Bathengel: Flor. Primulae. Herb. Chamaedroys. Herb. Scordii.

Bathengelkraut: Herb. Chamaedryos.

Bathengensamen: Sem. Paeoniae.

Bathengenwurzel: Rad. Paeoniae.

Bathenkenblumen: Flor. Paeoniae.

Bathgenblumen: Flor. Paeoniae. — Flor. Primulae.

Bathgenwurzel: Rad. Paeoniae.

Bathumbucketellersalbe: Ungt. contra pediculos.

Batonienblüten: Flor. Betonicae.

Bättlgras: Rhiz. Graminis.

Bättliwurz: Rhiz. Graminis.

Batungen: Herb. Betonicae.

Bauchbersterinde: Cort. Frangulae.

Bauchmiezelkraut: Herba Trifolii arvensis.

Bauchmiezeltee: Herb. Trifolii arvens.

Bauchwehkraut: Herb. Millefol. Fol. Menth. pip.

Bauerficköl: Ol. compositum.

Bauernbeifuß: Herb. Absinthii.

Bauernboretsch: Herb. Anchus.

Bauernheilkraut: Herb. Siderit.

Bauernkraut: Herb. Anchusae. — Herb. Ledi palustris.

Bauernkrautwurzel: Radix Anchusae.

Bauernlöffelkraut: Herb. Rorell.

Bauernmedizin: Herb. Absinth.

Bauernrocken: Flor. Carthami.

Bauernrosen: Flor. Rhoeados.

Bauernsenf: Herb. Burs. Pastor.

Bauernspindel: Flor. Carthami.

Bauerntabak: Fol. Nicotian. rust.

Bauernveilchen: Flor. Cheiri.

Bauernwermut: Herb. Absynthii.

Bäukbeeren: Fruct. Myrtilli.

Bäumchenhohlwurz: Rad. Aristolochiae cavae.

Baumannstropfen: Tinct. Chinioidini. Spir. Angelicae comp. — Tinct. aromat.

Baum des Lebens: Summit. Thujae.

Baumfarn: Rhiz. Polypodii.

Baumfarnwurzel: Rhiz. Polypodii.

Baumflechte: Lichen Pulmonar.

Baumharz: Cerat. Resin. Pini. — Resina Pini.

—, arabisches: Gummi arabicum.

Baumholderblumen: Flores Sambuci.
Baumlilien: Flor. Caprifolii.
Bäumlikraut: Herba Anthrisci.
Baumlungenkraut: Lich. Pulm.
Baummalven: Flor. Malvae arb.
Baummalvenblüten: Flor. Malvae arbor.
Baummoos: Lichen Island. — Lichen Pulmonar.
Baumöl: Ol. Olivarum comm.
Baumölsalbe: Ungt. basilic. Ungt. cereum.
Baumrosen: Flor. Malvae arbor.
Baumwachs: Cera arborea. — Cerat. Resinae Pini.
Baurach: Kali nitricum.
Baurenrocken: Flor. Carthami.
Baynilla: Fruct. Vanillae.
Bayonettestangenwurzel: Rhiz. Calami.
Baysalz: Sal marinum.
Bebern: Fruct. Myrtilli.
Beccabungablätter: Herb. Beccabungae.
Bechelten, schwarze: Fruct. Lauri.
Becherltee: Fruct. Papaveris.
Bechermoos: Lichen Pyxidatus.
Bechet: Orleana.
Bechnerrinde: Cort. Frangulae.
Bedeckungspflaster: Empl. Plumbi simplex.
Bedeckungspflastersalbe: Empl. Lithargr. simpl. Ungt. diachylon.
Bedeguar: Fung. Cynosbati.
Bedranwurzel: Rad. Pyrethri. — Rad. Valerianae.
Bedwas: Cera flava. Cera Japonic. Cerat. Resin. Pini.
Beelzebub: Linim. sapon. camph. Ol. Lini sulfurat. Pulv. contra pediculos.

Beemser Tropfen: Tinct. bezoard.
Beenderaarde: Ossa usta.
Beenderkool: Ebur ustum.
Beendermeel: Calc. phosph. crud.
Beenderolie: Ol. animale.
Beenöl: Ol. Behen. Ol. Ricini.
Beeredruifbladen: Fol. Uvae ursi.
Beerenbalsam: Ol. Junip. empyr.
Beerengrün: Succus viridis.
Beerenholzrinde: Cort. Frangulae.
Beerenkraut: Herba Agrimoniae.
Beerkraut: Herb. Agrimoniae.
Beerlappsamen: Lycopodium.
Beerlingskraut: Hrb. Card. bened.
Beersaat: Fruct. Foeniculi.
Beersaatwurzel: Rad. Foeniculi.
Beerwurzel: Rad. Mëu.
Beesinge: Fruct. Myrtilli.
Beetwachs: Cera arborea.
Beginnenkörner: Sem. Paeoniae.
Behenöl: Ol. Ricini.
Behnwell: Rad. Consolidae.
Beibißkraut: Herb. Artemisiae.
Beibißwurzel: Rad. Artemisiae.
Beibs: Herb. Artemisiae.
Belenichrutblues: Flor. Ulmariae.
Beifuß: Herb. Artemisiae.
—, bitterer: Herb. Absinthii.
—, pontischer: Herba Asinthii pontici.
—, roter: Herba Artemisiae.
—, türkischer: Herba Chenopodii botryos.
—, weißer: Herba Artemisiae.
Beifußöl: Ol. Hyoscyami.
Beifußsaft: Ol. Hyoscyami.
Beifußsalbe: Ungt. Linariae.
Beifußtinctur: Tinct. Artemisiae.
Beifußwurzel: Rad. Artemisiae.
Beinblumen: Flor. Calthae.
Beinbruch: Conchae praep. — Talcum.

Beinbruchpflaster: Empl. ad. rupturas.
Beinbruchwurzel: Rad. Consol.
Beinheil: Rad. Consolidae.
Beinholzblätter: Herb. Ligustri.
Beinikraut: Herb. od. Flor. Ulmariae.
Beinköllenblumen: Flor. Verbasci.
Beinpflaster: Empl. Lith. comp.
Beinsalbe, englische: Ungt. Zinci.
—, **rote:** Ungt. exsiccans.
—, **weiße:** Ungt. Zinci.
Beinschwarz: Ebur ustum.
Beinweide: Cort. Lonicerae.
Beinweidenblätter: Herb. Ligustri.
Beinwell: Rad. Consolidae.
Beinwellwurzel: Rad. Consolidae.
Beinwohl: Rad. Consolidae.
Beinwürze: Rad. Consolidae.
Beinwurzel: Rad. Consolidae.
Beipoß: Herb. Artemisiae.
Beipoßwurzel: Rad. Artemisiae.
Beisam: Moschus.
Beiselbeeren: Fruct. Berberidis.
Beißbeeren: Fruct. Capsici.
Beißwurzkraut: Herb. Pulsatilla.
Beißschoten: Fruct. Capsici.
Beiswurz: Rad. Pulsatillae.
Beiweich: Herb. Artemisiae.
Beiweichkraut: Herb. Artemisiae.
Beiweichwurzel: Rad. Artemisiae.
Beiwes: Herb. Artemisiae.
Beiwidli: Cort. Lonicerae.
Beiwürze: Rad. Symphyti.
Beiwurzel: Rad. Gentianae.
Beizekraut: Herb. Abrotani. Herb. od. Rad. Imperator.
Beizewurz: Rhiz. Imperatoriae.
Beizmannstropfen: Tinct. Chinioidini. Spir. Angel. comp.
Bekerzwam: Auriculae Judae.
Bellinispiritus: Spir. Rosmarini.

Bellen: Strobuli Lupuli.
Bellenknospen: Gemm. Populi.
Belsamine: Herb. Balsamin.
Belze: Spirit. sapon. camph.
Belzwachs: Cerat. Resinae Pini.
Bemerellenblätter: Fol. Nicotinae.
Benderspflaster: Empl. fuscum.
Benediktendistel: Herb. Cardui bened.
Benediktfleckblumen: Herb. Cardui bened.
Benediktenkörner: Sem. Paeoniae.
Benediktenkraut: Herb. Card. benedicti.
Benediktenöl: Ol. viride. Ol. Hyoscyami.
Benediktenrinde: Cort. Ligni guajaci.
Benediktenrosen: Flor. Paeoniae.
Benediktenrosenwurzel: Rad. Paeoniae.
Benediktenwurzel: Rhiz. Cariophyllat.
Benediktinerkörner: Semen Paeoniae.
Benediktinerkorallen: Semen Paeoniae.
Benediktinerpflaster: Empl. fusc. camph.
Benediktuspulver: Herb. Card. bened. pulv.
Benediktwürze: Rad. Caryophyll.
Benedixentee: Herb. Cardui bened.
Benedixkraut: Herb. Cardui benedicti.
Benedixöl: Ol. Ricini.
Benedixtropfen: Tinct. amara. Tinct. Chinoïdini.
Benedixwurzel: Rad. Caryophyllatae.
Benganellaschoten: Fruct. Vanill.
Bengelkraut: Herb. Mercurialis.
Bengelwurzel: Rad. Möu.

Benilleschoten: Fruct. Vanillae.
Benjoin: Benzoë.
Beningrosen: Flor. Paeoniae.
Beninienrosen: Flor. Paeoniae.
Bensenöl: Ol. Rosmarini.
Bensisamen: Fruct. Petroselini.
Sem. Hyoscyami.
Benzoëblumen: Acid. benzoic.
sublimat.
Benzoëessig: Acet. cosmeticum.
— Acet. aromat.
Benzoësalz: Acid. benzoic.
Benzon: Benzinum Petroleï.
Berberbeeren: Fruct. Berberid.
Berberbeerstrauchrinde: Cort.
Berberidis radicis.
Berberitzen: Fruct. Berberidis.
Berberitzenrinde: Cort. Berber.
Berberitzensaft: Sir. Berberidis.
Berbersche Borke: Cort. Chinae.
Berbisbeeren: Fruct. Berberid.
Berbisrinde: Cort. Berberid. rad.
Berenburger Kruiden: Spec.
amarae.
Bergalraun: Bulb. Victor. long.
Bergalrunke: Bulb. Victor. long.
Bergbalsam: Ol. Petrae rubr.
—, weißer: Ol. Petrae album.
Bergbasille: Herb. Acinos.
Bergbetonienblüten: Flor. Arnicae.
Bergblau: Cupr. carbonic. basic.
nativ. (Coerul. montan.)
Bergbuchs: Herb. Vitis. Idaeae.
Bergbuchsbaum: Herb. Vitis idaei.
Bergdotterblume: Flor. Arnicae.
Bergdroß: Fol. Betulae.
Bergengell: Flor. Primulae.
Bergenkraut: Herb. Verbasci.
Bergenkrautblumen: Flor. Ver-
basci.
Bergenzian: Rad. Gentianae.
Bergeppich: Herb. Oreoselini.
Bergeppichkraut: Hb. Oreoselini.

Bergeröl: Ol. Jecoris Aselli.
Bergersalbe: Ungt. flavum.
Bergfenchel: Fruct. Seseli.
Bergfieberwurzel: Rad. Gentian.
Bergflachs: Alumen plumosum.
Herb. Lini mont.
Bergfleisch: Alumen plumosum.
Berggamander: Herb. Teucrii.
Herb. Chamaedryos.
Berggamänderli: Herb. Teucrii.
Berggelb: Ochrea (Oker).
Berggilge: Herb. Viol. calcar.
Bergglas: Fel Vitri.
Berggrün: Cupr. carbonic. nativ.
(Viride montanum).
Bergguhr: Lac lunae.
Berggünsel: Herb. Ajugae pyr.
Berghaarstrang: Herb. Oreosel.
Berghaarstrangkraut: Herb. Oreo-
selini.
Bergholz: Alumen plumosum.
Berghopfen: Herb. Marrubii.
Herb. Origani cretic.
Berghopfenöl: Ol. Origani cret.
Berghopfenrinde: Cort. Mezerei.
Berghoppe: Herb. Origani cret.
Bergkalaminthe: Herb. Calaminth.
Bergknabenöl: Ol. Bergamottae.
Bergkordienkraut: Herb. Cha-
maedryos.
Bergkork: Alumen plumosum.
Bergkümmel: Fruct. Cumini.
Fruct. Anethi.
Berglasur: Coerul. montan
(Bergblau).
Berglätschen: Fol. Farfarae.
Berglattich: Fol. Prenanthis.
Berglattlech: Fol. Prenanthis.
Berglauch: Bulb. Victorial. long.
Berglauch, fleckiger: Bulb. Vic-
torialis long.
Berglawendel: Herb. Origani cre-
tici. — Herb. Thymi.

Bergleder: Alumen plumosum.
Berglilie: Herb. Violae calcar.
Berglordeer: Liq. Fer. sesquichl.
Bergmännchen: Herb. Pulsatill.
Bergmannstee: Spec. pectoral. c. fructib.
Bergmannstropfen: Tinct. aromat. Tinct. Corallior. Tinct. Chinioidin. Essent. dulcis.
Bergmehl: Infusorienerde.
Bergmelisse: Herb. Calaminthae.
Bergmilch: Talcum pulv.
Bergminze: Fol. Menth. crispae. Herb. Calaminth. Herb. Thymi.
Bergminzenöl: Ol. Menthae crispae.
Bergnaphtha: Ol. Petrae crud.
Bergöl, rotes: Ol. Petrae rubr.
—, weißes: Ol. Petrae Italic.
—, schwarzes: Ol. animal. foet. Ol. Rusci. Ol. Tereb. sulf.
Bergpapier: Alumen plumosum.
Bergpech: Asphalt.
Bergpechöl: Ol. Asphalti.
Bergpeterle: Herb. Oreoselini.
Bergpetersilie: Herb. Oreoselini.
Bergpetersilienkraut: Herb. Oreoselini.
Bergpfeffer: Fruct. Mezerei.
Bergpolei: Herb. Teucrii.
Bergrhabarber: Rad. Rhapontic.
Bergrhapontikawurzel: Rad. Rhei monachorum.
Bergringelblumen: Flor. Arnic.
Bergrosen: Flor. Rhododendri.
Bergrösli: Flor. Rhododendri. Flor. Rosae rubr.
Bergrot: Ferr. oxyd. rubr. (Caput mortuum.)
Bergruhrkraut: Herb. Gnaphal.
Bergrute: Herb. Thalictri.
Bergsalz: Sal. Gemmae.
Bergsanikel, großer: Fol. Digitalis.

Bergsanikel, kleiner: Herb. Gratiolae.
Bergscharte: Herb. Serratulae.
Bergschwefel: Lycopodium.
Bergsinau: Herba Alchemillae.
Bergteer: Asphaltum. Ol. Petrae nigrum.
Bergtropfen: Ol. Petrae Italic.
Bergveyeli: Herb. Viol. calcar.
Bergviönli: Herb. Viol. calcar.
Bergviole: Herb. Viol. calc.
Bergwegebreit: Flor. od. Herb. Arnicae.
Bergwermut: Herb. Artemisiae. Herb. Absynthii pontici.
Bergwiesenscharte: Herb. Serratulae.
Bergwindenkraut: Herb. Soldanellae alpinae.
Bergwinkel: Herb. Vincae.
Bergwinkelkraut: Herb. Vincae.
Bergwohlverlei: Flor. Arnicae.
Bergwolle: Alum. plumos. Asbesth.
Bergwurz: Herb. Absynthii.
Bergwurzel: Rad. Arnicae. Rad. Gentinae. Rhiz. Tormentill.
Bergwurzkraut: Herb. Absynthii.
Bergwurzelzwang: Rad. Rhei.
Bergziger: Lac Lunae.
Bergzinnober: Cinnabaris nativa.
Beritzen: Fol. Uvae Ursi.
Berklas: Fruct. Lauri.
Berlinerblau: Ferr. cyanatum.
Berlinerblausäure: Acid. hydrocyanicum.
Berliner Lebensessenz: Tinct. Aloës comp.
Berlinersalz: Natr. bicarbonic.
Berlinertee: Spec. laxant. St. Germ.
Berlizenspflaster: Ungt. Elemi comp.
Bernagie: Herb. Borraginis.

Bernbommistel: Viscum album.
Bernhardinerdistelkraut: Herb. Card. benedicti.
Bernhardinerkraut: Herb. Cardui benedicti.
Bernhardinersalbe: Ungt. sulfurat. comp.
Bernhardskraut: Herb. Cardui benedicti.
Bernittenstein: Zinc. sulfuric.
Bernitzkenbeeren, rote: Fruct. Vitis idaei.
Bernitzkekraut: Fol. Uvae Ursi.
Bernkraut: Herb. Cardui bened.
Bernsilberöl: Ol. Tereb. sulfurat.
Bernstein, schwarzer: Asphaltum.
Bernsteinblumen: Acid. succinic.
Bernsteingruß: Succinum rasp.
Bernsteinkohle: Coloph. Succini.
Bernsteinsalbe: Ungt. basilic.
—, **harte:** Cerat. Resinae Pini.
Bernsteinsalz: Acidum succinic.
Bernsteintropfen: Liq. amon. succin.
Bernsteinwasser: Acid. Succinic. c. Ol. aeth. mixt.
Bernwurzdistel: Herb. Cardui bened.
Beroertewater: Aqua aromatica.
Bersilicum: Basilicum.
Berstelkraut, Berstkraut: Herba Conii.
Berstelkrautsamen: Fruct. Conii.
Bertholdspflaster: Empl. fusc. cph.
Bertholletsalz: Kali chloricum.
Bertram, deutscher: Herba Ptarmicae.
—, **falscher:** Herba Ptarmicae.
—, **wohlriechender:** Herb. Agerati.
Bertramblumen: Flor. Chamom. Roman. Flor. Pyrethri.

Bertramessig: Acetum Pyrethri.
Bertramgarbe: Herb. Ptarmicae.
Bertramkraut, wildes: Herb. Ptarmicae.
Bertramtinktur: Tinkt. Pyrethri.
Bertramwurzel; Rad. Pyrethri.
Berufkraut: Herb. Sideritidis.
Berufundbeschreikraut: Herb. Sideritidis.
Beruf, Verruf- und Widerruf: Herb. Sideritid., Herb. Marrubii und Herb. Mariveri (gemischt!).
Beruhigungspulver: Pulv. epileptic. March. Pulv. Magn. c. Rheo. Pulv. temperans.
Beruhigungssaft: Sir. Chamomillae. Sir. Papaver. Sir. sedativ. Sir. Senae c. Manna. Sir. Valerianae.
Beruhigungstropfen: Tinct. Valerian.
Beschatennät: Sem. Myristicae.
Beschreikraut: Herb. Conyzae. — Herb. Sideritidis. — Herb. Veronicae.
Besemkraut: Herb. Artemisiae.
Besenginster: Herb. Spartii.
Besenginsterblüten: Flor. Spartii scoparii.
Besenhaide: Herb. Ericae. — Herb. Spartii.
Besenkraut: Hrb. Abrotani. Hrb. Artemisiae. Herb. Spartii.
Besenkrautblumen: Flor. Spartii csoparii.
Besenöl: Tinct. Castorei.
Besenwurzel: Rad. Artemisiae.
Besjeszalf: Ungt. Zinci.
Besinge: Fruct. Myrtilli.
Besmetblome: Herb. Adoxae Moschat.
Besnijdenisolie: Ol. Amygdalar.

Besondere Tropfen: Tinct. Jodi dil. 1 : 30.

Besseltropfen: Tinct. bezoardica.

Bessen: Beeren.

Bestuscheffs Nerventropfen: Tct. Ferr. chlor. aeth.

Betalpen: Herb. Lycopodii.

Betakraut: Herb. Betonicae.

Betanikentee: Fol. Ribis.

Bethanienkörner: Sem. Paeoniae.

Bethengel: Herb. Teucrii.

Bethengelkraut: Herb. Chamaedryos.

Betonienblüten: Flor. Betonicae. — Flor. Lamii. — Flor. Primulae.

Betonienkerne: Sem. Paeoniae.

Betonienkraut: Herb. Betonicae.

Betonienpflaster: Empl. Melilot.

Betoniensamen: Sem. Paeoniae.

Betonikablumen: Flor. Paeon.

Betonikakraut: Herb. Betonicae.

Betscheletee: Flor. Sambuci.

Bettchlore: Terebinth. commun.

Bettelläuse, Bettelmannsläuse: Fruct. Caucalis grandifl., Fruct. Bardanae, auch die Samen von Orlaya grandiflora.

Bettelsalbe: Ungt. mixtum.

Bettlerkraut: Herb. Clematidis. Herb. Berberidis.

Bettlerkrautblüten: Flor. Clematidis.

Bettlerläusekraut: Hrb. Xanthii.

Bettlermantel: Herb. Alchemill.

Bettlersalbe: Ungt. etra pediculos. Ungt. Rosmar. cps.

Bettlerschmiere: Ungt. etra pediculos.

Bettlerseil: Herb. Convolvuli.

Bettseicherkraut: Herb. Taraxaci.

Bettseiger: Herba Taraxaci. Herb. Millefolii.

Bettstroh: Herb. Galii.

Bettstrohunserliebenfrauen: Hrb. Galii. Hrb. Serpylli.

Bettwachs: Cera arborea. Cera flava, Cerat. res. Pini.

Bettzwillingstinktur: Tct. Benzoes.

Betwas: Cera arborea.

Beuken: Birken.

Beulenharz: Terebinthina. Res. Pini.

Beulzalf: Ungt. laurinum.

Beutelkraut: Herb. Bursae pastoris.

Beutelschneiderkraut: Herb. Bursae Pastoris.

Bever: Biber.

Bevernaardwortel: Rad. Pimpinellae.

Bewekpflaster: Cerat. Resin. Pini. Empl. saponatum.

Beweksalbe: Ungt. basil. nigr. Ungt. Elemi.

Bewellblätter: Fol. Uvae Ursi.

Bewellwurz: Rad. Consolid.

Bezetten, blaue: Bezetta coerulea.

—, rote: Bezetta rubra.

Bezoarpulver: Pulv. epileptic. Bezoardic. minerale.

Bezoartropfen: Tct. carminativa.

Bezoarwurzel: Rad. Bardan. — Rad. Contrajervae.

Bezordicpulver: Conchae praep.

Bhang: Herba Cannabis ind.

Bibcheressenz: Tinct. Pimpinell.

Biberfett: Adeps c. Tinct. Cast.

Bibergalltropfen: Tinct. Castorei.

Bibergeil: Castoreum.

Bibergeilfett: Adeps c. Tct. Cast.

Bibergeilöl: Tinct. Castor. camph.

Bibergeist: Tinct. Castorei.

Biberhödleinkraut: Herb. Ficariae.

Biberhödchen: Herb. Ficariae. — Herb. Chelidon. majus.

Biberklee: Fol. Trifol. fibr. — Herb. Pyrolae.
Biberkraut: Fol. Trifol. fibr. -- Herb. Centaurii.
Bibernelkenwurzel: Rad. Pimpinellae.
Bibernelle: Rad. Pimpinellae.
—, **falsche oder italienische:** Rad. Sanguisorbae.
Bibernellessenz: Tinct. Pimpinell.
Bibernellwurzel: Rad. Pimpin.
Biberöl: Ol. Ricini.
Bibertropfen: Tinct. Castorei.
Biberwurzel: Rad. Aristolochiae cavae.
Biboth: Herb. Artemisiae.
Bibs: Herb. Artemisiae.
Bibswurzel: Rad. Artemisiae.
Bicarmel: Natr. bicarbonic.
Bickbeeren: Fruct. Myrtilli.
Bickelbeeren: Fruct. Myrtilli.
Bickelbeerblätter: Herb. Vitis id.
Bickensalbe: Ugt. ophthalm. rubr.
Biebes: Herb. Artemisiae.
Biebeskraut: Herb. Artemisiae.
Biederhall: Conchae praep.
Biefoth: Herb. Artemisiae.
Bielefelder Pulver: Kal. bromat. plv.
Bielefeldtropfen: Tinct. Chinae comp.
Bienblätter: Fol. Melissae.
Bienenhaide: Herb. Sedi.
Bienenharz: Benzoë.
Bienenhütel: Flor. Lamii.
Bienenklee: Flor. Trifolii albi.
Bienenkraut: Herb. Melissae. Herb. Thymi.
Bienenkrautgeist: Spirit. Melissae comp.
Bienenkrautsalbe: Ungt. contra pediculos.

Bienenkrautsamen: Fruct. Apii.
Bienenpulver: Pulv. ctr. pedic.
Bienensalbe: Ungt. ctr. Pedicul.
Bienensauge: Flor. Lamii. Fol. Melissae.
Bienenschmalz: Ungt. cereum.
Bienenspeck: Cera flava. Cetaceum.
Bienenstaubblüten: Flor. Lamii albi.
Bienetzaugensalbe: Ungt. ophthalm. comp.
Bierebäumenlwintergrün: Hrb. Pyrolae. Viscum alb.
Bierfink: Fol. Uvae ursi.
Biergist: Hefe, Faex medicinal.
Bierhefe: Faex medicinalis.
Bierhopfen: Strobuli Lupuli.
Bierkräuter: Rad. Helen., Rad. Liquirit., Carrageen $\overline{aa}$.
Bierkraut: Carrageen.
Bierlucht: Sulfur in Filis, Schwefelband.
Biermersch: Herb. Absinthii.
Bierpulver: Natr. bicarbonicum.
Bierstein: Natr. bicarbonicum.
Biertram: Herb. Dracunculi.
Biesters Magentropfen: Tinct. chinae. comp. Tinct. amara.
Biewelkraut: Herb. Aristoloch.
Bijonenblumen: Flor. Paeoniae.
Bilfingerbalsam: Linim. sapon. camph.
Billiner Pastillen: Troch. Natr. bicarbon.
Billiner Salz: Natr. bicarbonicum.
Billerkraut: Herb. Melissae.
Billkörner: Sem. Hyoscyami.
Billsamen: Sem. Hyoscyami.
Bilsenbohnenkraut: Fol. Hyoscyami.
Bilsenkörner: Sem. Hyoscyami.
Bilsenkraut: Fol. Hyoscyami.

Bilsenkraut, indianisches, peruvianisches: Folia Nicotianae.
Bilsenöl: Ol. Hyoscyami.
Bilsensamen: Sem. Hyoscyami.
Bilsen tolle: Fol. Hyoscyami.
Bimbambolium: Ungt. flav. Ol. Lauri āā. pts. — Ungt. Populi.
Bimbaum: Rad. Taraxaci c. herba.
Bimbernell: Rad. Pimpinellae.
Bimpaul: Rad. Taraxaci c. herba.
Bims: Lapis Pumicis.
Bimselkraut: Folia Hyoscyami.
Bimsenöl: Ol. Rosmarini.
Bimsenstein: Lapis Pumicis.
Bimsmehl: Lapis Pumicis pulv.
Binderwurzel: Rad. Gentianae.
Bingelkraut: Herb. Mercurialis.
Bingenrosen: Flor. Paeoniae. Flor. Rhocados.
Bingeskörner: Sem. Paeoniae.
Binnenstein: Lapis Pumicis.
Binsenöl, grünes: Ol. Hyoscyam.
—, weißes: Ol. Rosmarini.
Binsenpfeffer: Cubebae.
Binsenpulver: Rhiz. Veratri pulv.
Binsensteintropfen: Tct. Castor.
Birasöl: Ol. Petrae Italicum. Ol. Lumbricor.
Birche = Birke.
Birkenbalsam: Oleum Rusci. — Ol. Terebinth. sulfurat.
Birkenblüte: Viscum album.
Birkenholzöl: Ol. Rusci.
Birkenlaub: Herb. Betulae.
Birkenmischling: Viscum alb.
Birkenöl: Ol. Rusci. — Ol. Olivar. alb.
Birkensaft: Mel depurat. Sir. Mannae. Sir. simplex.
Birkentee: Rhiz. Tormentill. Fol. Betulae.
Birkenteer: Ol. Rusci.
Birkenwasser: Aq. Tiliae.

Birkwurzel: Rhiz. Tormentill.
Birnbaumeichenkraut: Herb. Pyrolae.
Birnbaummistel: Viscum alb.
Birnenöl: Amyl. acetic.
Birnenrot: Succus ruber.
Birnkraut: Herb. Pyrolae.
Birnquitten: Fruct. Cydoniae.
Birrenäspel: Viscum album.
Bisam: Moschus.
Bisamblumen: Flor. Violae tricol.
Bisamgänsefuß: Herb. Chenopodii.
Bisamgamander: Herb. Achilleae moschat.
Bisamgarbe: Herb. Ivae mosch.
Bisamkörner: Sem. Abelmosch.
Bisamkraut: Herb. Ivae mosch.
Bisammalven: Sem. Abelmosch.
Bisammalvensamen: Sem. Abelmoschi.
Bisamnüsse: Sem. Myristicae.
Bisampappelsamen: Sem. Abelmosch.
Bisamsalbe: Ol. Nucistae.
Bisamsamen: Sem. Abelmosch.
Bisamschafgarbe: Herb. Ivae Moschat.
Bisamstrauch: Sem. Abelmosch.
Bisamtinktur oder -tropfen: Tct. Moschi.
Bisamwasser: Spir. Lavand. cps.
Bisamwurzel: Rad. Sumbul.
Bischoffessenz: Tinct. episcopal.
Bischoffextrakt: Tinct. episcop.
Bischoffrosen: Flor. Rosae.
Bischoffrosenblätter: Flor. Rosae
Bischofftee: Spec. pect. c. fruct.
Bisengwurzel: Rad. Sumbuli.
Bismarckpulver: Chinin. valer.
Bisquit mer: Ossa sepiae.
Bissanliwurzel: Rad. Taraxaci.
Bißkraut: Herb. Pulsatillae.

Biswabrawurz: Rhiz. Bistort.
Bißwurzkraut: Herb. Pulsatillae.
Bitscherlingsamen: Fruct. Conii.
Bitteraal: Aloe.
Bitteralsem: Herb. Abrotani.
Bitteragaric: Agaricus.
Bitteralsem: Herb. Absinth.
Bitteramselkraut: Herb. Polygal.
　　　　　　　　　　amarae.
Bitteransatz: Species amarae.
Bitteräpfel: Fruct. Colocynthid.
Bitterbast: Lign. Quassiae.
Bitterbeifuß: Herb. Absinthii.
Bitterblatt: Fol. Trifol. fibrin.
Bitterbohnen: Sem. Lupini.
Bitterdistelkraut: Herb. Card.
　　　　　　　　　　bened.
Bittererde: Magnesia usta.
Bitterfieberwurz: Rad. Gentian.
Bittergallenmagentropfen: Tinct.
　　Aloës comp. — Tinct. amara.
　　— Tinct. carminat.
Bitterholz: Lignum Quassiae.
—, jamaikanisches: Lign. Quas-
　　　　　　siae surinamense.
Bitterholzrinde: Lign. Quassiae.
Bitterklee: Fol. Trifolii fibrin.
Bitterkleeessenz: Tinct. amara.
Bitterkleesalz zum Einnehmen:
　　　　　　Magnes sulfur.
　　— z. Fleckenreinigen: Kali bio-
　　　　　　xalic. (giftig!)
Bitterkraut: Herb. Absinthii. —
　　Hb. Centaur. — Hb. Meliss.
—, römisches: Herb. Absinthi.
　　　　　　pontici.
— zum Ansetzen: Spec. amarae.
Bitterkresse: Herb. Cochleariae.
Bitterkressech: Herb. Cochleariae.
Bitterkreuzwurzel: Rad. Gent.
Bitterlingkraut: Herb. Persicariae.
Bittermagenpulver: Cort. Chinae
　　　　　　pulv.

Bittermandelessenz: Ol. Amygd.
　　amar. aeth. (blausäurefrei!) —
　　Benzaldehyd. dil.
Bittermandelöl, künstliches:
　　Benzaldehyd. — Nitrobenzo-
　　lum (giftig!)
Bittermandeltropfen: Aqua
　　　　　Amygd. amarar. diluta.
Bitterpulver: Species ad long. vit.
　　Magnes. sulfuric.
Bitterrinde: Cort. Chinae.
—, mexikanische: Cort. Copalchi.
Bittersäure: Acidum picrinicum.
Bittersalz: Magnesia sulfurica.
**—, englisches, Saidschützer, Seid-
　　　　litzer:** Magnes. sulfuric.
Bitterspähne: Lign. Quassiae.
Bitterstiele: Stipit. Dulcamarae.
Bittersüß Stipites Dulcamarae.
Bittersüßstengel: Stipit. Dulca-
　　　　　　marae.
Bittertee: Species amarae. Herb.
　　　　Absinth., Rad. Gentian.
Bittertropfen: Tinct. amara.
Bitterweh: Species amarae.
Bitterweide: Cort. Salicis.
Bitterweidenrinde: Cort. Salicis.
Bitterweinstein: Magnes. tartaric.
Bitterwurzel: Rad. Gentianae.
Bittre Beeren: Fruct. Rhamni.
Bittrer Geist (Kneipp): Tinct.
　　　　　　Trifol. fibr.
Biwelkrüt: Herb. Aristolochiae.
Bixbeeren: Fruct. Myrtilli.
Blaar: Blase, blaartrekkend
　　　　　= blasenziehend.
Blaaskersen, Blaaskruidkersen:
　　　　　Fruct. Alkekengi.
Black: Atramentum.
Blackenwurz: Rad. Lapathi.
Blackfischbein: Ossa Sepiae.
Blackpulver: Pulv. (Spec.) en-
　　　　　　caust.

Bläder: Fol. Farfarae.
Blagen Schwefel: Sulfur gris.
Blagen Spiritus: Spirit. coerul.
Blagen Stein: Cupr. sulfuricum.
Blähhalspulver: Carbo Spongiae.
— Pulv. strumalis.
Blähhalssalbe: Ungt. Kalii jodat.
Ungt. Populi.
Blähhalstropfen: Tinct. strumal.
Blähungspulver: Pulv. Liquir.
comp. Plv. Magn. c. Rheo.
Blähungstropfen: Tct. carminat.
Tinct. Rhei aquos., Spir. Menth.
pip.
Blähungtreibendes Wasser: Aq.
carminativa. Aq. Chamomillae
comp. Aqua Menth. crisp.
Blaidt: Herb. Arnicae.
Blaispulver: Lycopodium mixt.
Blakbalein: Ossa. Sepiae.
Blanc de balaine: Cetaceum.
—, d'Espagne: Bismut. subnitric.
—, fixe: Baryum sulfuric.
— mineral: Baryum sulfuric.
Blankenheimer Tee: Herb. Ga-
leopsidis.
Blanker Spiritus: Spir. dilut.
Blanke Tropfen: Acid. sulfur.
dilut.
Blasenbeeren: Fruct. Alkekengi.
— Fruct. Rhamni.
Blasenharz: Colophonium.
Blasengrün: Succus viridis.
Blasengrünbeeren: Fruct. Rham-
ni cathart.
Blasenkirschen: Frct. Alkekeng.
Blasentee: Fol. Uvae ursi. —
Herb. Equiseti.
Blasenpapier: Pergamentpapier.
Blasenpflaster: Empl. Cantharid.
Blasenpuppen: Fruct. Alkekeng.
Blasensteinsäure: Acid. uricum.
Blasentangasche: Carbo Ligni.

Blasenzug: Empl. Cantharidum.
Blasluskalk: Kal. ferrocyan. flav.
Blatsche: Herb. Rumicis.
Blätter, orientalische: Fol. Sennae.
Blättererde: Kalium aceticum.
Blätterflechte: Lich. Islandicus.
Blatterholzrinde: Cort. ligni Gua-
jaci.
Blatterkraut: Herb. Ficariae.
Blätterlack: Lacca in tabulis.
Blatternholz: Lignum Guajaci.
Blatternpflaster: Empl. Tartar.
stibiat.
Blatternsalbe: Ungt. Cantharid.
Ungt. Tartar. stibiat.
Blättertraganth: Tragacantha.
Blätterwurzel: Rhiz. Tormentill.
Blatterzeltwurzel: Rhiz. Filicis.
Blatterzugblüten: Flor. Clematidis.
Blatterzugkraut: Hrb. Clematid.
Blattgold: Aurum foliatum.
Blattgrün: Chlorophyll.
Blattkraut: Herb. Polygoni.
Blattlos: Herb. Herniariae.
Blättrige Weinsteinerde: Kal.
aceticum.
Blattsilber: Argent. foliatum.
Blattwurz: Rhiz. Tormentillae.
Blattwurzel: Rhiz. Tormentillae.
Blattzinn: Stann. foliat. Stanniol.
Blatzblumen: Flor. Rhoeados.
Blatzblumenblätter: Fol. Digitalis.
Blau, Ätzstein: Cupr. sulfuric.
— Berliner: Coerul. berolin.
— Bremer: Coeruleum montan.
(Bergblau)
— Doste: Herb. Origani.
— Dürrwurz: Herb. Erigeron.
— Dunst: Herb. Origani.
— Elster: Herb. Aconiti.
— Entwendung: Ungt. Hydrarg.
pedic.
— Erlanger: Coerul. berolin.

3*

Blau, Galizienstein: Cupr. sulfuric.

— **Geist:** Spirit. coeruleus.

— **Glöckel:** Flor. Malvae vulg.

— **Hamburger:** Coeruleum montan. (Bergblau).

— **Haukstein:** Cupr. sulfuricum.

— **Himmelstein:** Cupr. sulfuric.

— **Kali:** Kal. ferrocyanatum.

— **Kasseler:** Coeruleum montan. (Bergblau).

— **Knoblauch:** Asa foetida.

— **Leithner:** Cobalt. aluminat.

— **Mercurius:** Ugt. Hydr. pedic.

— **Neuwieder:** Coeruleum montan. (Bergblau).

— **Nichts:** Stib. sulfurat. nigr.

— **Öskensaft:** Sir. Violarum.

— **Pariser:** Coeruleum parisiense

— **Pomade:** Ungt. Hydr. pedic.

— **preußisches:** Coerul. berolin.

— **Salbe:** Ungt. Hydrarg. pedic.

— **Salvolatile:** Spirit. coeruleus.

— **Stärke:** Ultramarin.

— **Stein:** Cupr. sulfuricum.

— **Thenards:** Cobalt. aluminat.

— **Tropfen:** Tinct. Guajaci comp.

— **Turnbulls:** Coerul. berolin.

— **Umwand:** Ungt. Hydr. pedic.

— **Vernets:** Cuprum sulfurat.

— **Vitriol:** Cupr. sulfuricum.

— **Williamsons:** Coerul. berolin.

— **Wolkensalbe:** Ungt. Hydrarg. pedic.

— **Zwirnsamen:** Sem. Lini.

Blauantimon: Stib. sulfurat. nigr.

Blaubeeren: Fruct. Myrtilli.

Blaudsche Pillen: Pilul. ferri carbon.

Bläue, flüssige: Solutio Indici.

Bläuepulver: Ferr. cyanat. — Ultramarin.

Bläuepulver, englisches: Coeruleum montan. (Bergblau).

Blaues Nichts: Stib. sulfurat. nigr.

Blauhimmelstern: Flor. Boraginis.

Blauholz: Lignum Campechian.

Blauhuder: Herb. Hederae.

Blaulilienwurz: Rhiz. Iridis.

Bläuli: Flor. Gentianae.

Blaumalven: Fol. Malvae.

Blaumützchen: Flor. Cyani.

Blaupappeln: Fol. Malvae.

Blaupräparierter Dubstein: Cupr. aluminat.

Blaupulver: Ultramarin.

Blausäure (zum Härten oder Löten): Kal. ferrocyanat. flav.

Blausalz: Kal. ferrocyanat. flav.

Blausamenwirbel: Radix Cichorei.

Blausaures Kali: Kalium ferrocyanat. flav.

Blauselkenpulver: Cort. Chinae pulv.

Blauspäne: Lign. Campechian.

Blauspiritus: Spirit. coeruleus.

Blaustein: Cuprum sulfuricum.

Blausteinwasser: Liquor. stypt.

Blautpflaster: Empl. oxycroc.

Blauveilchensaft: Sir. Violar.

Blauvögschen: Flor. Viol. odor.

Blauvölkensaft: Sir. Violarum.

Blauwand: Ungt. Hydrarg. pedic.

Blauwasser: Aq. coerulea.

— **zum Waschen:** Solutio Indici dil.

Blauwsteentjes: Kupfersulfatstifte.

Blauwurzel: Rad. Pimpinellae.

Bledium: Stib. sulfurat. nigr.

Bleekersdrank: Tinct. anticholerica.

Bleekwater: Liq. Natr. hypochlor.

Bleewittplaster: Empl. Ceruss.

Blei, falsches: Graphites.

Bleiasche: Lithargyrum.
Bleibalsam: Liq. Plumb. subac.
Bleibepulver: Ferr. sulfuric. et Rhiz. Calami pulv. mixt.
Bleicerat: Ungt. Plumbi.
Bleichasche, blanke: Natr. carb. crud.
—, echte: Kali carbonic. crud.
Bleichflüssigkeit: Liquor. Natr. hypochloros., Hydrogen. peroxyd. techn.
Bleichkalk: Calcaria chlorata.
Bleichpulver: Calcaria chlorat.
— englisches, Tennants: Calcaria chlorata.
Bleichsalz: Calcaria chlorata.
Bleichschellak: Lacca alba.
Bleichsoda: Liq. Natr. hypochlor.
Bleichsuchtpillen: Pilul. Blaudii.
Bleichsuchtpulver: Ferr. oxyd. sacch.
Bleichsuchttropfen: Tinct. Ferri pom.
Bleichsuchtwein: Vinum ferrat.
Bleichwasser: Aqua chlorata. — Liq. Natri hypochlorosi. — Hydrogen. peroxyd. techn.
Bleierz: Plumbago.
Bleiessenz: Liq. Plumb. subacet.
Bleiessig: Liq. Plumb. subacet.
Bleiessigsalbe: Ungt. Plumbi.
Bleiessigsalz: Plumbum acetic.
Bleiextrakt: Liq. Plumb. subacet.
— Goulardsches: Liq. Plumbi subacet.
Bleigeist: Acid. aceticum dilut.
Bleigelb: Plumbum oxydat. flav.
Bleiglätte: Lithargyrum.
Bleiglättenessig, Bleiglättenextrakt: Liq. Plumbi subacet.
Bleiglättpflaster: Empl. Litharg.
Bleiglättsalbe: Ungt. Plumbi.
Bleikristalle: Plumb. nitricum.

Bleiöl: Liq. Plumb. subacet.
Bleipflaster: Empl. Litharg. spl.
Bleipflastersalbe: Ugt. diachyl.
Bleirot: Minium.
Bleisafran: Minium.
Bleisalbe: Ungt. Plumbi.
Bleisalz: Plumb. aceticum.
Bleisäure: Plumb. hyperoxydat.
Bleisiccatif: Plumb. oleinic.
Bleispiritus: Acid. acetic. dilut.
Bleistein: Graphites.
Bleiwasser: Aqua Plumbi.
Bleiweiß: Cerussa.
—, gelbes: Lithargyrum.
— Kremnitzer: Cerussa.
—, schwarzes: Graphites. — Plumbago.
Bleiweißpflaster: Empl. Cerussae.
Bleiweißsalbe: Ungt. Cerussae.
Bleiweißwasser: Aqua Plumbi.
Bleiwurzel: Rad. Plumbaginis.
Bleizucker; Plumbum acetic.
Blende: Sem. Fagopyri.
Bleschblomen: Flor. Calendul.
Bleu du lumière: Anilinum.
— de Lyon: Anilinum.
Blie: Blei.
Bliewater: Aqua Plumbi.
Bliewit: Cerussa.
Blik: Herb. Potentill. anserin.
Blindbaumholz: Lignum Aloës.
Blindendingspflaster: Empl. Litharg. comp.
Blindgeboren: Sem. Strychni.
Blindlingspulver: Lac Lunae.
Blindschleichenblut: Sang. Hirci.
Blinksel: Borax.
Blitzpulver: Lycopodium. Colophon. pulv.
Blockfischbein: Ossa Sepiae.
Blödwurz: Herb. Oreoselini.
Blödwurzelkraut: Hrb. Oreoselini.
Bloed: Blut.

Blootkraut: Herb. Scrofulariae.
Blös: Cobalt. silicilic. kalinum (Smalte).
Bloßpflaster: Empl. Cantharid.
Blot: Blut.
Blotigel: Hirudines.
Blotstecher: Hirudines.
Blotsuger: Hirudines.
Bloze: Tubera od. Herb. Aconiti.
Blubutter: Ungt. Hydrarg. pedic.
Blum: Macis.
Blümchenwasser: Aq. aromat.
Blumeletabak: Plv. sternut. vir.
Blumen, ewige: Flor. Stoechados.
Blumenessenz: Spir. coloniensis. Tinct. fumalis.
Blumenkopfminze: Herb. Menthae crisp.
Blumenschwefel: Sulfur sublim.
Blumenstaub: Lycopodium.
Blumentee: Spec. pectorales. — Spec. resolvent. — Thea nigr. — Flor. Malvae.
Blümlischnupf: Plv. sternut. vir.
Blümlitabak: Pulv. sternut. vir
Blunkenpulver: Pulv. pro equis.
Bluschwater: Solut. Acid. borici.
Blutbalsamtropfen: Tinct. Ferri acetic. aeth.
Blutblumen: Flor. Arnicae. — Flor. Carthami. — Flor. Rhoeados.
Blutbrechwurz: Rhiz. Torment.
Blutbruch: Herb. Hederae.
Blut Christi: Aq. aromat. rubr.
Bluteisenstein: Lap. Haematitis.
Blüten, allerlei: Pulv. fumalis.
Blütenduft: Tinct. fumalis.
Blutfieberblumen: Hrb. Centaur.
Blutfixiertropfen: Tct. Ferri pom.
Blutgarbe: Herb. Polygoni.
Blutgarbenkraut: Herb. Polygoni.
Blutgras: Herb. Polygoni.
Blutgummi: Resina Draconis.

Blutharz: Resina Draconis.
Blutholz: Lign. Campechian. — Lign. Santali rubr.
Blutiel: Hirudines.
Blutisquisantium: Flor. Chrysanthemi.
Blutkohle: Carbo animal.
Blutkrampftropfen: Tinct. Cinnamomi.
Blutkraut: Herb. Burs. Pastor. Herb. Chelidonii. Herb. Salicar.
Blutkrautblüten: Flor. Ulmariae.
Blutkrautwurzel: Rad. Lapathi. Rhiz. Hydrastis. Rhiz. Sanguinar. Rhiz. Tormentill. Rad. Enulae.
Blutlaugensalz, gelbes: Kal. ferrocyanat. flav.
—, rotes: Kal. ferricyan. rubr.
Blutlaustinktur: Carmin. solut. Tinct. Coccionellae.
Blutlungenmoos: Lichen Pulmonariae.
Blutmohn: Flor. Rhoeados.
Blutmoos: Paleae Cibotii.
Blutpetersilie: Herba Conii.
Blutpflaster: Empl. oxycroceum. Empl. ad ruptur.
Blutpulver: Sang. Hirci.
Blutreinigendes Pulver: Tub. Jalapae pulv.
Blutreinigung, rote: Tinct. lignorum.
Blutreinigungspillen: Pil. laxant.
Blutreinigungspulver: Pulv. Liquirit. comp. Pulv. Magnes. c. Rheo. Fürs Vieh: Pulv. equor.
Blutreinigungssäure: Mixt. sulfuric. acid.
Blutreinigungssaft: Sir. Sarsap. Sir. Sennae.
Blutreinigungssalbe: Ungt. Picis liquidae.

Blutreinigungsspiritus: Spir. Melissae comp.

Blutreinigungstee: Spec.lignorum.

Blutreinigungstropfen: Tinct. Aloës comp. Tinct. lignorum.

Blutreinigungswurzel: Rad. Sarsaparillae.

Blutrosen: Flor. Rosae. Flor. Rhoeados.

Blutsafranpflaster: Empl. oxycroceum.

Blutsalbe: Empl. oxycroceum.

Blutsauger: Hirudines.

Blutschierling: Herba Conii.

Blutschwamm: Fung. chirurgor.

Blutstahl: Lap. Haematitis.

Blutstecher: Hirudines.

Blutstein: Lapis Haematitis. — Ferr. oxydat. pulv.

Blutstielkraut: Herba Galii.

Blutstillungstropfen: Liq. Ferri sesquichl.

Blutstropfen: Tinct. Cinnamomi — Tinct. Lignorum.

Blutstropfenkraut: Herb. Anagallidis. Herb. Pimpinell. Herb. Rorellae.

Blutsuger: Hirudines.

Bluttropfen: Tinct. Cinnamomi.

Blutwurzel: Rad. Tormentillae. Rad. Alcannae.

—, kanadische: Rhiz. Sanguinariae canad.

Blutzuckler: Hirudines.

Boarfett: Adeps.

Bobbel: Pappel.

Böbberli: Fruct. Coriandri.

Boberellen: Fruct. Alkekengi.

Bobolium: Ungt. Populi.

Bock: Herb. Artemisiae.

—, roter: Herb. Artemisiae.

Bockenpulver: Cort. Chinae plv.

Bockholz: Lignum Guajaci.

Bockpulver: Boletus cervinus plv. Pulv. stimulans.

Bockelsalbe: Ungt. ctr. pedicul.

Bockerellen: Fruct. Alkekengi.

Bocksbart: Flor. Ulmariae.

Bocksbartblüten: Flor Spiraeae.

Bocksbartkraut: Herb.Pulsatillae. — Herba Spiraeae.

Bocksbartwurzel: Rad. Senegae.

Bocksbeerblätter: Fol. Ribis nigri.

Bocksblätter: Fol. Uvae ursi.

Bocksblumenkraut: Herb. Matricariae.

Bocksblut: Sang. Hirci pulv.

—, flüssiges: Tinct. Catechu.

Bocksbohnenblätter: Folia Trifolii fibrin.

Bocksdorngummi: Tragacantha.

Bocksdostenkraut: Herb. Origani cretici.

Bockshörnlein: Fruct. Ceraton.

Bockshorn: Fruct. Ceraton.

Bockshornsaft: Sir. Liquiritiae.

Bockshornsamen: Sem. Faenugr.

Bockskraut: Herb. Pulmonariae.

Bockspeterlein: Radix Pimpinellae.

Bockspetersilie: Rad. Pimpinell.

Bockstalg: Sebum.

Bockweizen: Sem. Fagopyri.

Bockswurz: Rad. Pimpinellae.

Bockwurzel, rote: Rad. Artemis.

—, weiße: Rad. Artemisiae.

Bockswurzkraut: Folia Belladonn.

Bodachöhlräbe: Flor. Napi.

Bodder: Butter.

Bodder rode: Ungt. potabile.

Bodenasche: Kali carbonicum.

Boek: Buche.

Boelkenskruid: Herb. Agrimoniae.

Boeren: Bauern.

Boerenrhabarber: Cort. Frangulae.

Boerlöl: Ol. Junip. baccar.

Boertjeszalf: Ungt. laurinum.

Bogenbaumblätter: Folia Taxi.

Bohmwaß: Cera arborea.

Böhmisches Christwurzkraut: Herb. Adonidis vernal.

Böhmische Tropfen: Mixt. sulfur. acid.

Böhnafeieli: Flor. Cheiranthi.

Bohnekrittel: Herb. Saturejae.

Bohnen, aromatische: Fab. Tonco.

—, **brasilianische:** Fab. Pichurim.

—, **indianische:** Fab. St. Ignatii.

—, **römische:** Semen Ricini.

—, **russische:** Semen Ricini.

Bohnenblatt: Herb. Telephii.

Bohnenblätter, wilde: Herb. Trifolii.

Bohnenkraut: Herb. Saturejae. Herb. Thymi.

Bohnenmehl: Sem. Phaseol. plv.

Bohnenöl: Ol. Papaveris.

Bohnenpflaster: Empl. Canthar. perpet.

Bohnenwachs: Cera arborea.

Bohnenwicken: Sem. Fabae.

Bohren: Bären.

Bohrenfett: Adeps.

Boilley-Blau: Indigopurpur.

Bokerellen: Fruct. Alkekengi.

Bolarerde, rote: Bolus rubra.

—, **weiße:** Bolus alba.

Bolderjahn: Rad. Valerianae.

Boldoablätter: Folia Boldo.

Bolerde: Bolus.

—, **rote:** Bolus rubra.

—, **weiße:** Bolus alba.

Bolei: Herb. Pulegii.

Boleikraut: Herba Pulegii.

Boleiwasser: Aq. vulnerar. spir.

Bollusbambollum: Ungt. Populi.

Boliviapulver: Cort. Chinae pulv.

Bollen: Bulb. Allii.

Böllen: Bulb. Allii.

Bollendätsch: Herb. Plantag.

Bollerjahn: Rad. Valerianae.

Bollkraut: Fol. Belladonnae.

Bollmannspulver, graues: Pulv. antiepilept. nigr.

Bollwurz: Rad. Belladonnae.

Bollwurzkraut: Fol. Belladonae.

Bologneserstein: Baryum sulfuricum nativum.

Bolskolchen: Bolus rubra.

Bolssalbe: Ungt. exsiccans.

Bolus, orientalischer: Bolus rubra.

Boltenpflaster: Empl. Cerussae.

Bolzenblumen: Flores Verbasci.

Bombolium: Ungt. Populi.

Bompaul: Rad. Taraxaci c. herb.

Bomtrankil: Bals. tranquillans.

Bongelkraut: Herb. Mercurialis.

Bönkehaltwort: Rad. Aristol. rot.

Bonuskonussalbe: Ugt. basil. nigr.

Boom: Baum.

Boombast: Cort. Frangulae.

Boomsaft: Succus viridis.

Boomwit: Gossypium.

Boonblatt: Fol. Trifolii fibrin.

Boperment: Auripigment.

Böpperli: Fruct. Coriandri.

Boragblüten: Flores Boraginis.

Boratsch: Herb. Boraginis.

Borax, ammoniakalischer: Ammon. boricum.

—, **gebrannter:** Borax calcinatus.

—, **octaedrischer, venetianischer:** Borax raffinatus.

Boraxblumen: Acid. boricum.

Boraxbraunstein: Mangan. boricum.

Boraxhonig: Mel rosat. boraxat.

Boraxsalz: Acid. boricum.

Boraxsäure: Acid. boricum.
Boraxsaft: Mel rosat. boraxat.
Boraxweinstein: Tartarus boraxatus.
Borchardtblumen: Flor. Stoechados.
Borech: Herb. Boraginis.
Boretsch: Herb. Boraginis.
Boretschblüten: Flores Boraginis.
Boretschkraut: Herb. Boraginis.
Borgel: Herb. Boraginis.
Borgelblüten: Flores Boraginis.
Borgelkraut: Herb. Boraginis.
Börgerpulver: Cort. Cascar. plv.
Borkenpulver: Cort. Chinae pulv.
—, rasiertes oder siebenundsiebzigerlei: Cort. Chinae pulv.
Bormannspflaster: Empl. oxycr. Empl. ad ruptur.
Bornkraut: Herb. Cardui bened.
Bornkresse: Herba Nasturtii.
Börnstein: Succinum.
Borsdorfer Äpfelpomade, Borsdorfersalbe: Ungt. leniens. Ungt. ophthalmicum. Ungt. rosatum. alb.
Borst: Brust.
Borstkruiden: Spec. pectorales.
Borstensalbe: Lanolin, Ungt. leniens, Ungt. Plumbi.
Borstsalv: Ungt. Plumbi. Lanolin.
Borstsamen: Sem. Ricini.
Boschbessen: Fruct. Myrtilli.
Boschtblumen: Flor. Rhoeados.
Boseltropfen: Liq. Ammon. anis.
Bösengeistpulver: Pulv. herbar.
Bosheitspulver: Pulv. pro equis.
Bossisches Augenpflaster: Empl. ophthalmic.
Bost: Brust.
Bostdroppen: Liq. Ammon. anis., Elix c. succo Liquir.
Bostkoken: Succ. Liquir. in tabul.

Botanybayharz: Acaroidum.
Botengenkraut: Herb. Betonic.
Botenken: Flor. Paeoniae.
Botenkenblüten: Flor. Betonicae.
Botjeszalf, Botzalf: Ungt. Hydrarg. rubr. dil.
Boter: Butter, Salbe.
Botryoskraut: Herb. Chenopodii.
Botschen: Folia Stramonii.
Botschenblätter: Fol. Stramonii.
Botryskraut, mexikan.: Herba Chenopodii.
Bouillontropfen: Tinct. Chinoid.
Bovest: Fungus cervinus.
Bowlenkraut: Herb. Asperulae.
Boysalz: Sal marinum.
Braak: Brech (-Nuß usw.).
Braakpoeder: Pulv. aërophorus.
Brachdistel: Rad. Eryngii.
Brachdistelkraut: Herba Eryngii.
Brachkraut: Herb. Veronicae.
Brachkrautwurzel: Rad. Valerian.
Brägelkraut: Herb. Senecionis.
Bragerblüten: Flores Koso.
Brahmkraut: Hrb. Spartii scoparii. Herb. Genistae.
Brakendistelwurzel: Rad. Eryngii.
Brakenkraut: Herb. Spiraeae.
Brakenkrautblüten: Fl. Spiraeae.
Brambeerblätter: Fol. Rubi frutic.
Bramblume: Flores Spartii. Flor. Genistae.
Bramedorn: Herb. Rubi frut.
Bramelbeeren: Fruct. Berberid.
Brämeleblätter: Fol. Farfarae.
Brameli: Herb. Rubi frutic.
Bramenkraut: Herb. Genistae. Herb. Spartii scop.
Brämerbeerblätter: Fol. Rub. frut.
Brämerblätter: Fol. Rubi frutic.
Bramskraut: Herb. Spartii.
Brandbaumblätter: Folia Taxi.
Brandblumen: Flores Spartii.

Brandenstein: Manganum peroxydatum.

Bränderli: Flor. Nigritellae.

Brandheilpulver: Pulvis temperans ruber.

— **fürs Vieh:** Pulv. pro equis.

Brandkorn: Secale cornutum.

Brandkraut: Herb. Clematidis.

Brandlatschen: Fol. Farfarae.

Brandlatschenblüten: Flores Farfarae.

Brandlattich: Fol. Farfarae.

Brandöl: Ol. Lini cum Aq. Calcar. Ol. carbolis. Ol. philosophorum.

Brandpflaster: Empl. Plumbi simpl.

Brandpulver: Pulv. temperans.

— **fürs Vieh:** Plv. antiphlogistic.

— Pulv. herbar. —Plv. equor. gris. oder rubr.

Brandrosen: Flor. Malv. arbor.

Brandsalbe: Ungt. Liq. Alum. acct. — Ugt. boricum. — Ugt. Plumbi.

—, **Goulardsche:** Ungt. Plumbi.

Brandschwede, roter: Cerat. cetacei rubr.

Brandwurzel: Rad. Helleb. nigr.

Brasilettholz: Lign. Fernambuci.

Brasilian. Balsam: Bals. Copaiv.

Brasilienholz, gelbes: Lign. Fernambuci.

— **rotes:** Lign. Fernambuci.

—, **schwarzes:** Lign. Campech.

Brasilienrinde: Cort. adstringens brasiliensis.

Brasiliensalbe: Ungt. basilic.

Brasilischer Pfeffer: Piper long.

Brasilpfeffer: Fruct. Amomi.

Bratenfarbe: Sacchar. tostum.

Brauerkraut: Herb. Ledi.

Braun. Arkebusade: Mixt. vuln. acida.

— **Branntwein:** Tinct. Aloës dilut. c. Ol. Carvi.

—, **Breslauer:** Cuprum ferrocyanatum.

— **Brustleder:** Pasta Liquirit.

—, **chemisch:** Cuprum ferrocyanatum.

— **Diadostenöl:** Ol. Orig. Cretic.

— **Dost:** Herb. Origani.

— **Einreibung:** Tinct. Arnicae.

— **Halstropfen:** Tinct. Jodi dil.

— **Hamburger Tropfen:** Tinct. coronalis.

— **Harz:** Colophonium.

—, **Hattchets:** Cuprum ferrocyanatum.

— **Hoffmannstropfen:** Elix. Aurant. comp.

— **Jungpfernleder:** PastaLiquirit.

— **Kanehl:** Cort. Cinnamomi.

— **Lungenfuhl:** Sirup. Liquirit.

— **Mutterkrampftropfen:** Tinct. Valerianae.

— **Mutterpflaster:** Empl. fusc.

— **Reglise:** Pasta Liquiritiae.

— **Stickschwede:** Empl. fusc.

— **Tafelsalbe:** Empl. fuscum.

— **Zehrtropfen:** Tinct. amara.

— **Zug:** Empl. Litharg. comp.

Bräun, gelber: Sem. Milii.

Braunbeerblätter: Fol. Rub. frut.

Braunbeerblüten: Fol. Rub. frut.

Braunbeize (für die Färberei): Manganum acetic.

Braunelle: Herb. Prunellae.

Braunellensalz: Kali nitr. tabul.

Bräunesaft: Mel. rosat. boraxat.

Bräunetropfen für Schweine: Spirit. Acid. salicylic. 4%. Tinct. Aloes comp.

Braunheil: Herb. Prunellae.

Braunheilig: Fol. Menthae crisp.
Braunheiligenkraut: Fol. Menth. crispae.
Braunheilkraut: Herba Prunellae.
Bräunheilkraut: Herba Ligustri.
Braunholz: Lign. Fernambuci.
Bräunholzblätter: Herba Ligustri
Brauniet: Mangan. peroxydat. nativ.
Braunkersch: Herb. Nasturtii.
Braunmägdlein: Flor. Adonid.
Braunmanderkraut: Herb. Chamaedryos.
Braunmandulinkraut: Herb. Teucrii.
Braunmercurialöl, äußerlich: Ol. Terebinth. c. Ol. Lini sulf.
—, innerlich: Tinct. Aloës comp.
Braunochsenpflaster: Empl. oxycroc.
Braunrel: Ungt. Aeruginis.
Braunreinigung: Mel. boraxat. — Ungt. Aeruginis.
Bräunreinigung: Mel. rosat. borax.
Braunrosen: Flor. Malvae arbor.
Braunrot: Caput mortuum.
Braunrotsalbe: Ugt. basilic. fusc.
Braunsalbe: Ungt. exsiccans.
Braunschweigersalz: Natr. sulf.
Braunsilgen: Herb. Basilici.
Braunsilgenblumen: Flores Basilici.
Braunsilgenholz: Lign. Campechian.
Braunsilgentropfen: Tinct. Chinoïdini.
Braunsilienkraut: Herb. Basilici.
Braunspahn: Lign. Fernambuc.
Braunstein: Mang. peroxydatum.
Brauntog: Empl. Litharg. comp.
Braunwurz: Rad. Arnicae. — Rad. Scrophulariae.

Braunwurzkraut: Herb. Scrophulariae.
Brausebeutel: Rhiz. Veratr. pulv. in sacc.
Brausemagnesia: Magn. citrica efferv.
Brausepulver: Pulv. aërophor.
—, abführendes: Pulvis aërophorus laxans.
—, englisches: Pulv. aërophor. dispensat.
— f. Schweine: Zinc. oxydatum.
Brausepulversäure: Acid. tartaric.
Brayerblüten: Flor. Koso.
Brautimhaar: Sem. Nigellae.
Breadfelder Spiritus: Spir. Coloniens.
Brechbirnen: Fruct. Cynosbati.
Brechhaselwurzel: Rhiz. Asari.
Brechhassel: Rhiz. Asari.
Brechkörner: Sem. Ricini.
Brechnüsse: Sem. Strychni.
Brechpulver: Stib. chlorat. bas.
Brechrosinen: Sem. Staphisagr.
Brechsalz: Tartarus stibiatus.
Brechsamen: Semen Strychni.
Brechvitriol: Zincum sulfuric.
Brechwasser: Sol. Tart. stibiat.
Brechwein: Vinum stibiatum.
Brechweinstein: Tartarus stibiatus.
Brechwurzel: Rad. Ipecacuanh.
—, deutsche: Rad. Asari. Rhiz. Hellebori alb.
Brehmeblumen: Flor. Acaciae.
Brehmkraut: Herb. Spartii.
Brehnepulver für die Schweine: Cantharid. pulv. mixt.
Brein: Sem. Milii solis.
Breißelbeerblätter: Fol. Vitis Id.
Breitblatt: Herb. Anchusae.
Breitwägeli: Herb. Plantagin.

Bremelblumen: Flor. Spartii sco-
 parii.
Bremmenöl: Ol. animale foetid.
Bremsenöl: Ol. animale foetid.
Bremsensamen: SemenCynosbati.
Brendelblümlein: Flor. Gentian.
Brennende Liebe: Herb. Clemat.
Brenners Fleckwasser: Benzin.
— **Pflaster:** Empl. fusc. in scat.
Brennesselblumen: Flor. Lamii.
Brennesselsaft: Sir. Althaeae.
Brennesselsamen: Sem. Urticae.
 — Fruct. Petroselini.
Brennesselspiritus: Spirit.Urticae.
 — Spir. Sinap.
Brennesseltee: Herb. Urticae.
Brennesselwurzel: Rad. Tarax.
Brenngeist: Spir. Sinapis.
Brennkraut: Fol. Arnicae.
—, **kriechendes:** Herb. Clemat.
Brennkrautblumen: Flor. Arni-
 cae. Flor. Clematid. Flor. Ver-
 basci.
Brennöl: Ol. Rapae.
Brennsilber: Argent. nitricum.
Brennspiritus: Spiritus denat.
Brennstein: Argent. nitricum.
Brennstift: Argent. nitric. fus.
Brenntwater: Aq. Foeniculi.
Brennwurzrinde: Cort. Mezerei.
Brennwurzeltee: Flor. Clematidis.
Breschpulver: Pulv. stimulans.
Breselkraut: Herb. Matricariae.
Bresilgenholz: Lign. Fernambuci.
Bresillenspäne, rote: Lign. Fer-
 nambuci.
Bresillenspäne, schwarze: Lign.
 Campechian.
Breslingkraut: Fol. Fragariae.
Brettener Pflaster: Empl. fusc.
 in bacul. tornat.
Brettfeldsches Wasser: Siprit.
 Coloniens.

Breusch: Herb. Ericae.
Breuk: Bruch.
Breukkruid: Herb. Herniariae.
Brevierpflaster: Cerat. Aerugin.
Briesebohne: Fab. Tonco.
Brillenkraut: Herb. Burs. Past.
Brimblüten: Flor. Primulae.
Brimkörner: Sem. Cydoniae.
Brimmekraut: Herb. Spartii sco-
 parii.
Brimmelblumen: Flor. Primul.
Brimmelkraut: Herb. Spartii.
Brimmelsamen: Sem. Genistae.
Brisilhölz: Lignum Fernambuci.
Brochkraut: Herb. Rorellae.
Brockenmoos: Lichen Islandic.
Brohmenkraut: Herb. Spartii.
Brohmerblätter: Herb. Rubi frut.
Brombeerblätter: Herb. Rubi frut.
Brombeeren: Fruct. Rub. frutic.
Brombeerwasser: Aq. Rubi Id.
Brombeerwurzel: Rad. Bardan.
Brommedorn: Herb. Rub. frut.
Bromkraut: Herb. Spartii.
Bromlbeeren: Fruct. Berberidis.
Bromsoda: Natr. bromatum.
Brönners Fleckwasser: Benzin.
Brönneßle: Herb. od. Sem. Ur-
 ticae.
Bronziersalz, engl.: Stibium chlo-
 rat.
Brosamenpflaster: Empl. stypt.
 Hamburgens.
Brotkügerl: Fruct. Coriandri.
Brotkümmel: Fruct. Carvi.
Brotsamen: Fruct. Anisi et Fruct.
 Foenicul.
Brotwasser: Aqua aromatica.
Brubeer: Herb. Rub. frut.
Bruchampfer: Herb. Acetosellae.
Bruchband: Empl. ad rupturas.
Bruchbandpflaster: Empl. ad rupt.
Bruchklee: Herb. Acetosellae.

Bruchkraut: Herb. Agrimon. Herb. Herniariae. Herb. Lycopodii.

Bruchöl: Ol. Hyoscyam. — Ol. Chamomill. coct.

Bruchpflaster: Emplastr. ad rupturas. Empl. fusc. camph. Empl. saponat.

—, **schwarzes:** Empl. fusc. camph.

Bruchsalbe: Ungt. flavum c. Ol. Hyoscyami.

Bruchstein: Lapis osteocollae.

Bruchsteinwasser: Aq. Petrosel.

Bruchtee: Folliculi Sennae.

Bruchweidenrinde: Cort. Salicis.

Bruchwurzkraut: Herb. Perfoliat.

Bruckwurz: Rhiz. Tormentill.

Bruckwurzel: Rhiz. Tormentillae.

Brudersamen: Sem. Staphisagr.

Bruetströpfli: Flor. Anemon. vern.

Brüesch: Herb. Ericae.

Bruhnheelschweede: Empl. fusc. camph.

Bruhnstickschwede: Empl. fusc. camph.

Bruidspoeder: Pulv. aerophorus.

Bruin: braun.

Bruispoeder: Pulv. aerophorus.

Brundost: Herb. Origani.

Brunellenkoken: Kal. nitr. tabul.

Brunellenkraut: Herb. Prunellae.

Brunellensalz: Kali nitricum.

Brunellenstein: Kal. nitr. tabul.

Brunetten: Flor. Adonidis.

Brungalltropfen: Elix. Aurant. comp. — Elix. e Succo Liquir. — Tinct. Aloës comp. — Tinct. amara.

Brunheelschwede: Empl. fuscum.

Brunheil: Herb. Prunellae.

Brunheilkraut: Herb. Prunellae.

Bruni: Herb. Prunellae.

Brünierflüssigkeit: Liquor Stibii chlorati.

Brüningspulver: Plv. pro pecor.

Brunitz: Umbra.

Brunnenkohl: Herb. Beccabung.

Brunnenkresse: Herb. Nasturtii.

Brunnenpflaster: Empl. fusc. camph.

Brunnensalbe: Empl. fusc. camph.

Brunnensalz: Natr. chlorat. — Sal. Carolinum factitium.

Brunnkressech: Herb. Nasturtii.

Brunnleberkraut: Herb. Marchantiae.

Brunochsensalf: Empl. oxycroc.

Brunrei, Brunreinige: Mel rosat. boraxat. — Oxym. Aerug.

Brunreinigung: Ungt. aeruginis.

Brunsiljenkraut: Herb. Basilici.

Brunsiljenpfeffer: Fruct. Amomi. Fruct. Capsic.

Brunsiljenpflaster: Cerat. Resinae Pini. Empl. Picis Hamburgens. Empl. fusc. camph.

Brunsiljensalbe: Ungt. basilic.

Brunspulver: Pulv. aërophorus.

Brunst: Fung. cervinus.

Brunstickdumpflaster: Cerat. Resin. Pini. — Empl. fuscum.

Brunstkugeln: Bolet. cervinus.

Brunstpulver: Cantharid. plv. mixt. Fung. cervinus pulv. Pulv. stimulans.

Bruntogpflaster: Empl. Litharg. comp. — Empl. fuscum.

Bruschwurzel: Rad. Rusci.

Bruskwurzel: Rad. Rusci.

Brustalant: Rad. Helenii.

Brustalantblüten: Flores Helenii.

Brustbalsam: Bals. Peruvian. — Elix. e Succ. Liquir.

Brustbeeren: Fruct. Jujubae.

—, **schwarze:** Fruct. Jujubae.

Brustbeerensaft: Sir. Rhoeados.
Brustchifel: Siliqua dulcis.
Brustdiakel: Empl. Litharg. molle.
— Empl. saponatum.
Brustdigestivpulver: Pulvis Liquiritae comp.
Brustelixir: Elix. e Succ. Liquir.
Brusterbeutel: Rhiz. Veratr. alb. pulv. in sacc.
Brustkanehl: Succ. Liquiritiae in bacul.
Brustkaramellensaft: Sir. Liquiritiae.
Brustkaramellentropfen: Elix. e Succo Liquiritiae.
Brustkraut: Herb. Adiant. aur. — Herb. Agrimoniae. — Herb. Violae tric.
Brustkräuter, Liebersche: Herb. Galeopsidis.
Brustkuchen: Succ. Liquir. tab.
Brustlakritzen: Troch. Am. chlor.
Brustlattich: Fol. Farfarae.
Brustleder, braunes: Past. Liquiritiae.
—, **weißes:** Pasta gummosa.
Brustleichtöl: Liq. ammon. anis.
Brustlösung: Mixt. gummosa.
Brustpasta, braune: Pasta Liquiritae.
—, **weiße:** Pasta gummosa.
Brustpflaster: Empl. Melilot. — Empl. sapon.
—, **rotes:** Empl. sapon. rubrum.
Brustpulver, Französisches, grünes, Kurellasches, Opedovskysches, Preussisches, Wedelsches: Pulv. Liquir. comp.
Brustreinigungstee: Species pectoral. laxant.
Brustsaft: Sir. Althaeae. — Sir. Liquiritiae.
—, **brauner:** Sirup. Liquirit.

Brustsalbe, gelbe: Ungt. basilic.
—, **weiße:** Ungt. Hydrarg. alb. dilut.
Bruststengel: Succ. Liquiritiae in bacul.
Brusttee: Species pectorales.
—, **Lieberscher:** Herb. Galeops.
—, **Schusters:** Spec. bechicae.
—, **weißer:** Spec. pect. demulc.
—, **Wiener:** Spect. pector. c. fruct.
Brustteekraut: Herb. Veronicae.
Brusttropfen: Aq. Amygd. am. dil. Liqu. Ammon. anis.
—, **dänische:** Elix. e Succo Liq.
Brustwarzenbalsam: Balsam Peruvian.
Brustwarzencerat: Cerat. Cetac. album.
Brustwarzenliniment: Emuls. Bals. Peruv.
Brustwarzensalbe: Cerat. Cetac. album. — Ungt. leniens.
Brustwasser: Aq. aromatica. — Aqu. Foenicul. — Elix. e Succo Liquiritiae dil. 1 + 9.
Brustwurzel: Rad. Angelicae. Rad. Liquirit. Rhiz. Calami.
—, **echte:** Rad. Angelicae.
Brustzeltchen: Troch. pectoral.
Brutkraut: Herb. Fumariae.
Bruuch: Herb. Ericae.
Bruuspulver: Pulv. aërophorus.
Bsäemehl: Lycopodium.
Bubenfist: Bovista.
Bubenkrautwurzel: Rad. Lapathi.
Bubenrosen: Flor. Paeoniae.
Bübelskraut: Herb. Aristoloch.
Buchbaumblätter: Folia Buxi.
Buchbindertropfen: Tinct. Chinae.
Buchbrot: Herb. Acetosellae.
Buchbrotblätter: Hrb. Acetosellae.
Bucheckernöl: O. Papaveris.
Büchelwurz: Rad. Angelicae.

Buchenholzöl: Kreosot. — Pix liquida.
Buchenmoos: Lichen Pulmonar.
Buchenschwamm: Fung. Chirurg.
Buchholder: Herb. Chaerophylli.
Buchholderbeeren: Fruct. Ebuli.
Buchholderkraut: Herb. Chaerophylli sylvestris.
Buchklee: Herb. Acetosellae.
Buchlahmöl: Ol. Lini.
Buchlunge: Lich. Pulmonariae.
Buchlungenmoos: Lich. Pulmonar.
Buchs: Fol. Buxi.
Buchsalz: Ammon. chloratum.
Buchsäure: Ammon. chloratum.
Buchsbaumblätter: Fol. Uvae ursi.
Büchsenflechte: Lichen pyxidat.
Büchsenmacheröl: Paraffin liqu.
Buchublätter: Fol. Bucco.
Buchweizen: Semen Fagopyri.
Buck: Herb. Artemisiae.
Buckablätter: Folia Bucco.
Bückbeeren: Fruct. Myrtilli.
Buckelbeeren, Fruct. Myrtilli.
Buckelekraut: rotes, Herb. Artemisiae. Herb. Prunellae.
Bucken: Fol. Bucco.
Buckenblätter: Fol. Bucco.
Buckkraut: Herb. Artemisiae.
Bücksalz: Kal. carbon. pur.
Bucksblut: Resina Draconis. — Sanguis Hirci.
Buckwurzel: Rad. Artemisiae.
Budänen: Flor. Paeoniae.
Budelledok: Linim. sapon. camph.
Budertschikraut: Fol. Vitis Id.
Budlergreifeln: Fol. Vitis Id.
Budschen: Herb. Artemisiae.
Budschenkraut: Herb. Artemisiae.
Buerrosen: Flor. Malv. arbor. — Flor. Paeoniae.
Buffbohnen: Sem. Fabae.
Buffbohnenblüten: Flor. Fabarum.

Büffelkopfpflaster: Empl. oxycroc. — Empl. fuscum.
Bügelwachs: Cera alba. Stearin.
Buggele: Herb. Prunell.
—, rote: Herb. Artemisiae.
Buggeli: Cocculi Indici.
Buikopenend zout: Maques. sulfuric.
Bukublätter: Fol. Bucco.
Buldermann: Herb. Hederae.
Buldermannkraut: Hrb. Hederae.
Bulläpfel: Boletus cervinus.
Bullenhafer: Fruct. Seselos.
Bullentropfen: Spir. Juniperi.
Bullergans: Rad. Valerianae.
Bullerjahn: Rad. Valerianae.
Bullerjahnwurzel: Rad. Valerian.
Bullharz: Resina Pini. Tereb. veneta.
Bullpulver: Pulv. stimulans.
Bullrichs Salz: Natr. bicarbon.
Bülse: Fol. Hyoscyami.
Bülzenöl: Ol. Hyoscyami.
Bundika, rote: Rad. Rhapontici.
Bungenkraut: Herb. Beccabung.
Büngelstee: Fol. Trifol. fibrin.
Büngertu: Fol. Trifol. fibrin.
Buntblümchen: Flor. Bellidis.
Buntika, rote: Rad. Rhapont.
Büntzelwurz: Rad. Pimpinell.
Burchert: Fol. Belladonnae.
Bureauwasser: Liquor Aluminii acetici.
Bureth: Herb. Boraginis.
Buretschkraut: Herb. Boraginis.
Burgundischharz: Resina Pini.
Burgundischpech: Resina Pini.
Buris: Herb. Boraginis.
Burisblüten: Flor. Boraginis.
Buriskraut: Herba Boraginis.
Burkaus Magenpulver: Magn. sulf.
Burows Lösung: Liq. Alumin. acet.

Burows Tee: Hrb. Cardui, Hrb. Centaurii, Lich. Islandic. Stipit Dulcamar. āā. pts. aequal.
— **Tropfen:** Tinct. anticholerica.
— **Wasser:** Liq. Alum. acet. 3%.
Burrhuswundelixir: Tinctura Benzoës comp.
Bürrosen: Flor. Malv. arbor., Flor. Rhoeados.
Bürstenblumen: Flor. Carthami.
Bürstenkrautblüten: Fl. Carthami.
Bürtzlholz: Lign. Juniperi.
Burzelkraut: Herb. Portulaccae.
Buschampfer: Herb. Acetosell.
Buschklee: Herb. Acetosellae.
Buschmöhren: Herb. Chaeroph.
Buschnagerln: Flor. Carthusian.
Buschquecken: Rhiz. Caricis.
Buschsauerampfer: Hrb. Scordii.
Busenklee: Fol. Trifol. fibrin.
Buserkerpflaster: Empl. oxycr.
Butänjenblumen: Flor. Paeoniae.
Butennen: Flor. Paeoniae.
Butellentock: Linim. sap. camph.
Buthänjen: Flor. Paeoniae.
Buttekerne: Sem. Cynosbati.
Büttelrosen: Flor. Rosae.
Butter, grüne: Ungt. Majoranae.
— Ungt. nervinum.
—, **gelbe:** Ungt. flavum.

Butter, rote: Cer. Cetac. rubr. — Ungt. ophthalmic. — Ungt. potabil. rubr.
Butterblumen: Flor. Calendul.
Butterblumenkraut od. -wurzel: Herb. Taraxaci c. radice.
Butterkarnanis: Elaeos. Anisi.
Butterklee: Fol. Trifol. fibrin.
Butterkraut: Herb. Ficariae.
Buttermilchkraut: Herb. Taraxaci
Butterpulver: Borax. — Natr. bicarbonic. — Tartar. depurat.
Butterrosen: Flor. Trollii.
Buttersalbe: Ungt. flavum. — Ungt. Rosmarini comp.
Butterstiel: Herb. Galii.
Butterstrinzel: Herb. Calthae.
Butterwurzel: Rad. Lapathi.
Butthähnchen: Flor. Paeoniae.
Butthühnchenblumen: Flor. Paeoniae.
Buttlenrose: Flor. Rosae.
Butzelbeeren: Fruct. Juniperi.
Butzenklette: Rad. Bardanae.
Butzenklettenwurzel: Rad. Bardanae.
Buxbaumblätter: Fol. Uvae Ursi.
Buxbaumöl: Ol. Cajeputi.
Buxblätter: Folia Buxi.
Bybs: Herb. Artemisiae.

C.

(Siehe auch unter K und Z.)

Cadmiumgelb: Cadmium sulfur.
Caecilienkraut: Herb. Hyperici.
Caerulin: Carmin. coeruleum.
Calamintha: Fol. Menth. crisp.
Calappusöl: Ol. Cocos.
Callaturholz: Lign. Santali rubr.
Callcedraharz: Gummi acajou.
Calomel: Hydrargyr. chlorat.

Calomel, vegetabilischer: Podophyllinum.
Calumbawurzel: Rad. Colombo.
Campaschen: Fruct. Vanillae.
Canadaterpentin: Balsamum Canadense.
Canadaterpentin: Bals. Canadense.
Candiolschoten: Fruct. Ceraton.

Caneel: Cort. Cinnamomi.
Caneel, weißer: Cort. Canella alb.
Cantorbalsam: Ungt. ophthalm. rubr.
Cappachläre: Herb. Asplenii.
Capillärkraut: Herb. Adianthi.
Capillärsaft: Sirup. Adianti. Sirup. flor. Aurant.
Capreziensaft: Sir. Aurant. flor.
Caputtropfen: Ol. Cajeputi dil.
Carabe: Succinum.
Caraffelwurz: Rad. Caryophyll.
Caramel: Sacchar. tostum liquid.
Carbid: Calciumcarbid.
Cardinalkraut, blaues: Herb. Lobeliae.
Cardobenediktenöl: Ol. viride.
Carfunkelwasser: Spir. Meliss. cp.
Carmeisenbeeren: Grana chermes
Carmelien: Flor. Chamomillae.
Carmelinen: Flor. Chamomillae.
Carmeliterwasser: Spir. Meliss. cp.
Carminkörner: Grana chermes.
Carminlack: Lacca florentina.
Carobe, Carobben: Fruct. Ceratoniae.
Carony-Rinde: Cort. Angustur.
Carottensamen: Fructus Dauci.
Carpobalsam: Bals. Copaivae.
Cartham: Flor. Carthami.
Carthamine: Flor. Charthami.
Carvensamen: Fruct. Carvi.
Cascararinde: Cort. Cascar. Sagr.
Caschu: Catechu. Cachou.
Caschu-Nüsse: Anacardia orientalia.
Casper, höche: Herb. Origani.
—, niedere: Herb. Serpylli.
Cassienblüten: Flor. Cassiae.
Cassienfistel: Cassia fistula.
Cassienpfeifen: Cassia fistula.
Cassienröhren: Cassia fistula.
Cassonade, weiße: Sacchar. alb.

Casteralrinde: Cort. Cascar. Sag.
Casteralwurzel: Cort. Cascarillae.
Castoröl: Ol. Ricini.
Catarrhkraut: Herb. Chenopodii.
Catharinenflachs: Herb. Linariae.
Catharinensamen: Sem. Nigellae.
Cayennepfeffer: Fruct. Capsic.
C-B zur Witterung: Moschus.
Cedemonie: Cort. Cinnam. Zeyl.
Cederatöl: Ol. Citri.
Cedernbalsam: Balsamum carpathicum.
Cedernmanna: Manna.
Cedernterpentin: Balsamum carpathicum.
Cederwacholderöl: Ol. Cadinum.
Cedroöl: Ol. Citro.
Cedwezrinde: Cort. Cinnanom. Zeylanic.
Centaurenkraut: Herba Centauri.
Centauri: Herb. Centauri min.
Centorelle: Herb. Centaurii.
Cerat, gelbes: Cerat. Resinae Pini. — Ungt. cereum.
—, grünes: Cerat. Aeruginis.
Ceratsalbe: Ungt. cereum. — Ungt. Plumbi.
Cermelwurzel: Rad. Carlinae. — Rhiz. Curcumae.
Ceruis: Cerussa.
—, blaue: Ungt. Hydrarg. ciner.
—, gelbe: Lycopodium.
—, graue: Zinc. oxyd. crud.
—, weiße: Talcum pulv.
Cervelatspiritus: Liqu. Ammoncst.
Ceterachkraut: Herba Ceterach.
Ceylonmoos: Agar-Agar. — Fuscus amylaceus.
Chagitee: Carrageen.
Chaisenträgerpflaster: Empl. ad rupturus. — Empl. oxycroc.
Chakerellenbork: Cort. Cascarill.

Chakrill: Cort. Cascarillae.
Chaldron: Flor. Convallirae.
Chalenderli: Herb. Teucrii.
Chämäch: Sem. Carvi.
Chambon, weißer: Ungt. Hydrarg. alb.
Chambonkraut: Herb. Basilici, Majoran et Thymie conc. aa. p. aequ.
Chämie: Fruct. Carvi.
Chämifegerli: Rad. Caryophyll.
Chamois: Terra de Sienna.
Chamopdripflaster: Empl. Champodii.
Champagnerwurzel: Rhiz. Veratri.
Champignonöl: Ol. Hyoscyami.
Champonwess: Ungt. Hydrarg. albi dilut.
Chapiläre: Rad. Asplenii.
Chargetewurzel: Rad. Levistici.
Charlottenpulver: Tub. Jalap. plv.
Chatzatöpli: Flor. Stoechados.
Chatzenschwanz: Herb. Équiseti.
Cheinedroppen: Tct. Chinae cps.
Chemi: Sem. Carvi.
Chemischblau: Cobalt. aluminat.
— Geist: Spir. Coloniensis.
— Gelb: Plumb. oxydat. flav.
— Seife: Ammon. carbonicum.
Chermeskörner: Grana chermes.
Chestene: Herb. Castan. vesc.
Chetenblume: Herb. Taraxaci.
Chilisalpeter: Natrium nitricum.
Chinaäpfelschale: Cort. Aurant.
Chinabaumharz: Chinoïdinum.
Chinacomposition: Tinct. Chinae comp.
Chinadina: Chinoïdinum.
Chinakraut: Herb. Marubii.
Chinaöl: Balsamum Peruvian.
Chinapomade: Ungt. pomad. fusc.
Chinarinde: Cort. Chinae.

Chinasalz: Chinin. sulfuricum.
Chinatropfen: Tinct. Chinae comp. — Tinct. Chinoïdin.
— schwarze: Tinct. Chinoidini.
Chinawurzel: Rhiz. Cinae.
Chindli: Tub. Ari.
Chines. Kampher: Camphora.
— Pulver: Cort. Chinae pulv.
Chinitimtini: Tinct. Chinoïdin.
Chironie: Herb. Centaurii.
Chironienkraut: Herba Centauri.
Chistena: Herb. Castaneae.
Chlapperrose: Flor. Rhoeados.
Chlor-Alum: Aluminium chloratum.
Chlor, flüssiges: Aqua chlorata.
—, weißes: Calcar. chlorata.
Chloräther: Spir. aether. chlorati.
Chlore: Terebinthina laricina.
Chlorine, flüssige: Aq. chlorat.
Chlorinkalk: Calcaria chlorata.
Chlorophyllgrün: Chlorophyllum.
Chölm: Herb. Thymi. — Herb. Origani. — Herb. Serpylli.
Choleratropfen: Tinct. anticholer.
Cholerawurzel: Rad. Angelicae.
Chömig: Fruct. Carvi.
Chorzetwurzel: Rhiz. Curcumae.
Chrabellenkraut: Herb. Anthrisci.
Chriesiwasser: Spirit. Cerasor.
Christbaumöl: Oleum Ricini.
Christblumenwurzel: Rad. Helleb.
Christdornblätter: Fol. Aquifol.
Christenschweiß: Herb. Sedi.
Christhändchen: Tubera Salep.
Christiankraut: Herb. Hyperici.
Christi Blut: Pulv. temper. rubr.
Christidornkörner: Fruct. Card. Mariae.
Christignadenkraut: Hb. Hyperici.
Christihausmannspflaster: Empl. fusc. camph.
Christihauspflaster: Empl. Ceruss.

Christiheilundwandeltropfen: Tinct. lignorum.

Christikreuzblumen: Herb. Hyperici.

Christikreuzblut: Hrb. Hypererici.

Christikreuztee: Herb. Centaur.

Christikreuztropfen: Tinct. antispast.

Christileidentee: Hrb. Polygal. am.

Christinenkraut: Herb. Pulicar.

Christipalmöl: Ol. Ricini.

Christistiele: Stipit. Cerasorum.

Christistrauchwurz: Rad. Gentianae.

Christiwundheilpflaster: Empl. fusc. camph.

Christiwundkraut: Herb. Hyperici.

Christkarde: Rad. Helleb. nigr.

Christkartenwurzel: Rad. Hellebori nigri.

Christkoken: Troch. Liquiritiae.

Christöl: Ol. animale foet.

Christoffleöl: Ol. Ricini.

Christophskraut: Hrb. Actaeae.

Christpalmenöl: Ol. Ricini.

Christpflaster: Empl. fusc. camph. — Empl. Litharg. simpl.

Christrosenpflaster: Empl. fusc.

Christsalbe: Empl. fuscum camph. Empl. Lithargyri simpl. Ungt. rosat.

Christschweißkraut: Herb. Sedi.

Christushändchen: Tub. Salep.

Christuskreuzdorntee: Flor. Acac.

Christuspalmenöl: Ol. Ricini.

Christuspalmensamen: Sem. Ricin.

Christuspflaster: Empl. fusc. camph. — Empl. Litharg. simpl.

Christwurzel: Rad. Arnicae. — Rad. Helenii. — Rad. Helleb. — Rad. Pyreth. Germ. — Rhiz. Zedoariae.

Christwurzkraut: Herb. Adonid.

Chromgelb: Plumb. chromicum.

Chromgrün: Chromium oxydat.

Chromrot: Plumb. chromic. basic.

Chromsalz, gelbes: Kali chrom.

—, rotes: Kali dichromicum.

Chromzinnober: Plumb. chromicum basic.

Chrotabluema: Flor. Taraxaci.

Chroteblueme: Flor. Taraxaci.

Chruchbohna: Cort. Fruct. Phaseoli.

Chüml: Fruct. Carvi.

Chüttencherme: Sem. Cydoniae.

Cibeben: Passulae majores.

Cicade: Confectio Aurantii.

Cichorienblüte: Flor. Cichorii. Flor. Malv. silvestris.

Cichoriensaft: Sirup. Rhei.

Cichorienwurzel: Rad. Cichorii.

Cinereum: Ungt. Hydrarg. cin. dil.

Ciriaksalbe: Ungt. cereum.

Citrachensalbe: Ungt. Zinci.

Citrachenschmiere: Ungt. Zinc.

Citrone u. Citronell siehe Z.

Citrullensamen: Semen Citrulli.

Clandersamen: Fruct. Coriandri.

Clando: Rhiz. Zedoariae.

Cobbysaft: Elect. e Senna.

Cocculevant: Sem. Cocculi.

Coccusrot: Carminum.

Codiumtee: Herb. Marrubii.

Coerulin: Carminum coeruleum.

Colcothar: Ferr. oxyd. rubr. crud.

Coldcream: Ungt. leniens.

Colliaturholz: Lign. Santali rubr.

Colloxylin: Collodiumwolle.

Colmar: Herb. Anagallidis.

Colmarkraut: Herba Anagallidis.

Colombawurzel: Radix Columbo.

Colophonter: Colophonium.

Columbuswurzel: Radix Columbo.

Compositieboter: Ungt. flavum.

Comijn: Kümmel, Fruct. Carvi.
Concilie: Herb. Melissae.
Confortanstinctur: Tinct. aromat.
Conselena: Coccionella.
Consenztropfen: Tinct. amara.
Contentblätter: Fol. Lauro-Cerasi.
Conterfas: Pulv. herbarum.
Convallenwurzel: Rhiz. Convallariae.
Copalke: Cort. Copalchi.
Corallin: Acidum rosolicum.
Corniolen: Fructus Corni.
Coronyrinde: Cort. Angosturae.
Cosmoline: Ungt. Paraffini.
Cosmolinöl: Paraffin. liquid.
Costenzkraut: Herb. Origani.
Costus arabischer: Cost. Costi arab.
— **deutscher:** Rad. Petasitidis.
Cotentblätter: Folia Lauro-Cerasi.
Couleur: Sacchar. tostum liquid.
Courtpflaster: Emplastrum adhaesivum angl.
Cranium humanum: Calc. phosphor. — Cornu cervi praep.
Crême céleste: Ungt. leniens.
— **Sultan:** Ungt. leniens.
—, **weiße:** Ungt. leniens.

Crêmepulver: Crocus pulv.
Cremnitzer Weiß: Cerussa.
Cremortartari: Tart. depurat.
—, **flüchtiger:** Amm. bitartaric.
Criminalsalbe: Ungt. Hydrarg. praec. alb.
C-Salbe: Ungt. Elemi.
Cubeben: Fruct. Cubebae.
Cubebenzucker: Conf. Cubebae.
Cudbear: Orseille.
Cujonenpflaster: Empl. Litharg. comp.
Cumin: Fruct. Cumini.
Curry: Fruct. Capsici.
Cylang: Cort. Mezerei.
Cymbelkraut: Herb. Cymbalar.
Cypernholz: Lignum Rhodii.
Cypernwurz: Rhiz. Cyperi.
Cypressenkraut: Herb. Santolin. Herb. Melissae.
Cypressenöl: Ol. Cupressae aether. — Ol. Ricini.
Cypressenrinde: Cort. Ulmi.
Cypressentee: Herb. Melissae. — Herb. Abrotani.
Cypriansküchel: Troch. Santon.
Cyprischer Vitriol: Cupr. sulf.

D.

(Siehe auch T.)

Dachlauch: Herb. Sempervivi.
Dachlonpflaster: Empl. Lith. cp.
Dachöl: Ol. Rusci. Ol. animale foetid.
Dachsenkraut: Herb. Burs. Past.
Dachsfett: Adeps.
Dachsteinöl: Ol. philosophor.
Dachstropfen: Tinct. Chinoïdin.
Dackelsalbe: Ungt. diachylon, Empl. Lith. comp.
Dackensalbe: Empl. Litharg.

comp., Ungt. Hydrarg. ciner. venale.
Däcklonpflaster: Empl. Lith. cps.
Däg, schwarzer: Ol. Rusci. — Ol. animale foetidum.
Dägenschwarz: Pix navalis.
Daggert: Ol. Rusci.
Dagget: Oleum Rusci.
Dählzäpfli: Turiones Pini.
Dähngras: Herb. Polygoni.

Dahnnesseltee: Flor. Lamii. — Herb. Galeopsidis.

Dalkruid: Herb. Convallar. maj.

Damarum: Resina Damar.

Damarputi: Resina Damar.

Damarrinde: Cort. Mezerei.

Damarwurzen: Rad. Valerian.

Damenleder, gelbes: Past. Liquir.

—, **weißes:** Pasta gummosa.

Damenpflaster: Empl. Anglicum.

Damenpulver: Amylum.

Dametillwurzel: Rhiz. Torment.

Dammarge: Rad. Valerian.

Dammdistel: Rad. Eryngii.

Dampfgummi: Dextrin.

Dampföl: Acid. hydrochlor. crud.

Dangel: Flor. Lamii alb.

Dänische Tropfen: Elix. e Succo Liquirit.

— **Wundwasser:** Mixt. vulnerar acid.

Dannappelöl: Ol. Terebinthin.

Dannblaumen: Flor. Calendul.

Dannepible: Turiones Pini.

Danntoppeöl: Ol. Terebinthin.

Danziger Magentropfen: Tinct. Calami comp., Tinct. amara, Tinct. aromat.

— **Öl:** Ol. Terebinthinae.

— **Tropfen:** Tinctura amara. — Tinct. aromatica.—Tinct. arom. acida.

Dapperundgeschwind: Liquor Ammon. caust.

Darbant: Empl. ad rupturas, Terebinthin. commun.

Darells Tropfen: Tinct. Rhei vin.

Darmenfraßpulver: Lycopod.

Darmgichtkraut: Fol. Melissae.

Darmgichtsaft: Sir. Chamomillae. — Sir. Rhei c. Manna.

Darmgichttropfen: Tinct. Rhei aquosa.

Darmgichtwasser, äußerlich: Aq. aromat. spir.

—, **innerlich:** Aqua Petroselini.

Darmkrampftropfen: Tinct. Rhei vinos. — Tinct. Valerian.

Darmkraut: Fol. Fragariae.

Darmreisaft: Sir. Chamomill.

Darmrinden: Conserv. Tamarind.

Darmsaft: Sir. Papaveris.

Darmwinde: Plv. magn. c. Rheo.

Darmwindpulver: Pulvis. magnes cum Rheo.

Darmwindensaft: Sir. Chamom.

Dattelöl: Ol. Sesami.

Daudelblüten: Flor. Lamii albi.

Daudelblumen: Flor. Lamii alb.

Dauekraut: Herb. Galeopsidis.

Dauergelb: Baryum chromicum.

Daukrüt: Herb. Potentillae.

Daumentee: Fol. Menth. crisp.

Daunkraut: Herb. Galeopsidis.

Daurant, weißer: Hrb. Marrub.

Davillatropfen: Tinctura anticholerica Bastleri.

Dealdensalv: Ungt. flavum.

Debunivisches Öl: Mixt. oleos. bals.

Dedetersalbe: Ungt. flavum.

Defensivpflaster: Empl. ad. rupturas. Empl. Cerussae. rubr. Ungt. terebinthinat.

Degenöl: Ol. philosophor. — Ol. Rusci.

Degen, schwarzer: Ol. Rusci. — Ol. animale foetid.

—, **weißer:** Ol. Terebinthinae.

Degenstiel, umgewandter: Ungt. digestiv.

Degenstiefel: Ungt. digestivum.

Dehnkrautsamen: Lycopodium.

Deimenthunthun: Herb. Menth. crisp.

Deklamierpflaster: Empl. fuscum camph.

Deklinationswasser: Aqua Samb.
Delftsche Haolie: Ol. Arachidis.
Delinquentenäpfel: Fruct. Colocynthid.
Delinquentenöl: Ol. Hyoscyami.
Delphinblumen: Flor. Calcatrip.
Demutkraut: Herb. Serpylli. — Herb. Thymi.
Dendelmehl: Lycopodium.
Denkanmich: Herb. Violae tric.
Denkblümchen: Flor. Viol. tric.
Denkblümli: Herb. od. Flor. Viol. tricol.
Denkeli: Flor. Viol. tricol.
Denkhindenkher: Cort. Chinae plv.
Denmarkwurzel: Rad. Valerian.
Denne: Tanne.
Dennehars: Resina Pini.
Dennhöfers Pulver: Pulv. pro eq.
Deopalmsalbe: rote: Ungt. Hydrarg. rubr. dil.
—, **weiße:** Ungt. Hydrarg. alb. dil.
Deputatsalbe:, rote od. weiße Ungt. Hydrarg. rubr. dil. od. alb. dilut.
Derband: Empl. ad. rupturas. — Empl. oxycroc.
Derbedillwurzel: Rhiz. Tormentill.
Deridek: Elect. theriacale.
Deriskörner: Sem. Sabadillae.
Derpant: Empl. ad rupturas.
Derre Latten: Fol. Farfarae.
Desinfektionseisen: Ferrum sulfuric crud.
Desinfektionsessig: Acet. pyrolignos., Acet. aromat.
Desinfektionskalk: Calcium carbolic. crud.
Desinfektionspulver: Calcaria carbolis.
Desinfektionssäure: Acid. carbolicum crudum.

Desinfizierpulver: Calcaria carbolisata.
Desinfizierungseisen: Ferr. sulfuricum.
Dessenpulver: Fol. Sennae pulv.
Dessmerkörner: Sem. Abelmoschi.
DestillierterEssig: Acid. acetic. dil.
Destilliert. Wörmköl: Ol. Absinthii aeth.
Deumentee: Fol. Menth. crisp.
Deutsch. Brechwurz: Rhizom. Asari.
— **Ingwer:** Rhizom. Ari.
— **Pfeffer:** Fruct. Mezerei.
— **Rhabarber:** Cort. Frangulae.
— **Sarsaparille:** Rhiz. Caricis.
— **Ziest:** Herb. Stachidis.
Dexenbeeren: Fruct. Juniperi.
Dexenholz: Lignum Juniperi.
Diachalmapflaster: Empl. Litharg. comp.
Diachelgummi: Empl. Lith. cps.
Diachylonpflaster, doppeltes: Empl. Litharg. comp.
—, **einfaches:** Empl. Lith. simpl.
Diachylonsalbe: Ungt. diachyl.
Diacodiumsaft: Sir. Papaveris.
Diadostenöl: Ol. Origani.
Diagget: Ol. Rusci.
Diagryd: Resina Scammonii.
Diajalmapflaster: Empl. Lith. cp.
Diakel, brauner oder gelber: Empl. Litharg. comp.
—, **grüner:** Ungt. diachylon.
—, **welcher:** Empl. Lith. molle.
—, **weißer:** Empl. Lith. simpl.
Diakelgummipflaster: Empl. Lith. comp.
Diakelsalbe: Ungt. diachylon.
Diakelsimpel: Empl. Litharg.
Diakodikussaft: Sir. Papaveris.
Diakonuspflaster: Empl. Litharg. simpl.

Diakonuspflaster, doppeltes: Empl. Litharg. cp.

Diakonussaft: Sirup. Papaveris.

Diakostenöl: Ol. Origani.

Dialt, Dialthea: Ungt. flavum.

Diamantkraut: Herba Mesembry- anthemi.

Dianenkristalle: Argent. nitric.

Diantensalbe: Ungt. flavum.

Diasulfpflaster: Empl. sulfurat.

Dibdam: Rad. Dictamni.

Dichtersteinöl: Ol. Philosophor.

Dickendam: Rad. Dictamni alb.

Dickendammwurzel: Rad. Dic- tamni albi.

Dickendarm: Rad. Paeoniae.

Dickenstief: Ungt. digestivum. — Ungt. Elemi. — Ungt. Tere- binth. comp.

Dickentiefsalbe: Ungt. digestivum.

Dickeschwarzesulfurtropfen: Ol. Terebinth. sulf.

Dickköpfe: Capit. Papaveris. — Flor. Chamom. Roman.

Dickunddünn: Elect. e Senna.

Dickundtief: Ungt. digestiv. Ungt. Elemi. Ungt. Terebinth. comp.

Dictam, weißer: Rad. Dictamni.

Dictamblätter, kretische: Fol. Dictamni cretici.

Dictamwurzel: Rad. Dictamni.

Dicturoel: Ol. compositum.

Didiers Senfkörner: Semen Sina- pis alb.

Diebsessig: Acetum aromatic. — Acetum Sabadillae. — Mixt. vulnerar. acida.

Diebsknobelwurz: Rad. Sigilli Salomonis.

Dierlingen: Fruct. Corni.

Dierlitzen: Fruct. Corni.

Diesbachblau: Coeruleum Bero- linense.

Diestelkraut: Herb. Card. bened.

Dietrichs Balsam: Tinct. Gua- jaci comp.

— Gichttropfen: Tinct. Guajaci.

— Magentropfen: Elix. Aurant. comp. Tinct. Chinae comp.

— Pflaster: Empl. fusc. camph.

— Verdauungstropfen: Elix. Au- rant. comp. Tinct. Chinae comp.

Digallussäure: Acidum tannicum.

Digestivkuchen oder -pastillen: Troch. Natri bicarbon.

Digestivpulver: Natr. bicarb. — Pulv. Magnes c. Rheo.

Digestivsalbe: Ungt. digestiv. — Ungt. Elemi. — Ungt. Tere- binthin. comp.

Digestivsalz: Natr. bicarbonic.

Dill, toller (z. Räuchern): Fol. Hyoscyami.

Dillblattwurz: Rad. Mëu.

Dillengeist: Spirit. aromaticus.

Dillensamen: Fruct. Anethi.

Dillentropfen: Ol. Anethi dil.

Dillöl: Ol. Anethi.

—, grünes: Ol. Hyoscyami.

Dillpillen: Pilul. laxantes.

Dillsamen: Fruct. Anethi.

Dillwasser: Aq. Anethi. — Aq. carminativa.

Dillwurzel, wilde: Rad. Mëu.

Dimodium: Stib. sulfurat. nigr.

Dingelgingelgangeltee: Herb. Violae tricol.

Dingschwede: Empl. Litharg. — Empl. saponat.

Dinkelkornbranntwein: Spir. Fru- menti.

Dintenbeerblätter: Herb. Ligustr.

Dintenbeeren: Frct. Rhamn. cath.

Dintengummi: Gummi arabic.

Diptam: Rad. Dictamni alb.

—, kretischer: Fol. Dictamni cret.

Diptam, weißer: Rad. Dictamni.
Diptamdosten: Fol. Dict. cretici.
Dirmenöl: Ol. Tamarisci.
Distel, englische: Rad. Carlinae.
—, **gelbe:** Herb. Galeopsidis.
—, **gesegnete:** Herb. Card.bened.
Distelkraut: Herb. Hieraciae.
Distelkraut: Herba Cardui bened.
—, **gelbes:** Herb. Galeopsidis.
Distelsafran: Flor. Carthami.
Distelsamen: Frct. Card. Mariae.
Distle, kruse: Herb. Card. ben.
Dittlwurz: Rad. Convallariae.
Dittlwurzel: Rhizoma Podophylli.
Dittmayers Hustentropfen: Elix.
   e Succo Liquir. c. Aq. Amygd.
   amar. āā.
Ditundat: Elect. theriacale.
Dixtam, gemeiner: Rad. Dic-
          tamni.
Dochliepflaster: Empl. saponat.
Dockkraut, Dockenkraut: Herb.
   Rumicis. Herb. Scabiosae.
Dockenkrautwurzel: Rad. Bar-
          danae.
Dodenkopp: Caput. mortuum.
Dohlrübe: Rad. Bryoniae.
Dohminichtssalbe: Ungt. sulfu-
          rat. gris.
Doktoressig: Acet. aromaticum.
Doktormartinluthersalbe: Ungt.
          flavum.
Dol, dolle: toll (-Kirsche usw.).
Dollbillerkraut: Fol. Hyoscyami.
Dolldill: Fol. Hyoscyami.
Dolldillenöl: Ol. Hyoscyami.
Dollenkrautwurzel: Rad. Barda-
          nae.
Dollkorn: Secale cornutum.
Dollkörner: Pulv. contra pedicul.
Dollkraut: Fol. Belladonnae. —
   Fol. Stramonii.Fol.Hyoscyami.
Dollmkrautwurz: Rad. Bardan.

Dollrübe: Radix Bryoniae. —
   Rhiz. Tormentillae.
Dollsamen: Sem. Hyoscyami.
Dolltockenwurz: Rhiz. Veratri.
Dollwurz: Rad. Belladonnae.
Dominiksalbe: Ugt. sulfur. gris.
Donnerbesen: Viscum album.
Donnerblumen: Herb. Scabios.
Donnerblumenkraut: Herb. Sca-
          biosae.
Donnerdistel: Herb. Card. bened.
Donnerdistelkraut: Herb. Eryngii.
Donnerfluch: Rad. Aristol. cav.
Donnerkraut: Herb. Acetosellae.
   Herb. Sempervivi tect.
Donnerkugelblätter: Fol. Stra-
          monii.
Donnerkugelsamen: Sem. Stra-
          monii.
Donnernägel: Flor. Carthusian.
Donnerrebe: Herb. Hederae.
Donnerstein: Lapis Belemnites.
Donnerwurz: Rad. Asparagi.
   Rad. Aristoloch.
Door: durch.
Doorboord hertshool: Herb. Hy-
          perici.
Doppelblau: Anilinum.
Doppeldiachelpflaster: Empl.
          Litharg. comp.
Doppeldiakel: Empl. Plumbi cp.
Doppeldoberaner Tropfen: Tinct.
          Spilanth.
Doppelgrün: Spirit. nervin.viridis.
   Ungt. Populi. Ungt. nervin.
   vir.
Doppelsalz: Kali sulfuricum. —
   Ferrum sulfuric. ammoniat.
—, **saures:** Kalium bisulfuricum.
Doppelviolett: Anilinum.
Doppelt. Kamillen: Flor. Cha-
          momillae Rom.
— **Natron:** Natr. bicarbonicum.

Doppeltgliederbalsam: Spirit. saponat. camph.

Doppeltgliederöl: Ol. Hyoscyam.

Doppelzungenkraut: Herba Uvulariae.

Dorant: Herb. Ptarmicae. Herb. Linariae.

—, **blauer oder großer:** Herb. Antirrhini.

—, **weißer:** Herb. Marrubii.

Dorantwurzel: Rad. Doronici.

Dorische Salbe: Ungt. Zinci.

Dorlee: Fruct. Corni.

Dorn, arabischer, jüdischer: Rad. Carlinae.

Dornapfelblätter: Fol. Stramon.

Dornapfelsamen: Sem. Stramonii.

Dornapfelschwamm: Fungus Cynosbati.

Dornkopfblätter: Fol. Stramonii.

Dornkopfsamen: Sem. Stramonii.

Dornmyrtenwurzel: Rad. Rusci.

Dornrosen: Flor. Rosae canin.

Dornrosenschwamm: Fungus Cynosbati.

Dorns Pulver: Pulv. pro infant.

Dornschlehblüte: Flor. Acaciae.

Dornwurzel: Rad. Ononidis.

Dörrband: Empl. ad rupturas.

Dorrübe: Rhiz. Cyclaminis.

Dorschsaft: Mel. rosat. borax.

Dorschsalz: Sal. Jecoris.

Doschentee: Herba Origani.

Doschte: Herb. Origani.

Doste, blaue: Herb. Origani.

Doste und Dorant: Herb. Origani et Herb. Ptarmic. āā. p. aequ.

Dosten, candischer: Herb. Origani cretici.

Dostenkraut: Herba Origani vulgaris.

—, **kretisches:** Herb. Origani cret.

Dostenöl: Ol. Origani.

Dostkraut: Herb. Origani vulg.

Dotterblumen: Flor. Calendulae. Flor. Verbasci.

Dotterblumenwurzel: Rad. Tarax. c. herb.

Dotternesselbluest: Flor. Lamii alb.

Dotteröl: Ol. Ovorum. Ol. Amygdalarum.

Dotterschmalz: Ungt. flavum.

Dotterweide: Cort. Salicis.

Dotterweidenrinde: Cort. Salicis.

Draban: Herb. Dracunculi.

Drabankraut: Herb. Dracunculi.

Dracelumssimonspflaster: Empl. Litharg. simpl.

Drachantkraut: Herb. Dracunculi.

Drache, weißer: Kali nitric.

Drachenblut: Resin. Draconis. Bolus rubra.

Drachenkraut: Herb. Eupatorii.

Drachenöl: Ol. Hyperici.

Drachenpulver: Plv. pro equis ruber.

Drachenwurz: Rad. Artemis. — Rhiz. Bistortae. — Rhiz. Ari.

Dragant: Tragacantha.

Dragantenöl: Oleum animale. foetid. — Ol. Philosophorum.

Dragantensalbe: Ungt. flavum.

Drägerbsen: Fruct. Phaseoli.

Dragonellkraut: Hrb. Dracunculi.

Dragonerblumen: Flor. Bellidis. — Flor. Cyani.

Dragonerpulver: Plv. ctr. pedic.

Dragonkraut: Herb. Dracunculi.

Dragun: Herb. Dracunculi.

Dragunkraut, weißes: Herb. Ptarmicae.

Dragunwermut: Hrb. Dracunculi.

Drangkraut: Herb. Sideritidis.

Drankwortel: Rhiz. Iridis.

Dratblumen: Flor. Calthae.

Drecklilie: Bulb. Asphodeli.
Drecksetzdich: Fol. Taraxaci.
Dreiacker: Elect. theriacale.
Dreiackersch: Pulv. epilepticus.
Dreiader: Herb. Plantaginis.
Dreiaderkraut: Herb. Plantaginis.
Dreiaggis: Theriak.
Dreiat: Theriak.
Dreiblatt: Fol. Trifol. fibrini.
Drejak, englischer: Succinum.
Drejakel: Elect. theriacale.
Dreialtöl: Ungt. flav. c. Ol. Lauri.
Dreialtschmeer: Ungt. flavum.
Dreidisteltee: Herb.Cardui bened.
Dreidornwurzel: Rad. Berberid.
Dreieinigkeitswurzel: Rad. Angelicae.
Dreierleikinderpulver: Pulv. antacid. — Pulv. epilepticus. — Pulv. pro infant.
Dreierlei Salbe: Ungt. Terebinthinae. — Ungt. viride.
Dreierlei Tropfen: Tinct. bezoardica comp.
Dreifaltigkeit: Herb. Viol. tric.
Dreifaltigkeitsblumen: Flor Violae tricol.
Drei Geister: Spir. camphor., Spir. Rosmar., Spir. sapon. āā.
Dreigrenzenpulver: Pulv. pro vaccis.
Dreijak, englischer: Succinum.
Drei Jakob: Empl. Litharg.comp.
Drei-Jakobspflaster: Empl. Plumbi comp.
Dreikönigsbutter: Ungt. basilic.
Dreikönigstee: Spec. laxantes.
Dreikreuzertee: Spec. laxantes.
Dreimalgrün: Ungt. Lauri. — Ungt. Populi. — Ungt. nervin. virid.
Dreiochs: Elect. thericale.
Dreiockel: Elect. thericale.

Dreirosencerat: Cerat. fuscum.
Dreißig: Herb. Plantagin.
Dreißigkraut: Herb. Plantaginis.
Dreiviertel Katzenstein: Zincum sulfuricum.
Dresdener Tee: Spec. laxantes.
Dresselkraut: Herb. Card. bened.
Driakel: Elect. thericale.
Driakalgummi: Empl. Lith. cps.
Driakelpflaster Empl. Lith. cps.
Driakelsimpel: Empl. Lith. spl.
Driantenpflaster: Empl. Lith. spl.
Driantensalbe: Ungt. flavum.
Driantenwurzel: Rad. Alkannae.
Driantpflaster: Empl. Plumbi cp.
Drieslakritz: Elect. e Senna.
Drigantensalbe: Ungt. flavum.
Drijak: Elect. theriacale.
Drijfsteen: Lapis pumicis.
Driochs: Elect. theriacale.
Dripkrautrinde: Cort. Mezerei.
Drisenet: Plv. aromat. c. Sacchar.
Drivpulver: Pulvis pro equis.
Droddelmehl: Lycopodium.
Drög, drogg: Trocken.
Drögnicht: Nihilum album (Zinc. oxyd. crud.).
Drögniß: Zincum oxydatum. crd.
Drögpulver: Tartarus depuratus.
Drögsalv: Ungt. exsiccans. — Ungt. Zinci.
Droggsalv: Ungt. Zinci.
Droogwater: Soda.
Droosle: Fol. Betulae.
Drop: Succus Liquiritiae.
Droppoeder: Pulv. Liquirit. cp.
Drossel: Fol. Betulae.
Drosselbeeren: Fruct. Sorbi.
Drosselkirschen: Fruct. Firingul.
Droßwurz: Rhiz. Polypodii.
Drottenmehl: Lycopodium.
Drubensalbe: Ceratum Cetacei.

Druckbalsam, Druckschmiere:
Tinct. Benzoes comp. od.
Tinct. Aloes, Tr. Benzoës, Tr.
Myrrhae $\overline{aa}$ p. aequ.

Druckersalz: Natr. stannicum.

Drucköl: Ol. camphorat. Ol. carbolisat.

Drudenfuß: Herb. Lycopodii.

Drudenmehl: Lycopodium.

Druide: Elect. theriacale.

Druidenfinger: Lapis Belemnitis.

Druidenkraut: Herb. Verbenae.

Druidenmehl: Lycopodium.

Druidenstein: Lapis Belemnitis.

Drümmel: Fol. Lolii temul.

Drumpelbeeren: Fruct. Myrtill.

Drusenbranntwein: Spiritus dilutus (Kornbranntwein).

Drusenöl: Aether oenanthicus.

Drusenpulver: Pluv. pro equis gris.

Drusensalbe: Ungt. flavum.

Drüsenöl: Linim. ammon. camph.
Ol. Jecoris Aselli.

Drüsenpflaster: Empl. Meliloti. —
Empl. saponatum.

Drüsenpulver: Pulv. pro equis.
gris.

Drüsensalbe, gelbe: Ungt. flav.

—, **graue:** Ungt. Hydr. cin. dil.

—, **weiße:** Ungt. Kalii jodat.

Drutenfußmehl: Lycopodium.

Duahnstesnicht: Liq. Ammon.
anisat.

Dubelskörner: Fruct. Cocculi. —
Fruct. Lauri.

Dübels: Teufels —

Dübels Affbitt od. Nachbitt: Rad.
mors. diaboli, Rhiz. Tormentill.

Dubenköpfli: Tub. Salep.

Dubockkraut: Herb. Equiseti.

Dubstein: Cupr. aluminatum.

Ducian: Tutia praeparata.

Duckstein: Lapis Osteocollae.

Duinbezien: Fruct. Rhamni cath.

Duizend: Tausend.

Dukatensamen: Sem. Psyllii.

Dukatlein: Herb. Hieracii.

Dulcianstropfen: Spir. Aeth. nitr.
— Tinct. aromat. — Tinct.
Corall.

Dulldill: Sem. od. Fol. Hyoscyami.

Dulldillenöl: Ol. Hyoscyami.

Dullsalv: Electuarium e Senna.

Dummerjahn: Herb. Conyzae.

DummeSchlüsseli: Flor. Primulae.

Dummjungenpflaster: Empl. fuscum. — Empl. Lith. comp.

Dummjurkenpulver: Gutti pulv.,
Rad. Rhei pulv.

Dummkraut: Fol. Hyoscyami.

Dunkelkorn: Grana Paradisi.

Dunkeltropfen: Tinct. lignor.

Dunnerfürzkraut: Herb. Ribis
grossular.

Dunst, blauer: Herb. Origani.

—, **grauer:** Tutia praeparata.

Dunstpulver: Pulv. fumalis.

Duplikatsalz: Kali sulfuricum.

Durant: Herb. Ptarmicae. —
Herb. Marrubii. — Rad.
Taraxaci.

Durban: Empl. oxycroc.

Durchbindöl: Ol. Lini.

Durchbrech: Herb. Perfoliat.

Durchbrechkraut: Hrb. Perfoliat.

Durchdringend. Adersalbe: Ol.
Lauri. — Ungt. Populi. — Ungt.
Rosmarin. comp.

— **Salbe:** Ungt. Rosmar. comp.

— **Spiritus:** Spir. camphor. c.
Liq. Am. caust. 2 : 1. — Linim.
sapon. camph.

Durchdringöl, gelbes: Ol. camph.

—, **grünes:** Ol. Hyoscyami.

—, **rotes:** Ol. Hyperici.

Durchdringöl, weißes: Linim. ammoniat.

Durchfliegend. Spiritus: Liquor Ammon. caust.

Durchgangstropfen: Tinct. Rhei vinosa.

Durchgedrungen. Hoffmannssalbe: Ungt. contra scabiem.

Durchgedrungen. Gliederöl: Ol. Hyoscyami. — Ol. Hyperici. — Ol. Philosophor.

Durchheilöl: Ol. viride.

Durchkraut: Herb. Perfoliat.

Durchliegpflaster: Empl. Cerussae. — Empl. saponat.

Durchliegsalbe: Ungt. Cerussae. — Ungt. Plumbi tannic.

Durchschlagöl: Ol. Ricini.

Durchwachs: Herb. Perfoliatae. — Herb. Hyperici.

Durchwachskraut: Herb. Perfoliatae. — Herb. Hyperici.

Durchwachsöl: Ol. Hyoscyam. — Ol. Hyperici. — Ol. Juniperi lign. — Ol. Spicae. — Ol. Terebinth. — Ol. viride.

Durchwachssalbe, gelbe: Ungt. flav.

Durchwachssalbe, grüne: Ungt. Populi.

Durchzugpflaster, schwarzes: Empl. fusc. camph.

—, weißes: Cerat. Cetacei. — Empl. Litharg. simpl.

Dürenbeeren: Fruct. Juniperi.

Dürenholz: Lign. Juniperi.

Dürlestrich: Sebum.

Dürlitzenkirschen: Fruct. Corni.

Dürmensalbe: Ungt. Aeruginis.

Dürrbandpflaster: Empl. oxycroceum. Empl. ad rupturas.

Dürre Sigellate: Terra sigillata.

Dürri Heitl: Fruct. Myrtilli.

Dürrkorn: Secale cornutum.

Dürrkraut: Herb. Herniariae.

Dürrwachs: Herb. Perfoliat.

Dürrwurz, blaue: Herba Eriger.

Dürrwurzelkraut: Herb. Pulicar.

Dürwachskraut: Herb. Perfoliat.

Düttensaft: Sir. Rhoeados.

Duwok: Herb. Equiseti.

Düwekropf: Herba Fumariae.

Düwelpflaster: Empl. foetidum.

Düwelsabbitt: Rad. Succisae.

Düwelsnachbitt: Rad. Succisae.

Duzlan: Tutia praeperata.

E.

Eau de Carmes: Spir. Meliss. cps.

Eau de Cologne: Spir. Coloniens.

Eau de Javelle: Liq. natri hypochl.

Eau de Labarraque: Liq. natr. hypochlorosi.

Eau de Lavande: Spir. Lavandul.

Eau de Luce: Liq. Amm. succin.

Eau de Trèves: Acet. aromatic.

Eau peau d'Eldoch: Spirit. saponato-camphorat.

Ebbeerikraut: Herb. Fragariae.

Ebenreis: Herb. Abrotani.

Ebereschen: Fruct. Sorbi.

Ebereschenbeeren: Fruct. Sorborum.

Ebereschenblüten: Flor. Acacicae.

Eberhards Pulver: Pulv. Liquiritiae comp.

Eberholzöl: Ol. Sassafras.

Ebernkraut: Herb. Fragariae.

Eberraute, Eberreis, Eberritte, Eberrute: Herb. Abrotani.

Eberrot: Herb. Abrotani.

Eberrutenkraut: Herb. Abrotani.

Ebersbeeren: Fruct. Sorbi.

Ebersbrot: Fruct. Ceratoniae.

Ebertpflaster: Empl. fuscum.

Eberwurzel: Rad. Carlinae.

Ebreschen: Fruct. Sorbi.

Ebrittenkraut: Herb. Abrotani.

Ebritzbeeren: Fruct. Sorbor.

Ebsche: Fruct. Sorbi.

Eckeln: Sem. quercus.

Eckern: Sem. Quercus.

Eckernkaffee: Sem. Querc. tost.

Eckstein: Bernstein.

Ecksteinöl: Ol. Succini.

Eddernessel: Flores Lamii alb. —
Herb. Galeopsidis.

Eddersaat: Sem. Hyoscyami.

Edeldistel: Herb. Card. ben.

Edelgamander: Herb. Chamaedr.

Edelgarbe: Herb. Millefolii.

Edelgarbenkraut: Herb. Millefolii.

Edelharzwurzel: Rad. Helenii.

Edelherzpulver, rotes: Pulv. epileptic. rubr.

— **schwarzes:** Pulv. epilept. nigr.

—, **weißes:** Plv. epilept. March.

Edelherztropfen: Tinct. aromatica. — Tinct. Corallorum.

Edelherzwurzel: Rad. Helenii.

Edelkamillen: Flor. Chamom. ro-
manae.

Edelleberkraut: Herb. Hepatic.

Edelleberwurzel: Rhiz. Calami.

Edelmaran: Herb. Majoranae.

Edelmeerkraut: Herb. Absinthii
maritimi.

Edelmindkraut: Fol. Menth. pip.
— Herb. Virgaureae.

Edelminze: Herb. Menthae pip.

Edelrainfarn: Herb. Balsamitae.

Edelromey: Flor. Chamom. Rom.

Edelsalbei: Fol. Salviae.

Edelschmiere: Ungt. leniens.

Edelsteinpulver: Pulv. epilept.
March.

Edelwundkraut: Herb. Virgaur.

Edernessel: Flor. Lamii alb.,
Herb. Galeopsid.

Editumiditum: Resina Anime u.
Elemi.

Eekel: Hirudo.

Eelst: Hirudo.

Effenbaumrinde: Cort. Ulmi.

Effernrinde: Cortex Ulmi.

Egel: Hirudines.

Egelkraut: Herb. Hederae.

Egelpfennigkraut: Herb. Nummulariae.

Egerer Salz: Magnes. sulfuric.

Eglantierknop: Fruct. Cynosbati.

Egyptenkraut: Herb. Meliloti.

Egyptisch. Balsam: Ungt. Aerug.

— **Heusamen:** Sem. Faenugraec.

— **Jakob, Salbe oder Schafskopf:**
Ungt. Aeruginis.

Ehnbeer: Einbeer —

Ehr, schwarze: Mumia aegyptica.

Ehrenpreis: Herb. Veronicae.

Ehrenpulver: Herb. Centaur. plv.

Ehrenrosen: Flor. Malv. arbor,
Flor. Althaeae.

Ehrentraut: Herb. Veronicae.

Eibenblätter: Fol. Taxi.

Eibisch: Fol. Althaeae.

Eibischkraut: Fol. Althaeae.

Eibischpapilloten: Pasta gummosa.

Eibischpasta: Pasta gummosa.

Eibischsaft: Sir Althaeae.

Eibischsalbe: Ungt. flavum.

Eibischwurzel: Rad. Althaeae.

Eibschen: Fruct. Sorbi.

Eichäpfel: Gallae asiaticae.

Eiche aus Capadocien: Herb.
Chenopodii.

Eiche von Jerusalem: Herba Botryos.
Eichelbecher: Calyculae Gland. querc.
Eichelholzsalbe: Ungt. Elemi.
Eichelkaffee: Gland. Querc. tost.
Eichelpflaster: Empl. Litharg.
Eichelzucker: Quercitum.
Eichenblätter: Fol. Juglandis.
Eichenfarnwurzel: Rhiz. Polypodii.
Eichenflechte: Muscus arboreus.
Eichenholz, gelbes: Cort. Querc. tinct.
Eichenkenster: Viscum quercin.
Eichenkern: Gland. Quercus.
Eichenkinster: Viscum quercin.
Eichenlohe: Cort. Querc. gr. plv.
Eichenlunge: Lichen. pulmonar.
Eichenlungenmoos: Herb. Scrophulariae.
Eichenmispel: Viscum quercinum.
Eichenmistel: Viscum album.
Eichennester: Viscum quercinum.
Eichenrinde: Cort. Quercus.
Eichenrindensalbe: Ungt. Plumb. tannic.
Eichenschwamm: Fung. Chirurg.
Eiche von Jerusalem: Hb. Botryos.
Eicherln: Gland. Quercus.
Eichfarnwurz: Rhiz. Polypodii.
Eichhörnliwurzel: Visc. album.
Eichwaldswurzel: Rad. Gentian.
Eidernessel: Flor. Lamii alb., Herb. Galeopsid.
Eiebaumblätter: Fol. Taxi.
Eienblätter: Fol. Taxi.
Eieräugli: Flor. Primulae.
Eierblume: Herb. Taraxaci.
Eierblumenkraut: Herb. Tarax.
Eierbräst: Herb. Senecion.
Eierfarbe: Tinct. Croci. — Tinct. Curcumae.

Eiergelb: Crocus plv. Rhiz. Curcumae. Orleana.
Eierkraut: Herb. Dracunculi. — Herb. Taraxaci.
Eierkrautwurzel: Rad. Taraxaci.
Eieröl: Ol. Ovorum. — Ol. Amygdalar. — Linim. Calcariae.
Eierschalen: Conchae praep.
Eierschalenstengel: Stip. Dulcamarae.
Eierstockkraut: Herb. Scabios.
Eierwasser: Aqua. Chamomill.
Eierwurzel: Rhiz. Curcumae. — Rhiz. Zingiberis.
Eigelbeeren: Fruct. Myrtilli.
Eijelbeeren: Fruct. Myrtilli.
Eikbuschtee: Rad. Althaeae.
Eilegras: Herb. Polygoni.
Einbaumöl: Ol. Juniperi Ligni.
Einbeeren: Fct. Rhamni cathartic.
Einbeerkraut: Herb. Paridis.
Einbeeröl: Ol. Juniperi ligni. Ol. Chamomill. inf. Ol. Hyoscyami. Oleum viride.
Einblattblüten: Flor. Hepat. alb.
Eindornwurzel: Rad. Ononidis.
Einedroppen: Tinct. Chinae cps.
Einfache Salbe: Ungt. cereum.
Eingangswurzel: Rad. Gentian.
Eingemachte Jungfernschmiere: Ungt. Hydr. alb. dilut.
Eingrün: Herb. Vincae.
Einhackel: Rad. Carlinae.
Einhagelwurz: Rad. Ononidis.
Einhagenwurzen: Rad. Carlin.
Einholz: Lign. Juniperi.
Einholzbeeren: Fruct. Juniperi.
Einholzöl: Ol. Juniperi ligni.
Einhorn, schwarzes: Ebur ust.
—, weißes Conchae praep.
Einis: Fruct. Anisi.
Einklappe: Lycopodium.
Einklappsamen: Lycopodium.

Einklopfpulver: Lycopodium.
Einreibung, braune: Tct. Arnic.
Einrichtepflaster: Emplastr. ad rupturas.
Einschlag (zum Schwefeln): Sulfur in filis.
—, blauer: Ugt. Hydr. cin. dilut.
Einschlagkräuter: Species aromaticae.
Einschlagspan: Sulfur in filis.
Einschlagtee: Spec. resolvent.
Einsiedepapier: Charta pergam.
Einspan: Sulfur in filis.
Einstreupulver: Lycopodium. Pulv. exsiccans. Pulv. inspersorius.
Einsuppenkraut: Herb. Saturej.
Einwand, blau.: Ugt. Hydr. cin. dil.
Einwendung, blaue: Ungt. Hydrarg. cin. dil.
Einzich: Rad. Gentianae.
Eisbärendreck: Pasta gummosa.
Eisbadkraut: Herb. Saturejae.
Eisblüten: Flor. Lamii albi.
Eisblumen: Flor. Lamii albi.
Eischholzsalbe: Ungt. Elemi.
Eisels Liniment: Linim. ammon. et Tinct. Arnicae āā. p. aequ.
Eisenäpfeltinktur: Tinct. Ferri pomati.
Eisenäther: Tct. Ferr. chlor. aeth.
Eisenaloëpillen: Pil. aloët. ferrat.
Eisenbart: Herb. Verbenae.
Eisenbartkraut: Herb. Verbenae.
Eisenbaumblätter: Fol. Taxi.
Eisenbeerblätter: Herb. Ligustri.
Eisenbeize: Liquor Ferri acetic. crud.
—, salpetersaure: Ferrum nitric. oxydat. — Liq. Ferri nitric.
Eisenblausäure: Acidum hydroferrocyanatum.

Eisenblausäure, rote: Acidum hydro-ferri-cyanatum.
Eisenblumen: Ferr. sesquichlor. sublim.
Eisenbrausepulver: Ferr. citric. effervescens.
Eisenbrühe: Liq. Ferri acetici.
Eisendek: Herb. Verbenae.
Eisenfeile: Ferrum pulveratum.
Eisenhärte: Kal. ferrocyanatum.
Eisenhaltiger Liquor: Tinct. Ferri. chlorat. aeth.
Eisenhammerschlag: Ferrum oxydatum fuscum.
Eisenhart: Herb. Verbenae.
Eisenhartkraut: Herb. Verbenae.
Eisenhendrik: Herb. Verbenae.
Eisenherz: Herb. Verbenae.
Eisenherzkraut: Herb. Verbenae.
Eisenhut: Herb. Aconiti.
Eisenhutknollen: Tubera Aconiti.
Eisenhütli: Herb. od. Tub. Aconiti.
Eisenkali, blausaures: Kalium ferrocyanatum.
Eisenkalk: Ferr. oxyd. rubr. crud.
Eisenkies: Ferr. sulfurat. nativ.
Eisenkraut: Herb. Verbenae. — Herb. Alchemillae.
Eisenkrautwasser: Aq. Melissae.
Eisenkrautwurzel: Rad. Pyrethri. Rhiz. Caryophyllat.
Eisenkugeln: Tart. ferrat. in glob.
Eisenmeninge: Ferr. oxyd. rubr. crud.
Eisenmohr: Ferr. oxydul. oxydat.
Eisenöl: Liq. Ferri sesquichl. — Ol. Oliv. alb. — Paraff. liquid.
Eisenpflaster: Empl. oxycroc. Empl. ad rupturas.
Eisenpillen, Blancards: Pil. Ferri jodati.
—, Pariser: Pil. Ferri carbon.

Eisenpillen, schwarze: Pil. aloët. ferr.

—, Valettsche: Pil. Ferri carb.

—, weiße: Pilul. ferri carbon. sacchar.

Eisenrostwasser: Liquor Ferri acetici.

Eisenrot: Ferrum oxydatum.

Eisensafran: Ferr. oxydat. fusc.

Eisensalbe: Ungt. ad. perniones.

Eisensalmiak: Amm. chlor. ferr.

Eisensalz: Ferrum sulfuricum.

Eisenschwarz: Graphites.

Eisenschwärze: Plumbago.

Eisenschwefel: Ferrum sulfurat.

Eisensirup: Sir. Ferr. oxyd.

Eisensublimat: Ferrum sesquichlorat. siccum.

Eisenton, roter: Bolus rubra.

Eisentropfen: Tinct. Ferri pomat.

—, Klapproths: Tinct. Ferri acetici aetherea.

—, saure: Tinct. Ferri acet. aeth.

—, schwarze: Tct. Ferri pomata.

Eisenvitriol: Ferrum sulfuricum.

Eisenwein: Vinum ferratum. Tinct. Ferri arom. D. A. V.

Eisenweinstein: Tartar. ferrat. in globulis.

Eisenweinsteinkugeln: Ferro-kalium tartaric. crud.

Eisenwurmsamen: Saccharum anthelmintic. c. Ferro.

Eisenzucker: Ferr. oxyd. sacch. — Ferr. carbon. sacch.

Eiserich: Herb. Verbenae.

Eiserichkraut: Herb. Hyssopi. — Herb. Verbenae.

Eiserichöl: Oleum viride.

Eiserpeter: Rhiz. Caricis.

Eiserpeterwurzel: Rhiz. Caricis.

Eisessig: Acid. acetic. glaciale.

Eisewig: Herb. Verbenae. Herb. Hyssopi.

Eisewigkraut: Herb. Hyssopi.

Eisfelberrinde: Cort. Salicis.

Eiskraut: Herb. Mesembrianth.

Eiskrautsaft: Sir. Plantaginis.

Eiskrautwasser: Aq. Petrosol.

Eisöl: Acid. sulfuric. anglic.

Eisopkraut: Herb. Hyssopi.

Eispillen: Pilul. Rhei.

Eispomade: Ungt. pomad. Ricini.

Eissalbe: Linim. sapon. camph. — Ungt. Glycerini. — Ungt. Paraff. — Ungt. Plumbi.

Eisstabwurzel: Rad. Artemis.

Eistropfen: Aether.

Eiteressig: Aether aceticus.

Eiterflußpulver: Plv. Liquir. cps.

Ekenmispel: Viscum album.

Elaïnsäure: Acidum Oleïnicum.

Elappenpulver: Tub. Jalap. pulv.

Elau: Terebinthina laricina.

Elbdorfer Pulver: Pulv. epilept. rubr.

Elbensalbe: Ungt. flavum.

Elch: Herb. Absinthii.

Eldensalbe: Ungt. flavum.

Eldenwurzel: Rad. Helenii.

Elderrinde: Cortex Alni.

Elefantenläuse: Anacardia.

Elefantenöl: Ol. Tereb. sulf.

Elefantensalbe: Ol. Tereb. sulf.

Elektrisiersalz: Hydr. sulf. neutr.

Element: Liniment. ammoniat.

Elementi: Liqu. Ammon. caust.

Elementarstein: Ferr. sulfurat. nativum.

Elementlauer Pulver: Cornu Cerv. ust. praep. — Conchae praep.

Elementöl: Liniment. ammoniat.

Elementspiritus: Liqu. Ammon. caust.

Elemibalsam: Ungt. Elemi.

Elend, graues: Pulv. epilept. March.

Elendhorn: Conchae praep.

Elendklauen: Corn. Cerv. rasp.

—, gebrannte: Corn. Cerv. ust. — Conchae praep.

Elendklauensirup: Sir. Althaeae.

Elendklauenwurz: Rad. Consolid.

Elendkörner: Sem. Paradisi.

Elendkraut: Herb. Chenopod. ambrosioïd.

Elendmoos: Lichen Islandicus.

Elendpulver: Cornu Cervi ust. — Conchae praep.

Elendsklauensaft: Sir. Althaeae.

Elendtropfen: Tinct. Chinoïd. — Tinct. Cinnam. et Tinct. Chinoïdin aa. p. aequ.

Elendwurzel: Rad. Helenii. — Rad. Peucedani.

No. Elf: Spir. camph., Ol. Tereb., Liqu. ammon. cst. aa. p. aequ.

Elfbortenholz: Lign. Juniperi.

Elfenbauholz: Lign. Juniperi.

Elfenbein, gebranntes: Ebur ust.

—, weißgebranntes: Cornu Cervi ustum. — Conchae praep. — Calc. phosphoric. crud.

Elfenbeinholz: Lign. Quassiae.

Elfenbeinpulver: Ossa Sepiae plv.

Elfenbeinschwarz: Ebur ustum.

Elfenbeinspiritus: Liq. Ammon. carbon. pyro-oleos.

Elfenblutkraut: Herb. Hyperici.

Elfenbortholz: Lign. Juniperi.

Elfenhirtenholz: Lign. Juniperi.

Elflortenholz: Lign. Guajaci.

Elfrank: Stipit. Dulcamarae.

Elgenrinde: Cort. Pruni Padi.

Eliasäpfel: Fruct. Colocynthid.

Elidenstein: Zincum sulfuricum.

Elisabethkugeln: Globuli ad Erysipelas. — Terra sigillata.

Elisabethpulver: Pulv. strumal.

Elixir, aromatisches: Tinct. aromat. acid.

—, Mynsichts: Tct. aromat. acid.

—, pecticum: Elix. e Succo Liq.

—, Rabels: Mixt. sulfuric. acida.

—, saures: Mixt. sulfuric. acida.

—, schmerzstillendes: Tinct. Opii benzoic.

—, schwedisches: Tinct. Aloës comp.

—, Stoughtons: Tinct. Absinth. comp.

—, Stockdumm: Tinct. Absinth. compos.

—, süßes, Elix. Salutis.

—, weißes: Aq. Cinnamomi.

—, 12 Kreuzer: Tct. arom. acida.

Elixirtropfen: Elix. e Succ. Liq.

Ellensankt: Lignum Guajaci.

Ellentropfen: Äther.

Ellerbeeren: Frct. Aurant. immat.

Ellerbeerensalbe: Ungt. Canthar.

Ellerrinde: Cortex Alni.

Ellersche Tropfen: Liq. Ammon. succin. et Spir. aether aa. p. aequ.

Ellhornbeeren: Fruct. Sambuci.

Ellhornblumen: Flor. Sambuci.

Elmenrinde: Cort. Ulmi.

Elsch: Herb. Absinthii.

Elsebaumrinde: Cort. Frangulae.

Elsen: Herb. Absinthii.

Elsenbeeröl, Elsenburenöl, Elsenbusöl: Ol. Rapae. — Acet. pyrolignos. crud. — Ol. Tamarisci.

Elsenich: Rad. Peucedani.

Elsenkraut: Herb. Absinthii.

Elsenrinde: Cortex Alni. — Cort. Pruni padi.

Elsflether Pflaster: Kataplasma artefic.

Elsteraugenbalsam: Bals. ad. clavos pedum.

Elsterbaumrinde: Cort. Alni.

Elsterkraut, blaues: Herb. Aconit.

Elstersalz: Sal Carolinum fact.

Elzkraut: Herb. Absinthii.

Emailliersoda: Natr. carbon. sicc.

Emanuelstee: Spec. laxantes.

Embryonbalsam: Aq. arom. spir.

Emerillstein: Lapis Smiridis.

Emsenspiritus: Spir. Formicar.

Emstengel: Herb. Chaerophylli.

Endesunddides: Rad. Gentian. pulv. et Rad. Dictamni pulv. aa. p. aequ.

Endivie, wilde: Rad. Cichorii.

Endivienwurzel: Rad. Cichorii.

Endtners Pflaster: Empl. fusc.

Eneber: Fruct. Juniperi.

Eneberöl: Ol. Juniperi ligni.

Enessamen: Fruct. Anisi vulgar.

Engber: Rhiz. Zingiberis.

Engelbalsam: Linim. sap. camph.

Engelblumen: Flor. Stoechados. Flor. Arnicae.

Engelkenwurzel: Rad. Angelicae. — Rhiz. Polypodii.

Engelkraut: Herb. Arnicae.

Engelkrauttropfen: Tinct. Arnic.

Engelpulver: Pulv. fumalis.

Engelrauch: Olibanum.

Engelrot: Ferr. oxyd. rubr.

Engelsüß: Rhiz. Polypodii. Succ. Liquirit.

Engelsüßwurzel: Rhiz. Polypodii.

Engeltrank: Flor. Arnicae.

Engeltrankblumen: Flor. Arnicae.

Engelwurzel: Rad. Angelicae.

—, süße: Rhiz. Polypodii.

Engherste: Rad. Pimpinell.

Englisch. Balsam: Aqu. aromatica. — Tinct. Benzoës cmp.

— Beinsalbe: Ungt. Zinci.

Englisch. Brausepulver: Pulv. aeroph.

— Distel: Rad. Carlinae.

— flüchtiges Salz: Amm. carb.

— Geist: Aq. vulnerar. spir.

— Gewürz: Fruct. Amomi.

— Goldpulver: Rad. Rhei pulv.

— Instrumentensalbe: Ungt. Veratr. alb.

— Krätzsalbe: Ungt. sulf. comp.

— Kreide: Talcum pulv.

— Laxirsalz: Magnes. sulfuric.

— Magentropfen: Tinct. Chin. comp.

— Magnesia: Magnesia usta.

— Moos: Carrageen.

— Potentatensalbe: Ungt. Hydrarg. alb. dil.

— Pulver: Magn. sulfuric. sicc.

— Rot: Caput mortuum.

— Saft: Elect. e Senna.

— Salbe: Ungt. leniens. — Ugt. sulfurat. comp.

— Salz: Ammon. carbonicum. — Magnes. sulfuricum.

— — fürs Vieh: Natr. sulfuric.

— Seife: Sapo venetus.

— Soda: Natr. bicarbonicum.

— Spiritus: Linim. sapon. camph. liquid.

— Stahltropfen: Tinct. Ferri pomata.

— Tropfen: Liq. Ammon. carb. pyro-oleos.

— Vitriolelixier: Tct. arom. acid.

— Wasser: Spirit. Rosmarini.

— Wunderbalsam: Tinct. Benzoës comp.

Engwer: Rhiz. Zingiberis.

Enis: Fruct. Anisi.

Enskuswurzel: Rad. Iwarancus.

Ensterjahn: Rad. Gentianae.

Entabeerkraut: Herb. Rub. frut.

Entbindungstropfen: Tinct. car-
minat. — Tct. Cinnamom.
Entenfuß: Rhiz. Polypodii.
Entenfußwurzel: Rhiz. Galangae.
Entiom: Enzian.
Entsetzenpulver: Pulv. contra.
insect.
Entwendung, blaue: Ungt. Hy-
drargyri dil.
Entwin, weißer: Rad. Bryoniae.
— Rad. Gentianae alb.
Enzewurzel: Rad. Gentian.
Enzian: Rad. Gentianae.
—, **ostindischer:** Hb. Chirayt.
—, **schwarzer:** Rad. Gentianae
nigrae.
—, **weißer:** Conchae praep. —
Rad. Gentianae alb. — Rad.
Bryoniae.
Epheublätter: Herb. Hederae.
Herb. Pyrolae.
Epheugummi, Epheuharz: Gum-
mi-resina Hederae.
Epheutropfen: Aether aceticus.
Epileptischpulver: Plv. epilept.
Eppekruid: Herba Apii, Herb.
Petroselini.
Eppezaad: Fruct. Phellandri.
Eppich: Rad. Levistici.
Eppichbeeren: Fruct. Ebuli.
Eppichharz: Gummires. Hederae.
Eppichwurzel: Rad. Apii.
Eppichsamen: Fruct. Apii.
Epsomsalz: Magnes. sulfuric.
Eptenwurzel: Rad. Apii.
Eptesamen: Fruct. Apii.
Er ist der nicht: Tub. Salep plv.
Erbelkraut: Fol. Fragariae.
Erbetpulver: Plv. Magn. c. Rheo.
Erbishöfle: Fruct. Berberidis.
Erbselbeeren: Fruct. Berberidis.
Erbselblätter: Herb. Veronicae.
Erbseldornrinde: Cort. Berberid.

Erbselensaft: Sir. Berberidis.
Erbselewurz: Rad. Berberidis.
Erbseltropfen: Ol. Juniperi.
Erbselwasser: Aqua. Tiliae.
Erbsensalbe: Ungt. flavum.
Erbshofen: Fruct. Berberid.
Erbsichdornbeeren: Fct. Berberid.
Erdapfel: Rhiz. Cyclaminis.
Erdartischocken: Tub. Helianthi.
Erdbeerblätter: Fol. Fragariae.
Erdbeeröl: Ol. Hyperici. — Ol.
Petrae rubr.
Erdbeersalbe, rote: Cerat. Cetacei
rubr. — Ugt. ophthalm. rubr.
— Ungt. potabile.
—, **weiße:** Ungt. leniens. —
Ungt. Plumbi.
Erdbeerwurzel: Rad. Fragariae.
Erdbirne: Tub. Helianthi (auch
Kartoffel).
Erdbirnenkraut: Herb. Chamaepityos.
Erde, animalische: Cornu cervi
ustum. — Conch. praep.
—, **böhmische:** Terra viridis germanica.
—, **cyprische:** Terra viridis veronensis.
—, **faule:** Alumen plumos.
—, **französische:** Terra viridis
veronensis.
—, **gelbe:** Terra ochrea.
—, **grüne:** Terra viridis veronens.
—, **japanische:** Catechu.
—, **lemnische:** Terra lemnia.
—, **maltheser:** Bolus alba.
—, **nürnberger:** Terra rubra.
—, **rote:** Lapis ruber fabrilis. —
Terra rubra.
—, **Schmiedeberger:** Ferrum
oxydat. rubr.
—, **Striegauer:** Alumin. hydrat.
—, **tiroler:** Terra viridis german.

5*

Erde, türkische: Bolus alba.

—, **veronenser:** Terra viridis veronensis.

—, **Walkers:** Talcum pulv.

—, **weiße:** Creta.

Erdeicheln: Rad. Filipendulae.

Erdeichenkraut: Herb. Chamaedryos.

Erdenkopf: Secale cornutum.

Erdepheukraut: Herba Hederae.

Erdfarbe, rote: Terra rubra. — Bolus rubra.

Erdfarn: Rhiz. Polypodii.

Erdfarnwurzel: Rhiz. Polypodii.

Erdfichtenkraut: Herb. Chamaepityos.

Erdgallenkraut: Herb. Centaurii. — Herb. Fumariae. — Herb. Gratiolae. — Herb. Anagallidis.

Erdgelb: Ochrea.

Erdgerstenkraut: Herb. Ficariae.

Erdglas: Glacies Mariae.

Erdgrün: Terra viridis veronensis.

Erdharz: Succinum.

—, **gelbes:** Succinum.

Erdhaselnüsse: Rhiz. Cyperi esculenti.

Erdkiefernkraut: Herb. Chamaepityos.

Erdkirschen: Fruct. Alkekengi.

Erdknoten: Fruct. Ajowan.

Erdkraut: Herb. Fumariae.

Erdkrokodil: Stincus Marinus.

Erdkronen: Fol. Farfarae.

Erdkronenblätter: Fol. Farfarae.

Erdleberkraut: Muscus caninus.

Erdmandeln: Rhiz. Cyperi esculenti.

Erdminneröl: Ol. Petrae Ital. — Ol. viride.

Erdmoos: Herb. Lycopodii.

Erdnabel: Tubera Cyclaminis.

Erdnuß: Boletus cervinus (nicht zu verwechseln mit den ölhaltigen Erdnüssen von Arachis hypogaea!).

Erdnüßchen: Rhiz. Cyperi esculenti.

Erdöl: Ol. Petrae (Petroleum).

—, **schwarzes:** Ol. Petrae nigrum.

Erdöläther: Benzin. Petrolei.

Erdpech: Asphalt.

Erdpfefferkraut: Herb. Sedi.

Erdpinnkraut: Herb. Chamaepityos.

Erdpuppen: Fruct. Alkekengi.

Erdrauch: Herb. Fumariae.

Erdrauchblätter: Herb. Fumariae.

Erdrauchsaft: Sir. Papaveris.

Erdrauchwurz: Rad. Arist. cav.

Erdrauchzucker: Elaeosacchar. Foeniculi.

Erdraute: Herb. Fumariae.

Erdrautenkraut: Herb. Fumariae.

Erdrübe: Tubera Cyclaminis.

Erdscheiben: Tub. Cyclaminis.

Erdscheibsalbe: Ungt. anthelminthic.

Erdschierling: Herb. Conii.

Erdschwefel: Lycopodium.

Erdwachs: Ceresin. — Ozokerit.

Erdwachsöl: Ol. Asphalti.

Erdwachsparaffin: Ceresina.

Erdweihrauchkraut: Herb. Chamaedryos. Herb. Chamaepityos.

Erdwurmöl: Ol. Juniperi ligni.

Erdwurz: Rad. Carlinae.

Eremitenpflaster: Empl. fusc.

Erfrischungsessig: Acet. arom.

Erfrischungspulver: Pulvis aërophorus. Pulv. temperans.

Erfurter Pflaster: Empl. fusc. cph.

Erhaltungspulver, Oppermanns: Acid. boric.

Erhaltungstropfen: Spiritus aethereus. — Tinct. carminativa.
Erheiterungspillen: Pil. laxant.
Erkältungstropfen: Spiritus aeth. — Tinct. carminativa.
Erlauertropfen: Spir. Meliss. cp.
Erlenrinde: Cortex Alni.
Erlmutwasser: Aq. Foeniculi.
Ernst, roter: Rad. Gentianae.
Ernstwurzel: Rad. Gentianae.
Eröffnungstee: Spec. laxantes.
Erpuis: Colophonium.
Ersaßunfraßunsahdurchnebrille: Lign. Sassafras et Rad. Sarsaparillae aa. p. aequ.
Erundsie: Blb. Victor. long. et rot.
Erweichende Salbe: Ungt. diachylon. — Ungt. leniens.
Erzäpfelwurzel: Rhiz. Curcum.
Erzbruchpflaster: Emplastr. ad rupturas.
Erzengel: Flor. Lamii.
Erzengelwurz: Rad. Angelicae.
Erzeugewurz: Rad. Angelicae.
Erzöfle: Fruct. Berberidis.
Eschalk: Ammoniacum.
Eschenbeersaft: Succus Sorbor.
Eschenblätter: Herb. Fraxini. Fol. Ribium.
Eschenblüten: Flor. Acaciae.
Eschenfett: Ol. Jecoris Aselli. — Adeps suillus.
Eschenrinde: Cort. Fraxini.
Eschensaat: Pulv. contra pedic.
Eschenwurzel: Rad. Dictamni.
Escheröl: Ol. Jecoris Aselli.
Escherwurz: Rad. Dictamni.
Eschöl: Acet. pyrolignos. crud. (für d. Augen: Ol. Jecoris).
Esdragon: Herb. Dracunculi.
Eselfuß: Fol. Farfarae.
Eselfußblümli: Flor. Farfar.
Eselhuf: Fol. Farfarae.

Eselklauensaft: Sirup. Liquirit.
Eselohren: Tubera Ari.
Eselohrwurzel: Rad. Consolid.
Eselpeterlein: Herb. Chaeroph.
Eselpfotensaft: Sir. Althaeae.
Eselsaronwurzel: Rhiz. Ari.
Eselsbalsamapfel: Fruct. Ecballii.
Eselschmiere: Linim. ammoniat.
Eselsfußblüten: Flor. Farfarae.
Eselsgurke: Fruct. Ecballii.
Eselskörbel: Herba Chaerophylli.
Eselskümmerling: Fruct. Ecballii.
Eselskürbiß: Fruct. Ecballii.
Eselslattich: Fol. Farfarae.
Eselsohrwurzel: Tub. Ari, Rad. Consolidae.
Eselspetersilie: Herb. Chaeroph. sylvestris.
Eselspiegel: Glacies Mariae.
Esetenpulver: Pulv. ctr. insect.
Esfiditi: Asa foetida.
Esistdernicht: Tub. Salep. pulv.
Espenöl: Ol. Hyoscyami.
Essence d'Aspic: Ol. Spicae.
Essence de Mirban: Nitrobenzolum.
Essentia antihypochonderica: Elixir Aurantii comp.
Essentia coronata: Tinct. arom. et Tinct. amar. aa. p. aequ.
Essentia dulcis: Essent. dulcis Hallens. — Spir. Aether. nitros. — Tinct. aromatica.
Essentia hypericon: Elixirium Aurantii comp.
Essenz, Hamburger: Elixir. Proprietatis.
— amara: Tinct. amara.
— marina: Tinct. amara.
Essenztinktur: Tct. Aloës comp.
Essig: Acetum.
—, konzentrierter: Acid. acet. dil.
—, radikaler: Acid. acetic. dilut.

Essig, romantischer: Acet. aromat.
—, Westendorfscher: Acidum aceticum.

—, wohlriechender: Acet. fumal.
Essigalaun: Aluminium aceticum.
Essigbaumbeeren: Fruct. Sumach.
Essigdornbeeren: Fruct. Berber.
Essigdornrinde: Cort. Berb. rad.
Essigelendsdruppen: Aeth. acet.
Essiggeist, versüßter: Spirit. Aeth. acet.

Essighonig: Oxymel simplex.
Essigkerne: Sem. Coccognidii.
Essigkraut: Herb. Acetosae.
Essigmeth: Oxymel simplex.
Essignaphtha: Aether aceticus.
Essigrosen: Flor. Rosae.
Essigsäure zum Riechen: Acid. acetic. aromat.
Essigsalbe: Ungt. Plumbi.
Essigsalmiak: Ammonium acetic.
Essigsirup: Oxymel simplex.
Essigstätt: Aether acetic.
Essigtautropfen: Aether acet.
Eßnüsse: Boletus cervinus.
Estekraut: Herb. Urticae.
Estragon: Herb. Dracunculi.
Eteröl: Ol. Amygdalarum.
Ets: Ätz (-Flüssigkeit usw.).
Etsvogt: Acid. hydrochloric.
Etternessel: Herb. Galeopsid. Flor. Lamii alb.

Etternesselpulver: Pulv. Liquiritiae comp.
Eucalyptuskampfer: Eucalyptol.
Euchlerwasser: Aq. Sambuci.
Eulenfett: Adeps.
Euterflußpulver: Pulv. Liqu. cp.
Eutersalbe: Ungt. flavum. — Ungt. Plumbi.
Evastropfen: Tinct. Chinoïdin. — Tinct. Cinnamomi.
Evenblätter: Fol. Taxi.
Ewertskräuter: Lign. Juniperi.
Ewerwortel: Rad. Carlinae.
Ewig. Blumen: Flor. Stoechad.
— Lebensöl: Mixt. oleos. balsam. — Tinct. Benz. comp.
Ewig. Tee: Rad. Althaeae.
Ewiggrün: Herb. Vincae.
Ewigkeitspflaster: Empl. Canth. perp.
Ewigkeitsblumen: Flor. Stoechados citrinae.
Execruciuspflaster: Empl. oxycroceum venale.
Exsiccantsalbe: Ungt. exsicc. — Ungt. Plumbi. — Ungt. Zinci.
Extractum Saturni: Liquor. Plumbi subacet.
Extrapiken: Species amarae.
Extrasaturn: Liq. Plumb. subac.
Extratorni: Liqu. Plumbi subacet.
Eyngrün: Herb. Vincae.

F.

Fabriciustropfen: Tct. anticholer.
Fabrikgummi: Gum. arab. ord. — Dextrin.
Fabriköl: Ol. Olivarum commun.
Fachandelbeeren: Fruct. Junip.
Fachandelholz: Lign. Juniperi.

Fachheilkraut: Herb. Anagallid.
Fackelblumen: Flor. Verbasci.
Fackelkraut: Herb. Verbasci.
Fädelkrautsamen: Sem. Colchici.
Fadenlack: Lacca in filis.
Fadenstein: Alumen plumosum.

Fadenwurzel: Rad. Helenii. — Rhiz. Filic. — Rhiz. Gramin.
Fagandawurzel: Rad. Helenii.
Fählbaumrinde: Cort. Salicis.
Fahlenfüße: Fol. Farfarae.
Fahlenpfotsblätter: Fol. Farfarae.
Fahrenöl: Ol. Rosmarini.
Fahrenwurzel: Rhiz. Filicis.
Fakpapak: Elect. teriacale.
Falbenrinde: Cort. Salicis.
Falbenrock: Herb. Equiseti.
Fälberrinde: Cort. Salicis.
Fälberumrinde Cort. Salicis.
Falbingerrinde: Cort. Frangul.
Faldboll: Herb. Serpylli.
Fallblumen: Flor. Calendulae. — Flor. Rhoeados.
Fallboll: Herb. Serpylli.
Fallkraut: Fol. Arnicae.
Fallkrautblumen: Flor. Arnicae.
Fallkrautwurz: Rad. Arnicae.
Fallsuchtpulver: Plv. epilept. M.
Falscher Kalmus: Rhiz. Pseudacori.
Falscher Safran: Flor. Carthami.
Falsch Futter: Asa foetida.
Falsch Wohlverleih: Herb. Conyz.
Faltenflechte: Muscus arborens.
Faltrian: Rad. Valerianae.
Faltrianblume: Flor. Convallar.
Familienpulver: Pulv. Liquir. comp.
Familiensalbe: Ungt. Hydrarg. cin. dil.
Familientee: Spec. laxantes.
Familientinktur: Tinct. Vanillae.
Familienwurzel: Rad. Victorial.
Fanchsamen: Fruct. Foeniculi.
Fännezwock: Sem. Faenugraec.
Fännezwocksamen: Semen Faenugraeci.
Farbchrut: Herb. Genistae.

Farbe, blaue (Schneeberger): Cobaltum silicicum kalinum (Smalte).
Farbenwurzel: Rad. Rubiae. — Rhiz. Filicis.
Färbebeeren: Frct. Rhamn. cath.
Färbeblumen: Flor. Cham. Rom.
Färbekörner: Fruct. Rhamni cath.
Färbepflaster: Emplastr. fusc.
Färberblumen: Flor. Arnicae. — Flor. Calendulae.
Färbercharte: Herb. Dipsaci.
Färbereichenrinde: Cort. Querc. tinctoriae.
Färbergarbe: Herb. Anthem. tinct.
Färbergilbe: Herb. Genistae.
Färberginst: Herb. Genistae.
Färberginster: Herb. Genistae.
Färbergras: Herba Luteolae.
Färberhundskamillen: Flor. Anthemidis tinctoriae.
Färberkamillen: Flor. Anthemidis tinctor.
Färberkraut: Herb. Genistae.
Färbermoos: Lichen Rocellae.
Färberpfrieme: Herb. Genistae.
Färberreseda: Herba Luteolae.
Färberröte: Rad. Rubiae tinct.
Färbersafflor: Flor. Carthami.
Färberscharte: Herb. Genistae.
Färberwurzel: Rad. Rubiae.
Färbewald: Herb. Isatis.
Farbfleckchen: Bezetta rubr.
Farbginster: Herb. Genist. tinct.
Farbholz: Lign. Campechian.
Farbspäne: Lign. Campechian.
Farbstein: Extr. Campechian. — Extr. Campechian. crud. c. ferr. sulf. crud.
Faresbeeren: Fruct. Berberidis.
Farin: Saccharum album pulv.
Farinawasser: Spir. Coloniens.
Farinzucker: Sacchar. alb. pulv.

Farnextrakt: Extr. Filicis aeth.
Farnflußöl: Ol. Terebinth. sulf.
Farnhaare: Penghawar Djambi.
Farnkraut: Herb. Capill. Veneris.
Farnkrautmännlein: Rhiz. Filicis.
Farnkrautwolle: Penghawar
    Djambi.
Farnkrautwurzel: Rhiz. Filicis.
Farnmännleinwurzel: Rhiz. Filic.
Farnöl: Extr. Filicis aether.
Farnwurzel, süße: Rhiz. Poly-
    podii.
Farnwurzelextrakt: Extr. Filic.
    aeth.
Farsbeeren: Fruct. Berberidis.
Fasankraut: Herb. Millefolii.
Fasciculus: Hrb. Centaur. in fasc.
Fasel, juckende: Dolichos pru-
    riens.
Faselwurz: Rad. Bryoniae.
Fasenwurzel: Rhiz. Filicis.
Faseralaun: Alumen plumosum.
Faserstein: Alumen plumosum.
Faserton: Alumen plumosum.
Fasole: Cort. Fruct. Phaseoli.
Fastenblumen: Flor. Primulae.
Fatintwamms: Sir. simplex.
Faulbaumbeeren: Fruct. Rham-
    ni cathart.
Faulbaumholzkohle: Carbo plv.
Faulbaumrinde: Cort. Frangul.
—, amerikanische: Cortex Cas-
    carae sagradae.
Faulbeeren: Fruct. Rhamni.
Faulegrete: Herb. Fumariae. —
    Sem. Faenugraeci.
Faulerinde: Cort. Frangulae.
Faule Rübe: Rad. Bryoniae.
Faulfischkraut: Herb. Chenopodii.
Faulkirschrinde: Crt. Prun. Pad.
Faullieschen: Herb. Anagallid.
Faulrübe: Rad. Bryoniae.
Faulschken: Flor. Violae tricol.

Federalaun: Alumen plumos.
Federblumen: Flor. Verbasci.
Federfaden: Rhiz. Filicis.
Federfadenwurzel: Rhiz. Filicis.
Federharz: Resina elastica.
Federweiß: Alumen plumos. —
    Fel vitri pulv. — Glacies
    Mariae. — Talcum pulv. —
    Lac lunae.
— fürs Vieh: Fel vitri pulv.
Feedistel: Fruct. Cardui Mar.
Feedistelsamen: Fruct. Cardui
    Mariae.
Feenweibelkraut: Herb. Ballotae.
Fegkraut: Herb. Equiseti.
Fegwurzel: Rhiz. Graminis.
Fehlbeeren: Fruct. Rhamni cath.
Fehnkohlwater: Aq. Foeniculi.
Feiëwurzel: Rhiz. Iridis.
Feigblatteppich: Herb. Ficariae.
Feigblatter: Herb. Linariae.
Feigbohnen: Sem. Lupini.
Feigelblüten: Flor. Cheiri.
Feigelsaft: Sir. Violarum.
Feigeltee: Herb. Violae tricol.
Feigen: Caricae.
Feigenkraut: Herb. Mesembry-
    anthemi.
Feigensaft: Sir. Papaveris. —
    Sir. Liquiritiae.
Feigenwurz: Rhiz. Irid. pro inf.
Feigenwurzel: Rad. Scrophular.
Feigenzucker: Glycose.
Feigsblättersalbe: Ugt. Plumbi.
Feigwarzenkraut: Hb. Linar. —
    Herb. Potentill. — Herb.
    Scrophular.
Feigwurz: Rhiz. Tormentillae.
Feigwurzel: Rhiz. Tormentillae.
Feigwurzkraut: Herb. Ficariae.
Fein Grete, Margarete oder
    Marie: Sem. Faenugraeci.
— Schere: Herb. Chaerophylli.

Fein Zimt: Cort. Cinnam. Ceylan.

Feinsaft: Sirup. Adianti, Sir. Aurantii florum.

Felbaumknospen: GemmaePopuli.

Felbbeeren: Fruct. Rhamni cath.

Felbenrinde: Cort. Salicis.

Felberrinde: Cortex Salicis.

Feldandorn: Herb. Sideritidis.

Feldbeeren: Fruct. Rhamni catharticae.

Feldbohnen: Sem. Fabae.

Feldcypresse: Herb. Verbenae.

Felddoste: Herb. Origani.

Felddragun: Herb. Ptarmicae.

Feldenkelein: Herb. Viol. tric.

Feldestragon: Herb. Ptarmicae.

Feldgarbe: Herb. Millefolii.

Feldgarbenblüten: Flor. Millefolii.

Feldheimertropfen: Tinct. Valer.

Feldheimerwasser: Aq. Valerian.

Feldholder: Flor. Sambuci.

Feldholderbeeren: Fruct. Ebuli.

Feldhopfen: Herb. Hyperici.

Feldjambert: Herb. Acetosae.

Feldkamillen: Flor. Chamomill.

Feldkatzen: Herb. Gnaphalii.

Feldkelle: Fruct. Carvi.

Feldkellenkraut: Herb. Serpylli.

Feldkerzen: Flor. Verbasci.

Feldkerzenblumen: Flor. Verbasc.

Feldkerzenkraut: Herb. Verbasci.

Feldklee: Flor. Trifolii alb.

Feldköhm: Herb. Serpylli.

Feldkratzen: Flor. Carlinae. — Flor. Gnaphalii.

Feldkraut: Herb. Fumariae.

Feldkresse: Flor. Cardaminis.

Feldkümmelkraut: Herb. Serpyll.

Feldlattich: Fol. Farfarae.

Feldmagenblumen: Flor. Rhoead.

Feldmalvenkraut: Folia Malvae.

Feldmohn: Flor. Rhoeados.

Feldnelken: Flor. Chartusian.

Feldpappeln: Flor. Malvae vlg.

Feldpappelkraut: Fol. Malvae.

Feldpatersalbe: Empl. fuscum. — Ungt. Majoranae.

Feldpole: Herb. Pulegii. Herb. Serpylli.

Feldpolei: Herb. Pulegii. — Herb. Serpylli.

Feldquendel: Herb. Serpylli.

Feldrauch: Herb. Fumariae.

Feldraute: Herb. Rutae.

Feldrautenkraut: Herb. Fumar.

Feldreis: Herb. Taraxaci.

Feldreiskraut: Herb. Taraxaci.

Feldrittersporn: Flor. Calcatrip.

Feldrosen: Flor. Rhoeados.

Feldrüsterrinde: Cort. Ulmi.

Feldsafran: Flor. Carthami.

Feldschwefel: Lycopodium.

Feldspinat: Herb. Chenopodii.

Feldthymian: Herb. Serpylli.

Feld- und Waldhopfen: Herba Origani.

Feldwebelrecept: Plv. contra pediculos. — Species amarae.

Feldwinde: Flor. Malv. vulg. — Herb. Convolvuli.

Fellhornrinde: Cortex Frangulae. — Cortex Salicis.

Fellstein: Talcum pulveratum.

Felriß: Flor. Malvae arbor. — Flor. Taraxaci.

Felsbeerblätter: Fol. Belladonnae.

Felsengras: Lichen Islandicus.

Felsenkrautwasser: Aqu. Tiliae.

Felsenöl: Ol. Petrae.

Felsenpulver: Pulv. pro equis.

Felsensalz: Kalium nitricum.

Felsenspiritus: Ol. Petrae.

Felsenwermut: Herb. Absinthii.

Felswurzel: Rad. Petroselin.

Feminell: Flor. Calendulae.

Femmel: Fruct. Cannabis.

Fenchel: Fruct. Foeniculi.
—, **chinesischer:** Frct. Anis. stell.
—, **kurzer:** Fruct. Anisi.
—, **römischer:** Fruct. Anisi vulg. — Sem. Foeniculi dulc.
—, **sibirischer:** Fcrt. Anis. stell.
—, **wilder:** Fruct. Phellandri.
Fenchelblüte: Flor. Lavandul.
Fencheldill: Fruct. Foeniculi.
Fenchelessenz: Tinct. Foenic. cp.
Fenchelholz: Lignum. Sassafras.
Fenchelspiritus: Tinct. Foenic. comp.
Fenchelwurzel: Rad. Foeniculi.
—, **wilde:** Rad. Mëu.
Fenchsamen: Fruct. Foeniculi.
Fenisöl: Ol. Foeniculi.
Fenissamen: Fruct. Foeniculi.
Fenkohl: Fruct. Foeniculi.
Fennbeeren: Fruct. Oxycoccos.
Fenugrek: Sem. Faenugraeci.
Fenugrecksamen: Semen Faenugraeci.
Fenweibel: Herb. Ballotae.
Ferienkomm: Tinct. od. Spirit. Formicarum.
Fenkel: Fruct. Foeniculi
Ferkelbrot: Tubera Cyclaminis.
Ferkelgras: Herb. Polygoni.
Ferkelkraut: Herb. Costi. — Herb. Polygoni.
Ferkelwurz: Rad. Peucedani.
Fernambukholz: Lign. Fernamb.
Fernambuklack: Lacca globulata.
Fernebock: Lign. Fernambuci.
Ferresbeeren: Fruct. Berberid.
Fetthenne: Herb. Sedi.
Fetthennenkraut: Herb. Sedi.
Fetthennenöl: Ol. Olivar.
Fettlaxier: Ol. Ricini.
Fettstein: Talcum pulv.
Fettundmager: Ol. Terebinth. rect. c. Tinct. amara.

Feuchtbohnen: Semen Lupini.
Feuerblumen Feuerblüten: Flor. Arnicae. — Flor. Rhoead. — Flor. Verbasci. — Flor. Malv. arbor.
Feuerholz: Lign. Juniperi.
Feuerkraut: Lichen Islandicus.
Feuermohn: Flor. Papaveris.
Feuernelken: Hrb. Centaur. min.
Feuerpulver: Rad. Gentian. plv.
Feuerröschen: Flor. Adonidis.
Feuersalbe, rote: Ungt. Hydr. rubr. dil.
—, **weiße:** Ungt. Zinci.
Feuerschwamm: Fung. Chirurg.
Feuerwurzel: Rad. Dictamni. Rad. Hellebori nigr., Rad. Polypodii, Rad. Pyrethri, Rhiz. Curcumae.
Feuerzinken: Corallium rubr.
Fiakerpulver: Pulv. Liquir. cps.
Fichtelöl: Ol. Philosophorum.
Fichtenharz: Resina Pini.
Fichtenknospen: Gemmae Pini.
Fichtennadelextrakt: Extr. Pini.
Fichtennadelöl: Ol. Pini silvestr.
Fichtenreiser: Turiones Pini.
Fichtensprossen: Turion. Pini.
Fichtenteer: Pix liquida.
Fichtentränen: Resina Pini.
Fickerin: Ferr. sulfuric. crud.
Fidumfidumöl: Ol. Philosophor.
Fieberbaumblätter: Fol. Eucalyp.
Fieberblumen: Flor. Sambuci. — Herb. Centaurii.
Fieberklee: Fol. Trifolii fibrin.
Fieberkleewurzel: Rhiz. Menyanthis.
Fieberkraut: Herb. Centaurii. Herb. Matricariae.
Fiebermoos: Lichen Islandicus.
Fieberöl: Ol. Jecoris Aselli.
Fieberpech: Chinoïdin.

Fieberpulver: Chinin. sulfuric. — Cortex Chinae pulv.

—, Jacobls: Calcium phosphoric. stibiatum.

Fieberrankenstaub: Lycopodium.

Fieberraute: Herb. Matricariae.

Fieberrinde: Cortex Chinae.

—, falsche oder graue: Cortex Cascarillae.

—, gelbe: Cort. Chinae flavus.

—, rote: Cort. Chinae ruber.

Fiebersalz: Kali chloratum.

Fieberstellwurz: Rhiz. Veratri.

Fiebertropfen: Tinct. Chinae.

Fieberweide: Cortex Salicis.

Fieberweidenrinde: Cort. Salicis.

Fieberwurz: Rad. Gentianae, Rad. Aristolochiae, Rhiz. Galangae, Tub. Ari.

Fiedelharz: Colophonium.

Fiedelpech: Colophonium.

Fief = Fünf.

Fieferkrott: Herb. Dracunculi.

Fiefesalbe: Ungt. Hydrarg. alb. dil.

Fieffingerkraut: Herb. Potentill.

Fiefmargrethen: Sem. Faenugr.

Fiefsteert: Herb. Fumariae.

Fieligfreipulver: Rhiz. Filic. plv.

Fiertelfele: Candelae fumales.

Fifaderblätter: Herb. Plantagin.

Fifeifabalsam: Bals. Copaivae.

Figen: Fructus Caricae.

Figerin: Zincum sulfuricum.

Figerinöl: Acidum sulfuricum.

Figonensaft: Sirup. coeruleus.

Figurenramor: Elect. e Senna.

Fikerell: Ferrum sulfuricum.

Fikerellspiritus: Acid. sulf. dil.

Fiktriolölje: Acidum sulfuricum.

Fildronfaldron: Flor. Convallar.

Filiten: Flor. Caryophyllorum.

Filkuhlwasser: Aqu. Foeniculi.

Filonensaft: Sir. Liquiritiae. — Sir. Papaver. — Sir. Violar.

Filzlappen: Folia Digitalis.

Filzlaussalbe: Ungt. Hydr. pedic.

Fimfsteren: Herb. Fumariae.

Fimmel: Fruct. Cannabis.

Fimmelhanf: Fruct. Cannabis.

Fimstart: Herb. Fumariae.

Fimstern: Herb. Fumariae.

Finanzpulver: Conch. praep.

Finchams Flüssigkeit: Liqu. natr. hypochlorosi.

Finchel: Fruct. Foeniculi.

Findeltee: Fruct. Foeniculi.

Fine Grete, Margareth, Marie: Sem. Faenugraec.

Fingeltee: Fruct. Foeniculi.

Fingerhut: Fol. Digitalis.

—, blauer: Flor. Calcatrippae.

Fingerkraut: Herb. Potentillae.

Fingerlikraut: Herb. Potentill.

Fingerpiepen: Fol. Digitalis.

Fingertang: Laminaria.

Finkenohr: Herb. Vincae.

Finnegritt: Sem. Faenugraeci.

Finsterkraut: Herb. Fumariae.

Finsterstachel: Rad. Ononidis.

Flölken: Flor. Violae tricolor.

Firlebock: Lign. Fernambuci.

Firnispulver: Mangan. boricum.

Firnisstein: Succinum raspat.

Firnistrockenpulver: Mangan. boricum.

Fischbein: Ossa Sepiae.

Fischbeinpulver: Ossa sepiae.

Fischblase: Colla piscium.

Fischerkiepenkraut: Herb. Aconit.

Fischhäutel: Empl. Anglicum.

Fischkern: Pulv. contra insect.

Fischknochen: Ossa Sepiae.

Fischköder: Zibeth.

Fischkörner: Fruct. Cocculi.

Fischkörnerpulver: Plv. contra pediculos.

Fischkraut: Herb. Gratiolae.

Fischkrautwurzel: Rhiz. Gratiol.

Fischkümmel: Fruct. Carvi.

Fischleber: Aloë.

Fischleim: Ichthyocolla.

Fischleimgummi: Sarcocolla.

Fischmark: Ossa Sepiae.

Fischmetalleis: Glacies Mariae.

Fischminztee: Herb. Menth. crisp.

Fischmondsamen: Frct. Cocculi.

Fischöl: Ol. Jecoris Aselli.

Fischpern: Herb. Sideritidis.

Fischreiherfett: Ol. Jecor. Asell.

Fischreiheröl: Ol. Jecoris Aselli.

Fischsalbe: Herb. Salviae.

Fischsalz: Sal. Jecoris.

Fischsamen: Fruct. Cocculi.

Fischschiene: Ossa Sepiae.

Fischschmalz: Ol. Jecoris Aselli.

Fischschuppen: Ossa Sepiae.

Fischseele: Ossa Sepiae.

Fischseife: Sapo kalinus.

Fischtrank: Ol. Jecoris Aselli.

Fischwitterung: Zibeth.

Fischwurzel: Rad. Scrofulariae.

Fischzähne: Sem. Papaver. alb.

Fisetholz: Lignum flavum.

Fispelkraut: Herb. Sideritidis.

Fistelkassie: Fruct. Cassiae fist.

Fistelkraut: Herb. Pedicularis.

Fistelsalbe: Ungt. Elemi, Ungt. mezerei.

Fistichen: Nuces Pistaciae.

Fixbleiche: Calcaria chlorata.

Fixe Luft: Liquor Ammonii. caustici. — Pulv. aërophorus.

Fixhurtig: Liquor Ammon. caust.

Fixstern: Stinc. marinus.

Fixundfertig: Tinctura Aloës et Tinctura Arnicae āā. p. aequ.

Fixundgeschwind: Liq. Ammon. caustic.

Fixweiß: Barium sulfuricum.

Flachs, wilder: Herb. Linariae.

Flachsbohnen: Sem. Lupini.

Flachsdotter: Herb. Linariae.

Flachsdottersamen: Sem. Lini.

—, alexandrinischer: Sem. Sesami.

Flachskraut: Herb. Linariae.

Flachsleinöl: Ol. Lini.

Flachslinsen: Sem. Lini.

Flachsmehl: Sem. Lini pulv.

Flachssaat: Sem. Lini.

Flachssalbe: Ungt. Linariae.

Flachssamen: Sem. Lini.

Flachssamenöl: Ol. Lini.

Flachsstein: Alumen plumosum.

Flachwerk, Wiener: Electuar. e Senna.

Flammruß: Fuligo.

Flanellpflaster, gelbes: Cerat. Resinae Pini.

—, grünes: Ceratum Aeruginis.

Flattermohn: Flores Rhoeados.

Flechsenessenz: Spir. saponat. camphorat.

Flechsenöl: Ol. viride, Ol. Hyoscyami, Linim. ammoniat.

Flechsensalbe: Ungt. flavum, Ungt. Popul, Ugt. nervinum, Linim. Ammoniat.

Flechsenspiritus: Spirit. saponat. camphorat.

Flechtenlunge: Lich. Pulmonar.

Flechtenlungenkraut: Herb. Pulmonariae arboreae.

Flechtenpulver: Plv. Liquir. cps.

Flechtensalbe: Ungt. diachyl. — Ungt. exsicc. — Ungt. Hydr. alb. dil. — Ugt. Picis. — Ugt. Zinci.

Flechtentee: Species lignorum.

Flechtenwasser: Aq. phagadaen.
Aqu. Kummerfeldii.
Flechtgras: Rhiz. Graminis..
Flechtgraswurzel: Rhiz. Gramin.
Fleckblätter: Herb. Pulmonar.
Fleckblume: Herb. Spilanthis.
Fleckblumenkraut: Herb. Spilanthis.
Fleckenaron: Rhiz. Ari.
Fleckenkraut: Herb. Acetosell, Herb. Pulmonariae, Herb. Galegae.
Fleckenlungenkraut: Herb. Pulmonariae.
Fleckennaphtha: Benzin.
Fleckenruttichkraut: Herb. Persicariae.
Fleckensalz: Kali bioxalicum (giftig!).— Acid. tartaric. pulv.
Fleckenschierling: Herb. Conii.
Flecks Tropfen: Elix. e Succ. Liq.
Fleckwasser: Benzin. — Liq. natr. hypochl.
Flederblomen: Flores Sambuci.
Flederkrühl: Succus Sambuci.
Flegenkraut: Herb. Artemisiae.
Flegenwurzel: Rad. Artemisiae.
Fleischblüten: Flor. Cardaminis.
Fleischblumen: Flor. Trifol. alb.
Fleischkohle: Carbo animalis.
Fleischkraut: Herb. Betonic. — Herb. Hederae.
Fleischrosen: Flor. Rosae.
Fleischrosenblätter: Flor. Rosae.
Flende: Semen Fagopyri.
Fleurwasser: Aqua flor. Aurantii.
Flidderbeere: Fruct. Sambuci.
Flieder: Flor. Sambuci.
Fliederbeeren: Fruct. Sambuci.
Flieder-Brei, -Kreide, -Mus, -Saft, -Sulz: Succ. Sambuci.
Fliederkernöl: Ol. Arachidis.
Flioderöl: Ol. Arachidis.

Fliederschwamm: Fung. Samb.
Fliegauf: Liq. Ammon. caust.
Fliege, spanische: Empl. Cantharid. extens.
Fliegenbaumrinde: Cort. Fraxini. Cort. Ulmi. Lign. Quassiae.
Fliegend Element: Lin. ammon.
Fliegend Salz: Ammon. carbon.
Fliegenholz: Lign. Quassiae.
Fliegenholzrinde: Lign. Quassiae surinam.
Fliegenkobalt: Arsen. metallic.
Fliegenkraut: Herb. Artemisiae, Fol. Stramonii.
Fliegenleim: Viscum aucupar.
Fliegenöl: Ol. animale foetid.
Fliegenpfeffer: Piper longum. Pulv. contra insect.
Fliegenpflaster: Empl. Canthar., Empl. Drouotti.
Fliegenpulver: Plv. contr. insect.
Fliegenspähne: Lign. Quassiae.
Fliegenstein: Arsen. metallic.
Fliegentee: Lign. Quassiae.
Fliegindieluft: Liq. Amm. caust.
Flierbeeren, wilde: Fruct. Ebuli.
Fliere: Flor. Sambuci.
Flintengeist: Liq. Amm. caust.
Flitschrosen: Flor. Rhoeados.
Flittergold: Aurum foliat.
Flittersilber: Argent. foliat.
Flockenblumen: Flor. Cyani.
Flockenblüten: Flor. Violae tricol.
Flockentee: Flor. Verbasci.
Flockschwarz: Fuligo.
Flöhalant: Herb. Conyzae.
Flöhfett: Ungt. contra pediculos.
Flohkraut, Flöhkraut: Herb. Conyzae. Herb. Ledi. Herb. Pulegii.
Flöhpulver: Plv. contra insect.
Flöhsalbe: Ungt. contra pedicul.
Flohsamen: Sem. Psyllii.

Flöhwegerichsamen: Sem. Psyllii.
Flor: Bezetta rubra.
—, blauer: Bezetta coerulea.
—, gelber: Flor. Carthami.
—, spanischer: Bezetta rubra.
Floranzipulver: Zinc. oxydatum.
Florblümli: Flor. Primulae.
Florentinertropfen: Tinct. Iridis.
Florentinerwurzel: Rhiz. Iridis.
Florescin: Zincum oxydatum.
Florin, engl.: Lithargyrum.
Florsafran: Flor. Carthami.
Florsalbe, rote: Ugt. Hydr. rubr. dil.
Florwasser: Aq. Aurantii flor.
Florwurzel: Rhiz. Iridis Flor.
Floßblumen: Flor. Stoechados.
Flötenöl: Ol. Sesami. — Ol. odoratum.
Flötenpulver: Plv. ctr. pedic.
Flöthpurjeerpulver: Plv. Jalap. laxans.
Flöthschnupftabak: Plv. sternut.
Flöthverdentpflaster: Ceratum Aeruginis.
Flötölje: Ol. camphoratum.
Flötzenpulver: Rad. Ratanh. plv.
Flüchtig. Element: Linim. ammon.
— Kali: Ammon. carbon.
— Kamphersalbe: Liniment. ammoniat. camph.
— Laugensalz: Amm. carbonic.
— Liniment: Liniment. ammon.
— Öl: Liniment. ammoniat.
— Salbe: Liniment. ammoniat.
— Salmiak: Liq. Ammon. caust.
— Salz: Ammonium carbonicum
— Spiritus: Liq. Ammon. caust.
— Weinsäure: Acid. acetic. dil.
Flüchtigundgeschwind: Liq. Ammon. caust.
Flüggopp: Liq. Ammon. caust.
Flugsalz: Ammonium carbonic.

Flugsandgraswurzel: Rhiz. Caric.
Flugtee: Spec. laxant. Gastein.
Flügup: Liniment. ammoniat.
Flühblume: Flor. Primul.
Fluhbuchsblätter: Fol. Vitis. Id.
Fluid: Liq. restituens. Liq. Amm. caust. Spir. Russicus.
Fluidozon: Sol. Kal. permang. 1%.
Fluidum: Liq. Amm. caust., Tct. Arnic., Spir. camph. $\overline{aa}$. p. aequ.
Fluß (zum Räuchern): Species fumal. foetid. Succinum raspatum.
Flußbaterie: Kal. nitric. tabulat.
Flußbegehrpulver: Pulv. Jalap. laxans.
Flußblumen: Flor. Stoechados.
Flußgeist: Linim. saponat. camph. liquid. Liq. Ammon. caust. Spir. Russicus.
Flußharz: Resina Anime.
Flüssig. Chlorine: Aq. chlorata.
— Moschus: Tinct. Moschi.
— Pech: Pix liquida.
— Ungarischer Balsam: Aq. aromatica.
Flußkatzenschwanz: Herb. Equiseti.
Flußkörner: Sem. Paeoniae. Succinum raspatum.
Flußkraut: Herb. Polygalae.
Flußkrautblumen: Flor. Althaeae. Flor. Malv. arbor.
Flußkrautwurzel: Rad. Althaeae.
Flußmagnetgeist: Spir. Anglic. comp.
Flußöl, gelbes: Spirit. sap. camph.
—, grünes: Ol. Hyoscyami + Oleum Cajeputi 9 + 1.
Flußpapier: Chart. antirheumat.
Flußpech: Resina Pini.
Flußperill: Pulv. sternutatorius.

Flußpflaster: Charta antirheumat. Empl. Canth. perp. Capsicumpflaster.

—, Fleischmanns: Empl. oxycr.

Flußpillen: Pilulae laxantes.

Flußpulver: Glacies Mariae plv.

— (z. Einnehmen): Pulv. temper.

— Tub. Jalapae.

— (z. Räuchern): Species fumal.

— (z. Schnupfen): Pulv. sternut.

Flußpurgierpulver: Pulv. Jalap. laxans.

Flußrauch oder -räucherung: Species fumales. Succin. raspat.

Flußsalbe: Ungt. Rosmarin. cp. Ungt. nervin viride.

Flußsäure: Acid. hydrofluoricum.

Flußschnupftabak: Pulv. sternutatorius.

Flußspathsäure: Acid. hydrofluoricum.

Flußspiritus: Spir. Lavandul. comp. Spirit. sapon. camph. Spirit. russicus.

Flußstein: Calc. fluorat.

Flußtabak: Pulv. sternutator.

Flußtinktur: Tinct. Aloës cps. Tinct. lignor. Tinct. Succini. Tinct. carminativa.

Flußtropfen = Flußtinktur.

Flußundhauptpillen: Pilulae lax.

Flußverband: Cerat. Aerugin.

Flußverbandpflaster: Cerat. Aeruginis.

Flußverteilungstropfen = Flußtinktur.

Flußwurzel: Rad. Pyrethri.

Flutöl: Ol. Rosmarini u. Ol. Terebinthinae āā. p. aequ.

Födlumsamen: Sem. Faenugraeci.

Födum: Sem. Faenugraeci.

Foelle: Macis.

Foelleboter: Balsam oder Ol. Myristicae.

Fohlenfüße: Folia Farfarae.

Fohlenpfotsblätter: Herb. Arnic.

Fohrewurzel: Rhiz. Filicis.

Foleföt: Fol. Farfarae.

Fölfodblätter: Fol. Farfarae.

Folgmirnach: Plv. ctr. pedicul.

Folie: Stannum foliat. (Stanniol).

Folie Schübel: Herb. Lycopodii.

Follikeltee: Folliculi Sennae.

Fontanellerbsen: FructusAurantii immatur. Globul. Rhiz. Iridis. Sem. Ciceris.

Fontanellkugeln: Rhiz. Iridis in globulis.

Fontanellpflaster: Cerat. Resinae Pini. Cerat. Aeruginis. Empl. ad fonticulos. Empl. Litharg. simpl.

Fontanellsalbe: Ungt. basilic. Ugt. Canthar. Ugt. digest.

Fontanellsalz: Kali causticum.

Fontanellstein: Argent. nitric.

Fönumgräkum: Sem. Faenugr.

Fönumgräkumpflaster: Empl. Litharg. cps. Empl. frigidum.

Fönumgräkumsamen: Sem. Faenugraeci.

Foosfett: Ungt. flavum.

Fooslungensaft: Oxym. simpl. — Sir. Liquiritiae.

Foppkastanienrinde: Cort. Hippocastani.

Forbacher Magenkräuter: Spec. amarae.

Forellenpflaster: Empl. Lith. comp. — Empl. saponatum.

Forloop: Spiritus dilut.

Forsprang: Spir. Vin. Gall. c. Sal.

Försprung: Spirit. dil. Spir. Vini gallici c. Sale.

Fortepulver: Pulv. pediculor.

Fosmannslingröl: Ol. Ovorum.
Foßsalv: Ungt. diachylon.
Fötlum: Asa foetida od. Sem. Faenugraeci.
Fötusmilch: Aq. Rosae benzoat.
Fot = Fuß.
Fotzenpomade: Cerat. Cetaceum rubr.
Fotzensaft: Mel. rosat. c. Borace.
Fotzmaul: Herb. Scabiosae.
Foultcher, Lamberter: Flor. Cheiranthi.
Fraisperlen: Sem. Paeoniae.
Frambozen: Himbeeren.
Frambozenazijn, -stroop: Himbeeressig, -Sirup.
Främte: Herb. Absinthii.
Frangenkraut: Rad. Hellebori virid.
Frangentropfen: Ol. Tereb. sulf.
Frangenwurzel: Rad. Pyrethri. Rhiz. Veratri. — Rad. Hellebori virid.
Frankenpulver: Plv. pro equis.
Frankenwurzel: Frangenwurzel.
Frankfurtersalz: Natr. bicarb.
Frankfurterwurzel: Rad. Pyrethri.
Franzbranntwein: Spirit. Vini Gallici.
Franzenöl: Ol. Terebinth. sulf.
Franziskanerrhabarber: Rad. Rhei monachorum.
Franzkraut: Herb. Agrimoniae.
Französisch. Glogauer: Ungt. Hydrarg. citrin.
— Holzöl: Ol. Philosophorum.
— Krätzsalbe: Ugt. Hydrg. alb. dil.
— Tee: Spec. laxant. St. Germ.
Franzosenharz: Resina Guajaci.
Franzosenholz: Lign. Guajaci.
Franzosenkraut: Herb. Fumar.
Franzosenöl: Ol. animale foetid.

Franzosenpulver: Plv. contra insect., fürs Vieh innerlich: Pulvis pro equis.
Franzosensalbe: Ungt. Hydrarg. cin. dil.
Franzosenspäne: Lign. Guajaci.
Franzosenwurzel: Rad. Pyrethr.
Franzweizen: Semen Fagopyri.
Franzwurzel: Rad. Pyrethri. — Rhiz. Veratri.
Frasentee: Herb. Euphrasiae.
Frattmehl: Lycopodium.
Fräselmehl: Lycopodium.
Fräselpulver: Plv. Magn. c. Rheo.
Fräseltropfen: Tinct. Rhei aqu.
Frätpulver: Plv. pro equis.
Frauenbalsamkraut: Herba Balsamitae.
Fraubartelspulver: Rad. Valer. plv.
Frauenbißkraut: Herb. Alchemillae. — Herb. Chamaedryos.
Frauenblatt: Herb. Balsamitae.
Frauenblume: Herb. Anagallid.
Frauendistelsamen: Sem. Card. Mariae.
Frauendosten: Herb. Origani.
Fraueneis: Glacies Mariae.
Frauenfenchel: Fruct. Foenicul.
Frauenflachs: Herb. Linariae.
Frauenflachslöbermund: Herba Linariae.
Frauenglas: Glacies Mariae.
Frauenhaar: Herb. Adiant. aur.
Frauenhaarflachsöl: Ol. Arachidis.
Frauenhaarsaft: Sir. Aur. flor.
Frauenisch: Glacies Mariae (für Tiere). Natr. bicarb. (f. Menschen).
Frauenkerzen: Flor. Verbasci.
Frauenkraut: Fol. Melissae. Herb. Linariae. Elect. e Senna.

Frauenkrautmus: Elect. e Senna.
Frauenkrautsalbe: Ungt. Linariae.
Frauenkrieg: Rad. Ononidis.
Frauenkriegwurzel: Rad. Ononid.
Frauenlist: Herb. Veronicae.
Frauenmantel: Herb. Alchemill.
Frauenmantelkraut: Herb. Alchemillae.
Frauenmilchkraut: Herb. Pulmonariae.
Frauenminze: Herb. Balsamitae.
Frauennachtmantel: Herb. Alchemillae.
Frauenrainfarn: Herb. Balsamit.
Frauensalbei: Herb. Balsamitae.
Frauensaft: Sir. Aurantii flor.
Frauenschlüssel: Flor. Primul.
Frauenschlüsselblumen: Flor. Primulae.
Frauenschüchelkraut: Herba Spartii.
Frauenschuh: Rad. Aristoloch.
Frauenschühli: Flor. Primulae.
Frauentränen: Tub. Salep.
Frauenweiß: Glacies Mariae. — Talcum venet. pulv.
Frauenwermut: Herb. Absinthii pontici.
Frauenzimmertropfen: Spir. strumalis. — Tct. Cinnamomi.
Frauenzopf: Herb. Adianti aur.
Frauenzopfkraut: Herb. Capilli veneris.
Frauhaltwort: Herb. Millefolii.
Fräulein, je ein: Bulb. Victorial. long. et rot.
Fräulein- und Herrles-Tee: Flor. Lamii.
Fräulischlößli: Flor. Primulae.
Frauvonwürde: Herb. Hyperici.
Fraxinellwurzel: Rad. Dictamni.
Freierstab: Cineres Clavellati.
Freisam: Herb. Violae tricoloris.

Freisamblüten: Flor. Violae tricoloris.
Freisamkraut: Herb. Violae tricoloris.
Freisamrosen: Flor. Paeoniae.
Freisamsaft: Sirup. Liquiritiae.
Freisamveilchen: Flor. Violae tricoloris.
Freiselmehl: Lycopodium.
Freisensaft: Sir. Papaveris.
Freiswasser: Aq. aromat. spir.
Fremdenöl: Ol. viride. Ol. Hyoscyami. Ol. Absinthii.
Frengelwurz: Rad. Hellebori. Rhiz. Veratri.
Freselmehl: Lycopodium.
Fresem: Herb. Violae tricol.
Freßpulver: Pulvis pro equis.
Freßwurzel: Rhiz. Ari.
Fretzpulver: Alumen ustum.
Fretzsalbe: Ungt. acre.
Freudig auf und traurig nieder: Stincus marin.
Freundschaftspulver: Pulvis Liquiritiae comp.
Freveltat: Ungt. Hydrarg. rubr. od. alb. dilut.
Friars Balsam: Tinct. Benzoës comp.
Fridericis Tropfen: Tinct. odontalgica.
Friedloskraut: Herb. Nummulariae.
Friedrichssalz: Magn. sulfur. Natr. sulfuric. Sal Carolinum fact.
Frieselmehl: Lycopodium.
Frieselpulver: Pulv. pro infant.
Frieseltropfen: Tinct. Chinoïdin.
Friespulver: Lycopodium.
Frieswichse: Colophonium solut.
Frigidum: Emplastr. frigidum.
Frigsblättersalbe: Ugt. diachyl.
Frisiergummi: Gummi arabicum.

Fristäbli: Cineres Clavellati.

Fritzensalbe, rote: Ungt. Hydr. rubr.

Fritziusbalsam: Mixt. oleos. bals.

Fronleichnam: Tinct. Opii croc.

Froschblätter: Fol. Trifolii fibr.

Froschdistelsamen: Sem. Card. Mariae.

Fröscheköhl: Fol. Trifolii.

Fröschelmehl: Lycopodium.

Froschlacksalbe: Ungt. Cerussae.

Froschlaichpflaster: Empl. Cerussae. — Empl. Hydrarg. — Empl. Lithargyri comp.

Froschlaichsalbe: Ungt. Ceruss.

Froschlaichwasser: Aq. Plumb.

Fröschlingspflaster: Empl. Cerussae.

Froschpeterlein: Frct. Phelland.

Froschpetersilie: Fruct. Phellandr.

Froschpolei: Herb. Pulegii.

Froschsalbe: Ungt. Zinci.

Frostknochenöl: Spir. strumal.

Frostöl: Mixtur. vulner. acid. Tct. Benz. comp. Tct. Capsici. Tinct. Jodi dil.

Frostpflaster, gelbes: Empl. Lithargyri molle. Empl. oxycroceum.

—, **rotes:** Empl. saponat. rubr.

Frostsalbe: Ol. Terebinth. sulf. — Ungt. Ceruss. camph. — Ugt. exsiccans. — Ungt. Hydrarg. alb. — Ungt. Plumbi.

Frostwasser: Aq. Cinnamom. c. Acid. nitric. 15:1. — Mixt. vulner. acid.

Frostwurz: Rhiz. Ari.

Frostwurzel: Rhiz. Ari.

Fru, Fruen = Frauen.

Fru Bartels Pulver: Rad. Valerian. pulv.

Frucht aus Indien: Fruct. Amomi.

Fruchtbranntwein: Spir. Frumenti

Fruchtzucker: Laevulose.

Fruenholtwort: Tub. Corydalis.

Fruenmelkkraut: Herb. Arnicae.

Frühblümchen: Flor. Bellidis.

Frühblumen: Flor. Primulae.

Frühgänzene: Rad. Gentian.

Frühlingsadonis: Herb. Adonidis.

Frühlingsaugentrost: Herb. Euphras.

Frühlingsteufelsauge: Herb. Adonidis.

Fruschgelekpflaster: Emplastrum Cerussae.

Fuchsbeeren: Bacc. Spin. cervin.

Fuchsbeerenkraut: Fol. Vitis Id.

Fuchsblumen: Flor. Stoechados.

Fuchsfenchel: Fruct. Phellandr.

Fuchsin: Anilinum rubr.

Fuchsköder: Zibeth.

Fuchskraut: Herb. Pulmonariae.

Fuchsleber oder **-lunge:** Fol. Sennae pulv. — Sang. Hirci pulv. — Succ. Liquirit. — Extract. Aloës. — Für Hunde: Hepar Antimonii.

Fuchslungenkraut: Herb. Pulmonariae.

Fuchslungenöl: Ol. Hyperici.

Fuchslungensaft: Elect. Pulmonariae. — Elix. e Succo Liquir. Oxymel simpl. — Sir. Liquiritiae. — Sir. Papaveris.

—, **roter:** Sirupus Rhoeados.

Fuchssalbe: Ungt. Plumbi. — Ungt. Rosmarini comp.

Fuchsschwanz, blauer: Herb. Salicariae.

Fuchsschwanzwurzel: Rad. Lapathi acuti.

Fuchstropfen: Tinct. Chinoïdin.

Fuchswitterung: Zibeth. artific.

Fuchswurz: Tub. Aconiti.

Fuchswurzkraut: Herb. Aconit.

Fuchswurzel: Tubera Aconiti.
Fuchtöl: Ol. Chamomillae.
Füerblumen: Flor. Rhoeados.
Füerpulver: Rad. Arnic. pulv. gr.
Füerwörteln: Rad. Arnicae.
Füffingerkraut: Hb. Potentillae.
Fühlung: Succ. Liquir. crud.
plv.
Fuhrkraut: Herb. Nummulariae.
Fuhrmannsblumen: Flores Stoe-
chados.
Fuhrmannsröschen: Flor. Stoe-
chados.
Fulpepak: Elect. theriacale, Elect.
e Senna.
Fulholzrinde: Cort. Frangulae.
Fülifüdesamen: Sem. Colchici.
Fülifüß: Fol. Farfarae.
Füllhornblumen: Flor. Gnaphalii.
Fünaukraut: Herb. Alchemillae.
Fünfaderkraut: Fol. Malvae. —
Herb. Plantaginis.
Fünfblatt: Herb. Agrimoniae. —
Herb. Potentillae.
Fünferlei: Linim. sap. camph. —
Spec. amarae.
Fünffingerholz: Lign. Sassafras.
Fünffingerkraut: Herb. Agrimo-
niae. — Herb. Potentillae.
Fünffingerkrautsalbe: Ungt. Li-
nariae.
Fünffingerwurzel: Rhizoma Tor-
mentillae. — Tubera Salep.

Fünfmännertee: Herb. Agrimo-
niae.
Fünstern: Herb. Fumariae.
Für, Füer = Feuer.
Fürblümll: Flor. Primulae.
Füröl, Füeröl: Ol. Lini.
Fürpulverwurzel: Rad. Pyrethr.
Fürstenpflaster: Empl. saponat.
Fürstenpulver: Hydrard oxyd.
rubr. — Pulv. pro equis.
Fürstlingsblüten: Flor Mille folii.
Fürst von Elz-Pflaster: Empl.
Picis irritans est.
Furzglocken: Flor. Malv. arbor.
Fusetholz: Lignum flavum.
Fuspel: Herb. Sideritidis.
Fuspelkraut: Herb. Sideritidis.
Fußblatt: Rhiz. Polypodii.
Fußblattwurzel: Rhiz. Podophyll.
Fußpulver: Alumen pulverat. —
Pulv. Talci salicylat.
Fußsalbe: Ungt. diachylon.
Fußschweißwasser: Liquor anti-
hydrorrhoicus.
Fußverbandpflaster: Ceratum
Aeruginis, Empl. Cerussae,
Empl. fusc. camph.
Fustik, alter: Lignum flavum.
—, junger: Lignum flavum.
Fustikholz: Lignum flavum.
Futingspulver: Rhiz. Iridis pulv.
Fütingspulver: Rhiz. Iridis plv.
Futter, falsches: Asa foetida.

G.

*(Gähl = gelb. Gichtern = Krämpfe. Grach = grau. Grind =
Krätze. Gröhn = grün. Gütterle = Glas. Gulden = golden.)*

Gaathan: Herb. Abrotani.
Gabegottes: Herb. Chelidonii.
Gabianöl: Ol. Petrae nigr.
Gabüse: Herb. Artemis.

Gachel: Herb. Millefolii.
Gachelkraut: Herb. Millefolii.
Gacht: Herb. Millefolii.
Gachtkraut: Herb. Millefolii.

Gaddelisen: Fol. Taraxaci.
Gadelbeeren: Fruct. Myrtilli.
Gadelrosenkraut: Herb. Pulsatill.
Gädersalbe: Ungt. Rosmar. cp.
Gadolinerde: Yttrium oxydatum.
Gafelblätterspiritus: Spir. Cochleariae.
Gaffer: Camphora.
Gagelkraut: Folia Myrtibrabantic.
Gageneler: Flor. Lamii alb.
Gähl = Gelb.
Gähl: Flor. Calendulae.
Gähladerjahn: Orleana.
Gählbutterfarb: Orleana.
Gählendewas: Empl. Litharg. comp.
Gählfarw: Rhiz. Curcumae plv.
Gählgilgen: Rhiz. Pseudacori.
Gählgölliken: Flor. Verbasci.
Gählgöllingtee: Flor. Calendul.
Gählkinderpulver: Pulvis Magnes c. Rheo.
Gählmaßschwede: Cerat. Resinae Pini.
Gählrüwsamen: Fruct. Dauci.
Gählsuchtpulver: Rad. Rhei plv.
Gählsuchtwörteln: Rhiz. Curcum.
Gähltogpflaster: Empl. Lith. cps.
Gähltogschwede: Cerat. Res. Pini.
Gähltraktiv: Cerat. Resin. Pini.
Gählwasschwede: Cerat. Resin. Pini.
Gählwundsalv: Ugt. basilicum.
Gaisblatt: Herb. Pyrolae.
Gaisenbillele: Troch. Succ. Liq.
Gaisfenchel: Fruct. Phellandrii.
Gaisrübe: Tub. Cyclaminis.
Gaistrauben: Lichen Islandicus.
Gal = Galle.
Galais: Herb. Genistae.
Galante, Galantwurzel: Rad. Helenii. Rhiz. Galangae.
Galappa: Tub. Jalapae.

Galappenwurzel: Tub. Jalapae.
Galaun: Alumen.
Galbangummi: Galbanum.
Galbansaft: Galbanum.
Galeisen: Herb. Genistae.
Galeisenkraut: Herb. Genistae.
Galeopsiskraut: Herb. Galeopsid.
Galgant: Rhiz. Galangae.
Galgantwurzel: Rhiz. Galangae.
Galgenmännchen: Radix Mandragorae.
Galgennägel: Flor. Cassiae.
Galgentropfen: Tinct. Galangae.
Galgenwurz: Rhiz. Galangae.
Gälhagelbeeren: Fruct. Berberidis.
Galhageldornrinde: Cort. Berberidis.
Galipot: Resina Pini.
Galitzenstein, blauer: Cuprum sulfuricum.
—, weißer: Zincum sulfuricum.
Galitzenwurzel: Rad. Arnicae.
Galläpfel: Gallae.
Galläpfelsäure: Acidum gallicum.
Galläpfelsalz: Acid. tannicum.
Gallbungelwasser: Aq. aromat.
Galle: Fel. Tauri.
Gallenkraut: Herb. Absinth., Fol. Trifol. fibrin. Herb. Gratiolae.
Gallenkrautwurzel: Rhiz. Gratiolae.
Gallenmagentropfen: Elixir. Aurant. comp., Tinct. Aloes cp., Tinct. Absinthii, Tinct. amara.
Gallen- und Magenpillen, bittere: Pilulae laxantes.
Gallenpflaster: Empl. oxycroc.
Gallenpillen: Pil. laxantes.
Gallenpulver: Tub. Jalap. pulv.
Gallensaft für Erwachsene: Tinct. Jalapae.
— für Kinder: Sir. Rhamni cath.

Gallenschleimpillen: Pil. laxant.
Gallenstein: Tartarus alb. crud.
Gallentropfen: Tinct. Aloës comp.
— Tinct. amara.
Gallenwurzel: Tubera Jalapae.
Gallerjahn: Rhiz. Galangae.
Gallerjahnwurzel: Rhiz. Galang.
Gallerte: Gelatina alba s. rubra.
Gallhageldornrinde: Cort. Ber-
beridis.
Galli: Natr. causticum venale.
Gallian: Rhiz. Galangae.
Gallipoliöl: Ol. Olivarum virid.
Gallipot: Resina Pini
Gallipotöl: Ol. Terebinthinae.
Gallkraut: Fol. Trifolii fibrin.
Galloprepulver: Tb. Jalap. pulv.
Gallpulver: Pulvis laxans, Tub.
Jalap. pulv.
Galltee: Herb. Absinthii.
Galltropfen: Tinct. amara.
Gallundgliederpulver: Magnesia
ust. — Tub. Jalap. pulv.
Gallundgliedersaft: Tinct. resinae
Jalapae dil., Sir. Rhamni
cath.
Gallundmagenpulver: Pulvis Ja-
lapae comp.
Gallundmagentropfen: Elix. Au-
rantii comp. Tinct. Aloës comp.,
Tinct. amara.
Gallundschleimpillen: Pilulae
laxantes.
Gallundschleimpulver: Magn.
usta. — Pulv. Liquir. comp.
Gallundschleimsaft: Tinctura
Jalapae c. Sir. Rhoeados.
Gallus: Gallae.
Gallusgerbsäure: Acid. tannic.
Galluskugeln: Gallae asiaticae.
Galmei: Lapis Calamin. praep.
—, grauer: Tutia.
Galmeipflaster: Empl. fuscum.

Galmeisalbe: Ungt. exsiccans. —
Ungt. Zinci.
Galmeistein: Lapis Calaminaris.
Galmeizink: Lapis Calaminaris.
Galnoten: Gallae.
Galopp: Tub. Jalapae pulv.
Galopphellpflaster: Emplastrum
Litharg. comp.
Galoppspiritus: Liq. Am. caust.
Galoppwurzel: Tubera Jalapae.
Galpillen: Pilul. laxantes.
Galster: Herb. Spartii scop.
Galsterkraut: Herb. Spartii sco-
parii.
Gamander: Herb. Teucrii., Herb.
Achill. moschat., Herb. Cha-
maedryos.
Gamber: Catechu.
Gambir: Catechu.
Gambogia: Gutti.
Gamsblümli: Flor. Arnicae.
Gandelbeeren: Fruct. Myrtilli.
Ganferkraut: Herb. Abrotani.
Ganja: Herba Cannabis indicae.
Gängena: Cort. Chinae.
Gansampfer: Rhiz. Bistortae.
Gänseampferwurzel: Rhz. Bistort.
Gänseblumen: Flor. Bellidis.
Gänseblumenwurzel: Rad. Tara-
xaci.
Gänsedistelwurzel: Rad. Tara-
xaci.
Gänsefingerkraut: Hrb. Anserinae.
Gänsefuß: Herb. Alchemillae. —
Herb. Chenopodii. — Herb.
Potentillae.
Gänsegarbe: Herb. Anserinae.
Gänsegift: Fol. Hyoscyami.
Gänsegisencli: Flor. Bellidis.
Gänsegißmeli: Flor. Bellidis.
Gänsegrünkraut: Herb. Alchem.,
Herb. Artemisiae.
Gänsekraut: Herb. Artemisiae.

Gänsekrautsaft: Sir. Althaeae.
Gänsekresse: Herb. Bursae Past.
Gänselatschentee: Fol. Malv. vlg.
Gänsemalven: Herba od. Flor. Malv. vlg.
Gänsepappel: Fol. Malv. vulg.
Gänsepappelblüten: Flor. Malvae sylvestris.
Gänsepech: Colophonium, Resina Pini.
Gänsepfötchen: Herb. Anserin.
Gänsepulver: Sem. Faenugr. plv.
Ganserich: Herb. Alchemillae, Herb. Potentillae.
Gänserichblüten: Flor. Potentill.
Gänsewaid: Herb. Isatis.
Gänsewurzel: Rad. Gentianae.
Gänsezungen: Herb. Millefolii.
Gänsezungenblüten: Flor. Millef.
Gantöl: Ol. Serpylli.
Gänzenen: Rad. Gentian.
Ganzert, weißer: Flor. Lamii.
Garaffel: Rad. Cariophyllat.
Garaffelwurzel: Rad. Caryophyllatae.
Gärb: Herb. Millefolii.
Garbe: Fruct. Carvi.
Garbekraut: Herb. Absinthii. Herb. Millefol.
—, rotes: Herb. Centaurii.
—, weißes: Herb. Millefolii.
Gärbel: Herb. Millefolii.
Garböl: Ol. Carvi.
Gardebenediktenkrüt: Herb. Cardui benedict.
Garifelwurzel: Rhiz. Caryophyl.
Garisch, schwarzer: Rad. Imperator.
—, weißer: Rad. Astrant. maj.
Gärisch, Rad. Imperator. — Rad. Astrant. maj.
Garischkraut: Herb. Betonicae.
Gärisch, weißer: Rad. Imperator.

Garnichts: Alum. plumos. — Zinc. oxydat. alb.
Garnwurzel: Rad. Lapathi.
Garoubast, -zalf: Cort. bzw. Ungt. Mezerei.
Gartee: Herb. Millefolli.
Gartenampfer: Herb. Acetosae.
Gartenbalsam, kleiner: Herb. Agerati.
Gartenbürstli: Flor. Bellidis.
Garteneppichsamen: Fruct. Petroselini.
Gartenhaferminz: Rad. Consolid.
Gartenhaferwurz: Rad. Cousolid.
Gartenhainkraut: Herb. Abrotani.
Gartenheide: Herb. Centauri.
Gartenheil: Herb. Abrotani.
Gartenheilkraut: Herb. Abrotani.
Gartenhühnchen: Herb. Abrotani.
Gartenkamillen: Flor. Chamom. Roman.
Gartenkorallen: Fruct. Caspici.
Gartenkörbel: Herba Cerefolii.
Gartenkümmel: Frct. Foeniculi.
Gartenlauch: Bulbus Allii.
Gartenmalven: Flor. Malv. arb.
Gartenmichel: Sem. Nigellae.
Gartenminze: Fol. Menth. crisp.
Gartennägelein: Flor. Caryophyllorum.
Gartenpappeln: Flor. Malvae arboreae.
Gartenpoleikraut: Herb. Pulegii.
Gartenraute: Herb. Rutae.
Gartenringeln: Flor. Calendul.
Gartenrispen: Herb. Hyssopi.
Gartenritterspörli: Flor. Calcatripp.
Gartenrute: Folia Rutae.
Gartensaflor: Flor. Carthami.
Gartensafran: Flor. Carthami.
Gartensalat: Herb. Lactucae.
Gartensenf: Sem. Erucae.

Gartensevi: Summit. Sabinae.
Gartenstrinkler: Herb. Meliloti.
Gartenwurzel: Herb. Abrotani.
Garthagel: Herb. Abrotani.
Garthagelkraut: Herb. Abrotani.
Garthan: Herb. Abrotani.
Gartheil: Herb. Abrotani.
Gartheu: Herb. Hyperici.
Gartringel: Flor. Calendulae.
Garu: Cort. Mezerei.
Garwekraut: Herb. Millefolii.
Gärwere: Rhiz. Veratri.
Gasagechnöpf: Flor. Jaceae.
Gaselwörz: Rad. Asari.
Gasolen: Benzin. Petrolei.
Gasolin: Benzin. Petrolei.
Gassensirup: Sir. Althaeae.
Gassia: Fruct. Cassiae fistulae.
Gast: Herb. Genistae.
Gasteiner Tee: Spec. laxantes
       St. Germain.
Gaswasser: Aqua carbolic.
Gatterkraut: Herb. Agrimoniae.
Gaublumen: Flor. Rhoeados.
Gauchampfer: Herb. Acetosell.
Gauchblumen: Flor. Cardaminis.
       Herb. Anagallid.
Gauchbrot: Herb. Acetosellae.
       Herb. Anagallid.
Gauchheil: Herb. Anagallidis.
   Herb. Prunellae.
Gauchklee: Herb. Acetosellae.
Gaude: Rad. Rubiae. tinct.
Gaugelpulver: Pulv. fumalis.
Gaugersbalsam: Mixt. ol. bals.
Gäule, halbe: Rad. Lapathi acuti.
Gaultheriaöl, künstl.: Methylium
       salicylic.
Geädersalbe: Ugt. Rosmar. cps.
Gebackpulver: Lap. calaminar.
Gebärmuttertropfen: Elix. uterin.
   Croll. Tinct. Cinnamomi.
Tinct. Opii benzoic.

Gebärmutterwurzel: Rad. Mëu.
   Rad. Aristoloch. rotund.
Gebenedeite Distel: Herb. Cardui
       benedicti.
Gebirgstee: Herb. Marrubii.
Geblütpulver, neunundneunziger:
       Pulv. Liquir. cps.
—, siebenundsiebziger: Pulv.
       Liquirit. cps.
—, fürs Vieh: Pulv. pro eq. rubr.
Geblütreinigungsgeist: Spir. Ma-
   stich. cps. — Spir. Meliss. cps.
Geblütstee: Spec. lignorum.
Geblütstropfen: Tinct. Pini cps.
   Tinct. Cinnamomi.   Tinct.
   Ferri pom.
Gebrannt. Magnesia: Magn. ust.
— Totenbein: Conch. praepar.
Gebrochne Maas: Capit. Papa-
       veris matur. conc.
Geburtsbalsam: Aq. carminat.
Gebüsen: Herb. Artemis.
Geckenheil: Herb. Anagallidis.
Geckenkraut: Herb. Anagallidis.
Gedärmfreisaft: Sir. Papaveris.
Gedenkemein: Herb. Viol. tricol.
Gedenkwurzel: Rhiz. Polygonati.
Geduldstropfen: Spirit. nitrico-
       aether.
Geduldwurzel: Rad. Lapathi.
Geele Bonkes: Flor. Spartii.
Geesche Dackensalbe: Ungt.
       Hydrarg. alb. dil.
Geest = Geist, Spiritus.
Geestwortel (heilige): Rad. Ange-
   licae.
Gefrörsalbe = Frostsalbe.
Gegenfraß: Herb. Boraginis.
Gegenstoß: Herb. Anchusae.
Gegenstraß: Herb. Boraginis.
Gehanswurzel: Rhiz. Filicis.
Gehirnhautpulver: Pulv. Liqui-
       ritiae comp.

Gehlgurannspulver: Rhiz. Galang
pulv. — Tub. Jalap. pulv.

Gehörntes Elfenbein: Lign. Guajaci. — Rad. Dictamni.

Gehöröl: Ol. camph. c. Ol. Cajep.

Geh weg und komm wieder:
Ungt. ctr. scabiem. — Herb.
Veronicae.

Geierbalsam: Ungt. Elemi.

Geiferwurz: Rad. Pyrethri.

Geigenharz: Colophonium.

Geilwurzel: Rad. Angelicae.

Geimer, gelber: Rhiz. Curcum.

—, **schwarzer:** Sem. Nigellae.

—, **weißer:** Rhiz. Zingiberis.

Geisbart: Flor. Ulmariae.

Geisbartkraut: Herb. Spiraeae.

Geisbaumrinde: Cort. Fraxini.

Geisbeerblätter: Herb. Ligustri.

Geisblatt: Herb. Pyrolae.

Geisblattblüten: Flor. Caprifolii.
Flor Convallar.

Geisblümchen: Flor. Bellidis.

Geisfenchel: Fruct. Phellandr.

Geisfußkraut: Herb. Spiraeae.

Geisholzblätter: Herb. Ligustri.

Geisklee: Herb. Galegae.

Geispillen: Troch. Succ. Liquirit.

Geisraute: Herb. Galegae.

Geißengissell: Flor. Bellidis.

Geistrauben: Lichen Islandicus.

Geiswedel: Herb. Spiraeae.

Geist, bitterer (Kneipp): Tinct.
Trifol. fibr.

—, **chemischer:** Spir. Colon.

—, **der Venus:** Acid. acetic. dil.

—, **Hoffmanns:** Spir. aethereus.

—, **Minderers:** Liq. Amm. acet.

—, **Rabels:** Mixt. sulfur. acid.

—, **Sylvis:** Spirit. carminativus.

Geistblumen: Flor. Bellidis.

Geisterblumen: Flor. Spartii.

Geisterkraut: Herb. Spartii.

Geisterkraut, blaues: Herb. Aconiti.

Geist der Venus: Acid. acetic. dil.

Geistersalz: Ammon. carbonic.

Geistersamen: Sem. Psyllii.

Geisterschmiere: Liq. Am. caust.

Geistertropfen: Tinct. Chinoid.

Geistlingstropfen: Mixt. pyrotartarica.

Geistwurzel: Rad. Angelicae.

Geitenkruid: Herb. Galegae.

Gekocht Laxier: Inf. Sennae cps.

Gelb. Apfelsalbe: Ungt. flavum.

— **casseler:** Plumb. oxychlorat.

— **chemisch:** Plumb. oxychlorat.

— **chinesisch:** Terra de siena.

— **Distel:** Herb. Galeopsidis.

— **Durchwachssalbe:** Ungt. flav.

— **Eichenholz:** Cort. Querc. tinct.

— **gothaer:** Plumb. chromicum.

— **Grindsalbe:** Ungt. sulfur. cps.

— **hamburger:** Plumb. chromic.

— **Hundepulver:** Sulf. sublim.

— **Ingwer:** Rhiz. Curcumae.

— **Katzenpfötchen:** Flor. Stoechados.

— **kölner:** Plumb. chromicum.

— **Krätzsalbe:** Ungt. sulfur. cps.

— **leipziger:** Plumb. chromicum.

— **Ochsenzunge:** Rad. Lap. acut.

— **pariser:** Plumb. chromicum.

— **Pech:** Resina Pini.

— **Polei:** Lycopodium.

— **Pomade:** Ungt. flavum.

— — **in Tafeln:** Ungt. Hydr. citr.

— **Puder:** Lycopodium.

— **Sachtwurzel:** Rhiz. Curcum.

— **Salbe:** Ungt. flavum.

— **Schärte:** Herb. Genistae.

— **Senf:** Sem. Erucae.

— **Suchtenwurzel:** Rhiz. Curc.

— **striegauer:** Terra de Siena.

— **Tafelbalsam:** Ugt. Hydr. citr.

Gelb. Tafelsalbe: Cerat. Resin. Pini.
— **Teufelspflaster:** Cerat. Res. Pin.
— **Teufelssalbe:** Ugt. Hydr. citr.
— **Turners:** Plumb. oxychlorat.
— **Universalspiritus:** Mixt. oleos. balsam.
— **Unterhaltungssalbe:** Ungt. Mezerei.
— **Vivat:** Ungt. contra scabiem.
— **Wachspflaster:** Cerat. resin. Pini.
— **Weiderich:** Herb. Lysim. vulg.
— **Wurzelsaft:** Succ. Dauci insp.
— **Zug:** Cerat. resinae Pini. — Empl. Lithargyri comp.
— **zwickauer:** Plumb. chromic.
Gelbbeeren: Fruct. Berberidis.
Gelberde: Ochrea, Oker.
Gelbharz: Resina Pini.
Gelbholz: Lignum citrinum.
Gelbholzrinde: Cort. Frangulae.
Gelbin: Barium chromicum.
Gelbingwer: Rhiz. Curcumae.
Gelbkraut: Herb. Chelidonii.
Gelbraute: Herb. Rutae.
Gelbrottee: Herb. Rutae.
Gelbrübensaft: Succ. Dauci insp.
Gelbsuchtpulver: Rad. Rhei pulv.
— Rhiz. Curcuma epulv.
Gelbsuchtwurzel: Bulb. Asphodeli.
— Rad. Gentian. — Rhiz. Curc. — Rhiz. Hydrast. Canad.
Gelbwurzel: Bulb. Asphodeli spurii. — Rhiz. Curcumae.
—, **kanadische:** Rhiz. Hydrastis.
Gelbwurzelkraut: Herb. Chelidonii.
Geldbeutel: Herb. Burs. Pastor.
Geldmännchen: Rad. Mandrag.
Geldsäcklikraut: Herb. Bursae past.
Gelenköl: Ol. Hysocyami.

Gelenköl, weißes: Linim. ammon.
Gelenksalbe: Ungt. Linariae. Ungt. nervinum.
Gelenkschmiere: Ungt. nervin., Linim. volatile.
Gelenkspiritus: Spiritus russicus, Spirit. sapon. camphor.
Gelepisblumen: Flor. Verbasci.
Gelhagel, Gelbhagelbeeren: Fruct. Berberidis.
Gelken: Flor. Calendul.
Gelöschtes Quecksilber: Ungt. Hydrarg. cin. venal.
Geisterblumen: Flor. Spartii scop.
Geisterkraut: Herb. Spartii scop.
—, **blaues:** Herb. Aconiti.
Geltenblume: Flor. Cardamin.
Gember: Ingwer.
Gemein. Harz: Resina Pini.
— **Vitriol:** Ferrum sulfuricum.
Gemsblumen: Flor. Arnicae.
Gemsenkugeln: Bezoar Germanic.
Gemsenpillen: Bezoar Germanic.
Gemsfell: Ungt. Hydrarg. citrin.
Gemswurzel: Rad. Arnicae.
Genavinawurzel: Rhiz. Galang.
Gench: Rhiz. Graminis.
Gendelbeeren: Fruct. Myrtilli.
Genepi: Herb. Ivae moschatae.
Geneber = Ingwer.
Genees, geneeskrachtig = heilend, heilkräftig.
General Hügels Augensalbe: Ungt. ophthalmic.
Genesterkraut: Herb. Spartii.
Geneverwurz: Rad. Pyrethri.
Gengber: Rhiz. Zingiberis.
Gengeltee: Herb. Violae tricol.
Genipivree: Herb. Artem. glacial.
Genippkraut: Herb. Achilleae.
Genistblumen: Flor. Spartii.
Genistkraut: Herb. Spartii.
Genovevabalsam: Ungt. basilic.

Genovevasalbe: Ungt. basilic.
Gensblumen: Flor. Arnicae.
Gensel: Herb. Sedi.
Genserblumen: Flor. Spartii.
Genstkraut: Herb. Spartii.
Gentar: Succinum raspatum.
Gentwurz: Herb. Abrotani.
Gentwurzkraut: Herb. Abrotani.
Genueser Oel: Ol. Olivarum.
Genzenl: Rad. Gentian.
Georgenkraut: Hrb. Valer. Phu.
Georginentee: Carrageen.
Georgstropfen: Ol. Tereb. sulf.
Geraniumöl: Ol. Pelargon. odor.
Gerbel: Herb. Millefolii.
Gerbern: Rhiz. Veratri.
Gerbersalbe: Ungt. Linariae.
Gerbersumach: Fol. Sumach.
Gerberwurzel: Cortex Quercus.
Gerbstoffsäure: Acid. tannicum.
Geremarinde: Cort. Juremae.
Gerischkraut: Herb. Betonicae.
Gerischwurz: Rhiz. Imperator.
Gerlachspulver: Tub. Jalap. plv.
Germäder: Rhiz. Veratri.
Germaintee: Spec. laxant. St. G.
Germaintinktur: Tinct. Sennae.
Germaniatee: Spec. laxant. St. G.
Germannstee: Spec. laxant. St. G.
Germele: Rhiz. Veratri.
Germelen: Rad. Helleb. alb.
Germerpflaster: Empl. sap. rubr.
Germersamen: Sem. Sabadillae.
Germertee: Spec. laxant. St. G.
Germertropfen: Tinct. Veratri.
Germerwurz: Rhizom. Veratri.
    Rad. Hellebori alb.
Germlingspulver: Lap. calamin.
Geröstetmenschenfleisch: Mumia.
Gerstenessig: Acetum Vini.
Gerstenextrakt: Extract. Malti.
Gerstengraupen: Hordeum excor-
                        ticat.

Gerstengrütze: Herdeum excor-
                        ticat.
Gerstenmehl: Farina Hordei.
Gerstensirup: Sir. Althaeae.
Gerstenzucker: Sacchar. Malti.
Gerstewurz: Rad. Imperator.
Gerstwurzel: Rad. Imperator.
Gertel: Herb. Abrotani.
Gertelkraut: Herb. Abrotani.
Gertelsamen: Lycopodium.
Gertwurz: Herb. Abrotani.
Geruwe: Herb. Millefolii.
Gesangbuchskräuter: Species
                    hierae picrae.
Gesälz: Elect. e Sennae.
Geschmackblümel: Hb. Centaur.
Geschwefelt Laugensalz: Kal.
                        sulfurat.
Geschwindmachfixundfertig:
    Tinct. Arnicae. — Liquor.
    Ammon. caust.
Geschwulstglöckel: Hrb. Ononid.
Geschwulstkraut: Stip. Dulcam.
Geschwulstsalbe: Ungt. Juniperi.
Geschwulsttee zum Einnehmen:
    Stipites Dulcam.
— zum Räuchern: Species ad
                    suffiendum.
Gesegnete Distel: Herb. Cardui
                        bened.
Gesichtssalbe: Ungt. leniens.
Gesselblätter: Herb. Ficariae.
Gest: Flor. Spartii.
Gestoßener Kukuck: Pulv. con-
                    tra pediculos.
Gestütspulver: Pulv. pro equis.
Gesundheitsbalsam: Mixtura ole-
    os. bals. — Tct. Benzoës cps.
Gesundheitselixier: Tct. Aloes cps.
Gesundheitsessenz: Tinct. Aloës
                        comp.
Gesundheitskaffee: Glandes
                    Querc. tostae.

Gesundheitskräuter: Herb. Galeopsidis.
Gesundheitsmehl: Magnes. carb.
Gesundheitspillen: Pil. laxantes.
Gesundheitspulver: Plv. Liquir. cps. Natr. bicarb.
Gesundheitstee: Spec. laxant.
Gesundheitstropfen: Mixt. oleos. bals. Tct. Benzoës cps.
Getah pertja: Guttapercha.
Getötet Quecksilber: Ungt. Hydrarg. cin.
Gewächsalkali: Kal. carbonic.
Gewandlausschmiere: Unguent. Hydrarg. pedic.
Gewehröl: Paraffin. liquid.
Geweihtkraut: Herb. Verbenae.
Gewitterkörner: Sem. Cydoniae.
Gewürz, engl.: Fructus Amomi.
—, allerlei: Fruct. Amomi.
—, neunerlei: Pulv. aromatic.
Gewürzbalsam: Mixt. oleos. bals.
Gewürzessig: Acet. aromaticum.
Gewürzgeist: Spir. Meliss. cps.
Gewürzkörner: Fruct. Amomi.
Gewürzkräuter: Spec. aromat.
Gewürzlatwerge: Elect. aromat.
Gewürznäglein: Caryophylli.
Gewürzöl, englisch.: Ol. Piment.
Gewürzpfeffer: Fruct. Amomi.
Gewürzpulver: Pulv. aromatic.
Gewürzsafran: Crocus.
Gewürzsamen: Fruct. Amomi.
Gewürztinktur: Tinct. aromat.
Gewürztropfen: Tinct. aromat.
Geyerssalbe: Ungt. Zinci et Ungt. Terebinthinae āā. p. aequ.
Gfraispulver: Pulv. epilepticus.
Giblnir: Herb. Euphras.
Gibsgabs, Gibsjakob, Gibziak: Ungt. Aerugin. — Mel rosat. c. Borace. — Oxymel simplex.

Gichtbalsam: Linim. sap. camph.
Gichtbeeren: Fruct. Ribis nigr.
Gichtblätter: Herb. Ranunculi.
Gichtblumen: Flor. Primulae.
Gichternpulver: Elaeosacch. Anisi c. Magn. carbon. āā. p. aequ. — Plv. antacidus. — Plv. Magn. c. Rheo. — Pulv. pro infant.
Gichtfluid: Spir. russicus.
Gichtflußtropfen: Tinct. Pini cps. — Tct. resin. Guajaci.
Gichtgammander: Herb. Chamaepityos.
Gichtholz: Lignum Guajaci.
Gichtichrölli: Sem. Paeoniae.
Gichtkörner: Sem. Cardui Mariae. — Sem. Paeoniae.
Gichtkrallen: Sem. Paeoniae.
Gichtkraut: Herb. Chenopodii. — Herb. Geranii.
Gichtöl: Ol. chloroformii. — Ol Philosophor.
Gichtpapier: Chart. antirheum.
Gichtpaterlein: Sem. Paeoniae.
Gichtperlen: Sem. Paeoniae.
Gichtpflaster: Empl. fuscum. — Empl. oxycroceum.
—, Helgoländer: Empl. antarthritic. Helgoland.
Gichtpillen: Pilulae laxantes.
Gichtpilz: Fung. Sambuci.
Gichträucherpulver: Plv. fumal.
Gichtrosen: Flor. Paeoniae.
Gichtrosenkörner: Sem. Paeon.
Gichtrosensaft: Sir. Rhoeados.
Gichtrübe: Rad. Bryoniae.
Gichtsaft: Sir. Rhoeados. Sir. Rhamni cath.
Gichtsalbe: Cerat. fusc. Ol. Lauri. Ungt. Rosmar. cps. Ungt. nervin.
Gichtsamen: Sem. Paeoniae.

Gichtsamenkraut: Herb. Ledi.

Gichtspäne: Lign. Guaj. rasp.

Gichtspiritus: Spirit. sapon. camph. — Spir. Angel. comp. — Spirit. russicus.

Gicht-Sticht- und Fahnenöl: Ol. Tereb, Ol. Spic., Ol. Oliv. $\overline{aa}$. p. aequ.

Gichttannenkraut: Herb. Ledi.

Gichttee: Herb. Chenopodii.

Gichttropfen: Mixt. oleos. bals. — Tinct. Guajaci ammon.

—, Hoffmanns: Elix. Aurant. cps.

Gichtundgrimmsaft: Sir. Papaveris.

Gichtundmagentropfen: Elix. Aurant. cps.

Gichtwasser: Aqu. aromatic. spirit. — Spir. sapon. camph.

Gichtwidriges Räucherpulver: Species ad suffiendum.

Gichtwurzel: Rad. Bryoniae.

Gichtwurzzaunrübe: Rad. Bryoniae.

Gickelundgockel: Ungt. flavum.

Gideonkraut: Herb. Rorellae.

Gienst: Flor. Spartii.

Gieschklee: Herb. Eupatorii.

Giftbaumblätter: Fol. Rhois. toxicodendri.

Giftblumensamen: Sem. Colchici.

Giftbohnen: Sem. Jequirity.

Giftchriesi: Fol. Belladonnae.

Gifteichenblätter: Fol. Rhois toxicodendri.

Giftheil: Rhiz. Zedoariae.

Giftkorn: Secale cornutum.

Giftkraut: Herb. Gratiolae.

Giftlattich: Herb. Lactucae vir.

Giftmehl: Acid. arsenicosum.

Giftmetall: Arsenium.

Giftpetersilienkraut: Herb. Conii.

Giftpulver: Acid. arsenicosum.

Giftrebenblätter: Fol. Rhois toxicodendri.

Giftrosen: Flor. Paeoniae.

Giftsalat: Herb. Lactucae virosae.

Giftsumachblätter: Fol. Rhois toxicodendri.

Giftwasser: Acid. sulfuric. dil.

Giftwendel: Rad. Vincetoxici.

Giftwürze: Rad. Angelicae.

Giftwurzel: Rad. Contrajervae. — Rad. Vincetoxici. — Rhiz. Bistortae.

Gilbe: Herb. Genist. tinct.

Gilbholzrinde: Cort. Frangulae.

Gilbkraut: Herb. Chelidonii.

Gilbwurzel: Rhiz. Curcumae.

Gildenroman: Elect. theriacale.

Gilfwurz: Rad. Althaeae.

Gilgen: Flor. Lilii alb. Flor. Calendulae.

Gilgenbutterblumen: Flor. Calendulae.

Gilgenöl: Ol. Olivarum album.

Gilgenwurzel: Rhiz. Curcumae.

Gilkenblumen: Flor. Calendul.

Gillblumen: Flor. Anthemidis tinctoriae.

Gillwurzel: Rad. Hellebori.

Gillwurzimber: Rhiz. Curcum.

Gilsepeper: Fruct. Capsici annui.

Gimorwurzel: Rad. Althaeae.

Gimpelbeerblätter: Herb. Ligustri.

Gimschklee: Herb. Eupatorii.

Gin: Spir. Vini Gallici.

Ginfer: Rhiz. Zingiberis.

Ginferwurzel: Rhiz. Zingiberis.

Ginster: Herb. Genistae.

Ginsterextrakt (Kneipp): Extr. Spartii scopar. spirit.

Ginsterholz: Viscum album.

Ginsterwasser: Aq. strumalis.

Ginstkraut: Herb. Meliloti. Herb. Genistae.

Gipsjakob: Aqu. vulner. spirit.
Ungt. Aeruginis.
Gipskrautwurzel: Rad. Saponariae alba.
Gipswurzel: Rad. Saponar. alb.
Giraffelwurz: Rhiz. Caryophyll.
Giraumontsamen: Sem. Cucurb.
Giroffeln: Flor. Caryophyll.
Gispel: Herb. Hyssopi.
Glaaröl: Benzin.
Glander: Fruct. Coriandri.
Glanse: Herb. Genistae.
Glanz oder Glanzkorn: Sem. Canariense.
Glanzgrassamen: Sem. Canariense.
Glanzöl zum Plätten: Gemisch aus: Tragacanth. plv. 5,0 Talc. plv. 50,0, Borax plv. 100,0, Spiritus 200,0, Aq. dest. ferv. at 1000,0.
Glanzpulver: Gummi arabic. — Tragac. plv. — Borax. plv.
Glanzruß: Fuligo splendens.
Glanzseife: Paraffinum solidum.
Glanzwurzel: Rhiz. Galangae.
Glapp: Tub. Jalapae.
Glappwurzel: Tubera Jalapae.
Glarböckleinkraut: Herb. Viol. tricol.
Glasaschenwurzel: Rhiz. Filicis.
Glasermagnesia: Manganum peroxydat.
Glasertropfen: Tinct. Chinoidin.
Glasgalle: Fel Vitri.
Glashenne: Fel Vitri.
Glasierpulver: Talcum pulv.
Glaskalk: Fel Vitri.
Glaskitt: Liquor. Natrii silicici.
Glaskopf, roter: Lap. Haemat.
Glaskraut: Herb. Parietariae. — Herb. Equiseti.
Gläsli: Bulb. Scillae.

Glasmacherseife: Mangan. peroxydatum.
Glasöl: Acid. sulfuric. crud.
Glaspech: Res. Pini. — Colophonium.
Glaspulver: Stib. sulfurat. nigr.
Glassalbe: Ungt. cereum.
Glassalz, -schaum, -schlacke: Fel Vitri.
Glasseife: Mangan. peroxydat.
Glasspath: Calcium fluoratum (Flußspath).
Glaswasser: Liq. Natr. silicic.
Glasweide: Fol. Ligustri.
Glatichen: Flor. Rhoeados.
Glatschen: Flor. Rhoeados.
Glattbruch: Herb. Herniariae.
Glattbruchkraut: Herb. Herniar.
Glätte: Lithargyrum.
Glättepflaster: Empl. Litharg. spl.
Glättsalbe: Ungt. Glycerini.
Glattwerk: Elect. e Senna.
Glattwürger: Elect. e Senna.
Glatzenblumen: Flor. Rhoeados.
Glaubersalz: Natr. sulfuricum.
Glawittenstein: Zinc. sulfuric.
—, blauer: Cupr. sulfur.
Gleißwurz: Rad. Mëu.
Glenderpflaster: Empl. fusc.
Gletschergebüse: Herb. Artemis.
Gliedegenge: Herb. Asperulae.
Gliederbalsam: Spirit. sapon. camph. — Mixt. oleos. balsam.
Gliederbalsamtropfen: Spirit. Angelicae comp.
Gliederessenz: 1. Liq. Ammon. acet. 2. Tinct. antipastic.
Gliederfett: Ol. camphoratum. — Ol. Olivarum. — Ungt. nervinum.
Gliedergeist: Spir. Angelic. comp. — Spir. Melissae comp. Spirit. russicus.

Gliedergrindsalbe, weiße: Ungt. Hydrarg. alb.

Gliederkräuter: Spec. aromatic.

Gliederkraut: Herb. Asperulae.

Gliederlenge: Herb. Scabiosae.

Gliederöl: Liniment. ammon. — Ol. Chamom. infus. — Ol. Terebinth. — Ol. Hyoscyami. — Ol. viride.

Gliederpulver: Tub. Jalap. pulv.

Gliederrecköl: Ol. Hyoscyami.

Gliederreißendes Pulver: Pulv. Liquirit. comp.

Gliedersalbe: Ungt. nervin. — Ungt. Populi. — Ungt. Rosmarin. comp.

Gliederspiritus: Spirit. sapon. camph. — Liq. Ammon. caust. — Spir. Angel. comp. — Spir. russicus. — Spir. caeruleus.

Gliedersplitteröl: Ol. mixtum. — Ol. Hyoscyami.

Gliederstenglich: Hrb. Asperul.

Gliedertropfen: Liq. Amm. acet. — Tinct. antispastic.

Gliedewel: Liniment. ammoniat.

Gliedkraut: Herb. Sideritidis.

Gliedöl: Linim. ammon. — Ol. Chamom. infus. — Ol. Terebinth. — Ol. Hyoscyam. — Ol. viride.

Gliedschwammpflaster: Cerat. Aerug. — Chart. antirheum.

Gliedwundkraut: Hrb. Siderit.

Gliedwurzel: Rhiz. Polygonat.

Gliedzunge: Herb. Asperulae.

Glijpoeder: Talcum plv.

Glimmergeist: Spir. Formicar.

Glimmerspäne: Glacies Mariae.

Glimmerspiritus: Spir. formicar.

Glitschen: Flor. Rhoeados.

Glitscheröl: Glycerin.

Glitschpulver: Talcum pulv.

Glitzenstein: Zinc. sulfuricum.

—, blauer: Cupr. sulfur.

Glöckelstropfen: Tct. Chinoidin.

Glockenblumen: Flor. Cyani.

Glockenkling: Ungt. ctr. pedic.

Glockenöl: Ol. Hyperici.

Glockenpappeln: Flor. Malvae arboreae.

Glockenpfeffer: Fruct. Capsici.

Glockenrosen: Flor. Malv. arbor.

Glockenrosenkraut: Herba Pulsatillae.

Glockenschmalz: Ceratum Cetacei rubr. — Ol. Amygdal. — Ungt. flavum.

Glockenschmiere: Ol. Sesami.

Glockentee: Flor. Malvae vulg.

Glockentropfen: Tct. Chinoidin.

Glockenwasser: Aq. Plumbi.

Glockenwurzel: Rad. Helenii.

Glöckelstropfen: Tinct. Chinoïdini.

Glöckleinblüten: Flor. Campanul.

Glöckleöl: Ol. Hyperici.

Glockrosen: Flor. Malv. arbor.

Glogauer, französischer: Ungt. Hydrargyri citrin.

Glogauer Salbe: Ugt. Hydr. citr.

Glore: Terebinthina. Ungt. flav. c. Ol. Lauri.

Gloriawasser: Aqua Plumbi Goulardi.

Glösen: Herb. Genist. tinct.

Glückenwurzel: Rad. Angelic.

Glücksensamen: Sem. Cucurbit.

Glückshand: Rhiz. Filicis.

Glücksmännchen: Rad. Mandragorae.

Glückswurzel: Blb. Victor. long.

Glühwachs: Cera nigra.

Glümeke: Herb. Beccabungae.

Glunecke: Herb. Beccabungae.

Glunscher: Saccharum Malti.

Glure: Herb. Galeopsidis.
Glütenwurzel: Rad. Angelicae.
Glyzerinwaschwasser: Glycer. c
Aq. Rosea āā. pts. aequ.
Gnadenkraut: Herb. Gratiolae.
Gnatzsalbe: Ungt. contra scab.
Gnitzschenstein: Zinc. sulfuric.
Gnurröl: Ol. Hyoscyam. part. I
Ol. Pini part. II.
Goapulver: Chrysarobin.
Gochhell: Herb. Anagallidis. —
Herb. Prunellae.
Gockelerstee: Flor. Rhoead.
Gockelfang, -kerne, -mehl, -pul-
ver: Pulv. contra pedic
Sem. Cocculi.
Gode: Herb. Luteolae.
Godensteen: Cupr. aluminatum.
Gogenum: Pulv. contra pedicul.
Göhl-Wundsalbe: Ugt. cereum.
Goijaun: Alumen.
Gold, arabisches: Aurum foliat.
— blausaures: Aurum cyanat.
Goldadersalbe: Ungt. flavum —
Ungt. Linariae. — Ungt.
Hamamelidis.
Goldadertee: Species laxantes.
Goldadertinktur: Tct. Aloës cps.
Goldaderwurzel: Rhiz. Zedoar.
Goldäpfel: Fruct. Lycopersici.
Goldaurum: Herb. Adiant. aur.
Goldbalsam: Spir. Lavandul. cps.
Goldblumen: Flor. Calendul. —
Flor. Stoechados.
Goldblumenessig: Acet. aromat.
Goldcreme: Ungt. leniens.
Golden. Adersalbe: Ugt. flavum.
Ungt. Hamamelidis.
— Widerton: Herb. Adianti.
— Wildniskraut: Herb. Ivae mo-
schatae.
Göldeke: Flor. Calendulae.
Goldengänserich: Herb. Alchemill.

Goldengünsel: Herb. Ajugae.
Goldenmundkraut: Hrb. Virgaur.
Goldenrautenkraut: Hrb. Virgaur.
Goldereblüten: Flor. Lilii.
Golderlingsschaalen: Cortex Au-
rant fruct.
Goldessig: Acet. aromatic.
Goldfußwasser: Tinct. antihyst.
aur.
Goldgelb: Arsenium citrinum na-
tivum.
Goldgilgen: Bulb. Asphodeli.
Goldglätte: Lithargyrum.
Goldglätteessig: Liquor Plumbi
subacet.
Goldglätteöl: Liq. Plumb. subac.
Goldglättepflaster: Empl. Lithar-
gyri spl.
Goldglättesalbe: Ungt. diachylon
Goldgummibandpflaster: Empl.
Litharg. comp.
Goldhaar: Herb. Adianti aurei.
Goldhonig: Mel. depuratum.
Goldhühnerdarmkraut: Herba
Anagallidis.
Goldikraut: Herb. Matricariae.
Goldklee: Herb. Hepaticae.
Goldknöpflein: Flor. Verbasci.
Goldkraut: Herb. Calendulae.
—, kleines: Herb. Nummulariae.
Goldkrautsaft: Sir. Chamomill.
Goldkrautsalbe: Ungt. Linariae.
Goldkristalle: Aurum chloratum.
Goldlack: Herb. Cheiri.
Goldleberkraut: Herb. Hepaticae.
Goldleim: Borax.
Goldlevkojen: Flor. Cheiri.
Goldmelisse: Herb. Monardae. —
Herb. Melissae.
Goldmilz: Herb. Chrysosplenii.
Goldmyrrhe: Myrrha.
Goldmyrrhentropfen: Tinctura
Myrrhae.

Goldnesselblüten: Flor. Lamii flav.

Goldpflaster: Empl. fuscum.

Goldpulver: Pulv. epileptic. c. Aur. fol. — Pulv. Magnes. c. Rheo. — Rad. Rhei pulv.

Goldpurpur, Cassiusscher: Auro- stanum praecipitatum.

Goldraute: Herb. Virgaureae.

Goldrinde: Cort. Frangulae.

Goldrosen: Flor. Calendulae.

Goldrosensalbe: Ungt. flavum.

Goldrute: Herb. Virgaureae.

Goldsaftkraut: Herb. Chelidonii.

Goldsalz: Auro-Natr. chlorat. — Aurum chlorat. — Ammon. chlorat. ferrat.

—, **Figuier's:** Auro-natr. chlorat.

—, **Fordos:** Auro-natrium thio- sulfuric.

—, **Gélés:** Auro-natrium thio- sulfuric.

—, **Gozzis:** Auro-natr. chlorat.

Goldschaum: Aurum foliatum.

Goldscheidewasser: Acidum chlo- ronitricum (Acid. nitric. 1 + Acid. hydrochl. 3).

Goldschlägerhäutchen: Empl. animale.

Goldschmilhagel: Flor. Calthae.

Goldschwefel: Stib. sulf. aurant.

Goldspießglanzschwefel: Stibium sulfurat. aurant.

Goldstengeltee: Herb. Virgaur.

Goldsternblumenkraut: Herb. Fi- cariae. Herb. Chelidonii.

Goldstockblüten: Flor. Cheiri.

Goldtinktur- oder -tropfen: Essent. dulcis. — Tinct. amar. — Tinct. aromat. — Tinct. Corallor. — Tinct. Ferr. chlor. aetherae.

— **Lamottes:** Tinct. Ferri chlor. aeth.

Goldweidenrinde: Cort. Salicis.

Goldwiderton: Herb. Adiant.

Goldwurzkraut: Herb. Chelidon.

Goldwurzel: Bulb. Asphodeli. — Bulb. Victorial. rot. — Rhiz. Curcumae. — Rhiz. Tormentill.

—, **kanadische:** Rhiz. Hydrastis.

Goldwurzelpflaster: Empl. oxy- croceum.

Goldwurzelsalbe: Ungt. flavum.

— **in Stangen:** Empl. oxycroc.

Goldzwiebel: Bulb. Asphodeli.

Gollaun: Alumen pulveratum.

Gollenkraut: Herb. Millefolii.

Gölliken: Flor. Verbasci.

Göllingtee: Flor. Calendulae.

Gom = Gummi.

Gommartharz: Gummi kikeku- nemalo.

Gomme d'alsace: Dextrinum.

Gommeline: Dextrin.

Gor: Herb. Millefolii.

Gordhahn: Herb. Abrotani.

Gorgenwurz: Rhiz. Curcum. tot.

Gorgone: Rhiz. Curcumae pulv.

Gorgonenwurzel: Rhiz. Galang.

Gorkraut: Herb. Millefolii.

Görlitzer Galoppheilpflaster: Empl. Litharg. comp.

Goronitzel: Zincum sulfuricum.

Görspflaster: Empl. defensiv. rubr.

Gosfett: Adeps.

Gospflaster: Empl. saponatum.

Götterstein: Cupr. aluminatum.

Gottesandachtspulver: Pulv. pro equis virid.

Gottesgabe: Herb. Chelidonii.

Gottesgerichtsbohnen: Fabae Calabaricae.

Gottesgnadenkraut: Herb. Gale- opsid. — Herb. Gratiolae.

Gottesgnadenpflaster: Empl. Me- liloti.

Gotteshand: Herb. Millefolii.
Gotteshandpflaster: Empl. fusc.
Gottesheil: Herb. Prunellae.
Gotteshilfe: Herb. Gratiolae. — Herb. Marrubii.
Gotteskundenpflaster: Empl. Melilot.
Gottesmuttertee: Herb. Marrubii.
Göttlich. Balsam: Mixt. oleos. bals. — Tinct. Benzoës comp.
— **Pflaster:** Empl. fusc. camph.
— **Stein:** Cuprum aluminatum.
Gottvergeß, schwarzer: Herb. Ballotae.
—, **weißer:** Herb. Marrubii.
Gottvergessentee: FoliaTrifol. fibr. — Herb. Veronicae. — Rad. Succisae.
Gottvergeßwurzel: Rad. Morsus diaboli.
Gottvergißmeinnichtöl: Ol. Hyoscyami.
Goud = Gold.
Goulards Salbe: Ungt. Plumbi.
— **Wasser:** Aq. Plumbi Goulardi.
Grabekraut: Herb. Absinthii.
Grabkraut: Herb. Absinth. pont.
Grafenpulver: Plv. Magnes. c. Rh.
Gräfingsfett: Adeps.
Gräkumsamen: Sem. Faenugraeci.
Gramen: Rhiz. Graminis.
Gramille: Flor. Chamomill.
Grammü: Rhiz. Graminis.
Gramwurz: Rhiz. Graminis.
Grän: Rad. Armoraciae.
Granadill: Sem. Tiglii.
Granatäpfelleder: Cortex Granat. fruct.
Granatäpfelschalen: Cort. Granati fruct.
Granatblumen: Flores Granati.
Granaten: Fruct. Granati.
Granatensaft: Sir. Rhoeados.

Granatenzucker: Sacchar. alb.
Granatillkörner: Grana Tiglii.
Granatin: Mannitum.
Granatrinde: Cortex Granati.
Granatstein: Fel. Vitri.
Granawettholz: Lign. Juniperi.
Grandelbeerblätter: Folia Vaccin. Vidis Id.
Gränesalbe: Ungt. ctr. pedicul.
Granetbaumrinde: Cort. Granati.
Granium: Herb. Geranii.
Grankenblätter: Herb. Vitis idaei.
Grantenblätter: Herb. Vitis idaei.
Gräntze: Herb. Ledi.
Granzenblätter: Herb. Ledi.
Graphit: Plumbago.
Grapp: Rad. Rubiae tinct.
Grasbielkraut: Fol. Fragariae.
Grasblumen: Flor. Tunicae.
Graschelkraut: Herb. Chelidon.
Grasfresser: Herb. Pedicularis.
Grasgilgen: Herb. Nummulariae.
Grasnägelein: Flor. Tunicae.
Grasnelken: Herb. Oreoselini.
Grasöl: Ol. viride. — Ol. Hyoscyami.
Grasspiritus: Spir. Angelicae comp. — Spir. Melissae comp.
Grasstaub: Lycopodium.
Grastrauben: Lichen islandicus.
Graswasser: Aq. destillata.
— **für Hunde:** Aq. Sambuci c. Tartar. stibiat.
Graswurzel: Rhiz. Graminis.
—, **rote:** Rhiz. Caricis.
Graswürze: Rhiz. Graminis.
Grätenstein: Cetaceum.
Gratzbeerwurzel: Rad. Ononid.
Grau Aschmannssalbe: Ungt. Zinci c. Bals. peruv. 10 : 1.
— **Bollmannspulver:** Pulv. antiepilept. niger.
— **Butter:** Ungt. pediculor.

Grau Driakel: Elect. theriacale.
— **Dunst:** Tutia praeparata.
— **Eber:** Ungt. sulfurat. cps.
— **Kapuzinersalbe:** Ungt. Hydrarg. pedic.
— **Kondukteurpulver:** Pulvis pro equis.
— **Krätzsalbe:** Ugt. sulfur. comp.
— **Magnet:** Ferrum pulveratum.
— **Nervensalbe:** Ungt. Rosmar. comp.
— **Ohrensalbe:** Empl. Litharg. comp.
— **Pflaster:** Empl. Hydrargyri.
— **Pomade:** Ungt. Hydr. pedic.
— **Puder:** Pulv. contra pedicul.
— **Pulver:** Pulv. Jalap. lax. — Pulv. strumalis.
— **Roßsalbe** Ungt. sulf. comp.
— **Salbe:** Ungt. Hydrarg. pedic.
— **Sand:** Pulv. contra pediculos.
— **Schwefel:** Sulfur griseum.
— **Sudensalbe:** Ugt. sulfur. comp.
— **Timotheus:** Stib. sulf. nigr.
— **Titius:** Tutia praeparata.
— **Vivat:** Ungt. Hydrarg. pedic.
Graubeerblätter: Herb. Vitis idaei.
Graubraunsteinerz: Mangan. peroxydat.
Graubolsmannspulver: Pulv. epilept. niger.
Graugalmei: Lapis calaminar.
Grausenblumen: Flor. Spartii.
Grauspießglanz: Stib. sulf. nigr.
Grauwasserpulver: Plv. laxans.
Grauweide: Herb. Spartii.
Gravenhorstsalz: Natr. sulfuric.
Greanderkraut: Herb. Ballotae.
Greisbart: Muscus arboreus.
Greiserbeeren: Fruct. Myrtilli.
Gren: Rad. Armoraciae.
Grenader: Herb. Ballotae.

Grenadiertropfen: TincturaChinae comp. — Tct. Chinoïdin.
Grenetillsamen: Sem. Tiglii.
Grenetine: Gelatina alba.
Grenetten: Fruct. Rhamni cath.
Grenselkraut: Herb. Potentill.
Grensing: Herb.Clematidis.Herb. Millefolii. Herb. Potentillae.
Gretchen im Busch: Herb. Nigellac.
Grete, feine: Sem. Faenugraeci.
Greundreusensalv: Ungt. laurin.
Greunkinderpulver: Pulvis Liquiritiae comp.
Grey-powder: Hydrarg. cum Cret.
Griakelbeere: Fruct. Juniperi.
Gricium: Sem. Faenugraeci.
Grickensamen: Sem. Fagopyri.
Griech. Heusamen: Sem. Faenugraeci.
Griech. Leberkraut: Herb. Agrimoniae. — Herb. Hepaticae.
— **Nüsse:** Amygdalae.
— **Pech:** Asphalt. — Colophonium.
— **Tee:** Fol. Salviae.
Griekensame: Sem. Faenugr.
Griemer, gelber: Rhiz. Curcum.
Grienöl: Ol. viride. Ol. Hyoscyami.
Grienspiritus: Spir. viridis.
Griesasche: Kali carbonicum.
Griesatenpulver: Plv. pro equis.
Griesbart: Lichen Pulmonariae.
Griesche: Herb. Spartii.
Griesgrau: Ungt. Tutiae.
Griesholz: Lign. nephriticum.
Grieskraut: Herb. Potentillae.
Griespulver: Pulv. carminativ.
Griesraute: Herb. Galegae.
Griesstein: Lapis ischiaticus.
Grieswurzel: Rad. Pareirae.
Griffelbeeren: Fruct. Myrtilli.

Grillenkraut: Herb. Millefolii.

Grimmagblumen: Flor. Rhoead.

Grimmelpulver: Pulv. Magnes. c. Rheo.

Grimmertsches Pflaster: Empl. fuscum in scatulis.

Grimmgritt: Sem. Faenugr. plv.

Grimmöl: Ol. carminativ. — Ol. Chamom. infus. — Ol. Olivar.

Grimmpulver: Plv. carminat. — Pulv. Magnes. c. Rheo.

Grimmschenblumen: Flor. Sparti scoparii.

Grimmwasser: Aq. carminativa.

Grimsche: Herb. Spartii.

Grindbaumrinde: Cort. Frangulae.

Grindelwaldpflaster: Empl. Matris.

Grindelwaldsalbe: Ungt. resinos.

Grindheil: Herb. Veronicae.

Grindholz: Cort. Frangulae.

Grindkraut: Herb. Fumariae. — Herb. Scabiosae.

Grindmagenblumen: Flores Rhoeados.

Grindpulver: Rhiz. Veratri pulv.

Grindrinde: Cort. Frangulae.

Grindsalbe: Ungt. ctr. pedic. — Ungt. ctr. scab. — Ungt. Hydrarg. alb. — Ungt. Zinci.

Grindwurzel: Rad. Bardanae. — Rad. Helen. — Rad. Lapathi — Rad. Pyrethri. — Rhizoma Chinae. — Rhiz. Imperatoriae.

Grinitschblumen: Flor. Spartii.

Grinschenblumen: Flor. Spartii.

Grinsing: Herb. Millefolii.

Grippli: Fol. Vitis Ideae.

Grischelblumen: Flor. Spartii.

Grischeltee: Herb. Burs. Past.

Griseum: Herb. Fumariae.

Groburach: Rad. Gentianae.

Grogruersalbe: Ungt. Hydrarg. oxyd. rubr.

Gröllöl: Ol. Chamomillae.

Gromenkriet: Ungt. sulfuratum.

Gronawett: Fruct. od. lign. Junip.

Gronawettlatwerge: Succ. Junip.

Grönflanellenpflaster: Cerat. Aeruginis.

Grönflötverdentpflaster: Ceratum Aeruginis.

Grönfontanellenpflaster: Cerat. Aeruginis.

Grönsalv: Ungt. Populi. Ungt. nervinum.

Gröscheltee: Herb. Burs. Past.

Großbathengel: Herb. Primulae. — Herb. Veronicae.

Groß. Andorn: Herb. Stachydis.

— **Dorant:** Herb. Antirrhini.

Großes gelbes Münzkraut: Herb. Nummulariae.

— **Heinrich:** Rad. Helenii.

— **Kaulpappelblüten:** Flor. Malv.

Großluzian: Herb. Arnicae.

Großnelken: Antophylli.

Großneßle: Herb. Urticae.

Grottenpulver: Rad. Helen. plv.

Gruattum: Avena excorticata.

Grülingskraut: Herb. Spartii.

Grün. Abzug: Ungt. Populi.

—, **amerikanisches:** Cinnabaris viridis.

— **Apostelöl:** Oxym. aeruginis.

— **Balsamtee:** Fol. Menth. crisp.

— **Butter:** Ungt. Majoranae. — Ugt. nervinum. — Ugt. Populi.

— **casseler:** Viride Schweinfurtense.

—, **dreimal:** Ungt. Populi. — Ungt. nervin.

— **englisches:** Viride Schweinfurtense.

— **Flanellpflaster:** Cerat. Aerug.

— **Flöthverdentpflaster:** Ceratum Aeruginis.

Grün. Flußverbandpflaster: Ceratum Aeruginis.

— **Grenadiertropfen:** Tinct. Chinoïdin.

— **Guignets:** Chromium hydroxydatum.

— **Hegewald:** Pulv. sternut. vir.

— **kirchberger:** Viride Schweinfurtense.

— **Krauseminzenöl:** Ol. viride.

— **leipziger:** Viride Schweinfurtense.

— **Mulljenpflaster:** Cerat. viride.

— **Muttersalbe:** Ungt. nervin. — Ungt. Populi.

— **Nervensalbe:** Ungt. nervin.

— **neuwieder:** Viride Schweinfurtense.

— **Öl:** Ol. Aeruginis. — Ol. Chamomill. — Ol. Hyoscyami. — Ol. viride coct.

— **Pappelsalbe:** Ungt. Populi.

— **pariser:** Viride Schweinfurtense.

— **Pflaster:** Empl. Meliloti.

— **Rinmanns:** Cinnabaris virid.

— **Salbe:** Ungt. Populi.

— **Scheelsches:** Cuprum arsenicosum.

— **Schutzpflaster:** Empl. Melil.

— **schwedisches:** Cuprum arsenicosum.

— **schweinfurter:** Cuprum acetic. arsenicos. — Viride Schweinfurtense.

— — **destilliertes:** Viride Schweinfurtense.

— — **gereinigtes:** Viride Schweinfurtense.

— **schweizer:** Viride Schweinfurtense.

— **Sehnenöl:** Ol. Hyoscyami.

— **Seife:** Sapo kalinus.

Grün. Senf: Sem. Sinapis.

— **Siegelwachs:** Cerat. Aerugin.

— **Umschlagkräuter:** Species emollient.

— **Unterhaltungssalbe:** Ungt. Cantharid.

— **Verteilungssalbe:** Ungt. flavum c. Ol. Lauri.

— **Vitriol:** Ferrum sulfuricum.

— **Wachs:** Ceratum Aeruginis.

— **Wallnußschalen:** Cortex Jugland. fruct.

— **Weide:** Pulv. pro vaccis.

— **wiener:** Viride Schweinfurtense.

— **würzburger:** Viride Schweinfurtense.

Grünbeeren: Fruct. Rhamn. cath.

Gründelwaldsalbe: Ungt. resinos.

Grundheil: Herb. Hederae. — Herb. Millefolii. — Herb. Oreoselini.

Grundiersalz: Natrium stannic.

Grundpflaster: Empl. fuscum.

Grundrabkraut: Herb. Hederae.

Grundrebe: Herb. Hederae.

Grundrebli: Herb. Hederae.

Grundsalbe, gelbe: Ungt. sulfur.

Grundtee: Herb. Veronicae. Herb. Hederae.

Grundwurzel: Rad. Lapathi.

Grüneisen: Ferrum citric. ammoniat. viride.

Grünerde, böhmische: Terra viridis Germanica.

— **deutsche:** Terra viridis Germ.

—, **veroneser:** Terra viridis Veronensis.

Grüngeist: Spir. viridis.

Grünholz: Rad. Bardanae.

Grünholzkraut: Herb. Genistae.

Grünkörner: Fuchsin.

Grünkraut: Herb. Basilici.

Grünkrautwurzel: Rhiz. Bistortae.

Grünlinblumen: Flor. Spartii.
Grünlingkraut: Herb. Genistae.
Grünnelpulver: Pulv. Magnes. c. Rheo.
Grünöl: Ol. Chamomill. — Ol. Hyoscyami. — Ol. viride.
Grünpulver: Pulv. Liquir. comp.
Grünsaatspiritus: Spiritus vini.
Grünschausamen: Sem. Faenugraec.
Grünsiegelpflaster Ceratum Aeruginis.
Grünsingkraut: Herb. Millefol.
Grünspan: Aerugo.
Grünspanblumen: Cuprum acetic., auch Flor. Spartii.
Grünspanessig: Acid. acet. dilut.
Grünspankristall: Cupr. acetic.
Grünspanliniment: Ungt. Aerug.
Grünspanpflaster: Cerat. Aeruginis.
Grünspansalbe: Cerat. Aerugin.
Grünspanwasser: Liq. Aerugin.
Grünspiritus: Spir. coeruleus c. Tinct. Croci gtts. nonnull.
Grünwollöl: Ol. Hyoscyami.
Grünwurzkraut: Herb. Fumariae.
Grüsamenttropfen: Ol. Menth. crisp.
Gruserich: Bulbus Allii.
Grut: Herb. Ledi.
Grüttblomen: Flor. Millefolii.
Grütz: Sem. Fagopyri.
Grützenkraut: Herb. Millefolii.
Gruwaterpulver: Pulv. laxans. cp.
Guajakholz: Lign. Guajaci.
Guaza: Herb. Cannabis indic.
Gübellmehl: Lycopodium.
Guchhell: Herb. Anagallidis.
Guck dörch den Tun: Herb. Hederae terr.
Guckelmehl: Pulv. contra insect.
Guckeslauch: Herb. Acetosell.

Guckguckskraut: Herba Acetosellae.
Guckgucksklee: Herba Acetosellae.
Guckgucksbrod: Herba Acetosellae.
Gufenöndll: Herb. Viol. odor.
Gugelkopf: Flor. Calendulae.
Gugerutz: Semen Maidis.
Guggelblumenkraut: Herb. Pulsatillae.
Gugger: Herb. Acetosellae.
Guggersauer: Herb. Acetosellae. Herb. Rumicis.
Gugguche: Herb. Pulsatillae.
Gugguros: Herb. Pulsatill.
Gugumerpomade: Ungt. flavum.
Guhr: Lac Lunae (Kieselguhr).
Guimauvewurzel: Rad. Althaeae.
Guineakörner: Piper african (Grana Paradisi).
Guineapfeffer: Grana Paradisi.
Gukdurchdentun: Herb. Heder.
Gukulifon: Fruct. Cocculi.
Gulaschwasser: Aqua Plumb. Goulardi.
Güldenbalsam: Ol. Terebinth. sulfurat. — Tinct. lignorum.
Güldengänserich: Hrb. Alchem.
Guldengünsel: Herb. Hederae. Herb. Ajugae.
Güldengünsel: Herb. Hederae. — Herb. Ajugae.
Güldenhaarblumen: Flor. Stoechados.
Güldenhaarmoos: Hrb. Adianti.
Güldenherzpulver: Plv. epilept.
Guldenklee: Herb. Meliloti.
Güldenklee: Herb. Meliloti.
Guldenleberkraut: Herb. Hepat.
Güldenpfennigkraut: Herb. Nummulariae.
Güldenroman: Elect. Theriac.

Guldenwederton: Herb. Adianti.
Güldenwiderton: Herb. Adiant.
Güldenwunderkraut: Herba Virgaureae.
Guldikraut: Herb. Matricariae.
Guldiwasser: Tinct. antihyst. aur.
Gülle Vitriol: Ferr. sulfur erd.
Gullerwurzel: Rad. Aristol. cav.
Gum Benjamin: Benzoë.
Gum Benzoin: Benzoë.
Gumbetöl: Bals. Capaivae.
Gummi, arabisches: Gummi arab.
—, armenisches: Ammoniacum.
Gummigtes Salz: Tart. boraxat.
Gummigut: Gutti.
Gummijak: Lign. Guajaci.
Gummilack: Lacca in granis.
Gummilemium: Elemi.
Gummipapier: Percha lamellat.
Gummipasta: Pasta gummosa.
Gummipflaster: Empl. Lith. cp.
Gummipulver: Gummi arab. plv.
Gummisalbe: Empl. Lith. cps.
Gummischleim: Mucil. Gummi arab.
Gummistärke: Gummi arabic.
Gummitragantenpflaster: Empl. Litharg. comp.
Gummiwasser: Mucil. Gi. arab. c. Natr. carb.
Gundelkraut: Herb. Serpylli.
Gundelmannkraut: Herb. Heder.
Gundelrebe: Herb. Hederae.
Gundermann: Herb. Hederae.
Gundermannsbutter: Ung. Populi.
Gundling: Herb. Serpylli.
Gundrebe: Herb. Hederae.
Gundrum: Herb. Hederae.
Gundträbe: Herb. Hederae.
Gungerole: Herb. Pulsatillae.

Guniduni: Chinoïdinum.
Gunjah: Herb. Cannab. ind.
Gunkelblumen: Flor. Verbasci.
Gunnerle: Herb. Serpylli.
Gunreb: Herb. Hederae.
Günsel: Herb. Hederae.
Gunstertee: Herb. Hederae.
Gunsterwasser: Aq. strumalis.
Gunterebe: Herb. Hederae.
Günzelkraut, gelbes: Herb. Chamaepityos.
Günzkraut: Stipit. Dulcamarae.
Gurgelkali, rotes: Kal. permanganicum.
—, weißes: Kal. chloricum.
Gurgelmalven: Flor. malvae arbor.
Gurgelsalz: Alumen pulv.
Gürgütsch: Fruct. Sorbi.
Gurkemeh: Rhiz. Curcumae.
Gurkemeis: Rhiz. Curcumae.
Gurkendillsamen: Frct. Anethi.
Gurkenkönig: Herb. Boraginis.
Gurkenkraut: Herb. Boraginis. Herb. Saturejae.
Gurkenmehl: Rhiz. Curcum. plv.
Gurkensalbe: Ungt. leniens.
Gurkenschalen: Herb. Malvae.
Gurkenwurzel: Rhiz. Caricis. — Rhiz. Curcumae.
Gürmsch: Fruct. Sorbi.
Gürschbaumbeeren: Fruct. Sorbi.
Gurtelkraut: Herb. Abrotani. — Herb. Artemisiae.
Gürtelkraut: Herb. Lycopodii.
Gürtelmoossamen: Lycopodium.
Gürtelpulver: Lycopodium.
Gürtlerwasser: Acid. sulfur. dil.
Gußpflaster: Empl. saponatum.
Güstpflaster: Empl. defens. rubr.
Gustrum: Fol. Ligustri.
Guterheinrich: Herb. Chenop.
Gutermann: Herb. Hederae.

Gutheil: Herb. Prunellae.
Gutvergeß: Herb. Marrubii.
Gutwurz: Herb. Chelidonii.
Guz: Manna celastrina.
Guzagagl: Tubera Salep.

Gwandlausschmiere: Unguent.
Hydrarg. pedic.
Gyps siehe Gips.
Gypsjakob: Oxymel Aeruginis.
Mel boraxat.

H.

(Half = halb. Hemsken = Ameisen. Hillig = heilig.)

Haarbalsam, weißer: Ungt. pomadinum alb.
Haarbeersaft: Sirup. Rubi Id.
Haarfenchel: Fruct. Foeniculi.
Haarfett: Ungt. pomadinum.
Haarglied: Herb. Sideritidis.
Haargekornwut: Hb. Galeopsidis.
Haarkrautfarn: Herba Capill. veneris.
Haarkugeln: Bezoar Germanicus.
Haarlinsen: Sem. Lini.
Haarmoos: Herb. Adianti.
Haarnesseln: Herb. Urticae.
Haarpuder: Amylum.
Haarsalz: Alumen plumosum.
Haarscharkraut: Herb. Lycopodii.
Haarscharmehl: Lycopodium.
Haarschwarz: Sol. Argent. nitr. ammoniat.
Haarstark: Rad. Peucedani.
Haarstrang: Bulb. Victorial. long. — Rhiz. Graminis. — Rad. Měu. — Rad. Peucedani. — Rad. Petroselini.
Haarwuchspomade, grüne: Ungt. Populi.
Haarwurmsalbe: Ungt. exsiccans.
Haarwurzeln: Sem. Cynosbati.
Habakuköl: Ol. animale foet. — Ol. Cajeputi. — Ol. Cubebar. et Ol. Oliv. alb. 1 : 10. — Ol. Papaveris. — Ol. viride.

Habakuksalbe: Empl. Lith. spl.
Habakukstropfen: Liquor Ammon. anis. — Tinct. Asae foet.
Habenichts: Nihil. alb. (Zinc. oxyd. crud.)
Haberkähm: Fruct. Cumini.
Haberkümmel: Fruct. Cumini.
Haberlattig: Fol. Farfarae.
Habermeisterspiritus: Oleum Cumini mixt.
Habernessel: Herb. Urticae.
Haberstoff: Pulv. contra pedicul.
Haberstroh: Rhiz. Graminis.
Habervorschuß: Spir. Frument.
Haberwurz: Rad. Scorzonerae.
Habl: Flor. Koso.
Habichstabich: Aq. Foeniculi.
Habichtskraut: Herb. Pilosell.
Habritter: Fruct. Cynosbati.
Hachelkrautwurzel: Rad. Ononidis-
Hachelpflaster: Empl. Litharg. comp.
Hachelwurz: Rad. Ononidis.
Hachmutter: Umbilici marini.
Hackamatak: Res. Tacamahaca.
Hackebussade: Aqua vulnerar. spirituos. Mixt. vulner. acid.
Hackelkraut: Herb. Pulsatillae.
Hackeln: Rad. Ononidis.
Hackelnüsse: Fruct. Avellanae.
Häckelsäftchen: Mel boraxat.

Hackelspektakel: Tacamahaca.
Hackenpotla: Mixt. vulner. acid.
Hackestlerl: Stinc. marinus.
Hackmatack: Res. Tacamahaca.
Hackumhack und Mirummir: Ta
　　camahaca et Myrrha aa.
Hackundmack: Tacamahaca.
Hack- und Ösen-Pulver: Sem.
　　　　　Faenugr. pulv.
Haddigbeeren: Fruct. Ebuli.
Haddigblumen: Flor. Sambuci.
Haderholz: Lign. Anacahuit.
Hädern: Sem. Fagopyri.
Hädernessel: Herb. Galeopsid.
　　　　Flor. Lamii alb.
Hädernesselgamander: Herb. He
　　　　　　derae.
Haderweiß: Calc. phosph. crud.
Hafel: Pasta phosphorata.
Hafer, Münchener: Pulv. ctr.
　　　　　pedicul.
—, Polnischer: Fruct. Cumin.
—, Spanischer: Plv. ctr. pedic.
—, Ungarischer: Plv. ctr. pedic.
Hafergiftblumen: Flor. Calcatr.
Hafergrütze: Frct. Aven. excort.
Haferkrautblumen: Flores
　　　　　Rhoeados.
Haferkümmel: Fruct. Cumini.
Haferlattich: Fol. Farfarae.
Haferlinsenpulver: Sem. Lini plv.
Hafermännchen: Plv. ctr. pedic.
Haferraute Herb. Abrotani.
Hafersaat: Pulv. contra pedicul.
Hafersamen, polnischer: Fruct.
　　　　　Cumini.
Haferstaub: Plv. contra pedicul.
Haferstoff: Pulv. contra pedicul.
Haferstroh: Rhiz. Graminis.
Haferweiß: Alumen plumosum.
Haferwurzel: Rad. Scorzoner.
Hagamundiskraut: Herba Agri
　　　　　moniae.

Hagbutze: Fruct. Cynosbati.
Hagebutten: Fruct. Cynosbati.
Hagebuttenkerne:Sem.Cynosbati.
Hagebuttenöl: Ol. Olivarum.
Hagebuttensalbe: Ungt. flavum.
Hagebuttenschwamm: Fung. Cy
　　　　　nosbati.
Hagebutzen: Fruct. Cynosbati.
Hagedornbeeren: Frct. Cynosb.
Hagedornrosen: Flor. Rosae ca
　　　　　ninae.
Hageibenblätter: Folia Taxi.
Hagemanns Saft: Elix. e Succ.
　　　　　Liquiritiae.
Hagemark: Fruct. Cynosbati.
Hagemathentee: Herb. Heder.
Hagemöndli: Herb. Agrimontae.
Hagrosen: Flor. Rosae canin.
Hagrübenwurz: Rad. Bryoniae.
Hahnebutten: Fruct. Cynosbati.
Hahnenbrot: Secale cronutum.
Hahnenfuß: Herb. Ranunculi.
Hahnenfußöl: Tinct. Spilanthis.
Hahnenfußwasser: Aq. destill.
Hahnenhödchen: Frct. Cynosb.
Hahnenklötenwurzel: Bulbus
　　　　　Colchici.
Hahnenkopfkraut: Herb. Poly
　galae vulg. — Herb.Verbenae.
Hahnenöl: Ol. Hyperici. — Ol.
　viride.
Hahnensporn: Secale cornutum.
Hahnenstein: Lapis Lyncis.
Hahnentritt: Herb. Anagallid.
Hahnkraut: Herb. Cannabis.
Hahns Wundbalsam: Tinct. Ben
　　　　　zoës comp.
Halde, weiße: Herb. Ledi.
Haideblüten: Herb. Ericae c.
　florib. Flor. Millefolii.
Haideckerwurzel: Rhiz. Tormen
　　　　　tillae.
Haideflachs: Herb. Linariae.

Haideflechte: Lichen Islandic.
Haidegras: Lichen Islandicus.
Haidekorn: Rhiz. Torment.
Haidekraut: Herb. Ericae.
Haidemoos: Lichen Islandic.
Haidentropfen: Tinct. bezoardic.
Haidenüsse: Flor. Charthami.
Haidepfriem: Herb. Spartii.
Haidequendel: Herb. Serpyll.
Haiderettigkraut: Herb. Erysimi.
Haiderosen: Flor. Rosae.
Haideschmuck: Herb. Genistae.
Haidewurzel: Rhiz. Tormentill.
Haidisch: Stipites Dulcamarae.
Halfischleber: Aloë.
Hainbutten: Fruct. Cynosbati.
Hainkrautwurzel: Rad. Ononidis.
Hainrosenbeeren: Fruct. Cynos-
bati.
Hainrosensamen: Sem. Cynosbati.
Hainrosenschwamm: Fung. Cy-
nosbati.
Hainschwung: Hrb. Virgaureae.
Hainwurzel: Rad. Hellebori nigri.
Haipulver: Sem. Faenugraec. plv.
Haltpulver: Gummi arab. pulv.
Hakelkraut: Herb. Pulsatillae.
Halbdiandersalbe: Empl. Cerus-
sae. — Empl. Lith. comp.
Halbegäule: Rad. Lapathi.
Halbmeistereipflaster: Empl. fusc.
camph.
Halbpferdwurzel: Rad. Lapathi.
Halbrauten: Stipit. Dulcamarae.
Haldewangersalbe: Ungt. Zinci.
Hälfterlig: Ungt. ctr. pediculos.
Halfmahndpflaster: Emplastr.
Drouotti.
Hallalapulver: Pulv. Magnes. c.
Rheo.
Halleluja: Herb. Acetosellae.
Hallepulver: Rad. Hellebori vir.
Hallers Sauer: Mixt. sulf. acida.

Hallesche Tropfen: Mixt. sulfur.
acid.
— **Waisenhauspflaster:** Empl.
fuscum camph.
— **Waisenhaustropfen:** Tinct. sa-
lina Hallensis.
— **Lebenspulver:** Plv. epilept. rub.
Hallunkenwurzel: Rad. Gent.
Hälmerchen: Flor. Chamomill. —
Flor. Trifolii arvens.
Halmerltee: Flor. Chamomill.
Halsbräunepflaster: Emplastr.
Tartar. stibiat.
Hälsig, Hälslig: Ungt. c. Pedicul.
Halskraut: Herb. Prunellae.
Halsmalven: Flor. Malv. arbor.
Halspulver: Carbo Spongiae.
Halsrosen: Flor. Malv. arbor. —
Flor. Rhoeados.
Halssalbe: Ungt. Kalii jodati.
—, **blaue:** Ungt. Hydr. ciner.
dil.
—, **grüne:** Ungt. Populi.
Halsschmiere: Ungt. Kal. jod. —
Ungt. Hydrarg. cin. dil.
Halstropfen: Tinct. Pimpinell.
Haltischpulver: Bolus rubr. Lign.
Santali rubr. pulv. āā. p. aequ.
Halun: Alumen.
Halys Pulver: Pulv. gummosus.
Hamburger Essenz: Elixir pro-
prietat.
— **Kronenessenz:** Tinct. Aloës
comp.
— **Lebensöl:** Mixt. oleos. balsam.
— **Ossenkrüz:** Empl. oxycroc.
— **Pflaster:** Empl. fusc. in bacul.
— **Stichpflaster:** Empl. stictic.
— **Stickschwede:** Empl. stictic.
— **Tee:** Species laxantes.
— **Tropfen:** Tinct. Aloës cps. —
Tinct. aromat. acid. — Tct.
coronalis.

Hamburger Tropfen, weiße: Spir. Aeth. nitros.

— **Weiß:** Cerussa.

— **Wunderessenz:** Mixt. oleos. bals. rubr.

Hambutten: Fruct. Cynosbati.

Hammeln: Flor. Chamomillae.

Hammelsmehl: Lycopodium.

Hammeltalg: Sebum.

Hämmerlein: Bulb. Victor. long.

Hammermüllers sechserlei Fette: Ungt. Populi. Ungt. flavum. Ol. Lauri.

Hammerwurz: Rhiz. Veratri.

Hämmigkraut: Herb. Hederae.

Hämorrhoidalansatz: Spec. amar.

Hämorrhoidalpillen: Pil. laxant.

Hämorrhoidalpulver: Pulv. Liquirit. comp.

Hämorrhoidalsalbe: Ungt. flavum. — Ungt. Linariae. — Ungt. Hamamelid.

Hämorrhoidaltee: Spec. laxant.

Hämorrhoidaltinktur: Tinct. Aloës comp. — Tinct. lignor.

Hämorrhoidenöl: Ol. Olivar. Ol. Sesami.

Handblätter: Herb. Tormentill.

Handblumen: Herb. Cheiri.

Handblümli: Flor. Farfarae.

Händelkraut: Herb. Veronicae.

Händemehl: Farina Amygdalar.

Händlein: Tubera Salep.

Handsalbe: Sebum salicyl. Vaselina. — Ungt. cereum. —

Händschell: Flor. Primulae.

Handschuhblumen: Flor. Primul.

Handschuhblümli: Flor. Primulae.

Handschuherde: Talcum pulv.

Handschuhleder: Past. gummos.

Handschuhpulver: Talcum plv.

Handtelen: Fol. Digitalis.

Handtellersalbe: Ugt. Hydr. alb.

Handwurz: Rad. Helenii.

Handzangenkraut: Herb. Cynoglossi.

Hanf, wilder: Herb. Galeopsidis.

Hanfkraut: Herb. Cannabis.

Hanfnesselkraut: Herb. Eupatorii.

Hanföl: Ol. Cannabis. — Ol. Hyoscyami. — Ol. Origani (gegen Zahnschmerzen). — Ol. Papaveris.

Hanfpappeln: Flor. Malvae.

Hanfsamen, römischer: Semen Ricini.

Hanfwurzel: Rad. Apocyni.

Hängele: Flor. Primulae.

Hänggeli: Flor. Primulae.

Haningwurz: Rad. Bryoniae.

Hannatee: Herb. Marrubii.

Hannoverwurz: Rhiz. Veratri.

Hanotterfett: Adeps suill. Ol. Jecoris Aselli.

Hanreschenbaumbeeren: Fruct. Sorbi.

Hans u. Gretel: Herb. Veronicae.

Hanseatenöl: Mixt. vulner. acid.

Hansel am Weg: Herb. Polygoni.

Hansenöl: Ol. Hyperici.

Hans frag nicht danach: Ungt. contra scabiem griseum.

Hans geh weg und komm nicht wieder: Ungt. ctr. scab. gris.

Hans im Glück: Rhiz. Filicis.

Hans komm her: Ungt. contra scabiem griseum.

Hans lach nicht: Ungt. contra scabiem griseum.

Hans nichts nütz: Ungt. contra scabiem griseum.

Hansset: Fruct. Cannabis.

Hans steh wieder auf: Liquor Ammon. caust.

Hans tu mir nichts: Ungt. ctr. scabiem griseum.

Hans was geht's dich an: Ungt. contra scabiem griseum.
Hans was willst du: Ugt. contra scabiem griseum.
Hans weiß nichts davon: Ungt. contra scabiem griseum.
Harburger Lebensöl: Mixtura oleos. bals.
Hardrinde: Cort. Salicis.
Harfkraut: Herb. Cannabis sativae.
Harfsamen: Fruct. Cannabis.
Häringsöl: Ol. Jecoris Aselli.
Haripassari: Mixt. vuln. acid. Aqu. vulnerar. spirit.
Harlekin: Tubera Salep.
Harlemer Balsam: Ol. Tereb. sulfurat.
— **Öl:** Ol. Terebinth. sulfurat.
Harlhau: Herb. Hyperici.
Harlins: Sem. Lini.
Härmelchen: Flor. Chamomill.
Harmeln: Flor. Chamomillae.
Harmonie: Liq. Ammon. caust.
Harmonium: Liq. Ammon. caust.
Harnblätter: Fol. Uvae Ursi.
Harnblumen: Flor. Stoechados citrinae.
Harnischpulver: Rad. Gent. plv.
Harnkorn: Herb. Herniariae.
Harnkraut: Herb. Herniariae. Fol. Uvae ursi. — Herb. Acmellae. — Herb. Linariae. — Herb. Lycopodii.
Harnkrautblumen: Flor. Linariae.
Harnkrautwurzel: Rhizom. Caricis. — Rad. Ononidis.
Harnwind: Herb. Herniariae.
Harnwurzel: Rad. Ononidis.
Harnzucker: Glykose.
Harrach: Herb. Scrofulariae.
Harrack: Liquor stypticus.
Hars = Harz.

Harschar: Lycopodium.
Harstrangwurzel: Rad. Ononid.
Hartband: Empl. ad. rupturas.
Hartborstensalbe: Ungt. leniens.
Hartbruchpflaster: Empl. ad rupturas. — Empl. oxycroc.
Harte Agtsteinsalbe: Ceratum Resin. Pini.
— **Palmsalbe:** Empl. Lithargyr.
Härtekali: Kal. ferrocyanatum.
Hartelheuwurz: Rad. Ononid.
Hartenau: Herb. Hyperici.
Härtepulver: Kal. ferrocyanat.
Härtestein: Kal. ferrocyanat.
Harthagelkraut: Herb. Abrotan.
Harthaide: Herb. Ledi.
Harthechel: Rad. Ononidis.
Hartheu: Herb. Hyperici.
Hartkopf: Herb. Chaerophylli.
Hartnau: Herb. Hyperici.
Hartnessel: Herb. Urticae.
Hartpech: Pix navalis.
Hartpflaster: Empl. oxycroc. — Empl. piceum. — Empl. ad rupturas.
Hartriegelbeere: Fruct. Ligustr.
Hartriegelkraut: Fol. Ligustri.
Hartrinde: Cort. Salicis.
Hartsalbe: Empl. oxycroc.
Hartspankraut: Herb. Cardiac. — Herb. Chenopodii.
Hartspanöl: Ol. Hyoscyami. — Ol. Rapae.
Hartspansalbe: Ungt. Populi. — Ungt. Rosmar. comp.
Hartspantropfen: Tinct. antipastica. — Tinct. aromatica.
Hartsteinöl: Ol. Succini.
Harz, Burgundisches: Resina Pini.
—, **gelbes oder gemeines:** Resina Pini.
—, **weißes:** Resina Pini.
Harzadeltropfen: Tinct. Valerian.

Harzgeist: Pinoleinum.
Harzgespann: Herb. Ballot. —
Herb. Cardiacae.
Harzhorn: Liq. Ammon. caust.
Harzkörner: Olibanum.
Harzöl: Ol. Terebinthinae.
Harzpflaster: Cerat. Resin. Pini.
Harzpresten: Herb. Senecionis.
Harzsalbe: Cera arborea. — Ungt.
basilicum.
Harzvesicator: Empl. Canthperp.
Harz von Chinbaum: Chinoïdin.
Haschisch: Herb. Cannab. Indic.
Hasegerf: Herb. Millefolii.
Häselbeer: Fruct. Myrtilli.
Haselbeeren: Fruct. Myrtilli.
Häselbeeren: Fruct. Myrtilli.
Häselbeier: Fruct. Myrtilli.
Haselmünnich: Herb. Hepatic.
Haselmusch: Rhiz. Asari.
Haselnußöl: Ol. Amygdalarum.
Haselvoaltcher: Herb. Hepatic.
Haselwurz: Rhiz. Asari.
—, runde: Tub. Cyclaminis.
Haselwürze: Rhiz. Asari.
Hasenampfer: Herb. Acetosell.
Hasenauge: Rhiz. Caryophyllat.
Hasenblüten: Flor. Spartii.
Hasenbohnen: Bolet. cervinus.
Hasenbramblumen: Flor. Spart.
Hasenfett: Adeps leporis. —
Ungt. basilic. — Ungt. flavum.
Hasenfurz: Bolet. cervin.
Hasenfuß: Herb. Trifol. arvens.
Hasenfußwurzel: Rad. Pyreth.
Hasengalle: Fel Tauri.
Hasengarbe: Herb. Millefolii.
Hasengelblumen: Flor. Spartii.
Hasenhaide: Herb. Genistae.
Hasenhaideblumen: Flor. Spartii.
Hasenklee: Herb. Acetosellae. —
Herb. Anthyllis. — Herb. Tri-
folii arvensis.

Hasenkleebohnen: Sem. Lupini.
Hasenkohl: Herb. Acetosellae.
Hasenkraut: Herb. Hyperici.
Hasenohren: Herb. Perfoliat.
Herb. Scabiosae.
Hasenöhrl: Flor. Gnaphalii. —
Hrb. Scabios. — Rhiz. Asari.
Hasenohrwurzel: Rhiz. Asari. —
Tubera Cyclaminis.
Hasenpappeln: Flor. Malvae. vulg.
Rhiz. Asari.
Hasenpappelwurz: Radix Helenii.
Hasenpfötchen: Flor. Gnaphalii.
— Flor. Trifol. arvens.
Hasenpopo: Lichen Pulmonar. —
Lichen Islandicus.
Hasensalat: Herb. Acetosellae.
Hasensprung: Bolet. cervin. —
Conchae praep. — Lycopod.
Hasilbeer: Fruct. Myrtilli.
Haslinger: Rhiz. Asari.
Haslingerwurzel: Rhiz. Asari.
Haspelwurzel: Bulb. Scillae.
Haßbeerensalbe: Ungt. Rosmar.
comp.
Hasselfett: Ol. Jecoris Aselli.
Hatschapetschen: Fruct. Cynosb.
Hattelhirse: Sem. Milii.
Hattichbeeren: Fruct. Ebuli.
Hauchkraut: Herb. Uvulariae.
Haudermann: Herb. Hederae.
Haufkraut: Herb. Cannabis sa-
tivae.
Haugenblumen: Flor. Chamom.
Hauhechel: Rad. Ononidis.
Haukstein, blauer: Cupr. alumi-
nat. — Cupr. sulfuricum.
—, weißer: Zincum sulfuricum.
Haumilbchenwurz: Rhiz. Bis-
tortae.
Häupbeerl: Fruct. Myrtilli.
Haupotensaat: Sem. Cynosbati.
Hauptessenz: Tinct. aromatica.

Hauptkopf: Rad. Eryngii.

Hauptkräuter: Species aromat.

Hauptlatwerge: Elect. lenitiv.

Häuptlisalat: Herb. Lactucae.

Hauptmagengliederbalsam: Mixt. oleos. balsam.

Hauptpflaster: Empl. opiatum.

Hauptpillen: Pilulae laxantes.

Hauptpulver: Pulv. sternutator.

Hauptspiritus: Spir. Vini Gallici c. sale.

Hauptstärke: Pulv. sternutator.

Hauptundflußpulver: Pulv. aromaticus.

Hauptundflußschnupfpulver: Plv. sternutator.

Hauptundmagenbalsam: Mixt. oleos. balsam.

Hauptundschlagwasser: Aq. aromatica. — Aq. Melissae. — Spir. odoratus.

Hauptwasser: Aq. aromatica. — Liq. Ammon. caust. — Spir. odoratus. — Spirit. saponatus. — Spir. Vini Gallici.

Hauptwurzelsalbe: Ungt. contra scabiem.

Hausblatt: Herb. Potentillae.

Hausenblase: Colla piscium.

Hausertee: Species laxantes.

Häusertee: Species laxantes.

Hausfarbe: Terra rubra.

Hauslaubkraut: Herba Sedi.

Hauslaubsaft: Sir. Althaeae.

Hauslauch: Herb. Sedi.

Hauslauchsaft: Sir. Liquiritiae.

Hausmannswurzel: Rad. Carlinae.

Hausmarkwurzel: Rad. Meu.

Hausminze: Fol. Menth. pip.

Hausöl: Ol. Rapae.

Hauspflaster: Empl. fusc. camph.

Hauspillen: Pilulae laxantes.

Hausrot: Terra rubra.

Haussaft: Sir. Rhamni cathart.

Hausseife: Sapo domesticus.

Haustee: Spec. nutrientes.

Hauswirbel: Flor. Calendulae.

Hauswundertee: Herb. Viol. tricol.

Hauswurzel: Rad. Carlinae. — Rad. Helenii. — Rhiz. Asari.

Hauswurzelöl: Ol. Amygdalar.

—, rotes: Ol. Hyperici.

Hauswurzelsaft: Mel rosatum. — Sir. Althaeae.

Häutlisalat: Herb. Lactucae.

Hautpflaster: Empl. Anglicum.

Hautsalbe: Ungt. leniens.

Hautschmiere: Vaselin. flav.

Havannahonig: Mel American.

Havermonie: Herb. Agrimoniae.

Haversleebloemen: Flor. Acaciae.

Hawersamen: Sem. Avenae.

Hawerstoff: Pulv. contra pedicul.

Hawodeln: Fruct. Cynosbati.

Hebräische Salbe: Ungt. diachyl.

Hebrasalbe: Ungt. diachylon.

Hebsaft: Mel boraxatum.

Hebscheben: Fruct. Cynosbati.

Hechelkrautwurzel: Rad. Ononid.

Hechelwurz: Rad. Ononidis.

Hechtfett: Ol. Jecoris Aselli.

Hechtpflaster: Empl. adhaesiv.

Hechtgalle: Talcum venetum.

Hechtgebick: Conchae praep.

Hechtkiemen: Conchae praep.

Hechtkümmel: Pulv. Liquir. cps.

Hechtsalbe: Ungt. cereum.

Hechtsteinpulver: Ossa Sepiae plv.

Hechtzahn: Conch. praeparat. — Oss. Sepiae.

Heckdornblüten: Flor. Acaciae.

Heckelkrautwurz: Rad. Ononidis.

Heckenrosensamen: Sem. Cynosbati.

Heckenrübe: Rad. Bryoniae.

Heckenundsecken: Bulb. Victor. long. et rotund.

Heckholz: Fol. Ligustri.

Heckmännchen: Rad. Mandrag.

Heckpflaster: Empl. adhaesiv.

Heckrebenwurzel: Rad. Sarsaparill.

Heddernessel: Flor. Lamii alb. — Herba Galeopsidis. — Rad. Ononidis.

Hedeckenpulver: Rhizom. Tormentillae pulv.

Hederich: Herb. Hederae.

Hederichsaft: Sir. Althaeae.

Hederweiß: Calc. phosph. crud.

Hedwigpapillanensaft: Sirup Aurant. flor.

Heemskensprit: Spir. Formicar.

Heemst: Althaea.

Heemstzalf: Ungt. flavum.

Heerezeicheli: Flor. Primulae.

Heermännle: Flor. Chamomillae.

Heeundhee: Rad. Gentianae et Rad. Angel. $\overline{aa}$. p. aequ.

Heeundsee: Bulbus Victorialis long. et rot.

Hefenbranntwein: Spir. Frumenti.

Heft: Empl. adhaesivum.

Heftkraut: Herb. Alchemillae.

Heftpapier: Empl. Anglicum.

Heftpflaster, Edinburger: Empl. adhaesiv. edinburgense.

—, vegetabilisch.: Empl. animale.

Hegemark: Fruct. Cynosbati.

Heidbeeri: Fruct. Myrtilli.

Heide, weiße: Herb. Ledi palustr.

Heidebienenkraut: Herb. Ledi p.

Heideckerwurzel: Rhizom. Tormentillae.

Heidekraut: Flor. Millefolii.

Heidelbeerblätter: Fol. Uvae urs.

Heidelbeeren: Fruct. Myrtilli.

Heidelbeersaft: Sir. Myrtilli. — Sir. Mororum.

Heidelblumen: Flor. Stoechad.

Heideln: Herb. Euphrasiae.

Heidemannsches Pulver: Pulv. equorum.

Heidenblumen: Flor. Carthusian.

Heidenflachs: Herb. Linariae.

Heidennüsse: Sem. Pichurim.

Heidepfriemblumen: Flor. Spartii.

Heidepreste: Herb. Senecion.

Heidnischwundbalsam: Bals. Peruvian.

Heidnischwundkraut: Herb. Chenopodii. — Herb. Virgaur.

Heikenundseiken: Bulb. Vict. long. et rotund.

Heilallerschäden oder Heilallerwelt: Herb. Agrimon. — Herb. Oreosel. — Herb. Veronic. — Rhiz. Caryophyllat.

Heilandbeeren: Fruct. Ebuli.

Heil aus dem Grund: Herb. Abrotani. — Herb. Oreoselini. — Herb. Potentillae.

Heilbalsam: Bals. Peruvian. — Tinct. Benzoës comp.

Heilblumen: Flor. Stoechados.

Heildistel: Herb. Cardui bened.

Heildolde (Kneipp): Herb. Saniculae.

Heilende Medizin: Aqu. vitae purgans. — Tinct. Aloës comp.

Heilessig: Mixt. vulnerar. acid.

Heilgift: Rhiz. Zedoariae.

Heilgrundsalbe: Ungt. oxygenat.

Heilig. Rübe: Rad. Bryoniae.

— Zeitwurzel: Rad. Angelicae.

Heiligdingpflaster oder -schwede: Empl. Litharg. simpl. — Emplastr. saponatum.

Heiligdingpulver: Pulv. erysipel.

Heilige Christwurzel: Radix Bardanae.

Heiligenbitter: Extract. Absinthii. — Extr. Aloës. — Extr. Gentianae. — Species amarae. — Stipit. Dulcam. — Tinct. Aloes. — Species hierae picrae.

Heiligengeistwurzel: Rad. Angelic.

Heiligenharz: Resina Guajaci.

Heiligenhauptwasser: Aqua vulnerar. spir.

Heiligenholz: Lignum Guajaci.

Heiligenpflaster: Empl. fuscum.

Heiligenstein: Cupr. aluminat.

Heiligenwasser: Spir. Coloniens. Aqua vulner. spirit.

Heiligenwurzel: Radix Angelicae. — Rhiz. Polypodii.

Heiligheu: Viscum album.

Heiligholz: Lignum Guajaci.

Heiligkraut: Fol. Althaeae. — Herb. Verbenae.

Heiligöl: Ol. Ricini.

Heiligwundkraut: Herb. Nicotianae.

Heilkräftige Medizin: Aqua Vitae purgans.

Heilkraut: Herb. Sphondilii.

Heilloder: Flor. Sambuci.

Heilöl: Bals. Peruvian. — Ol. carbolicum. — Ol. Hyoscyami.

Heilpech: Res. Pini burg.

Heilpflaster: Cerat. Res. Pini. — Empl. Ceruss. — Empl. Litharg.

—, schwarzes: Empl. fusc. camph.

Heilpulver: Pulv. Liquir. comp.

— fürs Vieh: Pulv. pro equis.

Heilrauf: Herb. Hederae.

Heilsalbe: Ungt. boricum. — Ungt. cereum. — Ungt. Plumbi.

—, schwarze: Ungt. basilic. fusc.

Heilstein: Cuprum aluminatum.

Heiltropfen: Tinct. Chinoïdin.

Heilumdiewelt: Herb. Oreoselini. — Herb. Veronicae.

Heilundflußpflaster: Emplastrum fuscum.

Heilundwundbalsam: Balsam Peruvian. — Tct. Aloës. Tct. Myrrh. āā. p. aequ. — Tct. Benzoës cps.

Heilundzugpflaster: Emplastrum Litharg. comp.

Heilundzugsalbe: Ungt. basilic.

Heilwasser: Aq. borica. — Aq. vuln. — Mixt. vuln. acid.

—, weißes: Aq. vulnerar. spirit.

Heilwundkraut: Herb. Virgaur.

Heilwurz: Radix Althaeae. — Rad. Consol. — Rhiz. Torm.

Heilwurzblumen: Flor. Althaeae. — Flor. Arnicae.

Heimbutten: Fruct. Cynosbati.

Heimelekraut: Herb. Chenopodii.

Heims Spiritus: Mixt. oleos. balsam. et Linim. sap. camph. āā. p. aequ.

Heinerli: Herb. Chenopodii.

Heinisch: Fol. Althaeae.

Heinrich, großer, Rad. Helenii.

—, guter, roter oder stolzer: Herb. Chenopod. bon. Henr.

Heinscher Tee: Fol. Menth. pip. et Fol. Trifol. āā. p. aequ.

Heinzelmännchen: Rd. Mandragorae.

Heinzerln: Fruct. Cynosbati.

Heiratswurzel: Tubera Salep.

Heiserkeitspastillen: Trochisci Ammon. chlor.

Heiserkeitstropfen: Tinct. Pimpinellae.

Heiteni: Fruct. Myrtilli.

Heiternesseln: Herb. Urticae. Herb. Galeopsidis. Flor. Lamii.

Heiti: Fruct. Myrtilli.

Heitmannsches Pulver: Pulvis equorum.
Heiundsei: Bulb.Vict. long. et rot.
Heizelpulver: Pulv. pro porcis.
Heizwurzel: Rhiz. Tormentill.
Hekenundseken: Bulb. Victor.
Helderblumen: Flor. Sambuci.
Heldingpflaster: Empl. sap. rubr.
Helenenblüten: Flor. Helenii.
Helenenkrautwurzel: Rad. Helenii.
Helenenwurzel: Rad. Helenii.
Helfenbein: Ebur praeparatum.
Helftkraut: Herb. Alchemillae.
Helgoländer Pflaster: Chart. resinosa. — Empl. fuscum.
Helleborsalbe: Ungt. contra scabiem gris.
Helmbusch: Rad. Aristolochiae.
Helmchen: Flor. Chamom. vulg.
Helmerchen: Flor. Chamomill. — Flor. Trifolii arvensis.
Helmerchenöl: Ol. Chamomill. infus.
Helmgiftkraut: Herb. Aconiti.
Helmkraut: Herb. Scrofular. — Hrb. Scutellar. — Hrb. Utricae.
Helmrigen: Flor. Chamomillae.
Helmwurzel: Rad.Aristoloch.cav.
Help ze weg : Ungt. pediculor.
Helsche steen: Argent. nitric. fus.
Hemdenknöpfe: Flor. Tanaceti. — Rotul. Succi Liquirit.
Hemelsleutel: Herb. oder Flor. Primulae.
Hemelsteen: Lapis divinus.
Hemigwurzel: Rad. Althaeae.
Hemisch: Folia Althaeae.
Hemmerwurz: Rhiz. Veratri.
Hemstwurzel: Rad. Althaeae.
Henest: Fol. Althaeae.
Heng: Mel crudum.
Hengelsalbe: Empl. Litharg. cps.

Henig: Mel crudum.
Henipsamen: Fruct. Cannabis.
Henne, fette: Herb. Sedi.
Hennedarm: Herba Anagallidis.
Hennengalle: Rad. Peucedani.
Hennenpfeffer: Fruct. Capsici.
Hennenwurzel: Rad. Aristolochiae cavae.
Hennep: Hanf.
Hennigkraut: Fol. Althaeae. — Herb. Cannabis sativae.
Hennigwurzel: Rad. Althaeae.
Hennipenstroop: Sirup commun.
Hepperstaul: Fol. Trifol. fibrin.
Herbenzian: Herb. Antirrhini.
Herbishöfle: Fruct. Berberidis.
Herbrosen: Flor. Malv. arbor.
Herbstblumensamen: Sem. Colchici.
Herbstliliensamen: Sem. Colchici.
Herbstrosen: Flor. Malvae arb.
Herbstzahnsalbe: Ungt. Plumbi.
Herbstzeitlosensamen: Sem. Colchici.
— -wurzel: Tub. Colchici.
Herdekern: Rhiz. Tormentillae.
Herderstasch: Herb. Bursae past.
Herdmandle: Tub. Helianthi.
Herdrauch: Herb. Fumariae.
Heringsöl: Ol. Jecor. Aselli.
Herkules: Sem. Cucurbitae.
Herkuleswurzel: Rhiz. Nymphaeae.
Herlitzen: Fruct. Corni.
Hermännle: Flor. Chamom. vulg.
Hermannsstein: Lap. calaminar.
Hermannstee: Spec. laxantes.
Hermchen, Hermein, Hermichen, Hermligen, Hermüntzel, Hermunel: Flor. Chamomillae. (Hermchen werden in manchen Gegenden auch die Wiesel genannt.)

Hermoes: Herb. Equiseti arvens.
Hernschen: Fruct. Corni masc.
Herrenblümli: Flor. Convallar.
Herrenkraut: Herb. Basilici.
Herrenkümmel: Frct. Ajowan.
Herrenleder: Pasta Liquiritiae.
Herrenlöffelkraut: Herb. Droserae.
Herrensalbe: Ungt. leniens.
Herrenzeicheli: Flor. Primulae.
Herrgottbart: Herb. Spiraeae.
Herrgottsblatt: Herb. Chelidonii.
Herrgottholz: Lign. Guajaci.
Herrgottkraut: Herb. Abrotani.
Herrgottmantel: Herb. Alchemillae. — Herb. Hederae.
Herrgottstroh: Herb. Galii.
Herrgottsüppli: Herb. Acetosellae.
Herrjemerschnee: Carrageen.
Herrnlöffelkraut: Herb. Rorell.
Hertkruiden: Herb. Urticae.
Herts: Hirsch.
Hertsspons: Fungus cervinus.
Herum: Mel rosatum boraxatum.
Herzadeltropfen: Tinct. Valerian.
Herzbetonien: Herb. Betonicae.
Herzbleichkraut: Herb. Pulegii.
Herzblümchen: Flor. Parnass. pal.
Herzblüten: Flor. Millefolii.
Herzbrandkraut: Herb. Agrimon.
Herzbrenn: Ungt. flavum.
Herzelkraut: Herb. Burs. pastor.
Herzenbleiche: Herba Pulegii.
Herzenfreudeli: Herb. Asperulae.
Herzengleich: Herb. Pulegii.
Herzfreud: Herb. Asperulae. —
Herb. Boragin. — Herb.
Hepat.
Herzgespann: Herb. Ballotae.
Herzgespannsalbe, grüne: Ungt. nervinum.
—, rote: Ugt. rubrum. — Ugt. potabile.

Herzgespanntropfen: Tinct. carminativa.
Herzgespannwasser: Aq. aromat.-
Herzgesperr: Ungt. nervinum.
Herzgleich: Herb. Pulegii.
Herzgras: Herb. Cerastii.
Herzhasenpulver: Sang. Hirci plv.
Herzkarfunkelwasser: Spir. Meliss. cps.
Herzklee: Herb. Acetosellae. — Herb. Melitoti.
Herzkohl: Herb. Acetosellae.
Herzkrampftropfen: Tinct. Valerian. aeth.
Herzkraut: Fol. Melissae.
Herzlämmleintropfen: Ol. Terebinth. sulf.
Herzleberkraut: Herb. Hepatic.
Herzleuchte: Flor. Malv. arbor.
Herzminze: Herb. Pulegii.
Herzog-Christoph-Pflaster: Emplast. consolid. — Empl. Picis extens.
Herzog-Friedrichs-Pflaster: Emplastr. saponat.
Herzogs-Augensalbe: Ungt. ophthalm. comp.
Herzogsalbe, weiße: Ungt. Zinci.
Herzog-Ulrichs-Pflaster: Empl. saponat.
Herzpestilenzwurz: Rhiz. Filicis.
Herzpolei: Herb. Pulegii.
Herzpulver für Kinder: Pulv. Magnes. c. Rheo.
—, gelbes: Pulv. pueror. citrin.
—, goldenes: Plv. epilept. March.
—, graues: Pulv. bezoardicus.
—, grünes: Pulv. Liquir. comp.
— mit Flunkern: Pulv. epilept. nigr. c. Aur. fol.
—, rotes: Plv. cephalic. Mich. — Pulv. temperans rubr.
—, weißes: Pulv. epilept. March.

Herzspannöl: Ol. Chamomill. infus. — Ol. Hyoscyami.

Herzspannsalbe: Ungt. nervinum.

Herzspannspiritus: Spir. Angelic. comp. Mixt. oleos.-balsam.

Herzspanntee: Spec. infant. c. Fruct. Annisi.

Herzspanntropfen: Tinct. anti-spastica. — Tinct. aromatica.

Herzspannwasser: Aq. aromat. — Spir. Angelicae comp.

Herzsperrsalbe: Ungt. nervin.

Herzstärke: Rotul. Menth. pip. — Confect. Zingib.

Herzstärkung: Aqua carminat. reg.

Herzstärkungstropfen: Tinctur. aromat.

Herztee: Herb. Burs. Pastoris.

Herztinctur: Essentia dulcis. — Tinct. lignorum.

Herztropfen od. Herz- und Lob-tinktur: Tinct. aromat. — Tinct. carmin. —Tinct.Cinnam. — Tinct. lignorum. — Mixt. oleos. bals. rubr.

Herztrost: Fol. Melissae.

Herzundgeblütstropfen: Essentia dulcis.

Herzundhautpulver: Pulvis ce-phalicus.

Herzwurzel: Stipit. Dulcamar. — Rad. Mĕu.

Hesterichs Pulver: Pulv. Liqui-ritiae comp.

Hetschebe: Fruct. Cynosbati.

Hetschepetsch: Fruct. Cynosbati.

Hetscherkorn: Sem. Cynosbati.

Heu, heiliges: Visc. album.

Heubeeren: Fruct. Myrtilli.

Heublumen: Flor. Meliloti. — Hrb. Serpylli. — Spec. arom.

—, Kneipps: Flor. Graminis.

Heudieb: Herb. Plantaginis.

Heudorn: Rad. Ononidis.

Heufoten: Fruct. Cynosbati.

Heuhechel: Rad. Ononidis.

Heuheckenblätter: Fol. Farfarae.

Heul: Mohn (Papaver Rhoeas).

Heundse: Bulb. Vict. long. et rot.

Heupulver: Sem. Faengraec. plv.

Heusamen: Sem. Graminis. — Sem. Psyllii.

—, Griechischer: Sem. Faenugr.

Heuschkels Augensalbe: Ungt. Zinci.

Heuschlafen: Herb. Pulsatillae.

Heustengelkraut: Herb. Chaero-phylli sylvestr.

He und Se: Bulbus Victorialis long.

Heuzberger Puppen: Spec. amar.

Hexenbaum: Cort. Pruni Padi.

Hexenbesen: Viscum album.

Hexenkörner: Sem. Paeoniae.

Hexenkraut: Herb. Lycopodii. Herb. Hyperici.

Hexenmehl: Lycopodium.

Hexenmehlkraut: Herb. Lyco-podii.

Hexenpulver: Pulv. pro equis.

Hexenrauch: Oliban., Asa foetida et Sem. Nigellae āā. p. aequ.

Hexenrauchwurzel: Rad. Va-lerian. celticae.

Hexenspiritus: Spirit. sap. camph.

Hexenspitzet: Bolet. cervinus.

Hexenstein: Argent. nitricum.

Hexenwiderruf: Herb. Adiant.

Hexenwurzel: Rhiz. Filicis.

Heyderich, weißer: Acid. arseni-cos.

Hjarners Lebenselixier: Tinctur. Aloës comp.

Hibisch: Fol. Althaeae.

Hickerpicker: Species hierae picrae.

Hickundhack: Tacamahaca.

Hienundmien: Chinoïdinum.
Hiften: Fruct. Cynosbati.
Hiftensamen: Sem. Cynosbati.
Hildebrands Pflaster: Ungt. basil.
Hilfkraut: Fol. Althaeae.
Hilfwurzel: Rad. Althaeae.
Hilse: Folia Ilicis.
Himbeersalbe: Cerat. Cetac. rbr.
Himlysche Salbe: Ungt. ophthalm. comp.
Himmelbeeren: Fruct. Rubi Id.
Himmelblauer Spiritus: Spirit. coeruleus.
Himmelblumen: Flor. Verbasci.
Himmelblümli: Herb. Centaur.
Himmelblüten: Flor. Acaciae.
Himmelbrand: Flor. Acaciae. — Flor. Verbasci. — Fol. Vitis Id.
Himmelbrandöl: Ol. flavum.
Himmelbrandsalbe: Ungt. flav.
Himmelbrandtee: Fol. Farfarae. — Flor. Verbasci.
Himmelbrot: Manna.
Himmeldill: Rad. Peucedani.
Himmelfahrt: Flor. Gnaphalii. — Herb. Polygalae.
Himmelgalle: Rad. Peucedani.
Himmelkehr: Herb. Artemisiae.
Himmelkerze: Flor. Verbasci.
Himmelleiter: Herb. Polemon.
Himmelmehlkraut: Herb. Ficariae.
Himmelsalbe, rote: Ungt. ophthalm. rubr.
Himmelsblümchen: Herb. Centauri.
Himmelschlüssel: Flor. Primul.
Himmelschmetten: Ungt. leniens.
Himmelschwert: Rhiz. Iridis.
Himmelskrautblumen: Flor. Verbasci.
Himmelssegentropfen: Tinctur. Rhei vinos.

Himmelstein, blauer: Cuprum aluminatum.
— weißer: Zincum sulfuricum.
Himmelstengel: Rad. Gentian.
Himmelstau: Herb. Rorellae.
Himmeltraut: Flor. Verbasci.
Himmelwurz: Rad. Helleb. nigr.
Himmlisch. Dreiacker: Elect. Theriacale.
Hindbeersaft: Sir. Rubi Idaei.
Hindeg: Rad. Cichorii.
Hindelbeerikraut: Fol. Rub. frut.
Hindischkrautstengel: Stipit. Dulcamarae.
Hindläuftenkraut: Herb. Cichor.
Hindlaufwurzel: Rad. Cichorii.
Hinfen: Fruct. Cynosbati.
Hinfenkörner: Sem. Cynosbati.
Hingischgummi: Asa foetida.
Hinkbeersaft: Sir. Rubi Jdaei.
Hinschkrautholz: Stip. Dulcam.
Hinschpulver: Pulv. pro vaccis.
Hinschstengel: Stip. Dulcamar.
Hintelensaft: Sir. Rubi Idaei.
Hinterhopfen: Herb. Hyssopi.
Hinti: Fruct. Rub. Id.
Hintlauf gegen Asthma: Liq. Ammon. anis.
Hinundher: Chinoïdin. — Rhiz. Zingiberis.
Hinundhertropfen: Tinct. triplex.
Hinzentee: Herb. Millefolii.
Hippekras: Spec. arom. od. Vin. aromatic.
Hippenbrem: Herb. Spartii scopar., Herb. Genistae.
Hippstein: Argent. nitricum.
Hirdenettel: Herb. Urticae.
Hirnkraut: Herb. Basilici.
Hirnpulver: Pulv. sternutator.
Hirnschalblumen: Flor. Rhoead.
Hirnschnalz: Flor. Rhoeados.
Hirrernetteltee: Herb. Urticae.

Hirschaugensalbe: Ungt. Hydrarg. rubr. — Ungt. Zinci.

Hirschaugenwurzel: Rad. Gentian. nigrae.

Hirschbeeren: Fruct. Rhamni.

Hirschbrunst: Bolet. cervinus.

Hirschdornbeeren: Frct. Rhamni.

Hirschdost: Herb. Eupatorii cannabini.

Hirschenzähn: Colla piscium.

Hirschfarnwurzel: Rhz. Polypodii.

Hirschfett: Sebum.

Hirschfußtee: Fol. Trifol. fibr.

Hirschgänsel: Herb. Eupatorii.

Hirschgeil: Liqu. Ammon. carb. pyrool.

Hirschgeiltropfen: Tinct. Castor.

Hirschgeist: Liq. Am. carb. pyrool.

Hirschgespann: Herb. Potentill.

Hirschgrallen: Bolet. cervinus.

Hirschgretten: Bolet. cervinus.

Hirschgünzelkraut: Herb. Eupatorii cannabini.

Hirschheilwurzel: Rad. Gentian. nigrae.

Hirschholderblüten: Flor. Sambuci.

Hirschhorn, geraspelt: Cornu Cervi raspat.

—, präpariertes: Cornu Cervi praep.

—, rotes: Caput mortuum.

—, schwarzgebrannt: Carbo oss. (Ebur ust.)

—, weißgebrannt: Conch. praep.

Hirschhorngeist zum Einreiben: Liqu. Ammon caust.

— zum Einnehmen: Liqu. Ammon. carb. pyrool.

—, bernsteinhaltiger: Liqu. ammonii succinici.

Hirschhornknochenspiritus: Liqu. amm. caust.

Hirschhornöl: Ol. animale foet.

Hirschhornpulver, schwarzes: Ebur ustum.

Hirschhornsalz: Amm. carbon.

—, flüssiges: Liqu. ammon. carbon. pyrooleosi.

Hirschhornspäne: Cornu Cervi raspatum.

Hirschhornspiritus: Liqu. Am. carb. pyrooleos.

— mit Agsteinöl: Liqu. Ammon. succini.

— mit Anisöl: Liq. Ammon. anis.

Hirschhorntropfen: Liqu. Amm. carb. pyrooleos.

Hirschinselt: Sebum.

Hirschklee: Herb. Eupatorii. — Herb. Hepaticae.

Hirschkörner: Bolet. cervinus.

Hirschkohl: Lichen Pulmonar.

Hirschkrallen: Fung. cervinus.

Hirschkrautholz: Stip. Dulcamarae.

Hirschkrautstengel: Stipit. Dulcamarae.

Hirschkugeln: Bolet. cervinus.

Hirschlaugenspiritus: Liquor Ammon. caust. spir.

Hirschleber: Sang. Hirci pulv.

Hirschluffen: Boletus cervinus.

Hirschlunge: Lichen Pulmonar.

Hirschlungenmoos: Herb. Pulmon. arbor.

Hirschmangold: Lich. Pulmonar.

Hirschmorellen: Rad. Gent. nigr.

Hirschmundkraut: Herb. Eupator.

Hirschongel: Sebum.

Hirschpeterlein: Rad. Gentian. nigrae.

Hirschpetersilie: Herb. Oreosel.

Hirschpilz: Boletus cervinus.

Hirschschwanzbeeren: Fct. Ebuli.
Hirschsprung: Bolet. cervinus.
Hirschstengel: Stip. Dulcamar.
Hirschtalg: Sebum.
Hirschtinktur: Liqu. Ammon. pyrool.
Hirschtrüffel: Fungus cervinus.
Hirschunschlitt: Sebum.
Hirschweichselblätter: Fol. Belladonnae.
Hirschwundkraut: Herb. Eupator.
Hirschwurzel: Rad. Gentian. — Rad. Helenii. — Rad. Peucedani. — Rhiz. Polypodii.
Hirschwurzelvogelnest: Radix Oreoselini.
Hirschzähne: Colla Pixium.
Hirschzehen: Bolet. cervinus.
Hirschzehnwurzel: Rhiz. Filicis.
Hirschzunge: Herb. Scolopendr. (-Matricar.)
Hirsedornbeeren: Fruct. Rhamn.
Hirsensaat: Sem. Cynosbati.
Hirtensäckelkraut: Herb. Burs. pastoris.
Hirtentäschel: Herb. Burs. Past.
Hirtzwurzel: Rad. Dictamni.
Hirzenzunge: Herba Scolopendrii.
Hirzholder: Flor. Sambuci.
Hitschelblüten: Flor. Sambuc.
Hitschelsaft: Succ. Samb. insp.
Hitzpulver: Pulv. Magnesiae c. Rheo. — Pulv. temperans.
Hoaflotcher: Fol. Farfarae.
Hoarber: Fruct. Myrtilli.
Hocheschenrinde: Cort. Fraxin.
Hochkrautsamen: Fruct. Anethi.
Hochleuchten: Flr. Malv. arbor.
Hochmutblumen: Flor. Caryophyllorum.
Hochstein, blauer: Cuprum sulfuric. ammoniat. — Cuprum sulfuricum.

Hochstein, weißer: Zinc. sulfuric.
Hochwürdenpflaster: Emplastr. Canthar. perp.
Hochwurz: Rad. Gentianae.
Hodensalbe: Ungt. Jodi fusc.
Hodenwurz: Tubera Salep.
Hoest: Husten.
Hofblätter: Fol. Farfarae.
Hoffahrtpulver: Plv. pro equis.
Hoffmanns Geist: Spir. aether.
— —, **gelber:** Mixt. oleos. bals.
— **Gichttropfen, braune:** Elix. Aurant. comp.
— —, **gelbe:** Mixt. oleos. balsam.
— **Lebensbalsam:** Mixt. ol. bals.
— **Liquor:** Spiritus aethereus.
— **Magentropfen:** Elix. Aurant. comp.
— **Tropfen, braune:** Tinct. Valerianae aetherea.
—, **eisenhaltige:** Tinct. ferri chlorati aeth.
— —, **gelbe:** Tinct. Ferr. chlor. aether.
— —, **schwarze:** Elix. Aur. cp.
— —, **weiße:** Spirit. aethereus.
— **Zahntropfen:** Tinct. Guajaci e resin. c. Ol. Menth. pip.
— **Zweipfennigtropfen:** Tinctur. Chinoïdini.
Hoflatt: Fol. Farfarae.
Hoflattken: Fol. Farfarae.
Hoflattkensaft: Sir. Althaeae.
Hoflodenpulver: Fol. Farf. pulv.
Hofpastorensamen: Fruct. Dauci.
Hofrautenblätter: Herb. Rutae.
Hofrauterkraut: Herb. Abrot.
Höftwater: Aq. aromat. spirit.
Högen: Fruct. Cynosbati.
Hohlbeerensaft: Sir. Rubi Idaei.
Hohldürekraut: Herb. Galeops.
Hohlheide: Herb. Genist. tinct.

Hohlwurzel: Rad. Aristol. cav.
—, lange: Rad. Aristoloch. long.
—, runde: Rad. Aristoloch. rot.
Hohlzahnkraut: Herb. Galeopsid.
Hohlzahnpulver: Rhiz. Irid. plv.
Hohlzahnwurzel: Rad. Taraxac.
Holdklover: Herb. Trifol. alb.
Holangenwurzel: Rhiz. Galang.
Holbeeressig: Acet. Rubi Idaei.
Holderbeeren: Fruct. Sambuci.
Holderblüte: Flor. Sambuci.
Holderknopf: Flor. Sambuci.
Holdermark: Lign. Juniperi.
Holdermüsel: Succ. Sambuci.
Holdersalbe: Balsam. Arnicae.
Holderschwämmle: Fungus Sambuci.
Holdersulz: Succ. Sambuci.
Holderstaudenblüten: Flor. Sambuci.
Holländ. Kräutertee: Rad. Alth., Rad. Liquirit., Rhizom. Gram., Stip. Dulc., et Lignum Quass. $\overline{aa}$. pts. aequ.
— Pflaster: Emplastr. fuscum.
— Säure: Mixt. sulfurica acida.
— Tropfen: Ol. Terebinth. sulf.
Höllenkraut: Fol. Belladonnae.
Höllenrock: Flor. Carthami.
Höllenstein: Argent. nitricum.
—, verdünnter: Argent. nitric. c. Kal. nitrico.
Höllischwasser: Spirit. Coloniens.
Hollerblüte: Flor. Sambuci.
Hollerholz: Lign. Juniperi.
Hollerlatwerge, -mandl, -pflaster oder Sulz: Succ. Sambuci.
Hollerntee: Flor. Sambuci.
Hollerschwamm: Fungus Sambuci.
Hollunderblumen: Flor. Sambuc.
Hollunderblumenöl: Ol. Olivar. alb.

Hollunderessig: Acet. aromat.
Hollunderkernöl: Ol. Papaver.
Hollunderlatwerge: Succus Sambuci.
Hollundermus: Succus Sambuci.
Hollunderpflaster: Emplastr. fuscum. — Empl. Lithargyri simpl. — Succ. Sambuci.
Hollundersalbe: Succ. Sambuci.
Hollunderschwamm: Fungus Sambuci.
Hollunderwurzel: Rad. Ebuli.
Holst: Folia Ilicis.
Holsteiner Panacee: Kali sulfuric.
Holtmannspulver: Pulv. fumalis foetid.
Holtwort: Tub. Corydalis.
Holwortel: Rhizom. Imperator.
Holz aller Heiligen: Lignum Guajaci.
— unseres Herrn: Lignum Rhodium.
Holzalkohol: Alcohol methylicus.
Holzallerheiligen: Lign. Guaj.
Holzäpfel: Fruct. Mali immat.
Holzblumenkraut, blaues: Herb. Hepaticae.
Holzbrusttee: Radix Liquirit., Rad. Althaeae $\overline{aa}$. p. aequ.
Holz, heiliges: Lign. Guajaci.
—, indianisches: Lign. Guajaci.
Holzaschensalz: Kali carbon.
Holzblumen: Herb. Hepaticae.
Holzessenz: Tinct. Pini comp.
Holzessig: Acetum pyrolignos.
Holzgeist: Alcohol methyl.
—, saurer: Acet. pyrolignos.
Holzkalk: Calc. acetic. crudum.
Holzkassie: Cort. Cassiae lign.
Holzklee: Herb. Acetosellae.
Holzmangold: Herb. Pyrolae.

Holzmännchenrinde: Cort. Mezerei.

Holzöl: Balsam. Gurjun.

—, französisch: Ol. Philosophor.

Holzrinde, faule: Cort. Frangul.

Holzsäure: Acet. pyrolign. crud.

Holzschuhwurzel: Rad. Cypripedii.

Holztee: Radix Sarsaparillae. — Species lignor.

Holzteer: Pix liquida.

Holztinktur: Tinct. lignorum.

Holztisane: Spec. lignorum.

Holztrank: Spec. lignorum.

Holztropfen: Tinct. lignorum.

Holzwurzel: Rhiz. Veratri.

Holzzahn: Herb. Galeopsidis.

Holzzahnblüten, gelbe: Flor. Lamii lutei.

Holzzimt: Cort. Cassiae lign.

Holzzwangkraut: Herb. Sedi.

Hombergsches Salz: Acid. boric.

Homerianatee: Herb. Polygon. avicularis.

Hond: Hund.

Hondebeishout: Stipit. Dulcam.

Hondenklamel: Zinc. sulfuricum.

Hondjeshout: Cort. Frangulae.

Hondsdraf: Herb. Hederae.

Hondskool: Herb. Mercurialis.

Hondshoda: Tub. Colchici.

Hondslällera: Sem. Colchici.

Hondszunga: Herb. Taraxaci. Herb. Cynoglossi.

Honefsamen: Fruct. Cannabis.

Honig (Kneipp): Mel depusat.

Honig, weißer: Mel album.

Honigbalsam: Ungt. Elemi.

Honigblatt: Fol. Melissae.

Honigblümel: Flor. Stoechados.

Honigblumenwasser: Aq. Mellis.

Honigessig: Oxymel simplex.

Honigklee: Herb. Meliloti.

Honigpflaster: Cerat. Resinae Pini. — Empl. Litharg. comp. — Empl. Meliloti. — Mel c. Farin. Fabar. āā. p. aequ.

Honigsalbe: Ungt. cereum.

Honigsugel: Flor. Lamii alb.

Honigtau: Manna. — Herb. Rorellae.

Honigtee: Flor. Tiliae.

Honingklaver: Flores Meliloti.

Honnisügele: Flor. Lamii alb.

Hontabeer: Fruct. Rub. Id.

Hontabeier: Fruct. Rub. Id.

Höntellbeier: Fruct. Rub. Id.

Hooft: Haupt.

Hooftpijn: Kopfschmerz.

Hop: Hopfen.

Hopbellen: Strobuli Lupuli.

Hopfen: Strobuli Lupuli.

—, kretischer: Herb. Origani cret.

—, spanischer: Herb. Orig. cret.

Hopfengeist: Spiritus.

Hopfenmehl: Glandulae Lupuli.

Hopfenöl: kretisches, Ol. Origani cretici.

Hopfenöl, spanisches: Oleum Origani cret.

Hopfenstaub: Glandulae Lupuli.

Hopfenwurzel: Rad. Taraxaci.

Hopfenzapfen: Strobuli Lupuli.

Hoppelgeist: Spirit. aromat.

Hoppentalerpflaster: Empl. fusc.

Höppesli: Flor. Bellidis.

Hörfrö: Sem. Lini.

Hörlitzen: Fruct. Corni.

Hörnisschen: Fruct. Corni.

Hornkleesamen: Semen Faenugraeci.

Hornkümmel: Flor. Calcatripp.

Hornrosen: Flor. Rosae.

Hornsalbe: Unguent. flavum. — Ungt. Plumbi.

Hornsamen: Sem. Lini.

Hornsensenöl: Ol. contra luëm.
(Ol. Hydrarg. cin.)
Hornspäne: Corn. Cervi raspat.
Horntee: Carrageen.
Horstisch. Augenwasser: Aqu.
ophthalmic. flav.
Hortensienblau: Coeruleum Be-
rolinense.
Hosarius: Spir. Formicarum.
Hosenbuntesamen: Sem. Colchici.
Hosendall: Rad. Asparagi.
Hosenknöpfle: Troch. Succ. Liq.
Hosenschissern: Herb. Pulmon.
Hospitalpflaster: Empl. fusc.
Hottentottenpflaster: Ceratum
Aeruginis.
Hout: Holz.
Houtazijn: Acet. pyrolignos.
Houtjeshout: Cort. Frangulae.
Houtzeep: Cort. Quillayae.
Huder: Herb. Hederae.
Huderich: Herb. Hederae.
Huetblacka: Flor. Petasitis.
Huetrosen: Flor. Rhoeados.
Hufbalsam: Tinct. Aloës.
Hufblätter: Fol. Farfarae.
Hufblüten: Flor. Farfarae.
Hufelands Augenbalsam: Ungt.
Hydrarg. oxyd. rubr. — Ungt.
ophthalm. comp.
— **Augensalbe:** Ugt. ophthal. cp.
— **Balsam:** Bals. Peruvian.
— **Brustpulver:** Pulv. Liquirit.
cp.
— **Kinderpulver:** Pulv. Magn.
c. Rheo.
— **Schnupfpulver:** Plv. sternu-
tat. vir.
— **Tropfen:** Elixir e Succo Liq.
Huffelen: Fol. Farfarae.
Hufeln: Fol. Farfarae.
Hüffeltekern: Sem. Cynosbati.
Hüfften: Fruct. Cynosbati.

Hufkitt: Ammoniacum, Gutta-
percha aa pts.
Hüflatti: Fol. Farfarae.
Huflattigblätter: Fol. Farfarae.
Huflattigpastillen: Troch. pect.
oral.
Huflattigpflaster: Empl. Melilot.
Huflattigsalbe: Ungt. flavum. —
Ungt. viride.
Huflattigsaft: Sir. Althaeae.
Huflor: Ol. Lauri.
Hufloröl: Oleum Lauri.
Hufnägelsalbe: Cerat. Aerugin.
Hufsalbe: Ungt. acre. — Ungt.
flavum. — Vaselinum flavum.
Hufspan: Cornu Cervi raspat.
Hufüele: Sem. Cynosbati.
Hügels Augensalbe: Unguent.
ophthalmic. comp.
Huhackeln: Rad. Ononidis.
Huhefe: Sem. Cynosbati.
Huhicke: Sem. Cynosbati.
Hühnerauge: Herb. Plantaginis.
Hühneraugenpflaster: Cerat.
Aeruginis. — Empl. ad clavos
pedum. — Salicylseifen-
Leucoplast.
Hühneraugenrinde: Cort. Frang.
Hühnerblind: Flor. Primulae.
Hühnerblumen: Flor. Rhodo-
dendri.
Hühnerdarm: Herb. Anagallid.
Herb. Serpylli. Herb. Stellar.
med. (Kneipp).
Hühnerdarmöl: Ol. Chamom. —
Ol. Hyoscyami. — Ol. Oliv.
et Ol. Serpylli 10:1.
Hühnerdarmsaft: Sir. Chamo-
millae. — Sir. Papaveris.
Hühnerfett: Ungt. Cetacei.
Hühnergift: Fol. Hyoscyami.
Hühnerklee: Herb. Serpylli.
Hühnerkohl: Herb. Serpylli.

Hühnerkraut: Herb. Anagallidis.
Hühnerkropfpepsin: Ingluvinum.
Hühnerkull: Herb. Serpylli.
Hühnermagen: Pepsin.
Hühnermajel: Pepsinum.
Hühnernelken: Flor. Calendulae.
 — Herb. Centaurii.
Hühnernessel: Flor. Lamii alb.
Hühnerpoley: Herb. Pulegii.
Hühnerquäle: Herb. Stellariae.
Hühnerquähnel: Herb. Serpylli.
Hühnerquendel: Herb. Serpylli.
Hühnerraute: Herb. Veronicae.
Hühnerserb: Herb. Polygoni.
Hühnertod: Fol. Hyoscyami.
Hühnertritt: Herb. Anagallidis.
Hühnerwurz: Rhiz. Torment. —
 Rhiz. Veratri.
Hühnerwurzel: Rhiz. Torment.
Huls = Haus.
Hulla: Flor. Sambuci.
Hülscheholz: Fol. Ilicis.
Hulsdorntee: Fol. Ilicis.
Hülsebusch: Fol. Ilicis.
Hülsedorn: Fol. Ilicis.
Hülskrapp: Fol. Ilicis.
Hülst: Fol. Ilicis.
Hummelhonig: Mel depuratum.
 — **für die Augen:** Ol. Oliv.
 alb.
Hummelöl: Ol. Origani Cretic.
Hundauge: Herb. Plantaginis.
Hundaugensamen: Sem. Psyllii.
Hundbaumrinde: Cort. Frangul.
Hundbeeren: Fruct. Rhamni.
Hundblumen: Flor. Farfarae.
Hundblumenhonig: Mellago
 Taraxaci.
Hundblumenkraut: Flores Cha-
 mom. Rom. — Radix Ta-
 raxaci c. Herb.
Hunddornbeeren: Fruct. Rhamn
 cath.

Hundeblumenwurzel: Radix Ta-
 raxaci.
Hundertjähriger Mauertee: Herb.
 Oreoselini.
Hundertkopf: Rad. Eryngii.
Hundfett: Adeps.
Hundgesicht: Sem. Psyllii.
Hundgras: Rhiz. Graminis.
Hundgraswurzel: Rhiz. Gram.
Hundkohl: Rad. Apocyni.
Hundkot, weißer: Graec. alb.
Hundkragen: Herb. Hederae.
Hundkürbis: Rad. Bryoniae.
Hundlattich: Herb. Taraxaci.
Hundläuft: Herb. Hederae.
 Pasta Althaeae.
Hundmethode: Elect. Theriac.
Hundnase: Herb. Linariae.
Hundnelke: Rad. Saponariae.
Hundnessel: Flor. Lamii.
Hundpulver: Pulv. pro equis.
 —, **gelbes:** Sulfur. sublimatum.
Hundquecken: Rhiz. Graminis.
Hundrebe: Herb. Saxifragae.
Hundrippe: Herb. Plantaginis.
Hundrosen: Flor. Rosae canin.
Hundrübe: Rad. Carlinae.
Hundrücken: Rhiz. Graminis.
Hundsbeeren: Fruct. Rhamni
 cath.
Hundsgrindenöl: Ol. animale foe-
 tid. dil.
Hundshode: Tub. Colchici.
Hundsille: Herb. Matricariae.
Hundskraut: Fol. Hyoscyami.
Hundskürbis: Rad. Bryoniae.
Hundslungensaft: Sir. Rhoead.
Hundspeterlig: Herb. Conii.
Hundspetersilie: Herb. Conii.
Hundsporn: Rad. Carlinae.
Hundstod: Rad. od. Flor. Arnicae.
Hundsträubel: Tubera Salep.
Hundveilchen: Hrb. Viol. tricol.

Hundweizen: Rhiz. Graminis.
Hundwürger: Rad. Apocyni.
Hundzahn: Herb. Taraxaci.
　Rhiz. Graminis.
Hundzorn: Sem. Milii.
Hundzungenwurzel: Radix Cyno-
Hunf = Honig.　　　[glossi.
Hungerampfer: Herb. Acetosae.
Hungerblumen: Flor. Chrysanth.
Hungerblümlikraut: Herb. Eu-
　　　　　　　phras.
Hungerkorn: Secale cornutum.
Hungerkraut: Herb. Viol. tricol.
　— Herb. Trifolii arvensis.
Hungertee: Herb. Burs. Pastor.
Hungerwurzel: Rad. Lapathi.
Hungklee: Herb. Meliloti.
Hunk: Mel crudum.
Hunnenschritt: Rad. Gentianae.
Hüntscheholz: Stipit. Dulcam.
Hupfe: Strob. Lupuli.
Huppedelduk: Spirit. sap. camph.
Hupuf: Flor. Sambuci.
Hupufdemaid: Flor. Sambuci.
Hurberitzenwurzel: Rad. Bardan.
Hure, nackte: Rad. od. Sem.
　　　　　　　Colchici.
Hurenpomade: Ugt. Hydr. pedic.
Hurre: Herb. Hederae.
Hurschur: Lycopodium.
Hurtigundgeschwind: Linim. am-
　mon. — Liq. Ammon. caust.
　— Tinct. Guajaci ammon.
Husarenpulver: Plv. ctr. pedic.
Husarensalbe: Ugt. Hydr. pedic.
Husarenspiritus: Spir. resolv.
Husarenwasser: Aq. muscarum.
Hüsblos: Colla piscium.
Huschsalbe: Ungt. cereum.
Husko, pulverisiert: Succ. Liquirit.
　　　　　　　pulv.
Huslottblatt: Fol. Farfarae.
Hustenblätter: Folia Farfarae.

Hustenelixier: Elix. e Succo Liqu.
Hustenhilfwurzel: Rhiz. Gramin.
Hustenkraut: Fol. Farfarae.
Hustenkuchen: Succ. Liqu. crud.
Hustenleder: Pasta gummosa.
Hustenpaste: Pasta gummosa.
Hustenplätzchen: Troch. pector.
Hustenpulver: Pulv. Liqu. comp.
Hustensaft, brauner: Sir. Liqu.
—, **gelber: weißer:** Sir. Althaeae.
Hustentee: Species pectorales.
—, **Lieberscher:** Herba Galeopsid.
Hustentropfen, schwarze: Elix.
　　　　　e succo Liquirit.
—, **weiße:** Liq. Ammon. anisat.
Hustenwurzel: Rad. Althaeae.
Huswürze: Herb. Sedi. Herb.
　Sempervivi tector.
Hutmacherblüten: Flor. Farfarae.
Hutpflaster: Empl. Anglicum.
Hutschenreutersalbe: Ugt. viride.
Hütschblüten: Flor. Sambuci.
Hütschelblumen: Flor. Sambuc.
Hütschelsaft: Succ. Sambuci.
Hüttenkatze: Acid. arsenicos.
Hüttenmehl: Acid. arsenicos.
　　　　　　　pulverat.
Hüttennichts: Nihilum album.
Hüttenrauch: Arsenic. alb.
—, **schwarzer:** Tutia.
Huwaldspflaster: Empl. Lith.
　　　　　　　comp.
Huwaldstropfen: Tinct. Valer.
　aeth. c. Tinct. Chinoïdin. 1 + 9.
Huxenkruxenpflaster: Emplastr.
　　　　　　　oxycroceum.
Hyacinthensalbe: Ugt. Kal. jod.
Hydrich, weißer: Acid. arsenicos.
Hykriberi: Spec. hierae picrae.
Hypericumöl: Ol. Alcannae.
Hypoakanna: Rad. Ipecacuanh.
Hypocistensaft: Succ. Sorbor.
Hyssop: Herb. Hyssopi.

I und J.

(Iben = Eiben. Imben = Bienen.)

Jaagt den duivel: Herb. Hyperici.
Jachandelbeeren: Fruct. Junip.
Jachandelöl: Ol. Juniperi ligni.
Jachandelsaft: Succus Juniperi.
Jachandelwasser: Aq. Juniperi.
Jachaneltagsbeeren: Fruct. Juniperi.
Jachelbeeren: Fruct. Juniperi.
Jachelpflaster: Empl. Litharg. spl.
Jachelspitzen: Turiones Pini.
Jachimsalbe: Empl. Litharg. cps.
Jachtolie: Ol. Hyoscyami.
Jackengeist: Liq. Amm. caust.
Jafnamoos: Agar-Agar.
Jagdendüwel: Pulv. pro equis.
Jagdspiritus: Spir. sap. camph.
Jägeles Pflaster: Empl. Lith. cps.
Jagemichel: Herb. Hyperici.
Jägerkraut: Herb. Ficariae.
Jägerpulver: Pulv. Liquir. comp.
Jägersches Pflaster: Emplastr. Cantharid. perp.
Jageteufel: Ungt. corallorum.
Jageteufelkraut: Herb. Hyperic.
Jahnspflaster: Empl. Litharg. cps.
Jakob: Oxymel aeruginis.
Jakobisalbe: Ungt. potab. rubr.
Jakobsbalsam: Bals. Peruvian.
Jakobsbeeren: Fruct. Myrtilli.
Jakobskreuzkraut: Herb. Jacob.
Jakobsleiter: Herb. Polemonii.
Jakobsöl: Ol. rubrum.
Jakobspflaster: Cerat. aerugin.
Jakobstropfen: Tinct. odontalg.
Jakuslapuk: Folia Uvae ursi.
Jakuspapuk: Folia Uvae ursi.
Jalapenharz: Resina Jalapae.
Jalapenöl: Ol. Ricini.

Jalapenrinde: Tubera Jalapae.
Jamaikaholz: Lignum Guajaci.
Jamaikanische Wurmrinde: Cort. Geoffroyae Jamaïcensis.
Jamaikapfeffer: Fruct. Amomi.
Jambuskraut: Spec. Jambusae.
Jamestee: Herb. Ledi.
Jammerblumen: Flor. Rhoead.
Jammerpulver: Pulv. epilept. — Tubera Jalapae pulv.
Jandelbeeren: Fruct. Juniperi.
Jandelsaft: Succ. Juniperi insp.
Janelausenöl: Ol. Hyperici.
Janinchensalbe: Ungt. Canthar.
Janinischpflaster: Empl. Canth. perp.
Jannsbärsalbe: 1. Cerat. Cetacei rubrum. 2. Sirup. Ribium.
Jänsewurz: Rad. Gentian.
Jänzekraut: Herb. Cantauri.
Jänzenen: Rad. Gentian.
Jänzenwurz: Rad. Gentianae.
Janzerwurz: Rad. Gentianae.
Japanholz: Lign. Fernambuci.
Japanische Erde: Catechu.
Jase: Herb. Millefolii.
Jassiensalbe: Ungt. contra scab.
Jäuse: Herb. Centaurii.
Javellewasser: Liq. Natri hypochlorosi.
Javellsche Lauge: Liqu. Natri hypochlorosi.
Javellscher Kalk: Calc. hypochloros. (Calcar. chlorata.)
Iba: Fol. Taxi.
Ibarach: Herb. Chaerophylli.
Ibenblätter: Folia Taxi.
Iberi: Herb. Sphondylii.

Iberich: Herb. Sphondylii.

Ibisch: Rad. Althaeae.

Ibischpappel: Fol. Althaeae.

Ibisjacob: Oxymel Aeruginis. Mel boraxat.

Ibsche: Rad. Althaeae. Fol. Taxi.

Ibschentrideli: Cornu Cervi rasp.

Ichfragnichtdanach: Ungt. contr. scabiem.

Ichmachmirnichtsdraus: Ungt. contra scabiem.

Idee: Rad. Althaeae.

Idiaton: Tinct. odontalgica.

Je: Fol. Taxi.

Jebgab: Oxymel aeruginis.

Jeckwitzsaft: Sir. Senn. c. Manna.

Jees-Christkoken: Troch. Liquiritiae nigr.

Jehovablümli: Flor. Saxifragae.

Jehovatropfen: Tinct. Rhei aq.

Jehrbalsamtropfen: Bals. Peruv.

Jelängerjefreundlicher: Rad. Saponar. alb.

Jelängerjelieber: Herb. Teucrii. — Herb. Viol. tricol. — Stipit. Dulcamarae.

Jenaer Balsam: Tct. Aloes comp.

— **Tropfen:** Tct. Aloës cps.

Jenes: Fruct. Anisi.

Jenever: Juniperus.

Jeneverkruid: Herb. Eupator. cannab.

Jenzenenwurzel: Rad. Gentian.

Jeparaltee: Rad. Sarsaparillae.

Jerichobalsam, weißer: Balsam de Mecca.

Jerichorosen: Herb. Caprifolii.

Jerichorot: Acid. rosolicum.

Jernitzelixier: Tinct. Aloës cps.

Jersch mos: Carrageen.

Jerusalemer Balsam: Ol. Myristicae. — Tinct. Benz. comp. — Mixt. oleos. balsam.

Jerusalemer Spiritus: Spir. Angelic. comp.

— **Tropfen:** Elix. e succo Liquir.

Jeschwitzer Brustsaft: Sir. Senn. c. Manna.

Jesuim: Rad. Gentianae.

Jesuitenkräuter: Spec. amarae.

Jesuiterbalsam: Bals. Copaivae.

Jesuiterpulver: Cort. Chinae pulv.

— Pulv. contra pedicul.

Jesuiterspecies: Spec. amarae.

Jesuitertee: Herb. Chenopod.

Jesuitertropfen: Bals. Copaiv.

Jesusblümchen: Herb. oder Flor. Violae tricoloris.

Jesuschristkoken: Troch. Bechici. nigri.

Jesuschristussalbe: Empl. fusc.

Jesuschristwurz: Rad. Lapathi.

Jesusknäblein: Herb. Viol. tricol.

Jesuslein: Herb. Violae tricolor.

Jesuswurzel: Rhiz. Tormentill.

Jesuwunderkraut: Herb. Hyperici.

Jesuwundertee: Herb. Matricar.

Jeupjesboombast: Cort. Frangulae.

Jewerwurzel: Rad. Carlinae.

Ifblätter: Folia Taxi.

Igelfett: Adeps.

Igelkrautwurzel: Rhiz. Caryophyllat.

Igrüli: Herb. Vincae.

Ihlgras: Herb. Polygoni.

Ihrenspries: Herb. Veronicae.

Jibejakob: Mel. rosat. boraxat.

Jichtkorrels: Sem. Paeoniae.

Jichtkrut: Herb. Ranunculi.

Jichtrübe: Rad. Bryoniae.

Jichtwörteln: Rad. Bryoniae.

Jip-Faß: Mel rosat boraxat.

Iips-Jakob: Ungt. aeruginis.

Ikunddu: Chinoïdin.

Ilen: Hirudines.
Ilenblätter: Herb. Ranunculi.
Ilexblätter: Folia Ilicis.
Ilgen: Flor. Lilii.
Ilgenöl: Ol. Olivarum album.
Ilie: Flor. Lilii.
Ilkenpulver: Rad. Helenii pulv.
Illesant: Fruct. Anethi.
Illige: Flor. Lilii.
Ilmenrinde: Cortex Ulmi.
Ilmerinde: Cort. Ulmi.
Ilop: Folia Helicis.
Ilsem: Herba Absinthii.
Imbenschmalz: Cerat. Terebin.
Imber, Imberklauen, Imberzehen: Rhizom. Zingiberis.
Imblikraut: Herb. Ulmariae.
Immenblatt: Fol. Melissae.
Immenkraut: Herba Thymi.
Immer: Rhizom. Zingiberis.
Immergrün: Herb. Pyrolae. — Herba Vincae.
Immergrünöl: Oleum Gaultheriae. — Ol. Hyoscyami.
Immerschön: Flor. Stoechados.
Immerwährend. Blasenzug: Empl. Canth. perp.
— **Pflaster:** Empl. Canth. perp.
Immortellen: Flor. Stoechados.
Impbeeri: Fruct. Rub. Id.
Impere: Fruct. Rub. Id.
Imperöl: Ol. Hyperici.
Indenbeere: Fruct. Rub. Id.
Indian. Augenbalsam: Mixtur. oleos. balsam.
— **Balsam, weißer:** Ol. Olivar. album.
— **Bolesein:** Rad. Helenii.
— **Farnkraut:** Herb. Acmellae.
— **Holz:** Lign. Guajaci. Lign. Santalin.
— **Lungenpulver:** Plv. Liquir. cps.
— **Nüsse:** Fructus Cocculi.

Indian. Schakalpulver: Cort. Chin. plv.
— **Schmalz:** Cetaceum.
Indianerwurzel: Rad. Gentianae.
Indig: Indigo.
Indigkraut: Herba Isatis.
Indisch. Balsam: Bals. Peruv.
— **Pfeffer:** Fructus Capsici.
— **Pflanzenpapier:** Charta vegetab. Indica. (Empl. Anglic.)
— **Spikanard:** Radix Nardi.
— **Tabak:** Herba Lobeliae.
Infusorienerde: Kieselguhr.
Ingber siehe auch Ingwer.
—, **deutscher:** Rhiz. Calami.
—, **gelber:** Rhiz. Curcumae.
Ingberimber: Rhiz. Zingiberis.
Ingbluem: Flor. Calendulae.
Ingelblumen: Flor. Calendulae.
Ingwer, Ingwerklauen, Ingwerzehen: Rhiz. Zingiberis.
—, **deutscher:** Tub. Ari.
—, **gelber:** Rhizom. Curcumae.
Inkumsöl: Balsam. Peruvianum.
Innocenzkraut: Herb. Polygoni.
Innstaub: Lycopodium.
Inschottsalbe: Ungt. Althaeae.
Inseckundpoltee: Herb. Pulegii et Herb. Hyssopi āā. p. aequ.
Insektenpulver: Flor. Pyrethri plv.
Insektensalbe: Ungt. ctr. pedic.
Insektentinktur: Tinct. Pyrethri.
Inselsalbe: Ceratum Cetacei.
—, **braune:** Ceratum fuscum.
Inselt: Sebum.
Instaub: Lycopodium. Talcum.
Instrianswurzel: Rad. Gentian.
Intendanturtropfen: Tinct. Chinoïdin.
Invalidenpflaster: Emplastr. ad. rupturas.
Inventurtropfen: Tinct. Chinoïd.
Inwand: Ungt. ctr. pediculos.

Inwand, blauer: Ungt. Hydrarg. cin. dilut.

Inzian: Radix Gentianae.

—, weißer: Conchae praeparat.

Joachimspflaster: Empl. Litharg. comp.

Joachimssalbe: Ungt. diachylon.

Jochenbeersaft: Succ. Sambuci.

Jochhell: Herb. Anagallidis.

Jockeysalbe: Ungt. ctr. pedicul.

Jod, flüssiges: Tinct. Jodi dilut.

Joden = Juden.

Jodenkers: Fruct. Alkekengi.

Jodgrün: Anilinum viride.

Jodina: Tinct. strumalis. — Tct. Jodi dilut.

Jodquecksilber: gelbes: Hydrarg. jodat. flavum.

—, grünes: Hydrarg. jodat. flav.

—, rotes: Hydrarg. jodat. rubr.

Jodsalbe: Ungt. Kalii jodati.

Jöcksalv: Ungt. contra scabiem.

Jodsirup: Sirup. Ferri jodati.

Jodspiritus: Tinct. Strumalis.

Johandeln: Fruct. Juniperi.

Johandelsaft: Succ. Junip. insp.

Johannestrubelsaft: Sir. Ribium.

Johannisbeerblätter: Folia Ribis nigri.

Johannisbeeröl: Ol. Hyperici.

Johannisbeerspiritus: Spirit. Serpylli.

Johannisbeerwurzel: Rhiz. Filicis.

Johannisblumen: Flor. Arnicae. — Flor. Hyperici. — Flor. Leucanthemi. — Flor. Primulae.

Johannisblumenöl: Ol. Hyperic.

Johannisblumenspiritus: Tinct. Arnicae.

Johannisblut: Herb. Hyperici.

Johannisbrot: Fruct Ceraton.

Johannisgeist: Spir. Juniperi.

Johannisgürtel: Herb. Artemis.

Johannishand: Rhiz. Filicis.

Johannishaupt: Tubera Ari.

Johannishäupteln: Blb. Vict. rot.

Johannisherzbluttropfen: Mixt. oleos. balsam.

Johannisholz: Lign. Juniperi.

Johanniskerzen: Flor. Verbasci.

Johanniskraut: Herb. Hyperici.

Johanniskrautblumen: Flor. Arnicae.

Johanniskrauttinktur: Tct. Arnic.

Johannismuttertropfen: Tinct. Valerianae aetherea.

Johannisöl: Ol. Hyperici.

—, äußerlich: Ol. Petrae rubr.

—, schwarzes: Ol. Philosophor.

Johannisohr: Fung. Sambuci.

Johannispappeln: Herb. Malvae.

Johannispatscheln: Rhiz. Filicis.

Johannispestilenzwurz: Rhizom. Filicis.

Johannissaft: Sirup. Ribium. — Sir. Papav. — Sir. Rhoead. — Succ. Juniperi.

Johannisschafe: Frct. Ceratoniae.

Johanniswedel: Herb. Ulmariae.

Johanniswedelblüten: Flor. Spiraeae.

Johanniswürz: Rad. Convallar.

Johanniswurzel: Rhiz. Filicis.

Johannsinkrut: Herb. Hyperic.

Johannweißnichtsdavon: Ungt. ctr. pediculos.

Jokeysalbe: Ungt. contra pedic.

Jonasöl: Ol. Jecoris Aselli.

Jordansches Pflaster: Empl. fuscum camph.

Josefle: Herb. Saturejae.

Josefsalbe: Ungt. ophthalm. cps.

Josefskraut: Herb. Hyssopi.

Joujou: Pasta Liquiritiae rubr.

Iperrinde: Cortex Ulmi.

Iporto: Tinct. odontalgica.

Ipper: Rhizom. Zingiberis.
Irenzenwurzel: Radix Gentianae.
Irisblüte: Crocus.
Iritzenwurzeln: Rhiz. Iridis.
Irländisch Moos: Carrageen.
Irrbeerblätter: Fol. Belladonnae.
Isaakpulver: Rhiz. Veratri pulv.
Isbäredreck: Pasta gummosa.
Isehüt: Flor. Aconiti.
Isehütli: Herb. Aconiti.
Isekraut: Herb. Verbenae.
Iserkraut: Herb. Verbenae.
Isipo: Herb. Hyssopi.
Isländisch Moos: Lich. Islandic.
— Perlmoos: Carrageen.
Isop, Ispen, Israël: Hrb. Hyssopi.
Ispenholzrinde: Cort. Ulmi.
Isrilli: Herba Vincae.
Issbeerblätter: Fol. Belladonnae.
Italienische Pillen: Pilul. aloë-
    ticae ferrat.
— Pimpinelle: Rad. Sanguisorb.
— Rinde: Cortex Chinae.
— Tee: Spec. laxant. St. Germ.
Itjemöhsmeer: Ol. comp. nigr.
Jubandsalbe: Ungt. Hydr. ped.
Juchhannelbeeren: Fruct. Junip.
Juchhel: Herb. Anagallidis.
Juchtenöl: Oleum Rusci.
Juckbohne: Dolichos pruriens.
Juckpulver: Alumen plumos. —
    Pili Stizolobii (Dolichos pru-
    riens).
Jucksalbe: Ungt. contra scabiem.
Judaskirschen: Fruct. Alkekeng.
Judaskuß: Fruct. Alkekengi.
Judasohren: Fung. Sambuci.
Judassinohr: Fung. Sambuci.
Judenäpfel: Fructus Citri.
Judenbrot: Manna.
Judendeckel: Fruct. Alkekengi.
Judendorn: Stipit. Dulcamarae.
Judendornbeeren: Fruct. Jujubae.

Judengummi: Asphaltum.
Judenharz: Asphalt.
Judenholz: Lign. Guajaci.
Judenhütchen: Fruct. Alkekengi.
Judenkirschen: Fruct. Alkekengi.
Judenkraut: Herb. Millefolii.
Judenleim: Asphalt.
Judenohren: Fungus Sambuci.
Judenpech: Asphaltum.
—, weißes: Alumen plumosum.
Judenpfeffer: Fructus Amomi.
Judenpulver: Pulv. ctr. pedic. —
    Nihil alb. (Zinc. oxyd. crud.)
Judenrute: Herba Spartii.
Judensalbe: Ungt. Hydrarg. citr.
Judenschwamm: Fung. Sam-
    buci.
Judenseife: Ungt. Hydrarg. citr.
Judenstaub: Pulv. contra pedic.
Judenstoff: Pulv. contra pedicul.
Judenweihrauch: Styrax calam.
Judenwurzel: Radix Vincetox.
Judeschmeer: Ungt. diachylon.
Juffern: Flor. Rhoeados.
Jujube: Pasta Liquiritiae rubr.
Jujuben: Fructus Jujubae.
Julawasser: Aq. Plumbi Goul.
Julichrut: Herb. Ulmariae.
Junctum: Ungt. contra scabiem.
Jungeblume: Herba Taraxaci.
Jungenmölleröl. Oleum Poeli.
Jungfergehweg: Ungt. contra scab.
— Ungt. sulfurat. comp.
Jungfernblüten: Herb. Rorellae.
Jungfernblume: Flor. Stoechad.
    citrinae.
Jungfernblut: Resina Draconis.
Jungfernbrauen: Herb. Millefol.
Jungfernbutter: Ugt. opht. rubr.
Jungferneis: Glacies Mariae.
Jungfernfett: Ungt. Hydr. citr.
Jungfernglas: Glacies Mariae.
Jungferngras: Herb. Herniariae.

Jungferngrün: Herba Vincae.
Jungfernhaar: Herb. Adiant. aur.
Jungfernharz: Benzoë. — Res. Pini alb.
Jungfernhonig: Mel album.
Jungfernkraut: Herb. Adiant. aur. — Herb. Artemisiae. — Herb. Hederae. — Herba Millefolii.
Jungfernleder, braunes: Pasta Liquiritiae.
—, weißes: Pasta gummosa.
Jungfernmehl: Magnes. carbon.
Jungfernmilch: Aqua Rosae c. Tinct. Benzoës 10 : 1.
Jungfernmoos: Herba Adianti.
Jungfernöl: Ol. Olivar. album.
Jungfernpulver: Plv. menstrual.
Jungfernsalbe: Ungt. leniens.
Jungfernschmätzel: Trochisci santonini.
Jungfernschmiere, eingemachte: Ungt. Hydrarg. alb.
Jungfernschön: Flor. Convallar.
Jungfernschwarm: Cera alba.
Jungfernschwefel: Sulf. subl.
Jungfernteint: Aq. Ros. c. Tinct. Benzoës 10 : 1.
Jungferntritt: Herb. Polygoni.
Jungferntrost: Herb. Herniariae.
Jungfernwachs: Cera alba.
Jungfernwasser: Aqua Rosae c. Tinct. Benzoës 10 : 1.

Jungfernweck: Rad. Peucedani.
Jungfernweiß: Alumen plumos. — Cerussa.
Jungfernzucht: Herb. Serpylli.
Jungferschweigstill: Ungt. contra scabiem.
Jungfertumirnichts: Ungt. contra scabiem.
Jungfrau, nackte: Flor. Convallar.
Jungharz: Resina Pini.
Jünglingsblumen: Flor. Stoech.
Juniduni: Chinoïdin.
Junipulver: Pulvis pro equis.
Junkerkraut: Herb. Origan. Cret.
Junkertropfen: Tct. Guajac. resin.
Junotränen: Herba Verbenae.
Jupiterblumen: Flor. Calcatrip.
Jupitersalz: Stannum chloratum.
Jürgenkrautwurzel: Rad. Valer.
Jürgenmölleröl: Spirit. camph. Ol. Terebinthin. Ol. Lini $\overline{aa}$. p. aequal.
Justizhütchen: Troch. santonini.
Juwelierrot: Ferr. oxyd. rubr.
Ivenblatt: Fol. Melissae.
Ivierke: Herba Hederae.
Ivoor, gebrand: Ebur ustum.
Iwakraut: Herb. Ivae moschat.
Iwisch: Radix Althaeae.
Ixaxum: Oxymel aeruginis.
Ixnixsaturniustropfen: Liquor Plumbi subacet.

K.

(Siehe auch unter C.)

(Köhl = Kühl. Köhm = Kümmel. Kooken = Kuchen. Kopper = Kupfer. Krachenäuge = Hühnerauge. Kraide oder Kraut = Mus. Kräutig, Krokt, Krüt = Kraut. Krittel = Kräutchen. Krüter = Kräuter. Krüz = Kreuz. Küchelchen, Kügelchen = Trochisci.)

Kaatje wat be je dik: Herb. Cardui benedicti.

Kabeljauöl: Ol. Jecor. Aselli. — Ol. Philosophorum.

Kabetbeeren: Fructus Juniperi.
Kabischrundblacke: Fol. Rumicis.
Kachelblumen: Flor. Millefolii.
Kachinkawurzel: Radix Caïncae.
— Rhizom. Chinae.
Kackemoos: Carageen.
Kactuskörner: Coccionella.
Kaddigbeeren: Fruct. Juniperi.
Kaddigholz: Lign. Juniperi.
Kaddigmus: Succ. Junip. insp.
Kademum: Fructus Cardamomi.
Kadeöl: Ol. Juniperi empyreum.
Käferpflaster: Empl. Cantharid.
Käfersalbe: Ungt. Canthar. acre.
Käferspiritus: Tinct. Formicar.
Kaffeegeist: Spirit. camphorat.
Kaffeepulver: Plv. Jalap. laxans.
Kaffer: Camphora.
Kagitee: Carrageen.
Kageröl: Oleum viride. Ol. Cha-
mom. coct.
Kahlequinten: Fruct. Colocynth.
Kahlholz: Folia Ligustri.
Kähmund: Boletus cervinus.
Kahnel: Cortex Cinnamomi.
Kailkenblumen: Flor. Sambuci.
Kailkenmus: Succ. Samb. insp.
Kainritz: Herba Galii.
Kaiseraugenlicht: Zinc. sulf. —
Nihil. alb. — Ungt. Zinci.
Kaiseraugenlichtpulver: Pulv.
sternut. alb. — Nihil. alb.
Kaiseraugenlichtsalbe: Ungt. oph-
thalmic. — Ungt. Zinci.
Kaiserbutter: Ungt. flavum.
Kaiserkarolushauptwasser oder
Kaiserkarlquinthöhftwater:
Aq. aromat. spirit. — Aq.
vulnerar. spir. — Liq. Am-
monii caust. — Spir. Lavan-
dulae. — Spir. Meliss. comp.
— Spirit. Coloniensis.
Kaisergelb: Plumb. chromic.

Kaisergrün: Cuprum acetic. ar-
senicosum. — Viride Schwein-
furtense.
Kaiserkerzen: Flor. Verbasci.
Kaiserli: Flor. Primul.
Kaiserliche Ruhr- und Magen-
tropfen: Tinct. amara.
Kaiserpflaster: Empl. stictic.
Kaiserpillen: Pil. laxant.
Kaiserpulver: Pulv. aromat. —
Pulv. fumalis.
Kaiserrauch: Pulv. fumalis.
Kaiserrosenblätter: Flor. Rosae.
Kaisersalat: Herba Dracunculi.
Kaisersalbe: Ungt. basilic. —
Ungt. ophthalm. rubr.
Kaiserspiritus: Spir. resolvens.
Kaisertee: Thea Chinensis.
Kaisertropfen: Tinct. Aloës comp.
— Tinct. Chinoïdin.
Kaiserwasser: Aq. Coloniensis.
Kaiserwurz: Rhiz. Imperatoriae.
Kaju: Anarcardia.
Kakaobutter: Ol. Cacao.
Kakau: Cacao deoleat.
Kakerlaken: Blatta orientalis.
Käketöl: Oleum Rapae.
Käkinaspähn: Cort. Chin. conc.
Kaktuskörner: Coccionellae.
Kaktuspinititus: Herb. Card. ben.
Kakulifon: Fruct. Cocculi.
Kalambak: Lignum Aloës.
Kalamijn, Kalamijnsteen: Lapis
calaminar.
Kalamintkraut: Herb. Cala-
minthae.
Kalanner: Fructus Coriandri.
Kalappusbutter: Oleum Cocos.
Kalappusöl: Oleum Cajeputi.
Kälberhälsig: Ungt. Hydr. cin.
dilut.
Kälberkern: Herb. Chaerophyll.
Kälberkropf: Herb. Chaerophyll.

Kälberlab: Stomachus vitullin.
Kälbernase: Herb. Antirrhini.
Kälberpeterlein: Herb. Conii.
Kälberscherenkraut: Herb. Chaerophylli.
Kälberschiß: Crocus. Rad. Gentian.
Kälberschissen: Tub. od. Sem. Colchici.
Kalbledersalz: Sal. Carol. fact.
Kalbsauge: Flor. Bellidis.
Kalbsfuß: Rhizoma Ari.
Kalbskümmel: Herb. Saturejae.
Kalbsmaul: Herb. Antirrhini.
Kalbsnase: Herb. Antirrhini.
Kalbswurz: Rhizoma Ari.
Kalenderkraut: Herb. Teucrii.
Kalenderpflaster: Empl. fusc.
Kalendertropfen: Tinct. univers.
Kalfonig: Colophonium.
Kalfun: Colophonium.
Kali oder Kalium, blausaures: Kalium ferrocyanat. flav.
—, **blausaures rotes:** Ferridkalium cyanatum rubr.
—, **eisenblausaures:** Kalium ferrocyanatum.
— —, **rotes:** Ferrid-kalium cyanatum rubr.
—, **flüssiges, kohlensaures:** Liq. Kalii carbonici.
—, **gemeines:** Kal. carbon. crud.
—, **kaustisches:** Kalium caustic.
—, **kleesaures (saures):** Kalium bioxalicum.
— zum **Beizen:** Kali dichromic.
— zum **Gurgeln:** Kali chloric.
— zum **Härten:** Kal. ferrocyan. flavum.
Kali-Alaun: Alumen.
Kallätzstein: Kali causticum.
Kallaturholz: Lign. Santal. rubr.
Kalikblumen: Flor. Millefolii.

Kaliöl: Liq. Kali carbonici.
Kalipastillen: Trochisci Kali chlorici.
Kaliseife: Sapo viridis. — Sapo kalinus.
Kalischwefelleber: Kalium sulfuratum.
Kalissehout: Rad. Liquiritiae.
Kalittenstein: Zinc. sulfuricum.
Kalitzenbeize: Cupr. sulf. crud.
Kaliwasserglas: Liq. Kal. silicic.
Kalk, bologneser: Creta alba.
—, **essigsaurer:** Calc. acetic.
—, **gebrannter:** Calcaria usta.
—, **holzessigsaurer:** Calc. acetic. crud.
—, **holzsaurer:** Calc. acetic. crud.
—, **wiener:** Calc. carbonic. nativ.
Kalkanth, grüner: Ferrum sulfuricum.
—, **weißer:** Zincum sulfuricum.
Kalkblau: Coeruleum montanum (Bergblau).
Kalksalz: Calc. chloratum.
Kalkschwefelleber: Calcium sulfuratum.
Kalkwasser: Aqu. Calcariae.
Kallabeerensalbe: Ungt. potabile.
Kalm: Fructus Carvi.
Kalms: Rhiz. Calami.
Kalmus: Rhizoma Calami.
—, **falscher:** Rhiz. Pseudacori.
—, **überzogener:** Confect. Calami.
Kalmusessenz: Tinct. Calami.
Kalmusgerten: Rhiz. Caricis.
Kalmuspeter: Rhizoma. Caricis.
Kalmuspoden: Rhiz. Caricis.
Kalmusstein: Lap. calam. praep.
Kalmuszucker: Confect. Calami.
Kalomel: Hydrarg. chloratum.
Kalomelsalbe: Ungt. Zinci.
Kalteplas: Spec. ad cataplasma.
Kaltequinte: Fruct. Colocynth.

Kaltfeuer: Acidum nitricum.
Kalumback: Lignum Aloës.
Kalwe: Aloë et Rhiz. Calami aa.
Käm: Fructus Carvi.
Kamander: Herba Scordii. — Herb. Veronicae.
Kamanitöl: Oleum Hyoscyami.
Kamarittersalbe: Ungt. flavum.
Kamboglum: Gutti.
Kameldreck: Asa foetida.
Kamelhaare: Penghaw. Djambi.
Kamelheustroh: Herb. Foenic.
Kamelspehn: Pulv. ctr. pedic.
Kamelstein: Lapis calaminaris.
Kamelsteinsalbe: Ungt. Calaminare.
Kamelgen: Flor. Chamom. vulg.
Kamelheumannsort: Hrb. Schoenanthi.
Kämen: Fruct. Carvi.
Kamillen: Flor. Chamomillae.
—, **große:** Flor. Chamom. Rom.
—, **wälsche:** Flor. Chamom. Rom.
Kamillenöl: Ol. Chamom. infus. — Oleum viride.
Kamillensaft: Sir. Chamomillae.
Kamillentropfen: Tinct. Chamom.
Kaminfegerli: Rhiz. Caricis.
Kaminruß, Fuligo.
Kamisolöl: Oleum carbolicum.
Kammerblumen: Flor. Chamom.
Kammfett: Ol. pedum Tauri.
—, **festes:** Adeps suillus.
Kämölje: Oleum Carvi.
Kampamla: Flor. Campanul.
Kampaschen: Fructus Vanillae.
Kampfer, flüssiger: Ol. camphor.
Kämpfer: Camphora.
Kampferaugensalbe: Ungt. ophthalm. comp.
Kampferbalsam: Linim. sapon. camph.

Kampfergeist: Spirit. camphorat.
—, **gelber:** Spir. camph. crocat.
Kampferkraut: Hrb. Abrotani. — Herba Absinthii.
Kampferkugeln: Glob. ad Erysip.
Kampferliniment: Linim. ammon. camphorat.
Kampheröl: Oleum camphorat.
Kampferpflaster: Empl. fusc. camph. — Empl. sapon. camph.
Kampfersalbe, flüchtige: Linim. ammoniat. camphor.
Kampferseife: Opodeldoc.
Kampferseifenspiritus: Spirit. saponat. camphor.
Kampfertropfen: Spirit. aeth. camph. — Tct. anticholer. — Tct. camphor.
Kampferwein: Vinum camphorat.
Kampferwurzel: Rhiz. Asari. — Rhizoma Galangae.
Kamprinde: Cortex Salicis.
Kamynian: Benzoë.
Kanadatee: Fol. Gaultheriae.
Kanarienbutter: Ungt. flavum.
Kanarienholz: Lign. Juniperi. — Lign. Santal. alb.
Kanarienpflaster: Empl. sapon.
Kanariensamen: Sem. Canariense.
Kanarientropfen: Tinct. Cinnam.
Kanarienzucker: Sacch. alb. plv.
Kandelkraut: Herba Serpylli.
Kandelwisch: Herba Equiseti.
Kandelzucker: Sacchar. cristall.
Kandiol: Fructus Ceratoniae.
Kandisblüten: Flor. Acaciae.
Kandiszucker: Saccharum crist.
Kanehl: Cort. Cinnamom. Cass.
—, **weißer:** Cort. Canellae alb.
Kanehlblüte: Flor. Cassiae.
Kanehlsteinpulver: Lapis calaminar. pulv.

Kaninchenpflaster: Empl. Cantharid.

Kaninchenwurz: Rhiz. Calami.

Kanisselstein: Zinc. sulfur.

Kanisterpflaster: Empl. oxycr.

Kanitzkenstein: Zinc. sulfuric.

Kankerbladen: Flor. Rhoeados.

Kankerbloemen: Herb. Taraxaci.

Kannenblumen: Flor. Nymphaeae.

Kannenkraut: Herba Equiseti.

Kannenplumben: Rhiz. Nymphacae.

Kanschu: Cachou.

Kantelbaum: Folia Taxi.

Kantenkraut: Herba Equiseti.

Kantoorlak: Ol. Santali.

Kantorbalsam: Ungt. ophth. rubr.

Kanzleipulver: Plv. Liquir. cps.

Kapahu: Bals. Copaivae.

Kapanüle: Flor. Campanulae.

Kapaunenfett: Adeps.

Kapern, deutsche: Flor. Calthae.

Kapernöl: Ol. viride. — Ol. Papaveris.

Kapillärkraut: Herba Adianti.

Kapillärsaft: Sir. Aurantii flor.

Kapiribalsam: Bals. Copaivae.

Kaplaneitee: Herba Marrubii.

Kappedutzöl: Oleum Cajeputi.

Kappelblumen: Flor. Calcatrip.

Kappenpfeffer: Fruct. Capsici.

Kappelkrautblüten: Flor. Calcatrippae.

Kappernickwurzel: Rad. Mêu.

Kappernickel: Radix Mêu.

Kappetiensaft: Sir. Aurant. flor.

Kapselöl: Ol. Hyoscyami coct.

Kapuzinerbalsam: Tinct. Benzoës comp.

Kapuzinerkresse: Herb. Nasturt.

Kapuzinerpillen: Pil. laxantes.

Kapuzinerpulver oder -Saat: Plv. contra pediculos.

Kapuzinersalbe: Ugt. Hydrarg. pedic.

—, **graue:** Ungt. Hydrarg. ciner.

—, **rote:** Ungt. Hydrarg. rubr.

—, **weiße:** Ungt. Hydrarg. alb.

Kapuzinersamen: Pulv. contra pediculos.

Kapuzinerstaub: Plv. ctr. pedic.

Kapuzinerstein: Cupr. alumin.

Kapuzinertee: Spec. laxant. Schramm.

Kapuzinertropfen: Tct. Benz. cp.

Karabe: Succinum raspatum.

Karaffelwurz: Rhiz. Caryophill.

Karaktuspulver: Plv. pro equis rubr.

Karascheenmoos: Carrageen.

Karbel: Fructus Carvi.

Karbelblüten: Flor. Millefolii.

Karbendikt: Hrb. Cardui bened.

Karbonat: Ammon. carbonicum.

Kardamömeln: Frct. Cardamom.

Kardemum: Fruct. Cardamomi.

Kardendistel: Herba Dipsaci.

Kardiktenkraut: Hrb. Card. ben.

Kardinalskraut: Herb. Lobeliae.

Kardiviol: Flor. Napi.

Kardobenediktenkraut: Hrb. Cardui bened.

Kardobenediktenöl: Oleum Papaveris. Oleum viride.

Kardobenediktensalz: Kali carbonicum.

Kardobenediktenwasser: Aq. Sambuc.

Kardobenediktenwurzel: Radix Cardui bened.

Karfunkelwasser: Spir. Meliss. cps.

Karlkönigstropfen: Mixt. oleos. balsamica.

Karlsbader Salz: Sal Carol. fact.

— **Tropfen:** Tinct. Rhei vin., Tinct. Chinae comp. āā. p. aoqu.

Karlskirchenharz: Olibanum.
Karlswurzel: Radix Carlinae.
Karmediktus: Herb. Cardui benedicti.
Karmelitergeist: Spir.Melissae.cp.
Karmeliterpflaster: Empl. fusc.
Karmeliterstein: Zinc. sulfuric.
Karmelitertropfen: Spir. Melissae comp.
Karmeliterwasser: Spir. Meliss. comp. dilut.
Karmes: Rhizoma Calami.
Karmille: Flor. Chamomill.
Karmillen: Flor. Chamom. vlg.
Karminativtropfen: Tinct. carminativ.
Karminbeeren: Grana Kermes.
Karmoisinbeeren: Grana Kerm.
Karmsen: Rhizoma Calami.
Karnickelpflaster: Empl. Cantharid. perp.
Karniffel: Coccionella.
Karnille: Flor. Chamomillae.
Karnissel, weißer: Zinc. sulf.
Karobbe: Fructus Ceratoniae.
Karolihauptwasser: Aq. aromat. Spir. Coloniensis.
Karolinentalertee: Spec. pectoral. c. fructib.
Karolinenwurzel: Rad. Carlin.
Karonktuspulver: Plv. pro equis.
Karonyrinde: Cort. Angosturae.
Karottensamen: Fruct. Dauci.
Karpfenstein: Cornu Cervi ust. — Lap. Pumicis pulv.
Karponett: Herb. Cardui bened.
Karremanswurzel: Rhiz. Calami.
Karstensaft: Sir. Cerasorum.
Kartenplas: Cataplas. artific. Species ad Cataplasma.
Karthamine: Flor. Carthami.
Karthäuserkraut: Herb. Chenopodii ambr.

Karthäuserpulver: Pulv. ctr. pedicul. — Stipit. sulfur. rubr.
Karthäusertee: Herb. Chenopod.
Karthein: Herba Abrotani.
Kartoffelzucker: Glykose.
Karuben: Fructus Ceratoniae.
Karvey: Fruct. Carvi.
Karweblumen: Flor. Millefolii.
Karwendel: Herba Serpylli.
Käseblümchen: Flor. Bellidis.
Käsekraut, -malven, -pappel: Fol. Malvae vulg.
Kaselskrutblumen: Flor. Malv.
Käsemalven: Flor. Malvae sylv. — Fol. Malvae.
Käsenäpfchen: Flor. Malvae sylv. — Fol. Malv. sylv.
Käsepappeln: Flor. od. Fol. Malvae sylvest.
Kaskerill: Cort. Cascarillae.
Käskraut: Fol. Malvae vlg.
Käslab: Herba Galii.
Käsleiblestee: Folia Malvae.
Käslein: Folia Malvae.
Kaslestee: Flor. Malvae.
Käslikraut: Fol. Malvae vulg.
Kaßbeerensaft: Sir. Cerasor.
Kassenfissel: Fruct. Cassiae fistul.
Kassia: Fruct. Cassiae fistulae.
Kassienfistel: Cassia fistula.
Kassienholz: Cort. Cinnam. Cass.
Kassienpfeifen: Fruct. Cass. fist.
Kassienrinde: Cort. Cinn. Cass.
Kassienröhren: Cassia fistula.
Kassinentee: Folia Mate.
Kastanienblüten, rote: Flor. Rhoeados.
—, weiße: Flor. Acaciae.
Kastanienblütenspiritus: Spirit. Vini Gallici.
Kastanienblütenwasser: Tinct. Arnicae dil.
Kastanienmehl: Dextrin.

Kastanienöl: Oleum Sesami.
Kastanienrinde: Cort. Hippocastani.
Kastaniensaft: Sir. Castaneae.
Kastanienschale: Cort. Hippocastani.
Kastanienspiritus: Spir. Rosmarini. — Spir. Meliss. comp.
Kastanientee: Fol. Castan. vesc. — Folia Jugland.
Kästbeerensaft: Sir. Castaneae.
Kastelertee: Herb. Galeopsidis.
Kästenbaumblätter: Fol. Castan. vesc.
Kästene: Fol. Castaneae vescae.
Kästensaft: Sirup. Castaneae.
Kasteralwurzel: Cort. Cascarill.
Kastoröl: Oleum Ricini.
Käsundbrot: Herb. Acetosellae.
Katagamba: Catechu.
Kataplas: Cataplasma artef.
Katarrhkraut: Herb. Chenopod.
Katarrhpasta: Past. Liquiritiae.
Katarrhpillen: Pilul. Chinidin.
Katarrhsalbe: Ungt. leniens.
Katechunüsse: Sem. Arecae.
Katerbirdixi: Herb. Cardui benedicti.
Katerplas: Cataplasma artific. — Species ad cataplasma.
Kathanenöl: Ol. Absinth. coct.
Katharinenblumen: Flor. Linariae.
Katharinenflachs: Herb. Linar.
Katharinenöl, gelbes: Ol. Olivar. — Ol. Ricini. — Ol. Petrae alb.
—, rotes: Oleum Hyperici. — Oleum Petrae Ital.
—, schwarzes: Ol. Philosophor.
—, weißes: Ol. Petrae alb.
Katharinensalbe: Ungt. flav.
Katharinensamen: Sem. Nigell.
Katharinenwurzel: Rad. Arnic.
Kathomenöl: Ol. Absinth. coct.

Katrenchen: Herb. Viol. tricol.
Katschermehl: Spec. ad catapl.
Katschumspflaster: Empl. Cantharid. perp.
Kastemum: Fruct. Cardamomi.
Katten: Katzen-
Kattendoornkruid: Herb. Ononidis.
Kattenkaas, Kattenkiezen: Folia Malvae.
Kattenmehl: Lycopodium.
Katten-Rabattenöl: Ol. camph. c. Ol. Terebinthinae.
Kattenklar: Gummi Cerasorum.
Kattikbeeren: Fruct. Juniperi.
Kätzchentee: Flor. Stoechados.
Kätzelkraut: Herb. Trifol. arv.
Katzenäuglein: Herb. Veronic.
Katzenaugenharz: Resin. Dammar.
Katzenbaldrian: Rad. Valerian.
Katzenbalsamkraut: Herb. Nepet.
Katzenblut: Herba Verbenae.
Katzenbuckel: Rad. Valerian.
Katzendälpli: Flor. Gnaphalii.
Katzenfittig: Fol. Millefol.
Katzenfraß: Lignum Sassafras.
Katzenfuß: Herba Anagallidis.
Katzengamander: Herb. Mari veri.
Katzenglas: Glacies Mariae.
Katzengsicht: Herb. Galeopsid.
Katzenhahn: Herb. Equiseti.
Katzenkäse: Flor. Malvae vulg.
Katzenkerbel: Herb. Fumariae.
Katzenklaue: Herba Fumariae.
Katzenklee: Herb. Trifol. arvens.
Katzenkraut: Herba Mari veri. Herb. Euphrasiae.
Katzenleiterlein: Herb. Lycopod.
Katzenliebe: Herba Mari veri.
Katzenmagenblumen: Flor. Rhoeados.
Katzenminze: Fol. Menth. crisp.

Katzennessel: Folia Nepetae.
Katzenpeterlein: Herb. Conii.
Katzenpetersilie: Herb. Conii.
Katzenpfötchen: Flor. Gnaphalii. Flor. Stoechados.
Katzenschuh: Catechu.
Katzenschwanz: Herb. Millefol. Herb. Equiset.
Katzensilber: Glacies Mariae.
Katzenspeer: Radix Ononidis.
Katzenstein: Lap. Smiridis. — Lapis belemnites.
Katzensterz: Herba Nepetae.
Katzenstiel: Herb. Equiseti.
Katzentäpple: Flor. Gnaphal. — Flor. Stoechados.
Katzentee: Folia Malvae. Flor. Stoechados.
Katzentheriakwurzel: Radix Valerianae.
Katzentraubenkraut: Herb. Sedi.
Katzenträublein: Herb. Sedi.
Katzenwaddel: Herb. Equiseti.
Katzenwargelwurzel: Radix Valerianae.
Katzenwedel: Herba Equiseti.
Katzenwerdel: Herb. Betonic.
Katzenwille: Cort. Cascarillae.
Katzenwurzel: Rad. Valerian.
Katzenzahn: Herb. Galeopsidis.
Kaukengähl: Crocus — Rhiz. Curcum.
Kaulbarschleim: Calcium phosphoricum.
Kaulbarsteine: Calc. phosphor.
Kaumeles: Rhizoma Calami.
Kautschuk: Resin. elastica.
Kautschukpapier: Percha lamellat. (Guttaperchapapier).
Kavekraut: Herb. Millefol.
Kees: Käse—
Keesjesbladen: Fol. Malvae sylv.
Kegelsalbe: Ungt. flavum.

Kehlholz: Folia Ligustri.
Kehlkraut: Herb. Uvulariae.
Kehlpulver: Pulv. pro equis.
Kehlsuchtpulver: Plv. pr. equis.
Kehnkinpulver: Cort. Chin. pulv.
Kehrdichannichts: Ungt. contra scabiem.
Kehrdichnichtdran: Ugt. sulfurat.
Keilchen: Flor. Sambuci.
Keilchenmus: Succus Sambuci.
Keilhacke: Flor. Primulae.
Keilholzpflaster: Cerat. Aerug.
Keilkenblumen: Flor. Sambuci.
Keimblumen: Flor. Stoechados.
Keinakspann: Plv. ctr. pedicul.
Keingesicht: Zinc. oxydatum.
Kelkenblumen: Flor. Sambuci.
Kelkenkraut: Herba Millefolii.
Kellerasseln: Millepedes.
Kellerbeeren: Sem. Coccognidii.
Kellerhalsbeeren: Fruct. Mezereï.
Kellerhalskimer: Fruct. Mezereï.
Kellerhalsrinde: Cort. Mezereï.
Kellerhalssamen: Sem. Coccognidii.
Kellerkrautrinde: Cort. Mezereï.
Kellermannsaft: Sirup. Rhei.
Kellermanns Tropfen: Spir. saponatus. — Tinct. carminat.
Kellersalz: Kali nitricum.
Kellerwürmeröl: Ol. Amygdal.
Kelmenpotzensalbe: Ungt. Populi.
Keminjan: Benzoe.
Kemmi: Fruct. Carvi.
Kemp: Hanf-
Kempzaad: Fruct. Cannabis.
Kennedypflaster: Cerat. Aerug.
Kenster: Viscum album.
Kentenkörner: Sem. Cydoniae.
Kentner: Succinum raspatum.
Kenzerwurzel: Rhiz. Filic. pulv.
Kepen: Fructus Cynosbati.
Keppernickel: Rad. Mëu.

Kerbelkraut: Herba Cerefolii.

Kermelwurz: Radix Carlinae.

Kermes: alte, Sirup. Rhoeados.

—, mineralischer: Stibium sulfurat. rubrum.

Kermesbeeren: Fruct. Phytolacc.

Kermeskörner: Grana Chermes. Fruct. Phytolaccae.

Kermeskraut: Fol. Phytolaccae.

Kerngelert: Fol. Ligustri.

Kernel: Sem. Anacardii.

Kerngerte: Folia Ligustri.

Kernlestee: Sem. Cynosbati.

Kerntee: Sem. Cynosbati.

Kernwurzel: Radix Taraxaci.

Kerpen: Flor. Millefolii.

Kersche: Herba Nasturtii.

Kersen: Flor. Primulae.

Kerve, Kerwe: Fructus Carvi.

Kerzenblumen: Flor. Verbasci.

Kerzenkraut: Folia Verbasci.

Kerzenöl: Ol. Papaveris.

Kerzensalbe: Ungt. flavum.

Keskenblumen: Flor. Sambuci.

Kesselasche: Kali carbonic.

Kesselbeeren: Fruct. Oxycocci.

Kesselblumen: Herb. Anagallid.

Kesselflicker: Herb. Burs. pastor.

Kesselkraut: Folia. Malvae.

Kesskrokt: Folia Malvae.

Kestenenblätter: Fol. Castaneae vesc.

Kestensaft: Sirup. Castaneae.

Kestezablätter: Fol. Castan. vesc.

Kettenblumenkraut: Rad. Taraxi c. Herba.

Kettenkraut: Herba Taraxaci.

Kettenputzwasser: Acid. nitric. dil. — Acid. sulf. dil.

Ketzlin: Herba Trifolii arvens.

Keuchhustensaft: Sirup. Thymi comp.

Keulenwurzel: Rhiz. Nymphaeae.

Keuschbaumsamen: Sem. Agnicasti.

Keuschrosen: Flor. Paeoniae.

Kichelblumen: Flor. Rhoeados.

Kid: Folia Rosmarini.

Kiebitzfett: Herb. Pinguiculae.

Kiebitzpulver: Tartar. depurat.

Kiebitzsalbe: Ungt. Plumbi.

Kieferknospen: Turiones Pini.

Kieferlatschenöl: Ol. Pini pumilionis.

Kiefernadeläther: Aether Pini silvestris.

Kiefernadelöl: Ol. Pini silvestr.

Kiefernsalbe: Ungt. basilicum.

Kiefersprossen: Turiones Pini.

Kiem: Fructus Carvi.

Kieml: Fructus Carvi.

Kienle: Herba Serpylli.

Kienöl: Ol. Pini. — Ol. Terebinthin. crud.

Kienporst: Herba Ledi.

Kienrost: Herba Ledi.

Kienruß: Fuligo.

Kienpost: Herb. Ledi.

Kiesekenblumen: Flor. Sambuc.

Kiesel, aufgelöster: Liqu. Natrii silicici. (Wasserglas.)

Kieselgur: Infusorienerde.

Kieselmehl: Infusorienerde.

Kieselöl: Liqu. Natr. silicici.

Kieselwasser: Liq. Natrii silicici.

Kietschbaumblüten: Flor. Acaciae.

Kietschkepflaumenblüten: Flor. Acaciae.

Kifel: Siliqua dulcis.

Kikkertjezalf, Kijkvorschenzalf: Empl. Hydrargyri.

Kikkervet: Ungt. Hydrarg. dil.

Kilchenschoppen: Herb. Hyssopi.

Kile: Herb. Aconiti.

Kiltblumensamen: Sem. Colchici.

Kimm: Fructus Carvi.

Kindbettertee: Spec. puerperal. — Spec. gynaecologic.

Kindbettlatwerge: Electuar. e Senna.

Kindbettöl: Oleum Ricini.

Kindbettsalbe: Ungt. nervinum.

Kindbettee: Spec. laxantes St. Germ. — Spec. pector. c. fruct.

Kindelbeeren: Fruct. Juniperi.

Kindelkraut: Herba Abrotani. — Herba Serpylli.

Kinderbalsam: Aqu. aromatic. — Bals. Nucistae. — Mixt. oleos. balsam. — Spir. Meliss. comp.

Kinderbettsalbe: Ungt. Rosmarini comp.

Kinderbettee: Folia Althaeae. — Spec. lax. St. Germ.

Kinderfenchel: Fruct. Foeniculi.

Kinderjesupulver f. Menschen: Plv. Magn. c. Rheo.

Kinderjesupulver: Pulv. pro eq.

Kinderkaffee: Sem. Querc. tost.

Kinderkorallen: Sem. Paeoniae.

Kindermehl: Lycopodium.

Kindermeth: Sirup. Sennae c. Manna.

Kindermoderdath: Sirup. Papaveris.

Kindermord: Summit. Sabinae.

Kindermundwasser: Aq. Foenicul.

Kinderpuder: Lycopodium. — Amylum.

Kinderpulver: Pulv. Magnesiae c. Rheo. Pulv. pro infant. Hufl. Plv. antiepilept. March.

—, dreierlei: Mischung aus Bolus rubr. 100, Magnes. sulf. 100, Tart. dep. 50.

—, Hoffmanns: Plv. Magn. c. Rheo.

—, Ribkes: Pulv. Magn. c. Rheo.

—, Tepohl: Fol. Sennae, Kal. tartar. aa 10,0, Magn. carb. 40,0.

Kinderrhabarber: Tinct. Rhei aq.

Kinderruhe: Sirup. Papaveris.

Kindersaft: Sir. Rhei et Sennae.

Kindersamen: Sem. Paeoniae.

Kinderseife: Sapo venetus.

Kindersekt: Sir. Aurant. cort., Vin. Xerense aa pts. aeq.

Kinderspitzeltee: Spec. pro infantib.

Kinderstupp: Lycopod. c. Talco.

Kindertee, dreierlei: Cornu Cervi rasp., Fructus Foenic. Cortex Cinnamomi 10 : 1 : 1.

Kindertropfen: Tinct. Chamomill. — Tinct. Rhei aquosa.

Kinderwasser: Aqu. aromatica.

Kinderwehblumen: Flor. Paeoniae.

Kinderwindpulver: Pulvis Magnesiae c. Rheo.

Kinderwundbalsam: Liniment. Calcis.

Kinderwurzel: Rhizom. Iridis.

Kindesmord: Sumit. Sabinae. — Secale cornutum.

Kindliwehblumen: Flor. Paeoniae.

Kindskerzen: Flor. Verbasci.

Kindskerzensalbe: Unguent flavum.

Kingle: Herb. Serpylli.

Kinkelbeeren: Fruct. Ebuli. — Fructus Juniperi.

Kinster: Viscum album.

Kinzelwurz: Radix Bardanae.

Kjöngs Pflaster: Empl. fuscum.

Kippekörner: Pulv. ctr. insect.

Kippenpulver: Magnes. carbon.

Kippenschmiere: Magnes. carb.

Kirbel: Herb. Chaerophylli.

Kircheneisbeth: Herb. Hyssopi.

Kirchenharz: Olibanum.

Kirchenöl: Oleum Hyperici.

Kirchenraub: Zinc. oxydatum.
Kirchenrauch: Olibanum.
Kirchenschlüsselblumen: Flor.
                         Primulae.
Kirchysop, wilder: Herb. Acynos.
Kirschambalsam: Bals. Copaiv.
Kirschblüten: Flor. Acaciae.
Kirschgeist: Spiritus Cerasorum.
Kirschlorbeertropfen: Aq. Lauro-
                         cerasi.
Kirschlorbeerwasser zum Backen
  Aq. Am. aur. dil. 1 + 19.
Kirschrinde, wilde: Cort. Fran-
                         gulae.
Kirschstiele: Stipites Cerasor.
Kirschtropfen: Aq. Amygdalar.
                         am. dil.
Kissekenblumen: Flor. Sambuci.
Kissekenkernöl: Ol. Papaveris.
Kitschelklee: Herb. Trifol. arv.
Kitschkepflaumenblüten: Flor.
                         Acaciae.
Kittekerne: Sem. Cydoniae.
Kittelhans: Cetaceum.
Kittelkraut: Herba Absinthii.
Kitten: Fructus Cydoniae.
Kittenkäs: Folia Malvae.
Kittkörner: Sem. Cydoniae.
Kittsamen: Sem. Cydoniae.
Klaar ult den hemel: Ol. Lauri.
Klaasdultenzalf: Ungt. Zinci.
Kläberewurzel: Rad. Bardanae.
Kladenpulver: Pulv. aromat.
Klaffen: Herb. Galeopsid.
Klaffer: Herb. Burs. Pastor. —
  Herba Galeopsidis.
Klafterscheitholz: Ungt. nervin.
                         viride.
Klafterspaltholz: Ungt. nervin.
Klaftertee: Herb. Bursae pastor.
Klammerngeist: Spir. Formicar.
Klämmersäckel: Rhizom. Veratri
                         pulv. in sacc.

Klammersamen: Fruct. Coriandr.
Klander: Fructus Coriandri.
Klap: Secale cornutum.
Klappblätter: Fol. Trifolii fibrini.
Klappe: Folia Trifolii fibrin.
Klapperkraut: Herb. Burs. Past.
Klapperlestee: Fruct. Papaveris.
Klapperolie: Ol. Cocos.
Klapperrose: Flor. Rhoeados.
Klappers: Flor. Rhoeados.
Klapperschlangenkraut: Herba
                         Solidaginis.
Klapperschlangenwurzel: Radix
                         Senegae.
Klappertee: Fruct. Papaveris.
Klappertinktur: Tinct. Rhei aqu.
Klapprosen: Flor. Rhoeados.
Klapprosensaft: Sir. Rhoeados.
Klapproths Eisentinktur: Tinct.
                         Ferri acet. aeth.
Klaprause: Fol. Digitalis.
Kläre: Ichthyocolla. — Natr.
  bicarbonic.
Klärenmoos: Carrageen.
Klarkalk: Calcaria chlorata.
Klärpulver: Conchae praeparat.
Klärwasser: Acid. sulfuric. dil.
Klaterich: Sem. Psyllii.
Klatschmohn: Flor. Rhoeados.
Klatschrosen: Flor. Rhoeados.
Klatschrosensaft: Sir. Rhoead.
Klatschsalbe: Ungt. cereum.
Klattendistelwurzel: Rad. Bar-
                         danae.
Klättewurzel: Rad. Bardanae.
Klauenfett: Ol. pedum Tauri.
Klauensalbe: Ol. pedum Tauri.
Kleberwurz: Radix Bardanae.
Klebl: Flor. Primulae.
Klebkraut: Herba Galii.
Klebläusensalbe: Ungt. pediculor.
Klebpflaster: Empl. adhaesivum.
Klebtaffet: Empl. adhaes. Angl.

Klebwachs: Cerat. Resin. Pini.
Klebwurz: Radix Rubiae.
Kledern: Radix Bardanae.
Klederwurzel: Rad. Bardanae.
Klee, gelber: Flor. Lathyr. prat.
Kleeblumen: Flor. Trifolli alb.
— Flor. Meliloti.
Kleebuschblätter: Herb. Aquifolii.
Kleekraus: Herba Trifolii.
Kleemaus: Folia Farfarae.
Kleesäure: Acid. oxalicum.
Kleesäure: Acid. oxalic. (gegen
Rostflecken: Kal. bioxalic.).
Kleesalz: Kali bioxalicum.
Kleesalzkraut: Herb. Acetosell.
Kleesamen: Sem. Faenugraeci.
Kleesebusch: Fol. Ilicis.
Kleetee: Herb. Trifolii arvens.
Klefeli: Herb. Rhinanthi.
Klei: Bolus alba.
Kleidertropfen: Spir. Bretfeldi.
Kleie: Furfur Tritici.
Kleinblumen: Flor. Cyani.
Kleines Dreiblatt: Hrb. Acetosell.
— Sinngrün: Herba Vincae.
— Wohlgemut: Herba Acinos.
Kleingerseckpulver: Rhiz. Veratri
pulv.
Kleinwegrich: Herb. Plantagin.
Klemannsblätter: Fol. Farfarae.
Klemei, witte: Zinc. sulfuric.
Klemmansblätter: Fol. Farfar.
Klemmergeist: Spir. Formicar.
Klemmerspiritus: Spiritus for-
micarum.
Klempnergeist: Ammon. chlorat.
subl.
Klempnersalz: Amon. chlor. subl.
Klenner: Fructus Coriandri.
Klepp: Herba Bursae Pastoris.
Klepperbeins Pflaster: Empl. sto-
machale.
Klepperlestee: Fruct. Papaveris.

Klepschwurzel: Rhiz. Polypod.
Klettendistelwurz: Rad. Arnicae.
Klettenkraut: Herb. Eupator. —
Herba Bardanae.
Klettenöl: Oleum crinale.
Klettensamen: Sem. Bardanae.
Klettenwurzel: Rad. Bardanae.
Klettenwurzelöl: Ol. crinale.
Klettenwurzelspiritus: Spir. Ser-
pylli.
Klewerblumen: Flor. Trifol. alb.
Klewerklissen = Kletten.
Klewerweiß: Flor. Trifolii alb.
Kliberewurzel: Rad. Bardanae.
Kliebenöl: Oleum crinale.
Kliebenwurzel: Radix Bardanae.
Klieberwurz: Rad. Bardanae.
Kliemwurzel: Radix Bardanae.
Klierenwurz: Rad. Bardanae.
Klierkruid: Herb. Scrophulariae.
Klimop: Herb. Hederae.
Klingelsalz: Ammon. chlorat.
techn.
Klinker: Herb. Cetunculi.
Klinkersäckel: s. Klämmersäckel.
Klippenmoos: Lich. Carrageen.
Klis: Succus Liquiritiae.
Kliswortel, Klitwortel: Rad.
Bardanae.
Klisenwurzel: Rad. Bardanae.
Klistenwurzel: Rad. Bardanae.
Klistierkräuter: Spec. ad enema.
Klitsch: Succ. Liquiritiae.
Klitschen: Flor. Rhoeados.
Klitschpulver: Talcum pulv.
Klitzenstein: Zincum sulfuric.
—, blauer: Cupr. sulfuric.
Klökelchen: Ungt. Hydr. cin. ven.
Klockenkling: Ungt. ctr. pedicul.
Klokkebeien: Fruct. Myrtilli.
Klokkenolie: Ol. Amygdalar.
Klopfpulver: Lycopodium.
Klör: Tinct. Sacchar. tost.

Klori: Terebinthina communis.
Klosteressenz: Tinct. amara.
Klosterpflaster: Empl. fuscum.
Klosterpillen: Pilulae laxantes.
Klosterysop: Herba Hyssopi.
Klöterich: Sem. Psyllii.
Klöthen: Radix Bardanae.
Kluentweeren: Chloroform.
Klupersbeeren: Fruct. Juniper.
Klüppelholz: Ol. Lauri, Ungt. flav. et Ugt. Populi $\overline{aa}$. p. aequ.
Kluster: Viscum album.
Klüster: Viscum album.
Knabenblumenkraut: Herb. Taraxaci.
Knabenkrautwurzel: Tubera Salep.
Knabensäure: Acid. oxalicum.
Knackbeerlaub: Fol. Fragariae.
Knackrinde: Cartix Salicis.
Knallbeerkraut: Fol. Belladonnae.
Knallsalz: Kalium chloricum.
Knaphorst: Herba Scabiosae.
Knarre: Herb. Lychn. inflat.
Knauel: Herba Polygoni.
Knauelkraut: Herb. Polygoni.
Knelenrinde: Cortex Salicis.
Knerpzalf: Ungt. laurinum.
Knickenbeeren: Fruct. Juniper.
Knickholzöl: Ol. Juniperi ligni.
Knieholzöl: Oleum Pumilionis.
Knielbeeren: Fructus Juniperi.
Kniepsche Augensalbe: Ungt. ophthalm. rubr.
Knieschwammpflaster: Empl. Meliloti.
Knijlwortel: Rad. Althaeae.
Knirkbeeren: Fruct. Juniperi.
Knlstebeeren: Fruct. Juniperi.
Knister: Viscum album.
Knisterholz: Viscum album.
Knitschelbeerrinde: Cortex Frangulae.

Knitschelbeeren: Frct. Frangulae.
Knobel: Bulbus Allii.
Knoblauch: Bulb. Allii.
Knoblauch, blauer: Asa foetida.
—, schwarzer: Rhiz. Imperator.
— und Dill: Radix Gentianae pulv.
Knoblauchgamander: Hb. Scord.
Knoblauchkraut: Herb. Alliariae
Knoblauchöl: Spirit. Sinapis, Tct. Asae foet.
Knoblauchsaft: Sir. simpl. c. gtt. Spir. Sinapis.
Knoblauchsalz: Natr. sulf. sicc.
Knoblauchstroh: Stip. Dulcam.
Knoblauchtropfen: Tinct. Asae foetidae.
Knoblech: Bulb. Allii.
Knochenasche: Calc. phosphor. crud.
—, schwarze: Ebur ustum.
Knochenerde: Conchae praep.
Knochenfett: Ol. ped. Tauri. — Ol. Oliv. alb. — Paraff. liquid.
Knochengeist: Liquor Ammon. carbon. pyrooleos.
Knochenkalk: Calc. phosphor. crud.
Knochenkohle: Ebur ustum.
Knochenmark: Medull. bovin.
Knochenmehl, graues: Cornu Cervi praep. — Calc. phosphor. crud.
—, schwarzes: Ebur ustum.
—, weißes: Calc. phosphoric.
Knochenöl: Ol. pedum Tauri. — Ol. Oliv. alb. — Paraff. liquid.
—, gelbes: Ol. Olivar. virid.
Knochenpflaster: Empl. oxycr.
Knochenpulver: Calc. phosphor. crud.
Knochensäure: Acid. phosphor.

Knochensalz: Ammon. carbon. pyrooleos.

Knochenschwarz: Ebur ustum.

Knochenspiritus: Spir. Angelicae comp. — Spir. formicar.

Knochenstein: Lapis Osteocollae.

Knoeven: Knoblauch.

Knokkelolie: Ol. Hyoscyami.

Knollenblumen: Flor. Trollii.

Knoopgras: Herb. Polygoni avicul.

Knoopvanalsen: Herb. Absinth.

Knöpfchenkraut: Herb. Herniar.

Knopfgras: Carrageen.

Knopfkraut: Herb. Scabiosae.

Knopflack: Lacca in massis (Schellack).

Knöpfligras: Rhiz. Graminis.

Knöpflikraut: Herb. Senecion.

Knopfmoos: Carragen.

Knopfrosen: Flor. Rosae.

Knoppern: Gall. Querc. Aegilops.

Knorpel: Oleum Papaveris.

Knorpelkraut: Herb. Sedi acris.

Knorpelöl: Ol. Olivar. viride.

Knorpelpflaster: Empl. oxycroc.

Knorpelsalbe: Ungt. Populi. — Ungt. Rosmarini comp.

Knorpeltang: Carrageen.

Knorpelundstorpel: Ol. Olivar. viride.

Knorpelzerteilpflaster: Empl. Meliloti.

Knörre: Herb. Lychnidis infl.

Knörrkrautblüten: Flor. Sambuci.

Knorzelkraut, scharfes: Herb. Sedi.

Knospenöl: Oleum Lauri.

Knospensalbe: Ungt. Linariae. — Ungt. Populi.

Knotengras: Herba Polygoni.

Knotengraswurz: Rhiz. Gramin.

Knotenkraut: Herba Botryos.

Knotenwegerich: Herb. Polygon.

Knöterich: Herba Polygoni.

—, russischer: Herb. Polygon. avicular.

Koane: Rhizoma Zedoariae.

Kobalt: Arsenium nativ.

Kobaltblau: Cobaltum aluminatum (Kobaltultramarin).

Kobbisaft: Electuarium e Senna.

Koberweinsches Pulver: Pulv. pro infantib.

Kobitsch: Pili Stizolobii.

Kobus: Succ. Liquiritiae.

Kobaltgelb: Kalium cobalto-nitrosum.

Kobaltgrün: Cinnabaris viridis.

Kobaltsalpeter: Cobaltum nitric.

Kobaltsalz: Cobaltum nitricum.

Kobaltultramarin: Cobaltum aluminatum.

Kobaltzinnober: Cinnabaris virid.

Kochelkörner: Fruct. Cocculi.

Kochlerskraut: Herb. Veronicae.

Kochsoda: Natr. bicarbonicum.

Kockelefant: Fructus Cocculi.

Kockelskörner: Fruct. Cocculi. — Pulv. contra pediculos.

— fürs Vieh: Rad. Helleb. nigr. pulv.

Köckels Pflaster: Empl. fuscum.

Koegras: Herb. Fumariae.

Koettlertjes: Rhiz. Calami, Fruct. Cardamomi.

Kognaköl: Aether oenanthicus.

Kohbeen: Fruct. Cubeb. pulv.

Kohlbaumrinde: Cort. Geoffroeae Jamaic.

Kohlblumen: Flor. Calendulae.

Köhleinskraut: Herb. Pimpinellae.

Kohleisenpulver: Ferr. carbon. sacch.

Kohlenöl: Ol. Lithantracis. — Acet. pyrolignos. crud.

Kohlensäurepulver: Pulv. aerophorus.

Kohlensaures Pulver: Natr. bicarbon.

Kohlenschwammpulver: Spongiae tost.

Kohlenstaub (Kneipp): Carbo plv.

Kohlenstoff, flüssiger: Alcohol sulfuris (Carbon. sulfurat).

Köhlerkraut: Herb. Lycopod. — Herba Veronicae.

Kohlewatblüten: Flor. Napi.

Kohlgrün: Ungt. leniens.

Kohlkraut: Folia Uvae Ursi.

Kohlöl: Oleum Anethi comp.

Kohlrabensalbe: Ungt. viride.

Kohlrebenblüten: Flor. Napi.

Kohlrosen: Flor. Malv. arbor. — Flor. Rhoedos.

Kohlsaft, weißer: Sir. Aurant. flor.

Köhlsalv: Ungt. Plumbi.

Kohlsamenöl: Oleum Rapae.

Köhlwater: Aqua Plumbi.

Kohlzablüten: Flor. Napi.

Köhm: Fructus Carvi.

Köhmkrüder: Species amarae.

Köhn: Herba Serpylli.

Köhnleinswurzel: Rad. Pimpinellae.

Kojanner: Fructus Coriandri.

Koilkemus: Succ. Junip. insp. — Succ. Sambuci insp.

Koilkenblumen: Flor. Sambuci.

Kokelskörner: Fructus Cocculi.

Kokesehblommen: Flor. Rhoead.

Kokliko: Flor. Rhoeados.

Koklüsch: Oleum Papaveris.

Kolben: Fructus Papaveris.

**—, Capita Papav.

Kolbenhülsen: Capita Papav.

Kolbenmoos: Herb. Lycopodii.

Kolbensirup: Sir. Papaveris.

Kölbleinskraut: Herb. Pimpinell.

Kölbleinswurzel: Rad. Pimpinellae.

Kolblumen: Flor. Calendulae.

Koliköl: Ol. Carvi dil. — Ol. Valerianae. — Oleum viride.

Koliktee: Fol. Menth. piperit.

Koliktropfen: Tinct. carminat. — Tct. antispast. — Tct. Cinnam.

Kolketropfen: Tinct. carminat.

Kolkothar: Caput mortuum.

Kölle: Herba Saturejae.

Kollebluem: Flor. Rhoeados.

Kollenbachs Blutreinigung: Tub. Jalap. pulv. et Kali sulfuric. aa. p. aequ.

Kollerdistel: Radix Gentianae.

Kollmannskraut: Herb. Anagallidis.

Kollmannstropfen: Tinct. carmin.

Kolmandeltee: Herba Teucrii.

Kölm, gemeiner: Herb. Thymi.

—, wilder: Herb. Serpylli.

Kolmas: Rhizoma Calami.

Kölnischwasser: Spir. Coloniens.

Kolofon: Colophonium.

Koloquinthen: Fruct. Colocynth.

Kolzakohlblüten: Flor. Napi.

Köm: Fructus Carvi.

Komindenwurzel: Rhizoma Calami mund.

Kominsamen: Fruct. Cumini.

Komitrapetersalbe: Empl. Lith. comp.

Komkomerpitten: Sem. Cucumeris.

Kommandeurbalsam: Tinct. Benzoës comp.

Kommandeursalbe: Ungt. basilic.

Kommandeursalbe: Ugt. Paraffini.

Kommbeimich: Bals. Copaivae.

Kommen: Fructus Carvi.

Kommendatorbalsam: Tinct. Benzoës comp.

Kommendenttropfen: Tinct. Benzoës comp.
Kommherauf: Empl. Lith. comp.
Kommhurtig: Gutti. — Tub. Jalapae.
Kommwiederpulver: Pulv. pro equis gris.
Kommwiedertee: Hrb. Veronicae.
Kommodegewürz: Fruct. Amomi.
Komödiantenpflaster: Empl. Lith. comp.
Kondukteurpulver, graues: Pulv. pro equis gris.
Konfektionspulver: Plv. Magn. c. Rheo.
Königin der Wiese: Flor. Ulmariae. — Flor. Sambuci.
Königinholz: Lign. Campechian.
Königinkraut: Fol. Nicotianae.
Königinnenwasser: Acid. sulfurico.-nitric.
Königliches Windwasser: Aqu. aromat. rubr.
Königsblau: Cobaltum silicicum kalinum (Smalte).
Königsblumen: Flor. Paeoniae. — Flor. Verbasci.
Königsbrusttropfen: Elix. e succo Liquirit.
Königseeersalbe: Empl. fusc. camph. in scat.
Königsfarnkraut: Herb. Lunae seu Osmund. regal.
Königsgelb: Arsen. citrin. nativ.
Königskerzen: Flor. Verbasci.
Königskerzenbutter: Ungt. flav.
Königskerzenöl: Oleum Chamomill. coct. — Ol. Sesami.
Königskerzensaft: Sir. Altheae.
Königskerzensalbe: Ungt. flav.
Königskorn: Fructus Phellandr.
Königskraut: Herba Agrimoniae. — Herba Basilici.

Königskümmel: Fruct. Ajowan.
Königslaufwasser: Aqu. vulner. spirituosa
Königsnelken: Anthophylli.
Königspflaster: Cerat. Resin. Pini. — Empl. fuscum.
Königspillen: Pil. laxant.
Königsräucherpulver: Pulvis fumalis.
Königsrauch: Pulvis fumalis.
Königsriedertee: Stipit. Dulcamarae.
Königsrinde: Cortex Chinae reg.
Königsrosen: Flor. Paeoniae.
Königsrückels: Pulvis fumalis.
Königssalbe: Ungt. basilic. flav.
—, braune od. schwarze Ungt. basilic. fusc.
—, harte: Ungt. Hydrarg. citrin.
Königssalbei: Fol. Salviae.
Königsszepter: Bulb. Asphodeli.
Königstee: Spec. laxant. St. Germ.
Königstropfen: Elix. e succo Liquiritiae. — Tinct. regia.
Königswasser: Aqua regia (Acid. hydrochl. 3 + Acid. nitric. 1.)
Königsweiß: Bismut. subnitric.
Königswurzel: Radix Pyrethri.
Konijuenblad: Herb. Plantagin. major.
Konjater: Fructus Coriandri.
Konkordienpflaster: Empl. consolidans.
Konradbalsam: Bals. Locatelli. — Spir. Lavandul. comp.
Konradmehl: Zinc. sulfur. pulv.
Konradsalbe: Ungt. calaminare.
Konradskraut: Flor. Hyperici.
Konradskrautblüten: Flor. Hyper.
Konradspillen: Pil. laxantes.
Konradspulver: Pulv. pro equis.
Konsenztropfen: Tinct. amara. — Tinct. Castorei.

Konsorten, gepulvert: Resina Draconis.

Konsumentsalbe: Ugt. consumens.

Konventionspulver: Pulvis pro equis.

Konzentrierter Alaun: Alumin. sulfuricum.

Kool: Kohle—

Koornheul, Koornros: Flor. Rhoeados.

Koortsbast: Cort. Chinae.

Koortsbitter: Tinct. Aloes. comp.

Koortsboombladen: Fol. Eucalypti.

Koortskruid: Fol. Trifolii fibr.

Koortskruiden: Spec. amarae.

Koortspillen: Pilul. Chinini sulfurici.

Koortspoeder: Chinin. sulfuric.

Kopahubalsam: Bals. Copaivae.

Kopalpillen: Caps. Bals. Copaiv.

Kopekenpulver: Cubebae pulv.

Köpernickel: Radix Mĕu.

Koperot: Zincum sulfuricum.

Kopersamen: Fructus Anethi.

Koperwasser: Aqua Anethi. — Aqua carminativa.

Köpfeltee: Herba Prunellae.

Kopfflußpflaster: Empl. Canth. perp.

Kopfklee: Flor. Trifol. alb.

Kopflaxier: Infus. Sennae comp.

Köpflisalat: Fol. Lactucae.

Kopfobenkopfunten: Herba Gratiolae.

Kopfpeinsaft: Electuar. e Senna.

Kopfpillen: Pilulae laxantes.

Kopfsaft: Electuar. e Senna.

Kopfsalbe: Ungt. Hydrarg. pedic.

Kopfspiritus: Spirit. saponat. kalinus. — Spir. Vini Gallici.

— zum Riechen: Liq. Ammon. caust.

Kopfwasser: Spirit. aromatic.

Kopfwehblümli: Herba Geranii.

Kopfwehessig: Acet. aromatic.

Kopfwehpulver: Antipyrin.

Kopisaft und -Mus: Elect. e Senna.

Koppenschmalz: Adeps.

Kopperrot, witt: Zinc. sulfuricum

Kopperwater: Acid. sulfuric. dil. — Cupr. sulfuric. — Ferr. sulfuricum crudum.

Kopperwitt: Zinc. sulfuricum.

Köppingbalsam: Tinct. Benzoes.

Koppöl: Ol. Olivar.

Koppisaft: Electuarium e Senna.

Kopraöl: Ol. Cocos.

Korabsalbe: Ungt. contra pedic.

Korallen, schwarze: Sem. Paeoniae.

Korallenbalsam: Tinct. Benz. cps.

Korallenblümchen: Herb. Anag.

Korallenessenztropfen: Tinct. Succini.

Korallenflechte: Lichen Islandicus. Lichen cocciferus.

Korallenmoos: Carrageen.

Korallenöl: Oleum Hyperici.

Korallenpulver, rotes: Corall. rubr. pulv. — Pulv. antiepilept. ruber.

—, weißes: Corall. alb. pulv. — Conchae praep.

Korallensaft: Sir. Coccionellae. — Sir. Rubi fructicos.

Korallensamen: Sem. Paeoniae.

Korallentee: Carrageen.

Korallentinctur: Tinct. Corallorum. — Tinct. Lignorum. — Tinct. Ratanhae dil.

Korallentropfen: Tinct. aromatica. — Tinct. lignorum.

Korallenwurz: Radix Asparagi. — Rhizoma Polypodii.

Korallisches Pulver: Pulvis Liquiritiae comp.

Korantiwurzel: Rad. Tormentillae.

Korastanienblütenspiritus: Spir. Vini Gallici.

Körbchenwurzel: Rad. Bardan.

Korbelkraut: Herb. Cerefolii.

Körbelkraut: Herb. Cerefolii. — Herba Oreoselini.

Körbelsalbe: Ungt. Majoran. — Ungt. laurinum.

Korbender: Herb. Card. bened.

Körblikraut: Herb. Cerefolii.

Körlgeswurzel: Rad. Bryoniae.

Koriander: Fructus Coriandri.

—, **schwarzer:** Sem. Nigellae.

Korinthen: Passulae minores.

Korinthensaft: Sir. Mannae. — Sir. Liquiritiae.

Korkrüster: Cortex Ulmi.

Körlkraut: Rad. Tarax. c. Herb.

Kornblumen: Flores Cyani. — Flores Rhoeados.

Kornblumensaft: Sir. Rhoead.

Kornblumenwasser: Aqu. Rosae.

Kornbranntwein: Spir. frumenti.

Körnchentee: Sem. Cynosbati.

Korneb: Fructus Ceratoniae.

Kornelius Haupttropfen oder — **wasser:** Aq. Rosae boraxat.

Kornelkirschen: Fruct. Corni. — Fruct. Jujubae.

Kornelle: Flor. Chamomill. Rom.

Kornelrinde: Cortex Corni.

Körnerlack: Lacca in granis.

Körnertee: Sem. Cynosbati.

Kornessenz: Tinct. anticholerica.

Kornflockenblumen: Flor. Cyani.

Korngift: Herb. Lithospermi.

Kornhelcheskörner: Frct. Cocculi.

Kornkamphertropfen: Tinct. anticholerica.

Körnlestee: Sem. Cynosbati.

Kornlichtnägell: Herb. Githaginis.

Kornluege: Herb. Galeopsidis.

Kornminze: Herb. Calaminth.

Kornmohn: Flor. Rhoeados.

Kornmutter: Secale cornutum.

Kornnägeli: Herb. Githaginis. Flor. Cyani.

Kornnäglein: Flor. Cyani.

Kornnelken: Flor. Cyani.

Kornrade: Herba Githaginis.

Kornrosen: Flor. Rhoeados.

Kornröschen: Herb. Githaginis.

Kornsalbe: Ungt. Populi.

Korntropfen: Tinct. anticholer.

Kornvater: Secale cornutum.

Kornwinde: Flor. Convolvul. — Flor. Malvae vulg.

Kornwut: Herb. Galeopsidis.

Kornzapfen: Secale cornutum.

Korpendik: Herb. Cardui bened.

Korrigeen: Carrageen.

Korsika-Moos: Helminthochort.

Kosakenpulver: Plv. ctr. insect.

Koschenilge: Coccionella.

Koschmes: Herba Serpylli.

Kosin: Koussinum.

Kosmoline: Vaselinum flavum.

Kossinenkraut: Folia Ilicis.

Kostenbalsam: Herb. Agerati.

Kostenzkraut: Herb. Origani. — Herba Serpylli.

Kostfinell: Coccionella.

Kostusrinde: Cort. Canellae albae.

Kostwurzel: Radix Costi.

Kotewurz: Radix Consolidae.

Kowandenöl: Ol. Amygdalar.

Kraampillen: Pilulae laxantes.

Kraamvrouwenolie: Ol. Ricini.

Krabble die Wänd' hinauf: Liq. Ammon. caust.

Krabellen: Herb. Chaerophylli.

Krabethbeeren: Fruct. Juniperi.
Krackbeeren: Fructus Myrtilli.
Kraftblumen: Flor. Primulae.
—, Neumanns: Flor. Verbasci.
Kraftkräuter: Spec. aromat.
Kraftkraut: Herb. Tanaceti.
Kraftküchele: Rotul. Menth. pip.
Kraftmehl: Amylum Marantae.
Kraftrosen: Flor. Arnicae.
Kraftspiritus: Spir. sap. camph.
Krafttropfen: Spirit. aethereus.
Kraftwurz: Rad. Arnicae. — Rad. Carlinae. — Rad. Ginseng. — Rad. Taraxaci.
Kraftzuckerle: Rotul. Menth. pip.
Krähenaugen: Sem. Strychni.
Krähenbeeren: Fruct. Oxycocci.
Kräheneier: Sem. Strychni.
Krähenfuß: Lycopodium.
Krähenpulver: Plv. ctr. pedicul.
Krähensaat: Kreosot.
Krähgeist: Spiritus Sinapis.
Krähn: Rad. Armoraciae.
Krahstupp: Lycopodium.
Kraldemus: Succ. Sambuci.
Kralgensluder: Viscum album.
Krallengras: Rhiz. Graminis.
Krallenmehl: Conchae praep. — Lycopodium.
Krallenpulver: Lycopodium.
Kramberbeeren: Frct. Juniperi.
Krambohl: Aq. carbolisata.
Kramelbeeren: Fruct. Juniperi.
Krämerkümmel: Fruct. Carvi. — Fructus Cumini.
Krämerlaus: Fructus Cumini.
Krämernelken: Caryophylli.
Kramernageln: Caryophylli.
Kramkümmel: Fruct. Carvi. — Fruct. Cumini.
Krammetsbeeren: Fruct. Junip.
Kramofbeeren: Fruct. Juniperi.

Krampdestomak: Pulv. Magn. c. Rheo.
Kramperltee: Lichen Islandic.
Krampfadersalbe: Ungt. Hamamelidis.
Krampfadertropfen: Tinctura aromat. acid.
Krampfapfel: Fruct. Colocynth.
Krampfbalsam: Bals. Cerebri.
Krampfblumen: Flor. Ulmariae.
Krampfessenz: Tinct. apoplect. rubr. — Tinct. Valerian. — Tinct. Valerian. aeth.
Krampfkolketropfen: Tinct. carminativa.
Krampfkörner: Fruct. Cubeb.
Krampfkraut: Herb. Ulmariae.
Krampfkücheln: Rotulae Menth. pip. — Rotul. Valerian.
Krampfliniment: Linim. antispasticum.
Krampfmalzentropfen: Tinct. apoplect. rubra. — Tinctura Valerian. aeth.
Krampföl: Ol. camphoratum.
Krampfperlen: Sem. Paeoniae.
Krampfpflaster: Emplastr. antispasm.
Krampfpillen: Pilul. laxantes.
Krampfpulver: Pulv. epilept. March. — Pulv. Magn. c. Rheo — Pulv. temperans.
Krampfsaft: Sir. Rhei, Sir. Mannae et Sir. Chamom. āā. p. aequ. — Sir. Valerianae.
Krampfsalbe: Ungt. flavum. — Ungt. nervinum. — Ungt. Rosmarini comp.
Krampfsalz: Kal. bromatum.
Krampfspiritus: Spir. Meliss. comp. — Spir. Sinapis.
Krampftee: Rad. Valerian. — Spec. aromat. — Spec. nervin.

Krampftropfen, aromatische: Spir. Meliss. cps.

—, **braune:** Tinct. Valerian.

—, **gelbe:** Tinct. Valerian. aeth.

—, **rote:** Tinct. apoplect. rubr. — Tinct. Valerianae. — Tinct. Valer. aeth.

—, **schwarze:** Tct. Valer. ammon.

—, **weiße:** Aqu. Valerianae. — Spirit. aethereus.

Krampfwurzel: Rad. Valerian.

Kranaugen: Fruct. Myrtilli.

Kranawettholz: Lignum Junip.

Kraneicheltee: Viscum album.

Kranewettsalbe: Ungt. Juniperi.

Kranewittalze, -latwerge oder -sülzen: Succ. Junip. insp.

Kranewittbeeren: Fruct. Junip.

Kranewittöl: Ol. ligni Junip.

Kranewittsalze: Succ. Juniperi.

Kranewittsülzen: Succ. Juniperi.

Kranewittwasser: Aq. Juniper.

Kranholz: Lign. Juniperi.

Kranichbeeren: Fruct. Oxycocci.

Kranikel: Herb. Saniculae.

Kränkessig: Acet. aromaticum.

Kranötbeeren: Fruct. Juniperi.

Kransbeeren: Fruct. Vitis Id.

Kransje: Flor. Bellidis.

Krantwettbeere: Fruct. Juniperi.

Kranwurz: Rad. Pyrethri.

Kranzblumen: Flor. Arnicae.

Kränzel: Herb. Millefolii.

Krapfenbörnli: Fruct. Coriandri.

Krapfenkörner: Fruct. Coriandr.

Krapp: Rad. Rubiae tinctorum.

Krapprot: Alizarinum.

Krappwurzel: Rad. Rub. tinct.

Krätzbalsam: Balsam. Peruvian.

Krätzbeeren: Fructus Rhamni.

Kratzbeeren: Fruct. Rubi frut.

Kratzbeerlaub: Herb. Rubi frutic.

Kratzbeersaft: Sir. Rubi frut. — Sir. Mororum.

Kratzbeerwurzel: Rad. Bardan.

Kratzbohne: Fruct. Stizolobii. Siliqua hirsuta.

Kratzelbeeren: Fruct. Rubi frut.

Kratzengen: Herb. Centaurii.

Krätzheilkraut: Herb. Fumariae.

Krätzkraut: Herb. Fumariae.

Krätzrinde: Cortex Frangulae.

Krätzsalbe: Ungt. contra scab.

—, **englische:** Ungt. Hellebori comp. — Ungt. sulfur. comp.

— **französische:** Ungt. Hydrarg. alb.

—, **gelbe:** Ungt. Hydrarg. citr. — Ungt. sulfurat. comp.

—, **graue:** Ungt. Helleb. comp.

—, **rote:** Ungt. Hydrarg. rubr. dil.

—, **weiße:** Ungt. Hydrarg. alb. dil.

Krätzselfe: Sapo kalinus.

Krätztafeln: Ungt. Hydrarg. citrin.

Krätztee: Species amarae. — Species lignor.

Krätzwasser: Aq. phagadaenica — Sol. Zinci sulfurici.

Krätzwurzel: Rad. Helleb. — Rhiz. Veratri.

Krausbalsamblätter: Fol. Menth. crisp.

Krausbeerblätter: Herb. Vitis idaei.

Krausdistel: Rad. Eryngii.

Krausebutter: Ungt. flavum.

Krauseminzbalsam: Balsamum Nucistae.

Krauseminzbranntwein: Spiritus Menthae crisp.

Krauseminze: Fol. Menth. crisp.

Krauseminzöl, grünes: Oleum viride c. Ol. Menth. crisp.

Krauseblumen: Flor. Spartii.

Krausertang: Carrageen.
Krauskraut: Herb. Verbenae.
Krauspappel: Fol. Malvae.
Krauswurzel: Rad. Eryngii.
Kraut der alten Könige: Fol. Nicotianae.
Kräutchen durch den Zaun: Herb. Hederae.
Kräutelsamen: Fruct. Petrosel.
Kräuter: Species amarae.
—, **aromatische:** Spec. aromat.
—, **erweichende:** Species. emoll.
— **fürs Fleisch:** Herb. Basilici, Majoran. et Thymi aa. p. aequ.
—, **Liebers:** Herb. Galeopsidis.
—, **zerteilende:** Spec. resolvent.
— **zum Gurgeln:** Species ad Gargarisma.
Kräuterbalsam: Aq. aromat. — Mixt. oleos. balsam.
Kräuteressig: Acet. aromatic.
Kräutergeist: Spir. Meliss. cps.
Kräutermagentee: Herba Centaur., Absinth., Card. ben aa. pts.
Kräutermehl: Spec. ad. cataplas.
Kräuteröl: Ol. odorat. — Ol. Hyoscyami. — Ol. viride.
Kräuterpflaster: Empl. Meliloti.
Kräuterpillen: Pilul. laxantes.
Kräuterpulver f. Menschen: Plv. Liquir. comp.
— **fürs Vieh:** Pulv. herbarum.
Kräutersaft, Steirischer: Sir. Liquir. — Sir. Rhoeados.
Kräutersalbe: Ungt. nervin. — Ungt. Populi. — Ungt. Rosmarin. comp.
Kräuterschnupftabak: Pulv. sternutat. vir.
Kräuterspiritus: Spir. Angel. cps.
Kräutertabak: Pulv. sternut. vir.
Kräutertee: Herb. Galeopsidis.

Kräutertropfen: Tinct. arom. acid.
Kräuterumschlag: Spec. aromat.
Kräuterwurzel: Rad. Petrosel.
Kräuterzucker: Pasta Liquirit.
Krauwiolbeeren: Fruct. Junip.
Krawattensalbe: Ungt. Hydrarg. tereb.
Kräwet: Lapides Cancrorum.
Kräwtsteen: Lapid. Cancrorum.
Krebellen: Herb. Chaerophylli.
Krebellenkraut: Herb. Chaerophylli.
Kreblikraut: Herb. Chaeropylli.
Krebsaugen: Lapid. Cancror.
Krebsaugenpulver: Conch. praep.
Krebsblut: Ungt. potabile rubr.
Krebsblutwurzel: Rad. Alcann.
Krebsbutter: Ungt. Hydrarg. rubr. — Ungt. ophthalm. rubr. — Ungt. potab. rubr. dil.
Krebselkraut: Herb. Millefolii.
Krebskrautwurz: Rad. Cichorii.
Krebspulver: Pulv. arsen. Cosmi.
Krebssalbe: Ungt. arsenicale Hellmund. — Ungt. ophthalm. comp. — Ungt. potabile.
Krebssteine: Lapid. Cancrorum.
Krebswurz: Rhiz. Bistortae. Rhiz. Curcum. long. Rad. Imperator.
Krebswurzelpulver: Conch. pp.
Kreditpflaster: Empl. oxycroc.
Krefelder Pillen: Pilul. Blaudii.
Krehmestaub: Lycopodium.
Kreichdornbeere: Fruct. Rhamn.
Kreide, grüne: Viride montanum. (Berggrün).
—, **rote:** Lapis ruber fabrilis
—, **spanische:** Talcum.
Kreidenelken: Caryophylli.
Kreidepflaster: Empl. Cerussae.
Kreienkorn: Secale cornutum.
Kreienroggen: Secale cornutum.

Kreienspier: Secale cornutum.
Kreisendes Wundkraut: Herb. Nummulariae.
Kremcölest: Ungt. leniens.
Kremortartari: Tartarus dep.
Krempelkraut: Herb. Geranii.
Kremperkräuter: Spec. amarae.
Kremperöl: Ol. Rosmar. comp.
Kremser: Tub. Allii.
Kremserweiß: Cerussa.
Kren: Rad. Armoraciae.
Krengeist: Spir. Sinapis.
Krensingtee: Herb. Millefol.
Krentropfen: Sir. Sinapis.
Kresse, indische: Herb. Nasturt.
—, **weiße:** Herb. Nasturtii.
Kressech: Herb. Cochleariae.
Kressechsaft: Spir. Cochlear.
Kressenkraut: Herb. Nasturtii.
Kressenöl: Ol. Ricini. — Ungt. Populi.
Kressensaft: Spir. Cochlear.
Kreterdost: Herb. Origan. Cret.
Kreupelgras: Herb. Polygoni avicul.
Kreutzburgersalz: Magnes. sulf.
Kreuzanis: Fruct. Anisi stell.
Kreuzband: Empl. ad rupturas.
Kreuzbaumöl: Ol. Ricini.
Kreuzbeeren: Frct. Rhamni cath.
Kreuzbeerlatwerge: Succ. Rhamni cath.
Kreuzbeerrinde: Cort. Frangul.
Kreuzbeersaft: Sir. Rhamn. cath.
Kreuzbitterkraut: Herb. Polygalae.
Kreuzblumen: Herb. Polygalae.
Kreuzburger Salz: Magnes. sulfuric.
Kreuzdistel: Herb. Galeopsidis.
Kreuzdornbeeren: Fruct. Rhamn.
Kreuzdornrinde: Cort. Frangul.
Kreuzdornsaft: Sir. Rhamni.

Kreuzdornspiritus: Spir. Angelic. cps.
Kreuzdorntee: Herb. Hederae.
Kreuzdornwurzel: Rad. Ononid.
Kreuzenzian: Rad. Centianae.
Kreuzerpillen: Pilul. laxantes.
Kreuzgift: Zinc. sulfuric.
Kreuzholz: Viscum album.
—, **heiliges:** Lignum Guajaci.
Kreuzkörner: Sem. Nigellae.
Kreuzkraut: Herb. Cardui bened.
Kreuzkrautöl: Ol. Hyperici.
Kreuzkümmel: Sem. Nigellae.
Kreuzminze: Fol. Menth. crisp.
Kreuzöl: Ol. Petrae rubr.
Kreuzpflaster: Empl. oxycroc.
Kreuzpillen: Pilulae laxantes.
Kreuzraute: Herb. Rutae.
Kreuzrinde: Cort. Frangulae.
Kreuzsalbei: Fol. Salviae.
Kreuztee: Cort. Frangulae.
—, **spanischer:** Herb. Galeopsidis. — Spec. Hispanicae. — Spec. pectorales.
Kreuztropfen: Tinct. amar. et Tinct. Valer. aeth. aa. p. aequ.
Kreuzwurz: Herb. Polygalae. — Rad. Ononid. — Rhiz. Graminis.
Kreuzzugpflaster: Empl. oxycr.
Kribbelkrabbel: Bolet. cervin.
Kridemehl: Creta laevigata.
Kriebelkorn: Secale cornutum.
Kriechenbaumblüte: Flor. Acac.
Kriechweizen: Rhiz. Garminis.
Kriegshabererbalsam: Tinct. Aloës comp.
Kriegskraut: Herb. Conyzae.
Krieken over zee: Fruct. Alkekengi.
Kriminalsalbe: Ungt. Hydrarg. oxyd. rubr.
Krimmsalbe: Ungt. contr. scab.

Krimmsalbe, graue: Ungt. sulfurat. comp.

—, weiße: Ungt. Hydrarg. alb.

Krimpöl: Ol. Olivarum viride. — Ol. Chamomill. inf. — Ol. carminativ.

Krimpsalbe: Ungt. flavum.

Kripfblumen: Flor. Carthami.

Krispelkraut: Herb. Burs. Past.

Krissie: Succus Liquiritiae.

Kristallpillen: Pil. Ferr. carbon. argent. obd.

Kristallwasser: Liqu. Am. caust.

Kritschelwasser: Aq. destillat.

Kritzelbeersaft: Sir. Rhamni cathart.

Kritzensaft: Succ. Liquiritiae.

Kritzkooken: Troch. bechic. nigr.

Kroatisches Pflaster: Emplastr. Drouotti.

Krohsaugen: Sem. Nigellae.

Krokodillensaat: Pulv. contra pediculos.

Krokodiltropfen: Tinct. Chinoid.

Krommerbeer: Fruct. Juniperi.

Kronäugeln: Sem. Strychni.

Kronawettbeeren: Fruct. Junip.

Kronawettsulz: Succ. Junip. insp.

Kronenaugen: Sem. Strychni.

Kronengeist: Tinct. Aloës comp.

Kronengelb: Plumb. chromic.

Kronenkümmel: Fruct. Cumini.

Kronenöl: Ol. Juniperi ligni.

Kronenpech: Resina Pini burg.

Kronenpflaster: Cerat. Res. Pini.

Kronensalbe: Ungt. flavum.

Kronessenz: Elix. Proprietat. — Tinct. aromatica. — Tinct. Benzoës comp.

Kronewittbeeren: Fruct. Junip.

Kronprinzenpflaster: Empl. litharg. comp.

Kronsbeeren: Fruct. Vitis Id.

Krontropfen: Elix. Proprietat. — Tinct. aromatica. — Tinct. Benzoës comp.

Krönungstropfen: Mixt. oleos. balsam.

Kroon van Indië: Ungt. terebinthinatum.

Kroopflaster: Empl. oxycroc.

Krop van aals: Herb. Absinthii.

Kropfgeist: Spir. Kalii jodati.

Kropfkohle: Carbo Spongiae.

Kropfpulver: Carbo Spongiae. — Pulv. strumalis.

— fürs Vieh: Pulv. pro equis.

Kropfsalbe: Ungt. Kalii jodati.

Kropfschwamm: Spongiae.

—, gebrannt: Spongiae tost. — Pulv. strumalis.

Kropfschwammkohle: Carbo Spongiae.

Kropfspiritus: Mixt. oleos. bals.

Kropfstein: Lapis Spongiae.

Kropftropfen: Tinct. strumal. — Tinct. Valer. aeth.

Kropfwasser: Spiritus saponat. jodati.

Kropfwurzel: Rhiz. Polypodii.

Kröscheltee: Herb. Burs. Past.

Kroslesaft: Sir. Ribium.

Krotenbeeren: Fruct. Franglae.

Krotenbeerrinde: Cort. Frangul.

Krotenblumenkraut: Herb. Taraxaci.

Krotenbösche: Fol. Taraxaci.

Krötenflachs: Herb. Linariae.

Krötengras: Herb. Herniariae.

Krötenlöffeltee: Herb. Tarax.

Krötenmelde: Fol. Stramonii.

Krötenöl: Linim. ammon. camph.

Krötenpulver: Sanguis Hirci.

Krötenwurzel: Rad. Taraxaci.

Krottenflachs: Herb. Linariae.

Krottenkraut: Herb. Chenopod.
Krottenstengel: Rad. Lapathi.
Krowittbeeren: Fruct. Juniperi.
Krügeröl: Ol. Tereb., Ol. Lini.
Spir. camph. āā. p. aequ.
Kruinoot: Sem. Myristicae.
Kruisbloem, Kruiskruid: Herb.
Polygal. amar.
Krullpuppenspönpflaster: Empl.
stictic. Hamb. — Empl. ad
rupturas.
Krullsuckschwede: Empl. stictic.
Hamb. — Empl. ad rupt.
Kruluppenpflaster: Empl. ad
rupturas.
Krumingsöl: Ol. nervinum.
Krummholzbalsam: Bals. hungar.
Krummholzöl: Ol. Pumilionis.
Krummholztropfen: Ol. Pumil.
Krumnigsöl: Ol. nervinum.
Krumputzöl: Ol. Junip. ligni. —
Ol. Pumilionis.
Krumputzwurzel: Rhiz. Imperat.
Krüppelholzöl: Ol. Pumilionis.
Krusefl: Fol. Salviae.
Kruselbeeren: Fruct. Ribis.
Kruseminte: Fol. Menth. crisp.
Kruse Sophie: Fol. Salviae.
Kruskrokt: Herb. Anethi.
Krusochsenpflaster, gelbes:
Empl. oxycroceum.
Krusochsenpflaster, rotes: Empl.
ad rupturas.
—, schwarzes: Empl. fuscum.
Krüwtsteene: Lapid. Cancror.
Kruzifixpflaster: Empl. oxycro-
ceum venale.
Kruzifixsalbe: Ungt. nervinum.
Kruzipflaster: Empl. oxycroceum.
Kruziusöl: Ol. Ricini.
Kruziuspflaster: Empl. oxycroc.
Krystallpillen: Pilul. Ferri carb.
argent. obd.

Krystallsalz: Sal. Gemmae.
Kubebenpfeffer: Fruct. Cubeb.
Kübelharz: Resina Pini.
Kubischer Salpeter: Natrium ni-
tricum.
Kubitzpulver: Rhiz. Veratr. plv.
Kuchelkörner: Fruct. Cocculi.
Küchelkörner: Fruct. Cocculi.
Küchelstein: Cupr. aluminatum.
Kücheltrieb: Ammon. carbonic.
Kuchengähl: Crocus.
Küchenblumenkraut: Herb.
Pulsatillae.
Küchenpolei: Herb. Serpylli.
Kuchenpulver: Tartarus depur.
c. Natr. bicarb. 3 : 1.
Küchensalz: Natr. chloratum.
Küchenschelle: Herb. Pulsatill.
Kuchipulver: oder Caryophylli,
Piment. āā. p. od. Piment-
pulver.
Kückelskörn: Fruct. Cocculi.
Kuckelum: Fruct. Cocculi.
Kuckuek: Flor. Aquilegiae. —
Flor. Lamii.
Kuckucksblumen: Flor. Malv.
vulg.
Kuckucksklee: Herb. Acetosellae.
Kuckuckskörner: Frct. Cocculi. —
Pulv. contra pediculos.
Kuckuckskraut: Herb. Acetosell.
— Herb. Marrubii.
Kuckucksmehl: Plv. contra pedic.
Kuckucksöl: Ol. Hyperici.
Kuckuckspulver: Plv. ctr. pedic.
Kuckuckssaat: Fructus Cocculi. —
Pulv. contra pediculos.
Kuckuckssalbe: Ungt. ctr. pedic.
Kuckuckswurzel: Tubera Salep.
Kudlkraut: Herb. Serpylli.
Kufelkraut: Herb. Cerefolii.
Kugelkumspulver: Pulv. contra
pediculos.

Kugellack: Lacca in globulis.
Kuhbeeren: Fruct. Vitis Idaei.
Kuhblumen: Flores Farfarae. —
  Rad. Taraxaci c. Herba.
Kuhbohnen: Sem. Faenugraec.
Kuhbrunst: Boletus cervinus.
Kuhdill: Flor. Chamom. caninae.
Kuhdiste: Pulv. pro vaccis.
Kuhdreck: Placenta Lini. Spe-
  cies emollientes.
Kuhdutten: Bulb. Colchici.
Kühhornsamen: Sem. Faenugr.
Kuhkrätze: Pili Stizolobii.
Kuhkraut: Herb. Mercurialis.
Kuhlattich: Herb. Taraxaci.
Kühlhornsamen: Sem. Faenugr.
Kuhlizsch: Succ. Liquiritiae.
—, äußerlich: Linim. terebinth.
Kuhloch: Plv. Cantharid. mixt.
Kühlpulver: Pulv. aerophor. —
  Pulv. temperans.
— fürs Vieh: Pulv. pro vaccis.
Kühlsalbe: Ungt. Plumbi.
Kühlstein: Cupr. aluminatum.
Kuhlust: Pulv. Cantharid. dil.
Kühlwasser: Aq. Plumbi.
Kühmellen: Flor. Chamom.
  Rom.
Kühmöl: Ol. Carvi.
Kühneckenkraut: Herb. Saturej.
Kühnlein: Herb. Serpylli.
Kühnrost: Herb. Ledi.
Kühnscher Spiritus: Spiritus
  odoratus Colon.
Kühnschotten: Herb. Spartii.
Kuhpulver: Pulv. pro vaccis.
Kühpulver: Pulv. pro vaccis.
Kuhsamen: Sem. Foenugraec.
Kuhscheiße: Rad. Ononidis. —
  Hb. Urticae.
Kuhschwanz: Rad. Lapathi.
Kuhtecken: Fruct. Myrtilli.
Kuhweizen: Sem. Melampyri.

Kühwurz: Radix. Peucedani. —
  Rhiz. Ari.
Kuhwürze: Pulv. pro vaccis.
Kuhzungenwurzel: Rad. Lapathi
  acut.
Kujonenpflaster: Empl. Lith.cps.
Kukelskörner: Fruct. Cocculi. —
  Pulv. contra pediculos.
Kükenkümmel: Herb. Serpylli.
Kulaschwasser: Aqua Plumbi
  Goulardi.
Kulizsch: Succus Liquiritiae.
— zum äußerl.Gebr.: Linim.tereb.
Kulkraut: Herb. Serpylli.
Kulör: Tinct. Sacchar. tost.
Kumach: Fruct. Carvi.
Kumin: Fruct. Cummi.
Kümm: Fruct. Carvi.
Kümmel: Fruct. Carvi.
—, ägyptischer: Fruct. Cumuni.
—, griech.: Sem. Foeniculi.
—, italienischer: Fruct. Cumini.
—, langer: Fruct. Cumini.
—, polnischer: Fruct. Cumini.
—, römischer: Fruct. Cumini.
—, schwarzer: Sem. Nigellae.
—, spanischer: Fruct. Cumini.
—, süßer: Fruct. Anisi.
—, türkischer: Fruct. Cumini.
—, venetischer: Sem. Nigellae.
—, weißer: Fruct. Cumini.
—, welscher: Fruct. Cumini.
—, wilder: Sem. Nigellae.
Kumelle: Herb. Prunellae.
— zum Baden: Herb. Serpylli.
Kümmelöl, altluther.: Ol. Carvi.
Kümmelpflaster: Epl. fusc.camph.
Kümml: Fruct. Carvi.
Kümnich: Fruct. Carvi.
Kummerblumen: Flor.Chamomill.
Kummerlingskrautsamen: Fruct.
  Anethi.
Kummezurrotwurst: Fruct. Cum.

Kummhurtig: Tubera Jalapae.
Kummkumm: Gummi Gutti.
Kumpaviabalsam: Bals. Copaivae.
Kumtenholz: Viscum album.
Kumuk: Fruct. Cubebae.
Kundelkraut: Herb. Serpylli.
Künekenkraut: Herb. Saturejae.
Kunele: Hrb. Thymi. — Hrb. Origani.
Kuniduni: Chinoïdin.
Kunigkraut: Herb. Eupatoriae.
Kunigundenkraut: Herb. Ageratae. — Herb. Veronicae.
Kunkelblumen: Flor. Verbasci.
Kunkelsamen: Sem. Colchici.
Kuhzungenwurzel: Rad. Lapathi.
Künlein: Herb. Serpylli.
Künschottenblumen: Fl. Genistae.
Künst: Viscum album.
Kunstenholz: Viscum album.
Küntschisamen: Sem. Colchici.
Kunzenpflaster: Empl. fuscum camph. in oll.
Kupfer, blausaures: Cupr. cyanat.
—, kleesaures: Cuprum oxalic.
—, zugerichtetes: Ungt. Hydrarg. alb. dil. Ungt. Zinci.
Kupferalaun: Cuprum aluminat.
Kupferasche: Cuprum oxydat.
—, rote: Cuprum oxydulatum.
Kupferaugenrauch: Zinc. sulf.
Kupferaugenstein, weißer: Zinc. sulfuricum.
Kupferblau: Coerulum montan. (Bergblau).
Kupferblumen: Aerugo crist.
Kupfererde, grüne: Viride montanum (Berggrün).
Kupferesch: Cupr. oxydatum.
Kupfergeist: Acid. acetic. dilut.
Kupfergrün: Viride montanum (Berggrün).

Kupfergrün (für Schuhmacher): Ferr. sulf. crud.
Kupferhammerschlag: Cuprum oxydatum.
Kupferkristalle: Cupr. sulfuric.
Kupferlasur: Coerulum montanum (Bergblau).
Kupferliquor: Liq. antimiasthmat. Koechlin Ph. Württ.
Kupferrauch: Zinc. sulfuricum.
Kupferrost: Ferr. sulfuric. crud.
Kupferrot: Ferr. sulfuric. crud.
Kupfersalmiak: Cupr. sulf. amm.
Kupfersalz: Cupr. sulfuric.
—, blaues: Cupr. sulfuric.
Kupferspiritus: Acid. aceticum.
Kupfervitriol: Cupr. sulfuricum.
Kupferwasser, blaues: Cuprum sulfuricum.
—, flüssiges: Acid. sulfur. dilut.
—, grünes: Ferr. sulfuric. crud.
—, weißes: Zinc. sulfuricum.
Kupferweiß: Zinc. sulfuricum.
Kupiper: Fruct. Cubebae.
Kurassaoschalen: Cort. Aurant.
Kürbiskernöl: Ol. Arachidis.
Kurbschöl: Ol. Arachidis.
Kurbschsamen: Sem. Cucurbit.
Kurellas Brustpulver: Pulv. Liquiritiae comp.
Kurierstein: Zincum sulfuricum.
Kurkumee: Rhiz. Curcumae.
Kurländisch Wasser: Aq. Plumbi.
Kurwell: Herb. Polygoni.
Kurzer Fenchel: Fruct. Anisi.
Kurzes Benediktenkraut: Herb. Card. ben.
Kurzundlang: Bulb. Victorial. long. et rot.
Kusenpaintropfen: Tinct. odont.
Kuskellentropfen: Tinct. odont.
Kuskus: Rad. Vetiveriae.
Kusso: Flores Koso.

Kutenfett: Adeps.
Kutenöl: Ol. Olivarum.
Kutsch: Catechu.
Kuttelfischbein: Ossa Sepiae.
Küttelkraut: Herb. Abrotani.
Kuttenenbirnen: Fruct. Cydoniae.
Küttenkörner: Sem. Cydoniae.
Kuttelkraut: Hrb. Majoranae. —
  Herb. Thymi.

Kutzennellen: Coccionellae.
Kwalsterhout: Stipit. Dulca-
      marae.
**Kweepitten, Kweezaad, Kwei-
  keene:** Sem. Cydoniae.
Kwiek: Hydrargyrum.
Kwiekzalf: Ungt. Hydrargyri.
Kyry Pyry: Rad. Gentian. et
  Rhiz. Galang. aa. p. aequ.

L.

(Lüs, Luus = Läuse.   Looch = dünne Latwerge.)

Laarzenpoeder: Talcum pulv.
Labarraques Flüssigkeit: Liq.
        Natri hypochlorosi.
Labaschen: Fol. Farfarae.
Labassen: Fol. Farfarae.
Labdanum: Ladanum.
Labkraut: Herb. Galii. — Herb.
  Serpylli.
Labsal: Tubera Salep.
Labstock: Rad. Levistici.
Lachenknoblauch: Herb. Scord.
Lachinsknopfloch: Herb. Scord.
Lack, blauer: Lacca musica.
—, gelber: Flor. Cheiri.
—, Pariser: Lacca florentina.
—, Venetian.: Lacca florentina.
—, Wiener: Lacca florentina.
Lackblüte: Flor. Aurantii.
Lackmoos: Lacca musica.
Lacksamensaft: Mel.
Lackviolen: Flor. Cheiri.
Lackwehr: Elect. e Senna.
Ladderblatter: Fol. Farfarae.
Laffekteursaft: Sir. Sarsap. cps.
Lägerkraut: Herb. Senecionis.
Lahmdorn: Rad. Ononidis.
Lakritzenholz: Rad. Liquiritiae.
Lakritzensaft: Succ. Liquiritiae.

Lakritzenstein: Zinc. sulfuricum.
Lamapulver: Amyl. Marantae.
Lämmerchenpfeffer: Piper long.
Lämmerklee: Flor. Trifolii alb.
Lämmerkraut: Herb. Boni Henrici.
Lämmeröl: Ol. Terebinth. sulf.
Lämmerschwanz: Herb. Eupator.
Lämmertropfen: Ol. Tereb. sulf.
Lammkraut: Herb. Linariae.
**Lamottes Gold- oder Nerven-
  tropfen:** Tinct. Ferr. chlor. aeth.
Lampensäure: Acid. acetic. crud.
Lampenwasser: Acid. acetic. crd.
Lampenschwarz: Fuligo.
Lampertsche Tropfen: Tct. Aloes.
  comp. — Auß.: Tct. Benzoes
  comp.
Landdreck: Rhiz. Graminis.
Landdreckwurzel: Rhiz. Gramin.
Landeflagge: Herb. Rumicis.
Landwirtspflaster: Empl. fusc.
Lang. Allermannsharnisch: Bulb.
        Victorial. long.
— Anis: Fruct. Foeniculi.
— Pfeffer: Spadices Piperis.
        (Piper longum.)
— Sigmarswurzel: Bulb. Victor.
        long.

Lang. Wiesenbibernelle: Rad. Sanguisorbae.
Langdistelkraut: Herb. Eryngii.
Langekrokt: Herb. Pulmonariae.
Langfingerpulver: Pulv. pro equ.
Langhirnen: Sem. Staphisagriae.
Langhohlwurz: Rad. Arist. long.
Langhornsamen: Sem. Staphis.
Lang-Lebens-Elixier: Tinct. Aloës comp.
Lang-Lebens-Tee: Spec. ad. long. vit.
Lankssalbe: Ungt. Hydrarg. rubr.
Lapatekrokt: Herb. Bursae Past.
Lapis: Argent. nitricum fusum.
Lappenflanell: Kal. nitricum (für Sauen).
Lappenpulver: Tub. Jalap. plv.
Lärchenbaumbalsam: Terebinthina Venet.
Lärchenharz: Resina Pini.
Lärchenpech: Tereb. Veneta.
Lärchenschwamm: Fung. Laric.
Lärchenschwanz: Hrb. Eupator.
Laserwurzel: Rad. Gentianae.
Laß sein: Ungt. contra pediculos.
Lastpech: Pix liquida.
Lasurblau: Coeruleum montanum. (Bergblau.) — Ultramarinum.
Laternenblume: Herb. Taraxaci.
Latinawurzel: Rad. Lapathi.
Latschenöl: Ol. Pini Pumilion.
Latschenkiefernöl: Ol. Pini pumilionis.
Latschsalbe: Ungt. Rosmar. cps.
Latten: Fol. Farfarae.
Lattenpulver: Tub. Jalap. pulv.
Latterblätter: Fol. Farfarae.
Lattig, giftiger: Herb. Lactuc. viros.
Lattigblüten: Flor. Farfarae.
Lattigsamen: Sem. Lactucae sat.

Latwerge: Electuar. e Senna.
Latwes: Electuar. e Senna.
Laubacher Tropfen: Spiritus Melissae comp.
Lauberessig: Acet. aromaticum.
Laubersalz: Natr. sulfuric.
Laubritschen: Herb. Aconiti.
Laubtinktur, grüne: Tinct. Trifol. fibrin.
Lauch: Bulbus Allii.
Lauers Pflaster: Empl. fuscum camph.
Laufmannspiritus: Spir. Formic.
Laufquecken: Rhiz. Graminis.
Lauge, Javellesche: Liq. Kalii hypochloros.
—, Labarraque: Liq. Natri hypochloros.
Laugdistelkraut: Herba Eryni.
Laugenblumen: Flor. Chamomillae. — Flor. Stoechados.
Laugenessenz: Liq. Natr. caust.
Laugenkrautblumen: Flores Arnicae.
Laugensalz, ätzendes: Kali caust.
—, flüchtiges: Ammon. carbon.
—, geschwefeltes: Kal. sulfurat.
—, vegetabilisch: Kali carbon.
Laugenstein: Natr. carbonic. — Natr. causticum.
Lauks Salbe: Ungt. Hydr. citr.
Laurentinusspiritus: Spirit. coerul.
Laurenzschwalbenwurz: Rad. Vincetoxici.
Laurier: Lorbeer—
Laurin, roter: Hrb. Centaurii.
Laurinkraut: Herb. Centaurii.
Laurinusschmiere: Ol. Lauri.
Laurisches Pflaster: Empl. fusc. camph.
Lauriussalbe: Ol. Lauri.
Lausbaumrinde: Cort. Frangul.
Läusebaumrinde: Cort. Frangul.

Läuseessig: Acet. Sabadillae.
Läusekörner: Fruct. Cocculi.
—, **gestoßene:** Plv. ctr. pedicul.
Läusekraut: Hrb. Ledi. — Hrb. Pedicularis. — Herb. Scordii.
Läusekrautrinde: Cort. Mezerei.
Läusekrautsamen: Sem. Sabadillae.
Läusemörder: Sem. Sabadillae.
Läuseöl: Ol. Anisi.
Läusepfeffer: Sem. Staphisagr.
Läusepulver: Flor. Pyrethri pulv. — Pulv. contra pedicul. — Rad. Hellebori pulv.
Läusesalbe: Ungt. Hydr. pedic.
Lausesamen: Fruct. Sabadillae.
Läusesamen: Fruct. Cocculi. — Sem. Sabadillae. — Sem. Staphisagriae.
—, **gestoßener:** Plv. contra pedic.
Läusewasser: Aq. foetida.
Läusewurzel: Rhiz. Veratri.
—, **fürs Vieh:** Rhiz. Veratri.
Lauskörner: Fruct. Cocculi. — Sem. Staphisagriae. — Sem. Sabadillae.
Lausöl: Oleum Anisi.
Lauswurz: Rhizoma Veratri.
Lawanderöl: Oleum Papaveris.
Lawarch: Electuar. e Senna.
Lawendel: Flor. Lavandulae.
Lawendelbalsam: Mixt. ol. bals.
Lawendeltropfen: Tinct. Lavand. comp.
Laxeerbast, Laxeerhout: Cort. Frangulae.
Laxieräpfel: Fruct. Colocynth.
Laxierbeeren: Frct. Rhamn. cath.
Laxierblätter: Fol. Sennae.
Laxierdreierlei: Folia Sennae, Manna, Natr. sulfur. āā. p. aequ.
Laxierfett: Ol. Ricini.
Laxierholz: Cort. Frangulae.

Laxierkassie: Fruct. Cass. fistul.
Laxierkraut: Herb. Gratiolae.
Laxiermus: Electuar. e Senna.
Laxierpillen: Pilulae laxantes.
Laxierpulver: Plv. Jalapae laxans. — Pulv. Liquir. comp.
Laxiersaft: Sir. Rhei c. Manna. — Tinct. resin. Jalapae c. Sir. Rubi Id.
Laxiersalz: Magnes. sulfuric.
Laxierschwamm: Fung. Laricis.
Laxiertee: Species laxantes.
Laxiertrank: Infus. Senn. comp.
Laxiertropfen: Tinct. Rhei aquos.
Laxierwasser: Inf. Sennae comp.
Laxierwurzel: Tub. Jalappae.
Laxmeier: Electuar. e Senna.
Lazarustropfen: Tinct. Chinae comp. — Tinct. Chinoïdin.
Lebensbalsam: Mixt. oleos. bals. — Tinct. Aloës comp.
—, **äußerlicher:** Sapo terebinth.
—, **Hoffmanns:** Mixt. oleos. bals.
—, **Rulands:** Ol. Terebinth. sulf.
—, **weißer:** Oleum Terebinthin.
—, **Werners:** Tinct. Aloës comp.
Lebensbaum: Folia Thujae.
Lebenselixier: Tinct. Aloës comp.
—, **äußerliches:** Tinct. Benz. cps.
—, **Hjárners:** Tinct. Aloës comp.
—, **Schwedisch:** Tinct. Aloës cps.
Lebensessenz: Tinct. Aloës comp.
—, **äußerliche:** Tinct. Benz. cps.
—, **Augsburger:** Tinct. Aloës cps.
—, **Kiesowsche:** Tinct. Aloës cps.
—, **schwedische:** Tinct. Aloës cps.
—, **weiße:** Spirit. Melissae comp. c. Ol. Anisi.
Lebensgeblütstropfen: Tinct. lignorum.
Lebensgeist: Spir. aethereus.
Lebensgeisteröl: Mixt. oleosobals.
Lebensholz: Lign. Guajaci.

Lebenskraut: Folia Thujae.
Lebensöl: Mixt. oleos. balsam.
—, **ewiges:** Mixt. oleos. bals.
—, **Universal-:** Mixt. oleos. bals. rubr.
—, **weißes:** Glycerin. — Spir. Meliss. comp.
Lebenspillen: Pilulae laxantes.
Lebenspulver: Pulv. temperans. — Plv. Liquir. cps.
—, **Halls:** Plv. antiepilept. ruber.
Lebensspiritus: Spir. Angel. cps.
Lebenstinktur: Tinct. Aloës cps.
Lebenstropfen: Tct. Aloës cps. — Tinct. Benzoës comp.
Lebenswasser: Aq. aromat. spir.
Lebenswecker: Rot. Menth. pip. — Liquor. Ammon. caust.
Lebensweckeröl: Ol. Olivar. c. Ol. Croton. 100: 1.
Leber, gebrannte: Spongiae ust. — Ebur ust. — Catechu.
Leberaloë: Aloë.
Leberbalsamkraut: Herb. Agerati.
Leberblumen: Flor. Hepatic. — Flor. Malvae vulg.
Leberdistel: Herb. Lactuc. vir.
Leberessenz: Tinct. Aloës cps. — Tinct. carminativa.
Leberflechte: Herb. Pulmonariae arboreae.
Leberklee: Herb. Hepaticae.
Leberklette: Herb. Agrimoniae.
Leberkraut: Herba Hepaticae.
—, **gelbes:** Herba Agerati.
—, **griechisches:** Hrb. Agrimon.
Lebermoos: Lich. Pulmonar. arbor.
Leberöl: Ol. Jecoris aselli.
Leberpillen: Pilulae laxantes.
Leberpulver: Rhiz. Rhei plv.
Lebersaft: Sir. simpl. c. Tinct. Aloës comp. 10: 1.

Lebersalz: Sal Carolinum fact.
Leberstock: Radix Levistici.
Lebertran: Ol. Jecoris Aselli.
Lebertranseife: Sapo venetus.
Lebertropfen: Tinct. Aloës cps. — Tinct. Benzoës comp.
Lebertrostkraut: Herb. Eupator.
Leberwindblume: Herb. Hepatic.
Leberwundkraut: Herb. Hepat.
Leberwurzel: Rad. Arnicae. — Rhizoma Veratri.
Lebkraut: Herb. Galii.
Lecceröl: Ol. Olivar. commune.
Lechenwurz: Rhiz. Bistortae.
Leckpulver fürs Vieh: Pulv. pro vaccis.
Leder, Türkisches: Pasta gumm.
Lederblumen: Flor. Stoechados.
Lederharz: Kautschuk.
Lederkraut: Herba Hepaticae.
Lederzeltchen: Pasta Liquirit.
Lederzucker, brauner: Pasta Liquiritiae.
—, **weißer:** Pasta gummosa.
Leeuwen: Löwen—
Lefzenpomade: Cerat. Cetac. rbr.
Leg: Fruct. Vanillae.
Legrandspflaster: Empl. fusc.
Lehmannspflaster: Empl. fusc.
Lehmblätter: Folia Farfarae.
Lehmblümli: Flor. Farfarae.
Lehmsalbe (Kneipp): Bolus alb. c. aqua.
Lehwurzel: Radix Carlinae.
Lei: Sem. Lini.
Leichdornpflaster: Ceratum Aeruginis. —. Empl. saponat.
Leichenwasser: Sol. Calcar. chlor.
Leim, Augsburger, Kölner, Nördlinger, Nürnberger, Reutlinger, russischer: Gluten.
Leimmistel: Viscum album.
Leimschmalz: Adeps.

Leindottersamen: Sem. Camelinae.
Leinefasertee: Herb. Millefolii.
Leinkraut: Herba Linariae.
Leinkrautblüten: Flor. Linariae.
Leinkrautsalbe: Ungt. Linariae.
Leinkuchen: Sem. Lini pulv.
Leinmehl: Sem. Lini pulv.
Leinsaft: Sir. Althaeae.
Leinsalbe: Ungt. Linariae.
Leinsamensaft: Sir. Althaeae.
Leintee, präparierter: Spec. Lini. comp.
Leinwandpflaster: Empl. adhaesivum.
Leinwandsalbe, flüchtige: Linim. ammoniat.
Leiogomme: Dextrinum.
Leipziger Tropfen: Elixir Proprietatis.
Leistbrandschmeer: Unguent. Boracis.
Leistenschneiderspiritus: Spir. sapon. camph. — Spir. Lavandul. comp.
Leistenspiritus: Opodeldok, Spir. Vin. Gallic.
Leistenwurz: Rad. Ononidis.
Leiterlikraut: Herb. Chaerophylli.
Lekker is: Succus Liquirit.
Lelie: Lilie —
Leljen: Flor. Convallariae.
Lemkenwurz: Radix Lapathi.
Lemknorzen: Viscum album.
Lendenkraut: Herb. Rumicis.
Lendenstein: Lapis ischiaticus.
Lendenwurz: Radix Lapathi.
Lenemul: Flor. Anthirrini.
Lengert: Terebinthina.
Lenneblätter: Fol. Aceris.
Lennenblüte: Flor. Tiliae.
Lenore, spitze: Spec. lignorum.
Lenyetöl: Oleum Terebinthinae.

Leonhardsche Pillen: Pilul. lax.
Leopardenwürger: Rad. Doronici.
Lepelblad, Lepelkruid: Herb. Cochleariae.
Lerchen siehe auch Lärchen.
Lerchenbaumbalsam: Terebinthina Venet.
Lerchenblumen: Fl. Calcatrippae.
Lerchenblümli: Flor. Primulae.
Lerchenhelm: Rad. Aristoloch.
Lerchenklauen: Flor. Calcatrip.
Lerchenschwamm: Agaric. alb.
Lerchenspornwurzel: Radix Aristoloch. rotund.
Lerchenzucker: Sacchar. album.
Lermurmor: Myrrha.
Leröl: Oleum Poeli.
Lervis Kräutermedizin: Inf. Sennae comp.
— **Kräutertee:** Spec. laxantes.
Letschenwurz: Rad. Bardanae.
Lettenessig: Liq. alumin. acet.
Lettenwurzel: Rad. Bardanae.
Letzter Wille: Kreosot.
Leuchte, weiße: Herb. Marrubii.
Leuchtenkraut: Herb. Taraxaci.
Lewaöl: Oleum Philosophorum.
Lewatblüten: Flor. Napi.
Lewken: Herba Fumariae.
Ley: Fruct. Vanillae.
Lianenpfeffer: Fructus Amomi.
Libretz: Radix Levistici.
Lichtblau: Anilinum.
Lichtblumensamen: Sem. Colchici.
Lichtblumenwurzel: Blb. Colchici.
Lichtertag: Herba Euphrasiae.
Lichtertagsalbe: Ungt. Zinci.
Lichtertagwasser: Aq. ophthalmica.
Lichtkraut: Herb. Chelidonii.
Lichtmagnet: Calc. sulfuratum.
Lichtrosenwurz: Rad. Saponar.
Lichtsalbe: Ungt. Zinci.

Lichtsamen: Zinc. sulfuricum.
Lichtschnuppen: Capita Papaver.
Lichttagkraut: Herb. Euphrasiae.
Lidwurz: Radix Rubiae.
Liebe, brennende: Herb. Clematidis.
Liebegehvonihm: Lign. Junip.
Liebelaufnachmir: Tinct. Vanillae dilut.
Liebers Tee oder **Kräuter:** Herba Galeopsidis grandifl.
Liebertropfen: Tinct. amara.
Liebesäpfel: Fruct. Lycopersici. Bolet. cervinus.
Liebäugelkraut: Herb. Anchusae. — Herb. Cynoglossi.
Liebäuglein: Flor. Anchusae. — Flor. Boraginis.
Liebesblümchen: Flor. Bellidis.
Liebeskraut: Herb. Artemisiae.
Liebespulver fürs Vieh: Pulv. pro equis viride.
Liebespulver, rotes: Cort. Cinnam. Cass. — Pulvis aromatic.
—, weißes: Sacch. Lactis pulv.
Liebesstengel: Radix Levistici.
Liebestropfen: Tinct. Cinnamomi. Spirit. Juniperi.
Liebfrauenstroh: Herba Galii.
Liebkraut: Herba Galii.
Liebstengel: Radix Levistici.
Liebstöckel: Radix Levistici.
Liebstöckelöl: Oleum viride.
Liedpfeifenwurz: Rad. Angelic.
Liegnitzer Tropfen: Tinct. lignor.
Liekwe: Spirit. aethereus.
Liemken: Herb. Beccabungae.
Liene: Herb. Clematidis.
Lienle: Herb. Lycopodii.
Lieschen kann nicht gehen: Carrageen.
Liesenwiesenbiesenbalsam: Sir.

Aurant. flor., Sir. Alth. et Sir. Bals. Peruv. āā. p. aequ.
Liestewurz: Rad. Levistici.
Lignumsanctum: Lign. Guajac.
Likdoorn: Hühneraugen.
Likkepot: Lycopodium. Electuar. e Senna.
Likörkörner: Spec. Hierae picr.
Likpot: Electuar. e Senna.
Likrosiumtropfen: Liq. Amm. caust.
Lilienblumen: Flor. Lilii alb.
Lilienkonvallen: Flor. Convall.
Lilienöl: Ol. Olivarum album. Paraffin. liquid.
Liliensaft: Sir. Aurant. florum.
Liliensalbe: Ungt. leniens.
Lilienwasser: Aq. Anisi. Aq. Rubi Idaei. Aq. Tiliae.
Lilienwurzel: Bulb. Apshodel. Tubera Ari.
Liliumfallum: Flor. Convallar.
Limbaumbeeren: Fruct. Sorbi. Fruct. Juniperi.
Limonadenpulver: Pulv. refriger.
Limonensaft: Succ. Citri.
Limonensalz: Acid. citricum.
Limonenschale: Cort. Citri.
Linariensalbe: Ungt. Linariae.
Lindbast: Cortex Ulmi.
Lindebloesem: Flor. Tiliae.
Lindelbluhscht: Flor. Tiliae.
Lindenasche: Carbo Ligni pulv. — Kali carbonicum.
Lindenbaumöl: Ol. Olivarum. — Ol. Rusci.
Lindenblüten: Flor. Tiliae.
Lindenblütensaft: Sir. Althae.
Lindengast und Weidenschwamm Herb. Pulmonar. arbor. et Carrageen aa. p. aequ.
Lindenkohle: Carbo Ligni pulv.
Linderilant: Radix Helenii.

Linderndes, flüchtiges Vitriolsalz: Acid. boricum.

Liniment, flüchtiges: Liniment. ammoniat.

Linnenkraut: Herba Linariae.

Linnentee: Flor. Tiliae.

Linsaat: Sem. Lini.

Linsenkaffee: Gland. Querc. tost.

Linsenkümmel: Fruct. Cumini.

Lippenblumenkraut: Herb. Marrubii.

Lippenklee: Fol. Trifolii.

Lippenpomade: Cerat. Cetac. rubr.

Lippitzhonig: Mel. crudum.

Lippstock: Radix Levistici.

Liquer: Spir. aethereus.

Liquor: Spirit. aethereus.

—, eisenhaltiger: Tinct. Ferri chlorat. aether.

— gegen Husten: Liqu. Amm. anis.

—, Hoffmanns: Spirit. aether.

—, holländischer: Aethylenum chloratum.

Lischen: Rhiz. Caricis.

Lischwortel: Rhiz. Iridis.

Listendorn: Rad. Ononidis.

Listenwurz: Rad. Ononidis.

Litauischer Balsam: Ol. Rusci.

Litschpulver: Talcum pulv.

Littöl: Oleum viride.

Litzenpulver: Pulv. albificans.

Lizarin: Rad. Rubiae tinctor.

Löbestock: Radix Levistici.

Lobstichel: Rad. Levistici.

Lobtinktur oder **Lob- und Herztinktur:** Tinct. Cinnamom. — Tinct. Corallorum. — Tinct. Pini comp. — Tinct. Aloës.

Lochpflaster: Perforirtes Pechpflaster oder Capsicumpflaster.

Löcherschwamm: Fung. Laricis.

Lochsam: Sirup. Althaeae.

Lochsamen: Sem. Lini.

Lochsamensaft: Sir. Liquiritiae.

Lockwitzer Balsam: Bals. Locatelli. — Ungt. Rosmarini comp.

— Spiritus: Spir. resolv. Schmuck

— Tropfen: Tinct. lignorum.

Loderei mit Flüggopp: Spir. odorat c. Liq. Am. caust.

Lodjehn: Folia Farfarae.

Lödkeblätter: Folia Farfarae.

Löffelblumen: Flor. Lamii.

Löffelgeist: Spiritus Cochleariae.

Löffelkraut: Herb. Cochleariae.

—, wildes: Herb. Ficariae. — Herb. Chelidonii minor.

Löffelkrautpulver: Pulv. contra pediculos.

Löffelkrautspiritus: Spiritus Cochleariae.

Loheiche: Cortex Quercus.

Lohholz: Viscum album.

Lohkraft: Lichen Pulmonariae.

Lohrbohnenmehl: Fruct. Lauri pulv.

Lohsäure: Acid. tannicum.

Lokateller Balsam: Bals. Locat.

Lömek: Herb. Beccabung.

Lompuch: Herba Acetosae.

Londoner Salbe: Ungt. leniens.

Loochsaft: Sirup. Althaeae.

Loochsam: Sirup. Althaeae.

Lood: Blei —

Loodazijn: Bleiessig.

Loodkruid: Herb. Plumbaginis.

Loog: Lauge.

Look: Bulbus Allii.

Look zonder look: Herb. Erysimi.

Looizuur: Acid. tannicum.

Löppwurz: Rhizoma Veratri.

Lorbeerbutter: Oleum Lauri.

Lorbeerdaphnarinde: Cort. Mezereï.

Lorbeeren: Fructus Lauri.

Lorbeerkrautrinde: Cort. Mezereï.

Lorbeeröl od. **-salbe:** Ol. Lauri.

Lorbeln: Fructus Lauri.

Lorblätter: Folia Lauri.

Lorbohnen: Fructus Lauri.

Lordöl: Acet. pyrolignos. crud.

Lore, alte: Ol. Lauri, Ungt. Althaeae $\overline{aa}$ pts. aeq.

Lorenzkraut: Herba Saniculae.

Lorettosalbe Oleum Lauri.

Lorget: Terebinthina communis.

Lorkraut: Herba Veronicae.

Loröl, festes: Ungt. laurinum.

—, flüssiges: Oleum Lauri.

— u. Papoleum: Ugt. Populi, Ol. Lauri $\overline{aa}$ p. aequ.

Lorölaltöl: Oleum Lauri, Ungt. flavum $\overline{aa}$. p. aequ.

Lörtsch: Therebinth. veneta.

Löschblei: Graphites.

Löschöl: Acet. pyrolignos. crud.

Löschpulver: Pulv. pro equis.

Löschungspflaster: Empl. sapon.

Löse: Aloë.

Lössalbe: Ungt. flavum. (nicht Ungt. pediculor.)

Lösung, Burowsche: Liquor Alumin. acet. dil.

Lotenpflaster: Empl. fuscum in scat. — Empl. Meliloti.

Lothringerpflaster: Ceratum Resinae Pini.

Lotjehn: Folia Farfarae.

Lötsalz: Ammon. chloratum.

Lötwasser: Acid. hydroch. crud.

Lottenpflaster: Empl. Meliloti.

Lotteressig: Acet. aromaticum.

Löwenfackel: Flor. Verbasci.

Löwenfußkraut: Herb. Alchem.

Löwenkrautspiritus: Spiritus Cochleariae.

Löwenleber: Spongiae ustae.

Löwenmaul: Herba Linariae.

Löwenzahn: Rad. Tarax. c. Herb.

Lübecker Pflaster: Empl. Canth. Luebeck.

Lubritschen: Tub. Aconiti.

Lubscheten: Tub. Aconiti.

Luchs, witter: Sirup. Althaeae.

—, schwarzer: Succ. Liquiritiae.

Luchsplätzchen: Troch. Amm. chlor.

Luchsamsaft: Sirup. Liquiritiae.

Luchten: Folia Taraxaci.

Luchtsam: Sirup. Althaeae.

Lucerne: Herb. Medicaginis.

Luciansblumen: Flor. Arnicae.

Luciuskraut: Herb. Arnicae.

Luciuswasser: Liqu. Amm. succin.

Ludeltee: Species nutrientes.

Ludwig, Alter: Ungt. flav. et Ol. Lauri $\overline{aa}$. p. aequ.

Luege: Herb. Galeopsidis.

Luft, fixe: Pulv. aerophorus.

Luftadernpulver: Pulv. strumal.

Luftäpfel: Fruct. Colocynthidis.

Luftigflüchtig: Liniment. ammon.

Lüftigflüchtig: Linim. ammon.

Luftigundgeschwind: Liquor Ammon. caust.

Luftkörner, -kuchen oder **-plätzchen:** Rotul. Menth. pip.

Luftkraut: Herb. Hyssopi.

Luftlungensaft: Sir. Liquirit.

Luftpulver: Pulv. strumalis. — Tubera Jalapae pulv.

Luftrohrpulver: Pulv. strumal.

Luftsaft oder **-sam:** Sirup. Althaeae. — Sirup. Liquiritiae. — Sirup. Sennae.

Luftsalbe: Ungt. Rosmar. comp.

Luftschwefel: Lycopodium.

Lufttropfen: Spirit. aethereus. —
Spir. Menth. pip. — Tinct.
carminativa.

Luftwasser: Aq. carminativa.

Luftwurzel: Radix Angelicae.

Luge: Herb. Galeopsidis.

Luisenblau: Coeruleum berolinense (Berliner Blau).

Luixenstickel: Radix Levistici.

Lukrezen: Succ. Liquiritiae.

Lumpenzucker: Sacch. alb. pulv.

Lungemiesch: Lich. Pulmonar.

Lungenbalsam: Sir. pectoral.

Lungenblumen: Flor. Antirrhin.

Lungenflechte: Lich. Pulmonar.

Lungenfuhl, brauner: Sir. Liquiritiae. — Sir. Papaveris.

—, weißer: Sir. Althaeae.

Lungenklee: Fol. Trifol. fibrin.

Lungenkraft: Lich. Pulmonar.

Lungenkraut: Fol. Farfarae. —
Herb. Pulmonar. — Lichen
Islandicus.

Lungenkrautpulver: Pulv. Liquirit. comp.

Lungenlack: Succ. Liqu. crud. plv.

Lungenlatwerge: Elect. aromat.

Lungenleberkraut: Lichen Pulmonariae.

Lungenmoos: Lichen Islandic.
— Lichen Pulmonariae.

Lungenpulver: Pulv. Liqu. cps.

Lungenraff: Lichen Pulmonar.
— Lichen Islandicus.

Lungensaft: Sir. Althaeae. —
Sir. Liquirit. — Sir. Papav.

Lungenschildflechte: Lich. Pulmonariae.

Lungenwasser: Aq. Foeniculi. —
Aq. Sambuci.

Lungenwürz: Rad. Mëu.

Lungenwurzel: Rad. Petroselin.,
Tub. Ari.

Lungenwurzkraut: Herb. Pulmon.

Lungenchindli: Tub. Ari.

Lünich: Herb. Beccabungae.

Lupentee: Fol. Trifolii fibrin.

Luppi: Fructus Coriandri.

Lüppwurz: Rhiz. Veratri.

Lurferwasser: Acid. sulfur. dil.

Lusampfern: Herb. Rumicis.

Lusestoff: Pulv. contra pedicul.

Lussaat: Pulv. contra pediculos.

Lust, allerlei: Electuar. e Senna.

—, neunerlei: Elect. theriacale.

Lustbeeröl: Oleum Papaveris.

Lustbornöl: Oleum Papaveris.

Lustig: Bolet. cervin. — Pulv.
aphrodisiacus.

Lustigundgeschwind: Liquor Ammon. caust.

Lustock: Radix Levistici.

Lustpulver: Pulv. aphrodisiacus.

Lustsaft: Sir. Aurantii florum.

Lustundfreuden: Bolet. cervin.

Lutmehr: Electuar. e Senna.

Lutters Pulver: Pulv. epilept.

Luttnersalbe: Empl. Lith. molle.

Luuröl: Oleum Lauri.

Lyriet: Terebinthina.

Lysten: Rad. Ononidis.

M.

(Maa, Maag = Mohn. Miesch = Moos. Muus = Maus.)

Maagde: Mädchen —

Maagkraut: Herb. Pulmonariae.

Maagsame: Sem. Papaveris.

Maagsklipfel: Fruct. Papaveris.

Maasamen: Sem. Papaveris.
Maasblümchen: Flor. Bellidis.
Maashüchle: Fructus Papaveris.
Maashufele: Fructus Papaveris.
Maaske: Herb. Asperulae.
Maasklipfle: Fructus Papaveris.
Maaskolbe: Fructus Papaveris.
Maaskopf: Fructus Papaveris.
Maasliebchen: Flor. Bellidis.
Maastee: Fruct. Papaveris.
Macaotropfen: Tinct. Aurant. c. Spirit. aether. 1:10.
Macassaröl: Ol. crinale.
Machandelbeeren: Fruct. Junip.
Machdichlustig: Bolet. cervin.
Macholder: Fruct. Juniperi.
Machollerbeeren: Fruct. Juniperi.
Machtheilkraut: Herb. Solidaginis.
Macinesie: Magnes carbonic.
Macisblüte: Macis.
Macisnüsse: Sem. Myristicae.
Mackdenöl: Ol. Lumbricorum.
Madamenleder: Pasta gummosa.
Mädchenblumen: Flor. Bellid.
Mädchenhaar: Hrb. Capill. Ven.
Mädchenkraut: Herb. Vincae.
Maddingöl: Ol. Lumbricorum. — Ol. Olivarum.
Mädelsüß: Flor. Ulmariae.
Madenke: Flor. Primulae.
Madenkraut: Herb. Saponariae.
Madentee: Herb. Chenopodii.
Madenwurzel: Rad. Saponariae.
Mäderblüten: Flor. Acaciae.
Madertiniter: Fruct. Colocynth.
Madilguspulver: Rhiz. Torment. pulv.
Madragen, weiße: Bolus alba.
Magaro: Herb. Serpylli.
Magazinpulver: Pulv. ctr. pedic.
Magdalenenblumen: Flor. Bellidis.
Magdalenenwurzel: Rad. Spicae. Celtic.

Magdblüten: Flor. Chamomill.
Magdblumenmettram: Herba Matricariae.
Mägdebaum: Summit. Sabinae.
Mägdeblumen: Flor. Arnicae.
Mägdehülle: Herb. Virgaureae.
Mägdekrieg: Herb. Genistae.
Magdelein: Herb. Majoranae.
Mägdepalme: Herb. Vincae.
Mägdesüß: Herb. Ulmariae.
Magdkraut: Herb. Matricariae.
Magdlieben: Flor. Bellidis.
Mageel: Capita Papaveris.
Mageln: Capita Papaveris.
Magendriseneth: Pulv. aromat. c. Sacchar.
Magenbalsam: Bals. Nucistae. — Bals. stomachale Wackeri. — Ol. Myristic. — Tinct. Benz. cps.
Magenbaumrinde: Cort. Betulae.
Magenbrand: Rhiz. Calami.
Magendistel: Herb. Card. bened.
Magenelixier: Elix. Aurant. cps.
Magenessenz: Tinct. amara. — Tinct. Chinae comp.
Magenklee: Fol. Trifolii fibrin.
Magenköpp: Fruct. Papaveris.
Magenkrampftropfen: Tinct. Valerian. aeth.
Magenkraut: Herb. Absinthii.
Magenlatwerge: Elect. aromatic.
Magenpastillen: Troch. Natrii bicarbon.
Magenpflaster: Empl. stomach.
Magenpulver: Natr. bicarbonic. — Pulv. carminat. — Pulv. lax. — Pulv. Magnes. c. Rheo.
—, gelbes, Weimarsches: Pulv. Liquirit. comp.
Magenreinigung: Spec. amarae.
Magenreinigungstropfen: Tinct. aromat., Tinct. Calami. aa. p. aequ.

Magensaft: Sir. Aurantii cort.

Magensalz: Natr. bicarbonicum.

Magenschleimpulver: Pulv. Liquir. cps. — Tub. Jalap. plv.

Magenschrot: Pulv. aromaticus.

Magenschwamm: Agaricus alb.

Magensekt: Vini Xerensis, Sir. Aur. cort. 3 : 1.

Magenstärk: Resina Jalapae.

Magenstärkung: Spec. amarae.

Magenstärkungstropfen: Tinct. aromat., Tinct. Calami. aa. p. aequ.

Magenta: Fuchsin.

Magentee: Species laxantes.

Magentinktur: Tinct. amara.

Magentress: Pulv. aromaticus.

Magentrissenet: Plv. aromat. cum saccharo.

Magentropfen, aetherische: Tct. Valer. aeth.

—, **Ballhausens:** Tct. Aloës comp.

—, **Berliner:** Spir. Melissae cps.

—, **Biesters:** Tinct. Absinth. cps.

—, **bittere:** Tinct. amara.

—, **Danziger:** Tinct. Aloës comp.

—, **Dietrichs:** Elix. Aurant. cps.

—, **Mariazeller:** Tinct. Aloës cps.

—, **rote:** Tinctura aromatica. — Tinct. Chinae. comp.

—, **sächsische:** Tinct. Aloës cps.

—, **Salzunger:** Tct. Rhei amara.

—, **saure:** Tinct. aromat. acida.

—, **schwarze:** Elix. Aur. comp.

—, **Sprangers:** Tinct. Aloës cps.

—, **weiße:** Spirit. aethereus.

Magentröss: Pulv. aromatic.

Magentrost: Tinct. aromat.

Magenwein: Vin. Pepsini. — Vin. Chinae. — Tinct. Rhei vinos.

Magenwirkung: Spec. amarae.

Magenwurzel: Rad. Gentian. — Rhiz. Ari. — Rhiz. Calami.

Magenzelteln: Rot. Menth. pip.

Magerblumen: Flor. Rhoeados.

Magerkraut: Herb. Galii.

Magetresse: Pulv. aromaticus.

Magfrüchte oder -Kapseln: Fruct Papaveris.

Magihüsele: Fructus Papaveris.

Magisterwurzel: Rhiz. Imperator.

Magistranz: Rhiz. Imperator.

Magistranzwurzel: Rhiz. Imperator.

Magnesia, englische: Magnesia usta ponderosa.

—, **weiße:** Magnesium carbonic.

Magnesialimonade: Potio Magnesiae citr.

Magnetbrand: Tutia praeparata.

Magnetenpulver: Stib. sulf. nigr.

Magnetpflaster: Empl. oxycroc.

Magnetpillen: Pil. argenteae. — Pilul. odontalgicae.

Magnetspiritus: Spir. aethereus.

Magöl: Ol. Papaveris.

Magori, roter: Ungt. Hydr. rubr.

Magran: Herb. Majoranae.

Magretenpulver: Pulv. contra pedic. — Sem. Faenugr. pulv.

Magsamen: Sem. Papaveris.

Magsamenköpfe: Capita Papaver.

Magschaden: Fruct. Papaveris.

Magschalen: Fruct. Papaveris.

Mahagonitropfen: Elix. Aur. cps.

Mahagoniwurzel: Rad. Alkann.

Mahlbaumbeeren: Fruct. Sorbi. Fruct. Juniperi.

Mählerkraut: Herb. Matricariae.

Mahlwurzel: Rad. Consolidae.

Mähnenfett: Ol. ped. Tauri. — Ungt. pomadin.

Mahnkrampensirup: Sir. Papaveris.

Majabluema: Herb. Taraxaci.

Majanegeli: Flor. Viol. odor.

Majariseli: Flor. Convallariae.

Maiblumen, gelbe: Flor. Chamomillae.

—, weiße: Flor. Convallariae.

Maiblumenessig: Acet. Convall.

Maiblumensaft: Sir. Aur. flor.

Maiblumentabak: Pulv. sternut.

Maiblumenwasser: Aq. Aurant. flor.

Maiblumenwurz: Rad. Taraxaci.

Maiblumenzauken: Flor. Convallariae.

Maiblümli: Flor. Primulae.

Maibutter: Ungt. flav. — Ungt. Majoranae.

Maidblumen: Flor. Chamomill.

Maidenhär: Herb. Capillor. Ven.

Maidkraut: Herb. Matricariae.

Maienkraut: Herb. Aegopodii.

Maienreis: Flor. Convallariae.

Maienrisli: Flor. Convallariae.

Maienrosenwurzel: Rad. Paeoniae.

Maiensäßblümli: Flor. Gnaphalii.

Maienzacken: Flor. Convallariae.

Majerah: Herb. Majoranae.

Maierkraut: Herb. Galii.

Maigelb: Lap. Calaminar.

Maiglöckchen: Flor. Convallar.

Maigrün: Viride Schweinfurtense.

Maiholzrinde: Cort. Salicis.

Maikäferöl: Ol. Lini.

Maikäferspiritus: Spir. Vini.

Maikrabben: Rad. Ratanhae.

Maikraut: Herb. Ficariae.

Maikurtee: Species laxantes.

Mailänder Muck: Empl. Canthar. perp. extens.

Maillilien: Flor. Convallariae.

Mainzer Tropfen: Tinct. Aloës comp.

Maiöl: Ol. Oliv. alb. — Ol. viride.

Majoran, wilder: Herb. Origani.

Majolein: Herb. Majoranae.

Majorandosten: Herb. Majoranae.

Majorenkraut: Herb. Majoran.

Majorensalbe: Ungt. ctr. pedic.

Majorspillen: Pilul. Hydrarg. bichlor. Form. mag. Berol.

Majorwasser: Liq. Ammon. caust.

Mairan, Mairal: Herb. Majoran.

Mairanbutter: Ungt. Majoranae.

Mairandost: Herb. Majoranae.

Mairanöl: Ol. Majoranae. Ol. Chamomillae infus.

Maistöckel: Herb. Taraxaci.

Maisüßchen: Flor. Bellidis.

Maitrank: Herb. Asperulae.

Maitrieb: Turiones Pini.

Maitropfen: Tinct. aromatica.

Majussenblätter: Fol. Fragariae.

Maiwuchs: Turiones Pini.

Maiwuchsextrakt: Extr. Pini.

Maiwuchsöl: Ol. Terebinthinae.

Maiwurm: Meloe majalis.

Maiwürmeröl: Ol. Lumbricor. — Ol. Hyperici. — Ol. Olivar.

Maizena: Amylum. Maïdis. — Amyl. Marantae.

Makassaröl: Ol. crinale.

Makenn: Fructus Carvi.

Makimisch: Fructus Carvi.

Makiml: Fruct. Carvi.

Makrelanwurzel: Rhiz. Galang.

Makubatropfen: Mixt. oleos. bals.

Makufken: Flor. Rhoeados.

Malachitgrün: Viride montanum (Berggrün).

Malagabohnen: Anacardia.

Malaganüsse: Anacardia oriental.

Malagneite: Fructus Amomi.

Malaguetkörner: Grana Paradisi.

Malaguettapfeffer: Grana Parad.

Malaktikumpflaster: Emplastr. frigidum. — Empl. Lith. cps. — Empl. Meliloti.

Maldergeerwortel: Rad. Gentianae.

Malefizöl: Ol. Lini sulfurat. — Ol. Olivar. c. Ol. Croton. 50 : 1.

Malefizpulver: Pulv. aromatic.

Malefizwachs: Cerat. fuscum.

Malengowurzel: Rhiz. Galangae.

Maler: Herb. Hederae.

Malergold: Stannum sulfurat.

Malergummi: Gummi arab.

Malerkraut: Herb. Acetosellae.

Maleröl: Ol. Caryophyllor.

Malicorium: Cort. frct. Granati.

Malkaspiritus: Spir. Angelicae.

Malmaison: Rad. Liquiritiae.

Malnit: Herb. Absinthii.

Malottentee: Herb. Meliloti.

Malthaöl: Ol. Petrae nigr.

Maltapech: Ol. Petrae nigr.

Malthesersiegelerde: Bolus rubr.

Malthiestropfen: Tinct. antichol.

Malvasierkraut: Herb. Agerati.

Malven, blaue: Flor. Malv. silv. — (Kneipp): Flor. Malvae arbor.

—, rote: Flor. Malvae arbor.

—, schwarze: Flor. Malvae arb.

Malvenöl: Ol. Absinthii.

Malvensaft: Sir. Rhoeados.

Malvenwurzel, weiße: Radix Althaeae.

Malvenzucker: Pasta Liquirit.

Malzennasen: Fruct. Sorbi.

Malzsirup: Sir. Liquiritiae.

Mandelcerat: Cerat. Cetacei. — Ungt. rosatum.

Mandelessenz: Benzaldehyd dilutus. — Sir. Amygdalarum.

Mandelkleie: Farina Amygdal.

Mandelmehl: Farina Amygdal.

Mandelmilch: Emuls. Amygd. — Sirup. Amygdalar. u. Aqu. destill. 1 + 10.

Mandelmilchessenz: Sir. Amygd.

Mandelöl: Ol. Amygdalarum. — zum Backen: Benzaldehyd. dil. oder blausäurefreies Oleum Amygdalar. aeth.

Mandelpomade: Ungt. pomad. alb.

Mandelsaft: Sir. Amygdalarum.

Mändeltee: Herb. Trifol. arv.

Mandragora: Rad. Mandragorae.

Mandragorawasser: Aqu. arom.

Manganstein: Manganum peroxydatum.

Mängelesöl: Ol. Hyperici.

Mangeln: Amygdalae dulces.

Mangelsalbe, graue: Ungt. ctr. scab. — Ungt. Hydr. ciner.

Mangelwurz: Rad. Lapathi.

Mangold, wilder: Herb. Polygal.

Maniguettapfeffer: Grana Paradisi.

Mannabarbarazöröbche: Sir. Sennae c. Manna.

Mannablätter: Folia. Sennae c. Manna.

Mannabrot: Cassia fistula.

Mannakindersaft: Sir. Sennae c. Manna.

Mannasaft: Sir. Mannae.

Mannaschoten: Cassia fistula.

Mannazucker: Manna tabulata.

Männchenwurzel: Rad. Mandrag.

Männekensaat: Plv. ctr. pedic.

Männerkrieg: Herb. Artemisiae.

Männertreu: Herb. Eryngii. — Herb. Veronicae.

Männerwurzel: Rad. Mēu.

Mannesbart: Rad. Nardi.

Mannetjesdrop: Fruct. Cassiae fistulae.

Mannhaltwort: Rad. Aristol. rot.

Mannheimer Wasser: Spirit. Melissae comp.

Männlein und Weiblein oder Männliche und weibliche: Bulb. Victorial. long. et rot.

Männleinwurmtüpfelfarrn: Rhiz. Filicis.

Mannsblut: Herb. Hyperici.

Mannsholtwörteln: Rad. Aristoloch. rot.

Mannsholwurz: Rad. Aristol. rot.

Mannskraft: Rhiz. Caryophyllat. — Herb. Hyperici.

Mannskraut: Herb. Pulsatillae.

Mannsliebe: Herb. Eupatorii.

Mannsrebe: Herb. Hederae.

Mannstreu: Herb. Eryngii.

Mänsamen: Sem. Papaveris.

Mantelkraut: Herb. Alchemill.

Mänteltee: Herb. Trifol. arvens.

Mantelwurz: Bulb. Victorialis.

Mänten: Fol. Menthae crisp.

Manzeleblume: Herb. Aquilegiae.

Marak: Rad. Armoraciae.

Marantenäpfel: Fruct. Granati.

Marantenmehl: Amyl. Marant.

Marantwurzelrinde: Cortex Granati.

Maraun: Herb. Majoranae.

Maraunwurzel: Rad. Pyrethri.

Marderblüh: Flor. Sambuci.

Marderkraut: Herb. Mariveri.

Marderwitterung: Tinct. Mosch.— Zibeth. artificale.

Marentaken: Stipites Dulcam. Viscum album.

Marentocken: Stipit. Dulcamarae. Viscum album.

Margarantblumen: Flor. Granat.

Margarantschalen: Cort. Granati fruct.

Margaretenkraut: Herb. Millefol.

Margaretenpulver: Pulv. antiepileptic. alb. — Pulv. Magn. c. Rheo. — Sem. Faenugr. plv.

Margaretensaft: Sirup. Adianti, Sir. Aur. flor.

Margaretensalbe: Ungt. Hydrarg. rubr.

Margendistel: Fruct. Card. Mar.

Margeriten: Flor. Chrysanthemi.

Marginalsalbe: Ugt. Hydr. pedic.

Margrankraut: Herb. Majoran.

Margrantenrinde: Cort. Granat.

Margrittli: Flor. Bellidis.

Mariabettstroh: Hrb. Adiant. aur.

Mariageisttropfen: Spir. aether.

Mariamagdalenenäpfel: Fructus Granati.

Mariamagdalenenwurzel: Radix Valerian.

Marianöl: Ol. Majoranae.

Mariareinigung: Herb. Rosmar. — Rhiz. Tormentill. pulv.

Mariareinigungstropfen: Tinct. Cinnamomi.

Mariazeller Tropfen: Tinctura Aloës comp.

Marioleine: Herb. Origani.

Marienbader Tee: Spec. laxant.

Marienbalsam: Tacamahaca.

Marienbettstroh: Herb. Adiant. aur. — Herb. Galii. — Herb. Serpylli.

Marienblätter: Herb. Tanaceti.

Marienblümchen: Flor. Bellidis.

Marienbranntwein: Spir. Vini Gallic.

Mariendistelsamen: Sem. Card. Mariae.

Marienessenz: Tinct. Myrrhae.

Marienfisch: Stincus marinus.

Marienflachs: Herba Linariae.

Mariengeist: Spir. Melissae cps.

Marienglas: Glacies Mariae.

Marienglöckchen: Flor. Convall.

Marienkerzen: Flor. Verbasci.
Marienkörner: Fruct. Card. Mar.
Marienkranz: Flor. Bellidis. — Herb. Millefolii. Herb. Serpylli.
Marienkraut: Herb. Alchemillae. — Herb. Asperulae. — Herb. Rosmarini.
Marienkrautblumen: Flr. Arnicae.
Marienkreuztee: Herb. Cardui Mar.
Marienkrönchen: Flor. Bellidis.
Marienmantel: Hrb. Alchemill.
Marienminze: Fol. Menth. crisp.
Mariennessel: Herb. Marrubii.
Marienpulver: Glac. Mariae plv.
Marienrosen: Flor. Paeoniae.
Mariensamen: Frct. Card. Mar.
Marienschellen: Flor. Convall.
Marienspiritus: Spir. Meliss. cps.
Mariensteinkraut: Herb. Nepetae.
Marienstengel: Flor. Violae.
Marientalblumen: Flor. Convall.
Marientee: Fol. Rosmarini.
Marientränen: Sem. Milii solis.
Marientrank: Flor. Arnicae.
Marientrauben: Flor. Arnicae.
Marientropfen: Spir. Rosmar. — Tinct. carminativa.
Marienwürmchen: Coccionella.
Marienwurzel: Rad. Bardan. — Rad. Valerianae.
Marienwurzelkraut: Herba Marrubii.
Marinzessenz: Tinct. amara.
Markasit: Bismut. subnitricum.
Markasitöl: Bismutum chlorat.
Markassaröl: Ol. crinale.
Markgrafenfett: Ugt. Hydrg. ped.
Markgrafen- oder -gräfinnen-Mapulver: Pulv. epilept. March. Plv. Magnes. c. Rheo.
Markgrafenpflaster: Empl. frigidum.

Markobell: Herb. Marrubii.
Marköl: Ol. Olivarum.
Marmorsalbe: Ungt. ctr. pedic.
Marmorweiß: Creta praeparat.
Maronen: Fruct. Castaneae vesc.
Marräk: Rad. Armoraceae.
Marrigenöl: Ol. Lumbricorum.
Marseiller Seife: Sapo Venetus. (Sapo oleaceus.)
Marsöl: Liq. Ferri sesquichlor.
— **zum Schmieren:** Ol. Rapar.
Marterblumen: Flor. Sambuci.
Martertropfen: Tinct. amara.
Martialischer Salmiak: Ammon. chlorat. ferrat.
Martinipulver: Ossa Sepiae plv.
Martinshand: Herb. Potentillae.
Martinskorn: Secale cornutum.
Marumverum: Herb. Mari veri.
Märzblumen: Flor. Farfarae. — Herb. Hepaticae. — Herb. Polygal.
Marzipansaft: Sir. Amygdalar.
Märzveilchen: Flor. Viol. odor.
Märzviolen: Flor. Viol. odorat.
Märzwurzel: Rhiz. Caryophyllat.
Masaran: Herb. Majoranae. — Herb. Teucrii.
Maschinenöl: Paraffin. liquid. — Ol. Olivar. alb.
Maschinenseife: Sapo venetus.
Maschinentropfen: Spir. aether.
Mäschtee: Herb. Asperulae.
Masdruchöl: Ol. viride.
Masdruchspiritus: Spiritus Mastich. comp.
Mäselsalbe: Ungt. digestivum.
Maseran: Herb. Majoranae. — Herb. Teucrii.
Maserö: Herb. Majoranae.
Maserpflaster: Empl. fuscum.
Maskaren: Cubebae.
Maßbeeren: Fruct. Sorbi.

Massecke: Lichen Islandicus.
Massikot: Lithargyrum.
Masslenkraut: Herb. Asperulae.
Mastdarmöl: Ol. Sesami.
Mastek: Coccionella.
Masterwurzel: Rhiz. Imperator.
Mastgeist: Ol. Terebinth. sulf.
Mastichharz: Mastix.
Mastichkraut: Herb. Mari veri.
Mastixöl: Ol. Sesami. — Tinct.
Aloës comp.
Mastkörner: Sem. Cucurbitae.
Mastkörneröl: Ol. Papaveris. —
Ol. Sesami.
Mastkörnersalbe: Ungt. Linariae.
Ungt. Hamamelid.
Mastkörnerspiritus: Spir. Masti-
chis cps.
Mastpulver: Pulv. pro vaccis.
Mastruchspiritus: Spir. Meliss. cp.
Matäussalbe: Ungt. resinos.
Mate: Fol. Ilicis paraguayensis.
Mater: Herb. Matricariae.
Materialsalbe: Ugt. Hydrarg. ped.
Materkraut: Herb. Matricariae.
Mater Secalis: Secale cornutum.
Mathieugrün:Chromum hydroxy-
datum.
Matico: Fol. Matico.
Matocken: Capita Papaveris.
Matratropfen: Aq. aromat. rubr.
Matratzen, weiße: Bolus alba.
Matrikalspiritus: Spirit. Mastich.
comp.
Matritzsalbe: Ungt. Plumbi.
Matronenkraut: Herb. Matricar.
Matrosenpulver: Fel. vitri. —
Natr. sulfuricum pulv.
Mattenblumen: Flor. Stoechad.
Mattenchressech: Flor. Carda-
minis.
Mattenflachs: Herb. Eriophori.
Mattenkammi: Fruct. Carvi.

Mattenkölm: Herb. Serpylli.
Mattenkönigin: Flor. Ulmariae.
Mattenkolen: Herb. Serpylli.
Mattenkraut: Herb. od. Flor.
Verbasci.
Mattenkümmel: Fruct. Carvi.
Mattensamen: Bulb. Colchici.
Mattentennli: Flor. Primulae.
Mattitennli: Flor. Primulae.
Mattscharte: Herb. Eryngii.
Maubeeren: Fruct. Myrtilli.
Mauchkraut: Herb. Galeopsid.
Mauckenwurzel: Rhiz. Filicis.
Mauedrieseneth: Plv. aromatic.
Mauerasseln: Millepedes.
Mauerblumen, gelbe: Flor. Cheiri.
Mauerflachs: Herb. Linariae.
Mauerglaskraut: Hrb. Parietar.
Mauerkraut: Herb. Parietariae.
Mauermannsfett: Adeps.
Mauerpfeffer: Herb. Sedi acris.
Mauerraute: Herb. Rutae.
Mauerrute: Herb. Rutae.
Mauersalat: Herb. Lactucae
scariolae.
Mauertee: Herb. Oreoselini.
Mauerträubelein: Herb. Sedi.
Mauerwurzel: Rhiz. Filicis.
Maugensalbe: Ungt. Aeruginis. —
Oxymel Aeruginis.
Maukenwurzel: Rhiz. Filicis.
Maukraut: Herb. Violae tricol.
Maulbeerbaumschalen: Cortex
Frangulae.
Maulbeerblätter: Folia Rubi
fruticosi.
Maulbeersaft: Sir. Mororum.
—, weißer: Sir. Althaeae.
Maulbeersalbe: Ungt. Hydrarg.
pedic.
Maulwurfspulver: Sang. Hirci.
Maulwurfstod: Fruct. Coriandri.
Maurellenfetzen: Bezetta.

Maurensamen: Fruct. Dauci.
Maurillen: Morcheln.
Mausbaumrinde: Cort. Frangul.
Mäuschenkappenkraut: Herb.
Aconiti.
Mausdornsamen: Sem. Rusci.
Mäusebrotkraut: Herb. Ficariae.
Herb. Chelidonii minor.
Mäusedarm: Herb. Anagallidis.
Mäusedorn: Stipit. Dulcamarae.
Mäusegras: Herb. Herniariae.
Mäuseholz: Stipit. Dulcamarae.
Mäuseklee: Herb. Trifol. arvens.
Mäusekörner: Triticum vene-
natum.
Mäuseküttel: Herb. Anagallidis.
Mäuseöhrchen: Herb. Marrubii.
Fung. Sambuci.
Mäusepulver: Acid. arsenicos.
Mäusesamen: Sem. Staphisagr.
Mäusezwiebel: Bulbus Scillae.
Mausklee: Flor. Trifolii alb.
Mausöhrchen: Herb. Myosotis.
Herb. Rubi frutic. Herb. Pilo-
sellae (Kneipp).
Mausohr: Herb. Pilosellae.
Mauszwiebel: Bulb. Scillae.
Mauszwiebelessig: Acet. Scillae.
Mayenhut: Herb. Veronicae.
Mechoacanna: Tub. Jalapae.
Meckmack: Tacamahaca.
Medik: Tartarus stibiatus.
Medikament: Collodium.
Medikamentstropfen: Tinctura
amara et aromat. āā. p. aequ.
Mee, Meekrap: Rad. Rub. tinct.
Meejerkraut: Herb. Galii.
Meeralsch: Herb. Absinthii.
Meeranolie: Bals. Copaivae.
Meerbisquit: Ossa Sepiae.
Meerbohnen: Umbilici marini.
Meerdistel: Herb. Eryngii.
Meerfisch: Stincus marinus.

Meerfräuleinschmalz: Adeps.
Meergrapp: Rad. Rubiae tinct.
Meergris: Sem. Milii.
Meerharz: Asphalt.
Meerhecht: Stincus marinus.
Meerhirs: Sem. Milii solis.
Meerhirse: Sem. Milii solis.
Meermelbalsam: Ol. Terebinth.
Meermiesch: Helminthochorton.
Meermoos: Carrageen.
Meerrettigsirup: Sir. antiscorbut.
Meerrettigspiritus: Spir. Sinapis.
Meerrettigtropfen: Spir. Sinapis.
Meersalz: Sal marinum.
Meerschaum: Ossa Sepiae.
Meerschaumpulver: Talcum plv.
Meerschwamm: Spong. marin.
Meerspinnenbein: Ossa Sepiae.
Meerstein: Nihil. album.
Meerstinz: Stincus marinus.
Meertau: Herb. Rosmarini.
Meertrauben: Passulae majores.
Meertraubenblätter: Fol. Uv. ursi.
Meertriwele: Passulae majores.
Meerwindenblätter: Fol. Brassic.
mar.
Meerwurz: Rhiz. Caryophyllat.
Meerzibele: Bulb. Scillae.
Meerzucker: Ossa Sepiae.
Meerzwiebel: Bulbus Scillae.
Meeskentee: Herb. Asperulae.
Megelkraut: Herb. Polygalae.
Megerkraut: Herb. Galii.
Meggensaat: Pulv. ctr. pedicul.
Mehlbeerblätter: Fol. Uvae ursi.
Mehlbeeren: Fruct. Vitis idaei.
Mehlbele: Herb. Chenopod.
Mehldrine: Secale cornutum.
Mehlhagrosen: Flor. Rosac.
Mehlhundsaft: Mel rosat. borax.
Mehlkrautblüten: Flor. Ulmar.
Mehlkreide: Lac Lunae.
Mehlmutter: Secale cornutum.

Mehlote: Herb. Meliloti.
Mehlwurz: Rad. Bryoniae.
Meiblümli: Flor. Hepaticae.
Meienrisli: Flor. Convallar.
Meierisli: Flor. Convallar.
Meiers Pflaster: Empl. fusc. camph.
Meiran: Herb. Majoranae.
Meiranbutter: Ungt. Majoran.
Meiringer Balsam: Tinct. Sabadillae.
Meiserich: Herb. Asperulae.
Meißnersche Pillen: Pil. Rhei.
Meister: Herb. Asperulae.
Meistereipflaster: Empl. fusc.
Meisterkraut: Herb. Asperulae.
Meisterlauge: Liq. Kalii caustici.
Meisteröl: Ol. Olivar. viride.
Meisterpflaster: Empl. fusc. cph.
Meistertropfen: Tinct. Chinoid.
Meisterwurz, schwarze: Rad. Astrant. maj.
Meisterwurzel: Rad. Carlinae. — Rad. Peucedani. — Rhiz. Imperatoriae.
Meisterwurzelsaft: Sir. simpl.
Meisterwurzöl: Tinct. Lignor.
Melaguettapfeffer: Grana Paradisi.
Melancholiekraut: Herb. Fumar.
Melartenpflaster: Empl. Meliloti.
Metassensirup: Sir. communis.
Melaunkerne: Sem. Cucurbitae.
Melcherstengel: Herb. Artemis.
Melde, amerikan. oder mexikan.: Herb. Chenopodii.
Melilote: Herb. Meliloti.
Melis: Saccharum pulveratum.
Melisse: Fol. Melissae.
Melk = Milch.
Melkersalbe: Ungt. cereum et Ungt. Zinci āā. p. aequ.
Melkpulver: Natr. bicarbonic.

Melonensalbe: Ungt. Kal. jod.
Melonensamen: Sem. Cucurbit.
Melonenwasser: Aqua destillata.
Melotenkraut: Herb. Meliloti.
Melotenpflaster: Empl. Meliloti.
Melten: Herb. Meliloti.
Mengelwurzel: Rad. Lapathi.
Mengendorfpflaster: Männerdorfer Pflaster.
Menigkraut: Herb. Agrimoniae.
Mennige: Minium.
—, braune: Plumb. hyperoxyd.
—, gelbe: Plumb. oxydat. flav.
Mennigpflaster: Empl. fuscum.
Menschenfett: Adeps. — Cetac.
— gegen Ungeziefer: Ungt. Hydrarg. alb. dil.
— mit Zucker: Cetac. sacchar.
Menschenhaut: Empl. Anglicum.
Menschenhirnschale, gebrannte: Ossa Sepiae pulv.
Menschenknochenmehl: Conch. praep.
Menschenöl: Ol. Olivarum alb.
Menschenpulver: Os. Sepiae plv.
Menschenschale: Ossa Sepiae.
Menschenstärkendes Pulver: Plv. aromaticus.
— Tropfen: Aether acet. et Tct. Cinnamomi 1:2.
Mentenwurz: Rad. Valerianae.
Mentzel: Herb. Asperulae.
Meppensaat: Plv. contra pedic.
Merakelpulver: Ossa Sepiae plv.
Merchenstengelsamen: Fructus Dauci.
Merdau: Fol. Rosmar.
Merich: Herb. Matricariae.
Merkenöl: Ol. Lumbricorum. — Oleum Rapae.
Merkur, blauer: Ungt. Hydrarg. ciner.
Merkurblut: Herb. Verbenae.

Merkurialbalsam, äußerlich: Bals. Locatell. — Ol. Terebinth.
—, innerlicher: Aq. aromat. — Tinct. Aloës cps.
Merkurialkraut: Herb. Mercurial.
Merkurialpflaster: Empl. Hydr.
Merkurialpillen: Pilul. laxant.
Merkurialpulver: Pulv. contra insecta.
Merkurialsalbe: Ugt. Hydr. ped.
—, gelbe: Ungt. Hydrarg. citrin.
—, rote: Ungt. Hydrarg. rubr.
—, schwarze: Ungt. contra pedic.
Merkurialspiritus: Spiritus Mastich. compos. — Spiritus Melissae cmp. — Ol. Terebinth.
Merkurialwasser: Aq. phagadaen.
Merkurius, blauer: Ungt. Hydrarg. cin. dil.
Merkurkraut: Herb. Mercurial.
Merlesamen: Fruct. Dauci.
Merongeist: Spir. Melissae cps.
Meronsaft: Spir. Melissae cps.
Merosent: Myrrha.
Mertblacha: Herb. Rumicis.
Merternwurzel: Rad. Pyrethri.
Merveille van Peru: Tub. Jalappae.
Merublean: Myrobalani.
Merwitztropfen: Tct. Pyrethri cp.
Merzablümli: Flor. Farfarae. Flor. Hepatic.
Merzasterna: Flor. Narcissi.
Merzenblümli: Flor. Farfarae. Flor. Hepaticae.
Meserich: Herb. Asperulae.
Messerputz: Lap. Smirid. pulv.
Messingtinktur: Acid. sulfur. dil.
Messingwasser: Acid. sulfur. dil.
Mestel = Mistel.
Meterkraut: Herb. Matricariae.
Metkräuter: Lign. Sassafras.
Methode: Elect. Theriacale.

Metjenöl: Ol. Lumbricorum.
Metkenöl: Ol. Lumbricorum. — Ol. Olivarum.
Metram: Herb. Matricariae.
Metricksaft: Sir. Papaveris.
Metternich: Herb. Matricariae.
Metterwurz: Rad. Pyrethri.
Mettigöl: Ol. Lumbricorum.
Metwurst, Spanische: Fructus Cassiae fistul.
Metzetutenöl: Tct. Guajaci lign.
Meumwurzel: Rad. Mĕu.
Meutenwurzel: Rad. Valerian.
Mexikanischer Germersamen: Sem. Sabadill.
— Tee: Herb. Chenopodii.
Meyer, roter: Herb. Anagallidis.
Meyerkraut: Herb. Galii.
Meyermiere: Herb. Anagallidis.
Meyers Pflaster: Empl. fuscum camph.
Michaelissalbe: Ungt. Elemi.
Michelherzpulver: Pulv. epilept.
Michelkraut: Herb. Tanaceti.
Michelsblumensamen: Sem. Colchici.
Michelswurz: Bulb. Colchici.
Micheltropfen: Mixt. oleos. balsamic. — Mixt. pyrotartar. — Tinct. Benzoes comp.
Micköl: Ol. Chamomill. infus.
Miendeltee: Herb. Trifol. arv.
Miere, rote: Herb. Anagallidis.
Mierenkraut: Herb. Anagallidis.
Mierenspiritus: Spir. Formicar.
Miesnissel: Boletus cervinus.
Miezchenkraut: Herb. Trifolii arvens.
Miezeltee: Herb. Trifol. arvens.
Migränepulver: Chinin. sulfur.
Migrauenpulver: Plv. ctr. pedic.
Milchblumen: Herb. Polygalae.
Milchdieb: Herb. Euphrasiae.

Milchdistel: Herb. Taraxaci.

Milchessenz: Tinct. Benzoës.

Milchkraut: Herb. Polygalae vulg.

— **unsrer lieben Frauen:** Herb. Pulmonariae.

Milchpflaster: Empl. saponat. — Empl. Melilot.

Milchpillen: Pilulae laxantes.

Milchpulver: Fruct. Foeniculi pulv. — Pulv. galactopaeus.

— **für Kindbetterinnen:** Kali sulfuricum.

— **fürs Vieh:** Pulv. lactescens.

—, **holländisches:** Plv. pro vacc.

— **zum Buttern:** Natr. bicarb. — Tartarus depuratus.

Milchrödel: Herb. Taraxaci.

Milchsalz: Sacchar. Lactis.

Milchsamen: Sem. Faenugraeci.

Milchschelm: Herb. Euphrasiae.

Milchstöcke: Rad. Taraxaci.

Milchstöckel: Herb. Taraxaci.

Milchverteilungspflaster: Ceratum Cetacei. — Empl. defensiv. rubr. — Empl. Melilot. — Empl. sapon. rubr.

Milchverteilungspulver: Kali sulfuric. — Pulv. temperans.

Milchverzehrungspflaster, rotes: Empl. saponat. rubr.

—, **schwarzes:** Empl. fusc. camph.

—, **weißes:** Cerat. Cetacei. — Empl. saponat. album.

Milchzucker: Saccharum Lactis.

Mildammonium: Ammon. carb.

Milde: Herb. Mercurialis.

Militärsalbe: Ungt. contra pedic.

Millefleurs: Pulvis fumalis.

Miloriblau: Coeruleum Berolinense.

Milzeröffnende Essenz: Tinctur. carminat.

Milzessenz: Tinct. Aurantii.

Milzessenztropfen: Elix. Aurant. comp.

Milziessenz: Tinct. Salutis.

Milzipulver: Pulv. equorum.

Milzkraut: Herb. Malvae.

Milzpflaster: Empl. aromaticum.

Milzrautenblätter: Fol. Rutae.

Mimosengummi: Gum. Arabic.

Mindeltee: Herb. Trifol. arvens.

Minderblumen: Flores Arnicae.

Minderers Geist: Liq. Am. acet.

— **Salz:** Ammonium aceticum.

Mine d'or: Rad. Ipecacuanhae.

Mineralblau: Coeruleum berolinense. — Coeruleum montanum (Bergblau.)

Mineralgeist: Benzin. Petrolei.

—, **Hoffmanns:** Spir. aethereus.

Mineralgelb: Plumb. oxychlorat.

Mineralgrün: Cuprum carbonic.

Mineralkermes: Stib. sulfur. rub.

Mineralkobalt: Cobaltum nativ.

Minerallack: Stannum chromic.

Minerallauge: Natr. causticum.

Minerallaugensalz: Natr. bicarb.

Mineralsalbe: Vaselinum.

Mineralsäure: Acid. hydrochlor.

Mineralweiß: Barium sulfuric.

Minnchen: Minium.

Minschenkoppspulver: Ossa Sep. pulv.

Minschenschütt: Lapid. Cancror.

—, **präparierter:** Conchae praep.

Minundin: Chinoïdin.

Minutenpflaster: Empl. Melilot.

Minzenplätzchen: Rotulae Menth. pip.

Minzenwasser: Aqua Menth. pip.

Mirakelpflaster: Empl. ad rupturas. — Empl. defensiv. rubr. — Empl. fuscum. — Empl. Litharg. cmp. — Empl. miracul.

Radem. — Empl. saponatum.
— Empl. Hydrarg. ciner.
Mirakelsalbe: Ugt.Hydrarg. cin.—
Ugt. Plumbi. — Empl. fusc.
Mirakelspiritus: Mixt. vulnerar.
acid.
Miraculum: Restitutionsfluid. —
Spir. russicus.
Mirbanessenz: Nitrobenzol.
Mirbanöl: Nitrobenzol.
Mireneier: Ova Formicarum.
Mirhirsch: Sem. Milii solis.
Mirrad: Myrrha.
Mirrenspiritus: Spir. Formic. —
Tinct. Myrrhae.
Misenkraut: Herb. Ptarmicae.
Missetat, rote: Ungt. ophthalm.
rubr.
Mißwachsöl: Ol. aromatic.
Mistblacke: Herb. Rumicis.
Mistel: Viscum album.
Mistfinke: Herb. Taraxaci.
Mistmelde: Herb. Mercurialis.
Mitesserpulver: Farin. Amygd. —
Flor. Cinae pulv.
Mitesserseife: Sapo Venetus.
Mitesserzeltchen: Troch. San-
tonini.
Mithridat: Elect. Theriacale.
Mithridatöl: Ol. Juniperi.
Mitisgrün: Cuprum aceticum ar-
senicosum. (Viride Schwein-
furtense.)
Mitschelesöl: Ol. Lini. — Ol.
Petrae rubr.
Mittagsblumen kryst.: Herb.
Mesembryanthemi crystallini.
Mittel gegen Ansteckung: Acet.
aromaticum.
Mittlewor: Rhiz. Veratri pulv.
Mizeltee: Herb. Trifol. arvens.
Möbelöl: Ol. Hyperici.
Möbelwichse: Cerat. Terebinth.

Modder: Fango, Moorerde.
Modegewürz: Fruct. Amomi.
Modelgeer: Rad. Gentianae.
Moderpflaster, braunes: Empl.
Galban. crocat. — Empl. fus-
cum camphor.
—, gelbes: Empl. Litharg. comp.
Moderreinigung: Aqua foetid.
antihysteric.
Mohhädele: Fruct. Papaveris.
Mohköpp: Fruct. Papaveris.
Mohnblumen: Flor. Rhoeados.
Mohnefelden: Flor. Rhoeados.
Mohnfett: Ungt. cereum.
Mohnhäupter: Fruct. Papaveris.
Mohnkannen: Fruct. Papaveris.
Mohnköpfe: Fruct. Papaveris.
Mohnkrampensaft: Sir. Papaver.
Mohnmilch: Creta praeparata.
Mohnöl: Ol. Papaveris.
Mohnrautensaft: Sir. Papaver.
Mohnrosen: Flor. Rhoeados.
Mohnsaft, brauner: Sir. Papav.
—, roter: Sir. Rhoeados.
Mohnschlötterche: Fruct. Papa-
veris.
Mohrenbalsam: Bals. Peruvian.
Möhrenbalsam: Bals. Peruvian.
Mohrenkümmel: Frct. Ajowan.
Mohrenkümmich: Herb. Dauci.
Mohrenkümmichsamen: Fruct.
Dauci.
Möhrenmus: Succus Dauci.
Möhrenöl: Ol. Lini.
Möhrensaft: Succus Dauci insp.
Möhrensamen: Fruct. Dauci.
Mohrenthals Pflaster: Empl.
fuscum in scat.
Möhrenwurzel: Rad. Bryoniae.
Mohrrübensaft: Succus Dauci.
Mohrrübensamen: Frct. Dauci.
Mohrsches Salz: Ferr. sulfur.
ammoniat.

Mohrstein, türkisch: Conchae praep.

Molber: Fruct. Rubi Idaei.

Molchpflaster: Empl. Lith. molle.

Molchenblüemli: Herba Malvae vulg.

Moli: Herb. Veronicae.

Molkenpulver: Tartar. depurat.

Molkensäure: Acid. lacticum.

Mollaine: Flor. Verbasci.

Mollenkrautsamen: Sem. Ricin.

Mollenpflaster: Empl. Lith. moll.

Mollkrautblumen: Flor. Primul.

Molukkenkörner: Sem. Tiglii.

Mombeeren: Fruct. Myrtilli.

Momordicablumen: Flor. Verbasci.

Momordicaöl: Ol. Sesami.

—, grünes: Ol. viride.

Momordicasaft: Sir. Aurant. flor.

Momordicasalbe: Ungt. cereum.

Momthun: Sem. Faenugraeci.

Monateln: Flor. Bellidis.

Monatsblümchen: Flor. Bellid.

Monatsblumenblätter: Fol. Trifol. fibr.

Monatspulver: Pulv. menstrual.

Monatrösli: Flor. Rosae.

Monatstropfen: Tct. Ferri pomat.

Mönchenpulver: Plv. ctr. pedic.

Mönchsblumen: Herb. Taraxaci.

Mönchshafer: Pulv. ctr. pedicul.

Mönchskappe: Herb. Aconiti.

Mönchskatzenkraut: Herb. Aconiti.

Mönchskirschen: Fruct. Alkekengi.

Mönchskopf: Rad. Taraxaci.

Mönchskrautwurzel: Rad. Taraxaci.

Mönchspulver: Pulv. ctr. pedic.

Mönchspuppen: Frct. Alkekeng.

Mönchsrhabarber: Rad. Rhapontici.

Mönchswurzel: Rad. Arnicae.

Mondblumen: Flor. Calendulae.

Mondkörner: Fruct. Cocculi.

Mondkraut: Herb. Nummulariae.

Mondmilch: Lac Lunae. — Creta praep. — Magn. carb.

Mondraute: Herb. Lunariae. Herb. Capilli Veneris.

Mondsamen: Fruct. Cocculi.

Mondweide: Herb. Ligustri.

Mondwurzel: Rad. Valerianae.

Monikaöl: Ol. Hyperici.

Moniuröl: Ol. Hyperici.

Mönkenkraut: Herb. Agrimon.

Monkdenöl: Ol. Lumbricorium.

Montpelliergelb: Plumb. oxychloratum.

Mooräpfel: Fruct. Colocynthidis.

Moorwein: Aq. aromatica.

Moos, Irländisches: Carrageen.

—, Isländisches: Lich. Islandic.

Moosanken: Herb. Pinguicul.

Moosbeeren: Fruct. Occycocos.

Moosbeerblätter: Fol. Uv. ursi.

Moosgrün: Viride Schweinfurt.

Moosknoblauch: Herb. Teucrii.

Moosrosen: Flor. Rosae.

Moosschokolade: Pasta Cacao sacch. c. Gelat. Lich. Isl.

Moosknoblauch: Herb. Scordii.

Moospulver: Lycopodium.

Morabel: Herb. Marrubii.

Moräpfel: Fruct. Colocynthidis.

Moraß: Haarspiritus.

Mordwurzel: Rhiz. Galangae.

Morellsalbe: Ugt. Hydrarg. rubr.

Morgenblatt: Herb. Balsamitae.

Morgendistel: Fruct. Card. Mar.

Morgenröschen: Herb. Globular.

Morgenröte: Flor. Calendulae.

Morgentau: Herb. Rorellae.

Morillen: Amygdalae dulces.

Morionweiblein: Tub. Salep.

Mörlensamen: Fruct. Dauci.

Mörsenmaukraut: Hrb. Lycopod.

Mörtöl: Ol. nucum Jugland.

Mörwurzel: Rad. Eryngii.

Mosch: Mastix. — Moschus.

Moschatenbalsam: Bals. Nucist.

Moschatenblumen: Macis.

Moschatennus: Sem. Myristic.

Moschatensalbe: Bals. Nucist.

Moschen: Herb. Asperulae.

Möschtee: Herb. Asperulae.

Moschusblätter: Fol. Patschuli.

Moschuskörner: Sem. Abelmosch.

Moschuskraut: Herb. Achill. moschat. Herb. Mariveri.

Moschusöl: Tinct. Moschi. ·

Moschusrinde: Cort. Cascarill.

Moschussalbe: Ugt. Veratri alb.

Moschustropfen: Spiritus Bretfeldi. — Tinct. Moschi.

Moschuswurzel: Rad. Sumbul.

Mosholder: Fruct. Sorbi.

Most, eingesottener: Sir. Papav.

Mostaard, Mosterd: Senf.

Moteschmus: Lichen Islandicus.

Mottekrokt: Herb. Botryos.

Mottenblumen: Flor. Stoechad.

Mottenkraut: Herb. Chenopod. — Herb. Ledi. — Herb. Patschuli.

Mottenöl: Ol. Bergamottae.

Mottenpflaster: Empl. Ceruss. — Empl. Meliloti.

Mottenpulver: Camphora. — Frct. Capsic. plv. — Naphthalin.

Mottenspiritus: Spir. camphor. et Tinct. Capsici $\overline{aa}$. p. aequ.

Mövenöl: Ol. Lini.

Moxakraut: Herb. Artemisiae.

Muck, Mailänder: Empl. Canth. perp.

Muckeln: Cantharides.

Mücken, Spanische: Cantharid.

Mückenfett: Adeps. — Ol. Jecoris Aselli.

Muckengift: Cobaltum cryst.

Muckenholz: Lign. Quassiae.

Mückenholz: Lign. Quassiae.

Mückenkraut: Herb. Conizae.

Mückenöl: Ol. Caryophyllorum. — Ol. Petrae nigr.

Mückensauger: Empl. Drouotti.

Mückenspiritus: Ol. Caryoph. c. Spirit. 1:5.

Mückenstaub: Lycopodium.

Mückenstein: Arsenic. album.

Mueterne: Herb. Calthae.

Muggert: Herb. Artemisiae.

Müggert: Herb. Artemisiae.

Mugwurz: Rad. Artemisiae.

Mühlbeersaft: Sirup. Mororum.

Mühleblümli: Flor. Bellidis.

Mühlebürstli: Flor. Bellidis.

Mühlenstein: Lap. Calaminar.

Mühliblüamli: Herb. Hepatic.

Muhmilch: Natr. bicarbonicum.

Mukin: Orleana.

Mulbeeri: Fruct. Mori.

Muljenspflaster: Empl. Melilot.

Müllerblümli: Flor. Bellidis.

Mülleringwer: Rhiz. Curcumae.

Müllerkraut: Herb. Origani.

Müllerkümmel: Fruct. Cumini.

Müllers Pflaster: Empl. fuscum. — **Salbe:** Empl. Lithargyri. — Ungt. Hydrarg. rubr.

Mültenkähm: Fruct. Cumini.

Mumienbalsam: Asphalt.

Mumilch: Natr. bicarbonic.

Mummel: Tartarus depuratus.

Mummelblumen: Flor. Nymph. alb.

Mummi und Puppi: Mumia. (Conchae praep.)

Münchener Hafer: Rhiz. Veratri. — Pulv. contra pedicul.

Münchentee: Herb. Asperulae.

Münchsrhabarber: Rad. Rhapontici.

Mündeltee: Herb. Trifol. arv.

Mundessig: Acetum Pyrethri.

Mundfäulekraut: Herb. Acetos.

Mundfäulesaft: Mel rosat. borax.

Mundfäulnis: Herb. Acetosae.

Mundholz: Fol. Ligustri.

Mundhonig: Mel. rosat. boraxat.

Mundkali: Kali permanganic.

Mundkraut: Herb. Veronicae.

Mundleim: Guttapercha alb. — Gelatina saccharata.

Mundreinigung: Mel. rosatum. borax.

Mundrosen: Flor. Althaeae. — Flor. Malvae arb.

Mundrosensaft: Mel. rosatum.

Mundrot: Rad. Alcannae.

Mundsalbe: Cerat. Cetac. rubr. — Ungt. leniens.

Mundtinktur: Tinct. Ratanhae.

Mundtropfen: Tinct. Guajaci.

Mundwurz: Rad. Valerianae.

Munhemler: Bulb.Victorial. long.

Munihode: Tub. Colchici.

Muniseckel: Tub. Colchici.

Munnikenpoeder: Sem. Staphisagriae plv.

Münserlkraut: Fol. Menthae pip. — Herb. Bursae Pastor.

Münzbalsam: Fol. Menth. crisp.

Münze siehe Minze.

Münzenpulver: Pulv. albificans.

Murensamen: Fruct. Dauci.

Murjahnskräuter: Spec. Catapl.

Murkensamen: Fruct. Dauci.

Mürkraut: Herb. Anagallidis.

Murmeltierfett: Adeps.

Murmeltieröl: Ol. Jecor. Asell.

Murrsamen: Fruct. Dauci.

Murubelkraut: Herb. Marrubii.

Mus: Meist Succ. Sambuci inspissat., aber auch andere Succi inspiss.

Muschelkraut: Herb. Veronicae.

Muschelöl: Ol. camphorat.

Muschelschalen: Conch. praep.

Muschketnuß: Sem. Myristicae.

Müschs Tee: Fol. Uvae Ursi.

Musciusöl: Ol. Lavandulae.

Musikantenöl: Oleum Anisi. — Ol. Olivarum.

Musikus: Pulv. contra pedicul.

Müsk: Moschus.

Muskatbalsam: Bals. Nucistae.

Muskatblätter, braune: Macis.

—, weiße: Fol. Ribis.

Muskatblüte: Macis.

Muskatbutter: Bals. Nucistae.

Muskatellerkraut: Fol. Salviae.

Muskatnüsse: Sem. Myristicae.

Muskatöl: Ol. Myristicae.

Muskatsaft: Sir. simpl. c. gtt. Ol. Maridis.

Muskatsalbe: Bals. Nucistae.

Muskatwachs: Ol. Nucistae.

Muskblätter: Herb. Patschuli.

Müskblätter: Fol. Patschuli.

Muskensalbe: Ungt. Hydrarg. rubr. — Ungt. Zinci.

Musketiersalbe: Ungt. Hydrarg. pedic.

Muskus: Moschus.

—, umgewandter: Ungt. sulfurat. — Ungt. contra scab.

Muskuspulver: Pulv. ctr. pedic.

Muskustee: Carrageen.

Müsli: Fol. Salviae.

Müsöhrli: Flor. Gnaphalii. Herb. Pilosellae.

Müstert: Sem. Erucae.

Muswethe: Triticum venenatum.

Muter: Herb. Matricariae.

Mutkraut: Herb. Anagallidis.

Mutmilch: Magnesia carbonica.
Mutpulver: Cantharides pulv.
Mutschengliederöl: Ol. Philos.
Mutscheröl: Ol. Philosophor.
Mutschkernöl: Ol. Papaveris.
Mutterbalsam: Aqu. aromat. —
   Bals. Nucist. — Mixt. ol. bals.
   — Mixt. sulfuric. acid. — Spir.
   Matricular. — Tinct. Aloës cmp.
   — Tinct. Benzoës comp.
Mutterbandpflaster, gelbes:
        Empl. oxycroceum.
—, rotes: Empl. ad rupturas.
—, schwarzes: Empl. fusc. camph.
Mutterbescherungstropfen: Tinct.
        Castorei.
Mutterblätter: Folliculi Sennae.
Mutterblüte: Flor. Malv. silv.
Mutterbranntwein: Aq. Rosma-
        rini spirit.
Mutterbutter, grüne: Unguent.
        Majoranae.
—, weiße: Ungt. leniens.
Mutterdistelsamen: Sem. Card.
        Mariae.
Muttere: Fol. Calthae.
Mutteregel: Hirudines.
Mutterelixir: Tinct. Aloës cps.
Mutteressenz: Tinct. carminat. —
   Tinct. Cinnamom. — Tinct.
   Valer. aether.
Muttergeduldtropfen: Tinct. Valer.
Muttergeist: Aq. carminativa. —
   Spir. Melissae comp.
—, roter: Aq. aromat. rubr.
Mutterglasharz: Galbanum.
Muttergottesrute: Hrb. Tanaceti.
Muttergummi: Galbanum.
Mutterharz: Galbanum. Resina
        Pini.
Mutterharzpflaster: Emplastr.
   Galbani croc. — Empl. Litharg.
   cps.

Mutterhohlwurz: Rad. Arist. long.
Mutterkamillen: Flor. Chamom.
Mutterkanehl: Cort. Canell. alb.
Mutterkörner: Fruct. Amomi.
Mutterkorn: Secale cornutum.
Mutterkrampfpulver: Tubera Ja-
   lap. plv. et Rad. Rhei plv. āā.
   p. aequ.
Mutterkrampftropfen: Spir. aeth.
   — Tinct. apoplect. rubr. —
   Tinct. Cinnamom. — Tinct.
   Valer. aeth.
Mutterkraut: Herb. Alchemill.
   — Herb. Matricar. — Herb.
   Melissae. — Herb. Tanaceti.
Mutterkräuter: Fol. Menth. pip.
Mutterkreide: Succ. Sorb. insp.
Mutterkümmel: Fruct. Cumini.
Mutterlorbeeren: Fruct. Lauri.
Muttermakemi: Fruct. Cumini.
Muttermutter: Ungt. Tutiae.
Mutternägele: Anthophylli.
Mutternelken: Antophylli.
Mutterpflaster, rotes: Emplastr.
        saponat. rubr.
—, schwarzes: Empl. fuscum.
—, weißes: Empl. Litharg. molle.
Mutterpillen: Pilul. balsamic. —
   Pilul. laxant. rubr.
Mutterpulver: Pulvis laxans.
Mutterpulver fürs Vieh: Rad. Mëu
        gr. plv.
Mutterrauch: Spec. ad suffiend.
Mutterromor: Elect. theriacale.
Muttersalbe: Cerat. Cetacei. —
   Empl. fusc. — Empl. Lith.
   molle. — Ungt. Populi. — Ungt.
   Rosmarin. comp.
Mutterschnaps: Aqu. vitae carmin.
Muttersennesblätter: Follicul.
        Sennae.
Mutterspiritus: Spir. Mastich.
        comp.

Mutterstillstandstropfen: Spir. aeth. — Tinct. Cinnamom.

Muttertee: Flor. Cham. Rom. — Herb. Melissae. — Species lax. St.G.

Muttertropfen, alte und neue: Aq. aromat. rubr. — Tinct. Rhei aquos.

—, **braune:** Tinct. Castorei. — Tinct. Valerianae.

—, **rote:** Tinct. apoplect. rbr. — Tinct. aromatic. — Tinct. carminat. — Tinct. Cinnam. — Tinct. Galbani.

—, **saure:** Mixt. sulfuric. acida.

—, **schwarze:** Elix. Proprietat. sine acido.

—, **weiße:** Aq. aromat. — Liq. Ammon. anis. — Spir. aether. — Spir. Melissae comp.

Mutterwasser: Aq. aromatica. Aqu. Cinnamomi.

Mutterwasser, goldiges: Tinct. Castor. camph.

Mutterwurzel: Rad. Artemisiae. — Rad. Měu.

Mutterzimt: Cort. Cass. lign.

Mützchenklee: Herb. Trifolii arv.

Mützchentee: Herb. Trifol. arv.

Mützenpulver: Pulv. albific. — Pulv. contra pediculos.

Muzwut: Herb. Artemisiae.

Mynsichts Elixir: Tct. arom. acid.

Myrrhenessenz: Tinct. Myrrhae.

Myrrhengummi: Myrrha.

Myrrhenöl: Liquam. Myrrhae. — Tinct. Myrrhae.

Myrrhentinctur: Tinct. Myrrhae.

Myrtenbeeren: Fruct. Myrtilli.

Myrtendorn: Fol. Ilicis.

Myrtensalbe, weiße: Unguent. Kalii jodat.

Myrtenspiritus: Tinct. Myrrhae.

N.

(Negen = neun.   Nöt = Nuß.)

Nabelbruchpflaster od. **-salbe:** Cerat. fuscum. — Empl. adhaesiv. ext. — Empl. aromat. — Empl. fuscum camphor.

Nabelkraut: Herb. Pyrolae.

Nabelpflaster: Empl. fuscum. — Empl. saponatum.

Nabelsteine: Umbilici marin.

Nabelwurzel: Rhiz. Bistortae. Rad. Taraxaci.

Nachlaßsalbe: grüne, Ungt. nerv.

Nachtheil: Herb. Virgaureae.

Nachtheiltropfen: Tinct.Val. aeth.

Nachtjadenpflaster: Empl. Conii.

Nachtigallöl: Ol. Amygdalar.

Nachtigalltropfen: Aeth. acetic.

Nachtkraut: Herb. Parietariae.

Nachtschadenpflaster od. **schwede weißes:** Empl. Cerussae.

—, **schwarzes:** Empl. Conii.

Nachtschatten: Stipit. Dulcamar. Herb. Solani.

Nachtschattenessenz: Aq. Aur. florum.

Nachtschattenöl: Ol. Hyoscyam.

Nachtschattenpflaster, schwarzes: Empl. Conii.

—, **weißes:** Empl. Cerussae.

Nachtschattenschwede, weißer: Empl. Cerussae.

Nachtschattenwasser: Aqua Amygd. am. dil. —Aq.Sambuc.

Nachtviolenwasser: Aq. destill.
Nachwasser: Aq. aromatica.
Nachwehtropfen, rote: Tinct. Cinnamomi.
—, **weiße:** Spir. Angelicae cps.
Nackrosen: Flor. Malv. arbor. — Flor. Rhoeados.
Nackte Füße: Sem. Colchici.
— **Hure:** Sem. Colchici.
— **Mädel:** Pulv. Cantharid. dil.
Nadeldieb: Herb. Burs. Pastor.
Nadelgras: Herb. Plantagin.
Nadelwurzel: Rhiz. Bistortae.
Naderwurz: Rhiz. Bistortae.
Nagel = Nelken (holländ.)
Nagelblumen: Flor. Caryophyllor.
Nägelchen: Caryophylli.
Nagelholz: Cort. Caryophyllatae.
Nägell: Flor. Dianthi.
Nagelkraut: Herb. Marrubii.
Nagelkraut: Herb. Pilosell.-Herb. Chelidonii.
Nagelwachs: Cerat. resin. Pini.
Nagelwurzel: Rad. Sanguinar.
Nägelzimmt: Cort. Caryophyllat.
Nagenwurz: Rhiz. Calami.
Nagerln: Caryophylli.
Nagerlöl: Ol. Caryophyllorum.
Nägleinbork: Cort. Caryophyll.
Nägleinwurz: Rhiz. Caryophyll.
Nagwart: Fol. Stramonii.
Nagwurz: Rad. Bryoniae.
Nähmaschinenöl: Paraff. liquid.
Nährdl: Pulv. pro equis.
Nährmehl: Amyl. Marantae.
Nahrungstee: Spec. Lini comp.
Naiele: Caryophylli.
Nancysäure: Acid. lacticum.
Nanziger Kugeln: Globul. Tart. ferrat.
Napellenkraut: Herb. Aconiti.
Naphtha: Aether. — Spiritus aethereus.

Naphthabraun: Anilinum fuscum.
Naphthian, gelber: Tinct. Valer. aetherea.
—, **roter:** Tinct. Cinnamomi.
—, **weißer:** Spir. aethereus.
Naphthum: Naphthalinum.
Napoleon, umgewandter: Ungt. contra pediculos. (Ungt. neapolitan.)
Narbensalbe: Ungt. Calaminar.
Narden, Celtischer: Rad. Valerian. Celtic.
Nardensamen: Sem. Nigellae.
Nardenwurzel: Rad. Caryophyllatae. Rhiz. Asari.-Rad. Valerian. celtic.
Nardusöl: Ol. Pini. — Ol. Valerian.
Narduswurzel: Rad. Valerian.
—, **wilde:** Rhiz. Asari.
Narkotisches flüchtiges Vitriolsalz: Acid. boricum.
Narrenhell: Herb. Anagallidis.
Nasam: Asa foetida.
Nasenpflaster: Empl. Lith. cps.
Natmierus: Tinct. Myrrhae.
Natron, blausaures: Ferro-natrium cyanatum.
—, **doppeltes:** Natrium bicarbon.
—, **kaustisches:** Natr. caustic.
—, **kristallisiertes:** Natr. carbonic.
— **zum Backen:** Natrium bicarbonicum.
Natrum: Natr. bicarbonicum.
Natte tritum: Ungt. Plumbi.
Natterblumen: Herb. Polygalae.
Nattergoldkraut: Herb. Nummulariae.
Natterkopf: Rad. Echii.
Natternkraut: Herb. Lysimachiae.
Natterwurzel: Rhiz. Ari. — Rad. Bistortae. — Rhiz. Tormentill.
Natterwurzelsaft: Sir. Senegae.

Natterzunge: Herb. Agrimoniae.
Naturgeblütstropfen: Tinctura lignorum.
Natursalbe: Ungt. flavum. — Ungt. Plumbi.
Naturtropfen: Tinct. amara.
Naumanns Saft: Sir. Rhei. — Sir. Rhei c. Tub. Jalap. plv.
Neapelgelb: Plumbum stibicum.
Neapelrot: Terra de Siena.
Neapelsalbe: Ungt. Hydrargyri ciner. — Ungt. neapolitan.
Neapolitaner Salbe: Unguentum Hydrarg. pedicul.
Neapolitanisches Pflaster: Empl. Hydrargyri.
Nebelkraut: Herb. Linariae.
Nebenaufkraut: Herb. Chamaedryos.
Nefferrinde: Cort. Ulmi.
Negelwurz: Rhiz. Caryophyll. — Rhiz. Asari.
Negendeilspulver: Plv. pro equ.
Negenkracht: Rhiz. Imperatoriae.
Negenkraft: Pulv. fumalis.
Negenkraftkraut: Fol. Farfarae.
Negerkraut: Herb. Asperulae.
Negerplätzchen: Pastill. amm. chlor.
Negertropfen: Elix. amarum.
Neglen: Caryophylli.
Nehmuthellspulver: Pulv. pro equis nigr.
Neith: Zincum sulfuricum.
Nelken: Caryophylli.
Nelkenblüten: Caryophylli.
Nelkenessenz: Spir. Lavand. cps.
— **gegen Zahnschmerzen:** Ol. Caryophyll.
Nelkenholz: Cort. Caryophyllat.
Nelkenkassie: Cort. Caryophyll.
Nelkenköpfe: Fruct. Amomi.
Nelkenkörner: Fruct. Amomi.

Nelkenmyrthe: Cort. Caryoph.
Nelkenpfeffer: Fruct. Amomi.
Nelkenrinde: Cort. Caryophyll.
Nelkenstiele: Festucae Caryophyll.
Nelkenwurz: Rad. Caryophyll.
Nelkenwürze: Rad. Caryophyll.
Nelkenzimt: Cort. Caryophyll.
Nengstöchel: Rad. Levistici.
Nenneck: Herb. Alchemillae.
Neptenkraut: Herb. Nepetae.
Neroliblüten: Flor. Aurantii.
Noroliessenz: Ol. Aurantii flor.
Neroliöl: Ol. Aurantii florum.
Neroliwasser: Aq. Aurantii flor.
Nervenbalsam oder **-geist:** Spir. sapon. camph. — Mixt. oleos. bals.
Nervengeist s. Nervenspiritus.
Nervenöl: Spir. sapon. camph. — Ol. camphor. — Ol. Spicae. — Ol. templinum. — Ol. viride. — Ol. Rosmar.
Nervenpflaster: Empl. aromat. — Empl. sticticum.
Nervensalbe, gelbe: Unguent. Rosmarini comp.
—, **grüne:** Ungt. nervn. viride.
Nervensalz: Ammon. phosphor.
Nervenspiritus: Mixt. ol. bals. — Spir. Angelic. cps. — Spir. Rosmar. — Spir. sap. camph. — Spirit. nervinus.
Nervenstärk: Rad. Angelicae.
Nervenstärkendes Pulver: Plv. aromatic. c. Sacchar. — Rad. Artemisiae pulv.
Nerventinktur: Tinct. Ferri chlor. aeth. — Tinct. Valer. aeth.
Nerventod: Tinct. odontalgica.
Nerventropfen, Bestuscheff: Tct. Ferr. chlor. aeth.
—, **eisenhaltige:** Tinct. Ferri chlorati aether.

Nerventropfen, helle: Spir. aeth. camphorat.

—, rote: Tct. apoplect. rubra. — Tinct. Ferri acetic. aeth. — Tinct. Valerian. aeth.

—, saure: Aether acet. — Tinct. aromat. acid.

Nervenwasser: Aq. aromatic.

Nessel, neunte: Herb. Galeopsidis. - Herb. Scrophul.

Nesselblüte: Flor. Lamii alb.

Nesselkraut: Herb. Urticae.

Nesselseide: Herb. Cuscutae.

Nesselwasser: Aq. Petroselini.

Nesselspiritus: Spir. Cochlear.

Neßle: Herb. Urticae.

Netelensaat: Semen Urticae.

Nettelöl: Oleum Lumbricorum.

Nettelwasser: Aq. Menth. pip.

Neublau: Anilinum coerul.

Neuenburger Extrakt: Tinct. Absinthii.

Neuewürze: Fruct. Pimentae.

Neugeborenkindersaft: Sir. Rhei et Sir. Mannae aa. p. aequ.

Neugelb: Plumb. chromic. — Plumb. oxyd. flav.

Neugelenk: Herb. Serpylli.

Neugewürz: Fruct. Amomi.

Neugrün: Viride Schweinfurtense.

Neukorn: Pulv. contra pediculos.

Neumanns Pulver: Pulv. pro infantib.

— **Säftchen:** Sir. Rhei. — Sir. Rhei c. Tub. Jalap. pulv.

Neunbruderblut: Sir. Kermes. — Sang. Draconis. — Bolus rubra.

Neunenkleppel: Herb. Scabios.

Neunerlei: Linim. saponato-camphor. liquid.

— **Blümchenwasser:** Aqu. arom.

— **Gewürz:** Fruct. Amomi. — Pulv. aromatic.

Neunerlei Harz: Spec. ad suffiend.

— **Kräuter:** Spec. amarae. — Spec. aromaticae.

— **List:** Plv. Magn. c. Rheo.

— — **fürs Vieh:** Elect. theriac.

— **Lust:** Elect. e Senna.

— — **für Kinder:** Sir. Rhei. — Sir. Rhoeados. — Pulvis Magnes. c. Rheo.

— **Öl:** Ol. Hyoscyam. et Ol. Terebinth. aa. p. aequ.

— **Pflaster:** Empl. ad rupturas.

— **Pulver:** Pulv. epilept. March.

— — **fürs Vieh:** Plv. pro equis.

— **Salbe:** Ungt. contra scabiem. — Ungt. mixtum.

— **Samen:** Semina mixta.

— **Spiritus:** Spir. sapon. - camph.

Neungliederöl: Oleum Poeli. — Ol. Hyoscyami.

Neunhämliwurz: Bulb. Victorial.

Neunhämmerleinwurz: Bulb. Victorial. long.

Neunhänderwurz: Bulb. Victorial.

Neunhäutewurz: Bulb. Victorial. long.

Neunheilkraut: Herb. Lycopodii.

Neunheilpulver: Lycopodium.

Neunhemderwurz: Bulb. Victorial. long.

Neunhemmler: Bulb. Victor. long.

Neunkircher Rezept: Species amarae.

Neunkraftkraut: Hrb. Conyzae.

Neunkraftsalbe: Ungt. nervin.

Neunmalgrün: Ungt. Populi.

Neunstöckel: Rad. Levistici.

Neunte Nessel: Herb. Scrofular. — Herb. Galeopsidis. — Herb. Squammariae nod.

Neunundneunziger Geblütspulver Pulv. Liquirit. comp.

Neupfeffer: Fruct. Pimentae.

Neustein: Zinc. sulfur. pur.
Neuviolett: Anilin.
Neuweiß: Barium sulfuricum.
Neuwürz: Fructus Amomi.
Neven: Flor. Calendulae.
Nichthinundnichther: Tinctur. Chinoïdini.
Nichts: Nihil. album. — Zinc. oxydat. — Zinc. sulfuricum.
—, **blaues:** Stib. sulfurat. nigr.
—, **graues:** Tutia praep.
—, **schwarzes:** Stibium sulfurat. nigr.
—, **weißes:** Zinc. oxydat.
— **zum Auflösen:** Zinc. sulfur.
Nichtssalbe: Ungt. Zinci.
Nickelkraut: Herb. Saniculae.
Nicolaische Magentropfen: Elix. Aurant. comp.
Nidelbrot: Sem. Phellandrii.
Nidelkumrumdipflaster: Empl. Lithargyr. comp.
Niederdulz: Spir. aether. nitros.
Niederdulztropfen: Spir. aetheris nitrosi.
Niederflieder: Fruct. Ebuli.
Niedergeduldstropfen: Spirit. Aether. nitros.
Niederschlagendes Pulver: Pulv temperans.
Niederschlagtropfen: Spiritus Aether. nitros.
Niedersenzöl und Mierentropfen: Tinct. Aloës, Tinct. Myrrha aa. p. aequ.
Niederstolzkühn: Spir. Aeth. nitr.
Niedwurzelsalbe: Ungt. Populi.
Niele: Herb. Clematitis.
Nierensalbe: Ungt. Rosmar. cps.
Nierentee: Fol. Uvae Ursi. Spec. diureticae.
Nierensteintee: Spec. diureticae.
Niesblumen: Flor. Convallariae.

Niesebeutel: Rhiz. Veratri pulv. in sacc.
Nieserpulver: Rad. Helleb. pulv. — Rhiz. Veratri pulv.
Niesgarbe: Herb. Ptarmicae.
Nieskraut: Herb. Gratiolae.
Niespulver, grünes: Pulv. sternut. viridis.
—, **weißes:** Pulv. sternutat. alb.
Niessalbe, weiße: Ungt. Hydrarg. alb. dil. — Ungt. Zinci.
Nistel: Viscum Quercus.
Nieswurzel, grüne: Rad. Hellebori viridis.
—, **schwarze:** Rad. Helleb. nigr. plv.
—, **weiße:** Rhiz. Veratri.
Nieswurzkraut: Herb. Adonidis.
Nifferrinde: Cort. Ulmi.
Nigellensaat: Sem. Nigellae.
Nikolais Pflaster: Empl. fuscum.
Nilgen: Flor. Lilii.
Nillgenöl: Ol. Olivarum album. oder Ol. Caryophyll.
Nimmernüchtern: Ungt. Plumbi.
Nimmmirnichts: Herb. Herniar.
Ninihämele: Bulb. Victorialis.
Niobe-Essenz oder -Öl: Methylium benzoicum.
Nistel: Viscum Quercus.
Nistelholz: Viscum album.
Niterdulz: Spir. Aether. nitrosi.
Niteröl: Acid. nitricum.
Niterstolzkühn: Spir. Aeth. nitr.
Nitridulcis: Spir. Aether. nitros.
Nitrispiritus: Spir. aeth. nitros.
Nitriz: Kali nitricum.
Nitrum: Kali nitricum.
Nix: Zinc. oxydat. — Zincum sulfuricum.
—, **aufgelöstes:** Aq. ophthalmic. — Sol. Zinci sulfurici 0,1 : 100.
Nixenblüten: Flor. Nymph. albae.
Nixensalbe: Ungt. Zinci.

Nixmehl: Lycopodium.
Nixpulver: Pulv. albificans. — Zinc. oxydat. — Zinc. sulfuric.
Nixsalbe: Ungt. Zinci.
Nixstaub: Lycopodium.
Noabsalbe: Empl. fuscum.
Nonnenklöppel: Herb. Scabios.
Nonnenkraut: Herb. Fumariae.
Nonnentritt: Ungt. Plumbi.
Norbeln: Fructus Lauri.
Nordhäuser Vitriol: Acidum sulfuricum fumans.
Nordlög: Bulbus Allii.
Normalsalbe: Ungt. Cereum.
Norwegische Tropfen: Tinct. Aloës comp.
Notebladen: Fol. Juglandis.
Notebolsters: Cort. Fruct. Jugland.
Nötöl: Ol. nucum Juglandis.
Nuckedistel: Herb. Card. bened.
Nudelsalbe: Empl. Litharg. cps.
Nudelstoff: Pulv. aromaticus.
Nummermadrid: Ungt. Plumbi.
Nummertritt: Ungt. Plumbi.
Nummer 46: Species amarae.
Nummer 11: Spirit. camph., Ol. Terebinth., Liqu. Ammon. caust. aa. p. aequ.

Nunhömlere: Bulb. Victorial. long.
Nüniblümli: Herb. Anagallid.
Nünikraut: Herba Anagallid.
Nunnenkraut: Herb. Fumariae.
Nürnberger Pflaster: Empl. fuscum camphoratum.
— **Salz:** Natr. bicarbonicum.
Nurrad: Galbanum.
Nuscht: Nihilum album.
Nußblätter: Fol. Juglandis.
Nüsse: griechische, Amygdalae.
—, **indianische:** Fruct. Cocculi.
Nüsserli: Fol. Malvae.
Nußkörn, schwarze: Semen Paeoniae.
Nußöl: Ol. Juglandis nuc.
Nußsalbe: Ungt. rosatum.
Nußschalenöl: Oleum viride.
Nußwurzel: Rhiz. Veratri.
Nüsterli: Fol. Malvae vulg.
Nutmeg: Sem. Myristicae.
Nutpflaster: Empl. adhaes. angl.
Nutritum: Ungt. Plumbi.
Nuttharz: Acaroidum.
Nutzenpulver: Pulv. vaccarum.
Nutz- und Nahrungsbalsam: Ol. Terebinth. sulfuratum.
Nyelen: Herb. Clematitis.

O.

Obenaufwurzel: Rad. Aristoloch.
Oberhollwurzel: Rad. Aristoloch.
Oberländerbalsam: Spir. aeth. nitros. c. Ol. Caryoph.
Obermüllerspiritus: Liq. Amm. caust.
Oblatenspiritus: Liq. Amm. caust.
Observantensamen: Sem. Staphis-agriae.
Obstruktionspillen: Pil. laxant.

Ochselpulver: Stincus marinus.
Ochsenbeeren: Fruct. Rhamni.
Ochsenblumenkraut: Herb. Taraxaci.
Ochsenblut: Succ. Liquirit. — Sang. Hirci.
Ochsenborche,-brech: Rad. Ononidis.
Ochsenbrechwurzel: Rad. Ononidis.

Ochsenburre: Rad. Ononidis.

Ochseneisspiritus: Liquor Amm. caust.

Ochsengalle: Fel. Tauri insp.

Ochsenkopfs-, -krauts-, -kredit-, -krudionspflaster: Empl. oxycroceum.

Ochsenkrautwurzel: Rad. Ononidis.

Ochsenmark: Medulla bovina.

Ochsenmülle: Fel. Tauri.

Ochsenschmalzsaft: Sir. Rhamni cath.

Ochsenzunge, gelbe: Rad. Lapathi acuti. —Hb. Scolopendrii.

—, rote: Herb. Buglossi.

—, scharfe: Herb. Pulmonar.

Ochsenzungenöl: Ol. Hyoscyaml.

Ochsenzungensaft: Sirup Aithaeae. — Sirup. Liquiritiae. — Sir. Papaveris.

Ochsenzungensamen: Semen Psyllii. — Sem. Cynosbati.

Ochsenzungenwurzel: Rad. Alcannae. — Rad. Buglossi. — Rad. Taraxaci.

Ochskrochssalbe: Empl. oxycroc.

Ochswiedu: Herb. Card. bened.

Ockelskörner: Pulv. ctr. pedicul.

Ockelzinkpflaster: Empl. Litharg.

Octussalbe: Ungt. acre.

Oddelewang: Spir. Lavandulae.

Odenskopfwurzel: Rad. Helenii.

Odergeist: Spir. Rosmarini.

Oderlenge: Herb. Scabiosae.

Odermännli: Herb. Agrimon.

Odermengen: Herb. Agrimoniae.

Odermennig: Herb. Agrimoniae.

Oderminze: Fol. Menth. pip.

Odermufflär: Spir. odoratus.

Oderöl: Spirit. sapon. camph.

Odersalbe: Ungt. Rosmarin. cps.

Oderspiritus: Spir. Rosmarini.

Odokla: Tinct. aromatica.

Odon: Tinct. odontalgica.

Odontine: Pasta denti fric. rubr.

—, englische: Tinct. odontalg.

Odschöl: Eau de Javelle.

Oepfelblümli: Flor. Chamomillae.

Ofenbruch: Lap. calaminar. — Tutia praep.

Ofenessig: Acetum fumale.

Ofenfarbe: Graphit. — Plumbago.

Ofengalmei: Tutia.

Ofenlack: Massa ad fornacem.

Ofenpapier: Charta fumalis.

Ofenrauch: Pulv. fumalis.

Ofenschwärze: Graphites. — Plumbago.

Ofenspiritus: Tinct. fumalis.

Ofentinktur: Tinct. fumalis.

Ofenwachs: Massa ad fornacem.

Offenbarungsholz: Rad. Althaeae.

Offenhohlwurzel: Rad. Aristolochiae cav.

Offizierfett: Ungt. ctr. pedicul.

Offiziersalbe: Ungt. Hydrarg. citr.

Öffnungssaft: Elect. e Senna.

—, flüssiger: Sir. Senn. c. Manna.

Offolderholz: Viscum album.

Offölter: Viscum album.

Ogennix: Ungt. Zinci.

Ogensteen, witter: Zincum sulf.

Ogentän: Rad. Taraxaci.

Ohland: Radix Helenii.

Ohlet: Alumen.

Ohmblätter: Fol. Farfarae.

Ohmblätterwurz: Rad. Bardan.

Öhmescher Balsam: Mixt. oleos. bals.

— Gallentinktur: Tct. Aloës comp.

Ohmkraut: Herb. Alchemillae.

Ohmsengeist: Spir. Formicar.

Ohnblatt: Herb. Sedi acris.

Ohne Saturnek: Ungt. Plumbi.

Ohnmachtspulver: Pulv. temper.

Ohrenbecherschwamm: Fung. Sambuci.
Ohrenmüggel: Fol. Scolopendr.
Ohrenöl: Ol. camphoratum.
Ohrenpflaster: Empl. Drouotti.
Ohrenschwämmchen: Fung. Sambuci.
Ohrenzug: Empl. Drouotti.
Ohrkensalbei: Fol. Salviae.
Ohrkraut: Herb. Origani.
Ohrlöffelkraut: Herb. Rorellae.
Okkernotenolie: Ol. Juglandis.
Öl: Dippels, Ol. animale aethereum.
—, flüchtiges: Linim. ammon.
—, grünes: Ol. viride.
—, Harlemer: Ol. Tereb. sulf.
—, heiliges: Ol. Ricini.
—, klares: Ol. Petrae.
—, Russisches: Ol. Rusci.
—, weißes: Linim. ammoniat.
Oland: Rad. Helenii.
Ölansatz: Ol. odorat. mixtum.
Ölbaumharz: Elemi.
Ölblau: Cuprum sulfuratum.
Olbrot: Cetaceum.
Oldwurz: Rad. Helenii.
Oleanderpulver: Cort. Aurant. plv.
Oleïn: Acid. oleïnicum.
Olekaputtropfen: Ol. Cajeputi.
Olenschadenpflaster: Epl. fuscum.
Olentinspiritus: Ol. Terebinth.
Oleoser Balsam: Mixt. oleoso- balsamica.
Olepeter: Ol. Petrae.
Oleum: Acid. sulfuricum anglic.
— zum Putzen: Acid. sulf. dilut.
Oleum causticum: Liq. Ammon. caust.
Oleumpetriöl: Ol. Petrae.
Oleumpopuleum: Ungt. Populi.
Oleumsanctum: Ol. Terebinth.
Oleum Tartari: Liq. Kal. carbon.
Oleumverwachstum: Ol. Hyperici.

Ölgaiß: Spir. sapon. camph.
Ölgeist: Spir. Juniperi. — Spir. Lavandul. — Spir. Rosmarini.
Olivenöl: Ol. Olivarum.
Olivensalbe: Ungt. cereum.
Ölkenöl: Ol. Lumbricorum.
Ölkraut: Herb. Saturejae.
Ölkuchenmehl: Placent. Lini pulv.
Ölmagenblumen: Flor. Rhoeados.
Ollenschadenpflaster: Empl. fuscum camph.
Ollfruhollwort: Rad. Aristol. plv.
Ölmägen: Capit. Papaver.
Ölmagsamen: Sem. Papaveris.
Ölsäure: Acid. oleïnicum.
Ölsatz: Liq. Ammon. caust.
Ölsüß: Glycerin.
Oltelure: Ungt. flav. et Ol. Lauri aa. p. aequ.
Oltwurz: Rad. Helenii.
Ölzeltenmehl: Placent. Lini pulv.
Omißleröl: Spir. Formicarum.
Onderhave: Herb. Hederae.
Onegilke: Rad. Angelicae.
Oogenklar: Herb. Chelidonii.
Oossekroosjes: Empl. oxycroc.
Opedovskysches Brustpulver: Plv. Liquirit. comp.
Operment: Arsenium citrinum nativum.
Opfernblut: Herb. Verbenae.
Opiate: Elect. e Senna.
Opiatessig: Acetum Opii.
Opiatpflaster: Empl. opiatum.
Opiumlatwerge: Elect. theriac.
Opiummus: Elect. theriacale.
Opiumöl: Ol. Papaveris.
Opiumpillen: Pilul. odontalgic.
Opiumtropfen, schmerzstillende: Acet. Opii. — Tinct. Opii benzoic.
—, versetzende: Tinct. antichol.
Opoldeldoc: Spirit. sap. camph.

Opodeldoctropfen: Spir. sapon. camphorat. — Spir. camphorat.

Oppeneisspiritus: Liqu. Ammon. caust.

Oppenfallwurzel: Rad. Aristoloch.

Opperment: Auripigment.

Oquil: Ol. Terebinthinae.

Oramentol: Herb. Potentillae.

Orangeat: Confectio Aurantii.

Orangenblüten: Flor. Aurantii.

Orangenessenz: Tinct. Aurant.

Orangenschalen: Cort. Aur. fruct.

Oranienäpfel: Fruct. Aur. immat.

Oranienwasser: Aq. Aurant. flor.

Orankraut: Herb. Origani vlg.

Orant, blauer: Herb. Origani.

— mit Gesicht: Herb. Antirrhin.

—, weißer: Herb. Marrubii.

Orcanett: Rad. Alcannae.

Orchiswurzel: Tub. Salep.

Orega, Orego: Herb. Origani vulg. oder cretici.

Orengelwurz: Rad. Eryngii.

Orieken: Herb. Centaur. minor.

Orientalische Erde: Bolus rubra.

— Kräuterpflaster: Empl. aromaticum.

Orkantwurzel: Rad. Alcannae.

Orkapostoto: Aqu. vulneraria.

Orlenrinde: Cort. Alni.

Orminkraut: Fol. Salviae sclareae.

Ornamentenschmalz: Ungt. potabile rubr.

Oruch: Aqu. vulnerar. rubra.

Orumderjuden: Auripigm. pulv.

Orusch: Aqu. vulnerar. rubra.

Osbak: Ammoniacum.

Oschakgummi: Ammoniacum.

Öschen: Flor. Violae.

Öskensaft: Sir. Violarum.

Ossenbreker: Herb. Ononidis.

Ossentüngken: Hrb. Buglossi. — Rad. Alcannae.

Ossentüngkensaft: Sir. Liquirit.

Ossentüngkenwörteln: Rad. Buglossi, Rad. Alkannae, Rad. Taraxaci.

Ostengwurz, Ostenzwurz: Rhiz. Imperatoriae.

Osterablüema: Flor. Calthae.

Osterbloma: Flor. Calthae.

Osterblumen, blaue: Flor. Hepat.

—, weiße: Flor. Bellidis.

Osterglocken: Herb. Pulsatillae.

Osterkerzen: Flor. Verbasci.

Osterluzei: Rad. Aristolochiae.

Osterluzeiwasser: Aqua aromat.

Osterschellen: Herb. Pulsatillae.

Osterveigeln: Flor. Viol. odor.

Osterwurzel, gemeine: Rad. Aristoloch.

Ostranzwurzel: Rhiz. Imperat.

Ostritschen: Rhiz. Imperatoriae.

Ostritzwurzel: Rhiz. Imperator.

Östritzwurzel: Rhiz. Imperator.

Otermännig: Herb. Agrimoniae.

Ötritzwurzel: Rhiz. Imperator.

Otschbeeren: Fruct. Ebuli.

Ottekolonje: Spir. Coloniens.

Otteminde: Herb. Agrimoniae.

Otterblumen: Flores Bellidis.

Otterfett: Ol. Jecoris Aselli.

Ottermännig: Herb. Agrimoniae.

Otterminze: Herb. Agrimoniae.

Otterwurz: Rhiz. Bistortae.

Otterzunge: Rad. Althaeae.

Ottichbeeren: Fruct. Ebuli.

Ottichblumen: Flor. Sambuci.

Ottichkraut: Herb. Eupatorii cannab.

Ottilienblumen: Flor. Calcatrip.

Ottokanaille: Spirit. Coloniens.

Ottwurzel: Rad. Helenii.
Oxydierte Salzsäure: Aq. chlorat.
Oxygensalbe: Ungt. oxygenat.

Oxykrucius: Empl. oxycroceum.
Oxykumpflaster: Empl. oxycroc.
Ozogen: Balsamum fumale.

P.

(Siehe auch B.)

Paard — Pferd.
Paardeblumenkruid: Herb. Taraxaci.
Pabunge: Herb. Beccabungae.
Pabunken: Flor. Paeoniae.
Packan: Sirup. simplex.
Pädengras: Rhiz. Graminis.
Pagatzen: Tubera Cyclaminis.
Pagätzle: Tub. Cyclaminis.
Pagenblumen: Flor. Primulae.
Paguda: Herb. Chaerophylli.
Paketenpulver: Pulv. laxans.
Palm: Fol. Buxi.
Palmaechristisamen: Sem. Ricini.
Palmarosaöl: Ol. Geranii.
Palmblätter: Fol. Buxi.
Palmbutter: Oleum   Cocos.
  (Palmin.) — Ungt. flavum.
Palmen, saure: Fruct. Tamarind.
Palmendistel: Fol. Ilicis.
Palmensalbe: Ungt. leniens.
Palmöl: Ol. Cocos. — Ol. Ricini.
  — Ol. Sesami.
Palmpflaster: Empl. Lithargyr.
Palmrosenöl: Ol. Geranii.
Palmsalbe, harte: Empl. Litharg.
—, weiche: Ungt. diachylon.
—, weiße: Ungt. Paraffini.
Pampelkraut: Herb. Taraxaci.
Pampelblumenwurz: Rad. Taraxaci.
Pampholix: Zincum oxydatum.
Pampoleus: Ungt. populeum.
Panacee: Magnes. carbonic.

Panamaholz, -rinde, -späne,
  -wurzel: Cort. Quillayae.
Pankul: Fruct. Foeniculi.
Pantoffelholz: Lign. Suberis.
Panzerie: Herb. Ballotae.
Päonienblätter: Flor. Paeoniae.
Päonienkörner: Sem. Paeoniae.
Päoniensirup: Mel rosatum.
Papageiensalbe: Ungt. Hydrarg.
  pedic. — Ungt. popul.
Papellen: Fol. Malvae.
Papenkirschen: Fruct. Alkekengi.
Papenkraut: Herb. Taraxaci.
Papenpint: Rhiz. Ari.
Päper: Fructus Piperis.
Päperkähm: Sem. Nigellae.
Papierröschen: Flor. Gnaphalii.
Papilloten: Bonbons.
Papkruiden: Spec. emollientes.
Papoischle: Flor. Convallariae.
Papollum: Ungt. Populi.
Pappelblätter: Herb. Malvae.
Pappelblumen: Flor. Malvae.
Pappelbutter: Ungt. Populi.
Pappelen: Flor. Malvae. sylv.
Pappelkäse: Fol. Malvae. sylv.
Pappelknöpfe: Gemmae. Populi.
Pappelknospen: Gemm. Populi.
Pappelknospensalbe: Ugt. Populi.
Pappelkraut: Herb. Malvae.
Pappeln: Flor. Malvae arboreae.
Pappelöl: Ol. Olivarum.
Pappelpomade: Ungt. Populi.
Pappelpulver: Plv. pro equis virid.
Pappelrinde: Cort. Salicis.

Pappelrosen: Flor. Malv. arbor.
Pappelsaft: Sirup. Rhoeados.
Pappelsalat: Herb. Linariae.
Pappelsalbe: Ungt. Populi.
Pappelspiritus: Spiritus dilut.
Pappelwasser: Aqu. Tiliae.
Pappelwurzel: Rad. Althaeae.
Pappenmütz: Fol. Farfarae.
Paprika: Fruct. Capsici.
Parabalsem: Bals. Copaivae.
Paracelsuspflaster: Empl. fusc·
Paracelsustropfen: Elix. Propr.
Paradiesäpfel: Fruct. Colocynth.
Paradiesbaumholz: Lign. Aloës.
Paradiesholz: Lign. Aloës. —
Lign. Juniperi.
Paradieskörner: Grana Paradisi.
Paradieswurzel: Rad. Caryoph.
Paraguayroux: Tinct. Spilanth.
composita.
Paraguaytee: Fol. Mate.
Parakresse: Herb. Spilanthis.
Paratinktur: Tinct. Spilanthis.
Paratropfen: Tinct. Paraguay-
Roux.
Pardehan: Herb. Absinthii.
Pardekon: Herb. Absinthii.
Pardesan: Herb. Absinthii.
Pardonkerne: Sem. Paeoniae.
Parisäpfel: Fruct. Colocynthidis.
Pariser Anis: Fruct. Foeniculi.
— **Balsam:** Bals. mammillare.
— **Pflaster:** Charta resinosa.
— **Pulver:** Caput mortuum. —
Tub. Jalapae pulv.
— **Rot:** Ferr. oxydat. rubr.
— **Tropfen:** Tinct. odontalgica.
—, **weiß:** Geschlämmter Kalk-
spat.
Parisol: Herb. Alchemillae.
Parkenboombast: Cort. Frangu-
lae.
Parme: Anilin.

Partenblatt: Herb. Plantaginis.
Parzenkraut: Herb. Conii.
Päschekräuter: Species amarae.
Paschenwasser: Aq. Amygdal. dil.
Paschkes Tropfen: Tct. Chinoïd.
Passelbeeren: Fruct. Berberid.
Passionspflaster: Empl. fuscum.
Passivuspflaster: Empl. fuscum.
Pasteksamen: Semen Cucurbit.
Pastel: Herb. Isatis.
Pastemenkraut: Herb. Abrotani.
Pastemkraut: Herb. Scabiosae.
Pastoksamen: Fruct. Cannabis.
Pastorchristpflaster: Empl. fusc.
Patenjen: Flor. Paeoniae.
Patenjenwurzel: Rad. Paeoniae.
Patentgelb: Plumbum oxychlora-
tum.
Patentgrün: Viride Schweinfur-
tense.
Paterblumen: Flor. Rhoeados.
Paternostererbsen: Sem. Sequir.
Paterpeccavi: Balsam. Copaivae.
Patientiwortel: Rad. Lapathi
acuti.
Patönnjele: Flor. Primulae. —
Flor. Paeoniae.
Patrianwurzel: Rad. Valerian.
Pätschelblüten: Flor. Sambuci.
Paukelbeeren: Fruct. Myrtilli.
Pauliandiekorinthertee: Cort.
Frangulae.
Paulsblumen: Flor. Primulae.
Paulswurzel: Rad. Imperator.
Pavanne: Lign. Sassafras.
Paviljoenzalf: Ungt. Populi.
Pavot: Fruct. Papaveris.
Pech, Burgundisches: Res. Pini.
—, **flüssiges:** Pix liquida.
—, **gelbes:** Colophon.
—, **Griechisches:** Colophon.
—, **schwarzes:** Pix navalis.
—, **weißes:** Resina Pini.

Pechangelspiritus: Spir. Angelic cps.

Pechbutterwachs: Cerat.Res.Pini.

Pecheltenkörner: Fruct. Lauri.

Pechnelken: Flor. Carthusianor. Flor. Tunicae.

—, **weiße:** Flor. Malv. vulg.

Pechöl, schwarzes: Pix liquid.

—, **weißes:** Ol. Terebinth.

Pechölwasser: Aqua Picis.

Pechpapier: Charta resinosa.

Pechpflaster, schwarzes: Empl. Picis nigr.

—, **weißes:** Empl. Resinae Pini.

Pechsalbe: Ungt. Picis.

Pechwasser: Aq. Picis.

Pechzucker: Succ. Liquiritiae.

Peden: Rhiz. Graminis.

Peersaat: Fruct. Phellandrii.

Peiselbeeren: Fruct. Berberidis.

Peiterlingssamen: Fruct. Petrosel.

Peitschenstock: Bulb. Asphodel.

Pelzwachs: Cerat. Resinae Pini.

Penilien: Flor. Paeoniae.

Peperboombast: Cort. Mezerei.

Peperkähm: Sem. Nigellae.

Peponensamen: Sem. Cucurbit.

Pepsinessenz: Vinum Pepsini.

Peren: Birnen.

Perenpitjes: Sem. Cydoniae.

Perenrood: Coccionellae pulv.

Perenstaal: Tinct. Ferri pom.

Pergamentspäne: Corn. Cervi rasp.

Perlasche: Kali carbonicum.

Perlhirse: Sem. Milii solis.

Perlinsamen: Fruct. Petroselin.

Perlkrautsamen: Sem. Mil. solis.

Perlmoos: Carrageen.

Perlmutteröl: Ol. Bergamottae.

Perlmutterpulver: OssaSepiae plv.

Perlmutterwasser: Sol. Magnes. sulf. 1 : 100.

Perlpulver: Conchae praep. — Lycopodium.

Perlsalz: Natr. phosphoricum.

Perltang: Carrageen.

Perlwasser: Aq. aromat. rubra. — Aq. Rosae c. Magnesia.

Permanentgelb: Baryum chromic.

Permanentweiß: Barium sulfuric.

Permanganat: Kal. permanganic.

Permantelwurz: Rhiz. Tormentillae.

Pernambukholz: Lign. Fernamb.

Pernotenpflaster: Empl. Melilot.

Perorim: Tinct. aromatica.

Perpetuelpflaster: Empl. Canth. perp.

Persiliensamen: Fruct. Petrosel.

Persisches Pulver: Plv. ctr. insect.

Perubalsam: Bals. Peruvian.

Perückenbaumholz: Lign.flavum.

PeruvianischeRinde: Cort.Chinae.

Pescherwurzel: Rhiz. Ari.

Pestessig: Acet. aromaticum.

Pestilenzessig: Acet. Sabadillae.

Pestilenzkraut: Fol. Farfarae.

Pestilenztropfen: Tinct. Castor.

Pestilenzwasser: Aqu. Valerian.

Pestilenzwurzel: Rad. Petassit. — Rad. Taraxac. — Rhiz. Filicis.

Pestkraut: Herb. Ledi.

Pestnagel: Rad. Pastinacae.

Pesttropfen: Elix. Proprietat. sine acido. — Tinct. Benz. cps.

Pestwurzel: Rad. Petassitidis.

Peterkrautwurzel: Rhiz. Ari.

Peterlandöl: Oleum Petrae.

Peterlein: Fruct. Petroselini.

Peterlessamen: Sem. Paeoniae.

Peterleswurzel: Rad. Petrosel.

Peterli, Peterlig: Fruct. Petrosel.

Peterling: Fruct. Petroselini.

Petermännchentee: Herba Agrimon.

Petermannssalbe: Empl. Litharg. molle. — Empl. stictic.

Petermannstropfen: Tinct. Chinoïdin. comp.

Peteröl: Ol. Hyperici. — Ol. Petrae. — Ol. Rapae.

Petersalz: Magnesia sulfurica.

Petersblumen: Flor. Primulae.

Petersburger Tropfen: Tinct. anticholerica.

Peterschlüssel: Flor. Primulae.

Petersilie: Herb. Petroselini.

Petersilieneppichsamen: Fruct. Petroselini.

Petersilienpomade: Ugt. Hydrarg. alb. dil.

Petersilienpulver: Pulv. contra pediculos.

Petersiliensalbe, gelbe: Ungt. basilicum.

—, weiße: Ungt. boricum.

Petersilienwasser: Aq. Sambuc.

Peterskraut: Herb. Parietar. — Hrb. Scabios. — Hrb. Scordii.

Peterstab: Herb. Virgaureae.

Peterswurzel: Rad. Carlinae. — Rad. Succisae.

Petitgrain: Aq. Aurantii florum.

Petitgrainöl: Ol. Aurantii flor.

Petonigrallen: Sem. Paeoniae.

Petramkraut: Herb. Ptarmicae.

Petriblumen: Flor. Pyrethri.

Petroleumäther: Benzin. Petroi.

Petroleumfett: Vaselinum.

Petroleumgelee: Vaselinum.

Petroleumnaphtha: Benzin. Petrol.

Petroleumsalbe: Vaseline.

Petroline: Vaseline.

Petrusschlüssel: Flor. Primulae.

Pevenzaad: Sem. Paeoniae.

Peyer: Rhiz. Graminis.

Pfaffenbeerblätter: Fol. Ribis nigr.

Pfaffenblatt: Herba Taraxaci.

Pfaffenblümchen: Herb. Betonic.

Pfaffenblutwurzel: Rhiz. Ari. — Rhiz. Tormentillae.

Pfaffendistel: Herb. Taraxaci.

Pfaffenhafer: Pulv. ctr. pedicul.

Pfaffenhödchen: Herb. Ficariae. — Herb. Chelidonii minor.

Pfaffenhütleinöl: Ol. Hyperici.

Pfaffenhütleinrinde: Cortex Evonymi.

Pfaffenkraut: Herb. Taraxaci. Fol. Melissae.

Pfaffenkümmel: Fruct. Cumini.

Pfaffenpint: Rhiz. Ari.

Pfaffenröhrlein: Rad. Taraxaci.

Pfaffenschnell: Herb. Taraxaci.

Pfaffenstiele: Herb. Taraxaci.

Pfaffenzeitwurz: Tub. Ari.

Pfandpulver: Pulv. ctr. pedicul.

Pfannenstein: Talcum.

Pfannkuchenkraut: Herba Balsamit.

Pfebenkerne: Sem. Cucurbitae.

Pfeffer, Afrikanischer: Sem Paradisi.

—, Brasilianisch: Piper long.

—, Deutscher: Cort. Mezerei.

—, Englischer: Sem. Amomi.

—, geschwänzter: Cubebae.

—, Indischer: Fruct. Capsici.

—, langer: Piper longum.

—, roter: Fruct. Capsici.

—, schwarzer: Piper nigrum.

—, Spanischer: Fruct. Capsici.

—, Türkischer: Fruct. Capsici.

—, weißer: Piper album.

—, Westindischer: Fruct. Amom.

Pfefferäpfel: Fruct. Capsici.

Pfefferbaumrinde: Cort. Mezer.

Pfefferbeerblätter: Fol. Ribis nigr.

Pfefferblumen: Fruct. Capsici.

Pfefferessenz: Tinct. Capsici.

Pfefferkraut: Herb. Saturejae.

Pfefferkümmel: Fruct. Cumini.
Pfefferliniment: Tinct. Capsici comp. (Pain Expeller).
Pfefferminzbrötchen: Rotulae Menth. pip.
Pfefferminze: Fol. Menth. pip.
Pfefferminzgeist: Spir. Menth. pip.
Pfefferminzkampher: Menthol.
Pfefferminzküchel: Rot. Menth. pip.
Pfefferminztropfen: Spir. Menth. pip.
Pfefferöl: Ol. Myrciae acris. — Ol. Absinth. aether. c. Ol. Oliv. 1 : 50.
Pfefferröslein: Herb. Taraxaci.
Pfefferstengel: Piper longum.
Pfefferstrauchrinde: Cort. Mezerei.
Pfefferwurzel: Rad. Pimpinell.
Pfeifenerde: Bolus alba.
Pfeifenstielpflaster: Empl. Cerussae. — Empl. Lith. simpl.
Pfeifenton: Bolus alba.
Pfeilgift: Curare.
Pfeilwurzelmehl: Amyl. Marant.
Pfellerrinde: Cort. Mezerei.
Pfengeltee: Herb. Thlaspi.
Pfennigkraut: Fol. Althaeae. — Herb. Nummular.—Herb. Burs. pastoris. — Herb. Veronicae.
Pfennigkrautöl: Ol. Hyoscyami.
Pfennigsalat: Herb. Ficariae.
Pfennigwurzel: Rad. Paeoniae.
Pferdeblumen: Herb. Taraxaci.
Pferdefenchel: Fruct. Phellandr.
Pferdehaarwurzel: Rhiz. Bistortae.
Pferdehuf: Fol. Farfarae.
Pferdekümmel: Fruct. Phellandrii.
Pferdekümmelkraut: Herb. Chaerophylli sylv.
Pferdelust: Pulv. pro equis.

Pferdepappeln: Fol. Malvae.
Pferdepulver: Pulv. pro equis.
Pferdesaat: Fruct. Phellandrii.
Pferdeschwanz: Herb. Equiset.
Pferdespicke: Ol. ped. Tauri.
Pferdetinte: Solut. Pyoktanini.
Pferdewurzel: Rad. Carlinae.
Pferdkastenrinde: Cort. Hippocastani.
Pferdshaarwurz: Rhiz. Bistort.
Pfifarinde: Cort. Frangulae.
Pfiffenerd: Bolus alba.
Pfiffenrösli: Herb. Corydalis.
Pfiffenrute: Cort. Salicis.
Pfingstblumen: Flor. Paeoniae. Flor. Spartii.
Pfingstnägeli: Flor. Dianthi.
Pfingstpfriemenblumen: Flor. Spartii.
Pfingstrosen: Flor. Paeoniae.
Pfingstruten: Herb. Spartii.
Pfirschibluest: Flor. Persicar. Flor. Acaciae.
Pfirsichblätter: Fol. Ribium. — Herb. Saniculi.
Pfirsichblütenwasser: Aqua Aurantii flor.
Pfirsichholz: Lign. Fernambuci.
Pfirsichkernwasser: Aq. Amygdal. amar. dil. 1 : 20.
Pflanze, heilige: Herb. Absinth.
—, wilde: Folia Trifolii.
Pflanzenalkali: Kali carbonic.
Pflanzengrün: Chlorophyll. Succus viridis.
Pflanzenlaugensalz: Kali carb.
Pflanzenleim: Viscum aucupar.
Pflanzenmehl: Lycopodium.
Pflanzenmohr: Aethiops veget.
Pflanzenpapier: Chart. adhaes.
Pflanzensaft, grüner: Chlorophyll. — Succus viridis.
Pflanzenschwefel: Lycopodium.

Pflappenrose: Flor. Rhoeados.
Pflaster, Bachmanns: Empl. Drouotti.

—, **Benders,** Empl. fusc. camph.
—, **Bertholds:** Empl. fusc. camph.
—, **blaues:** Empl. Hydrarg.
—, **Bormanns:** Empl. oxycroc.
—, **Brenners:** Empl. fusc. camph.
—, **Christs:** Empl. fusc. camph.
—, **Dicks:** Empl. fusc. camph.
—, **Drouots:** Empl. Drouotti.
—, **dunkelgrünes:** Empl. Melil.
—, **Endtners:** Empl. fusc. camph.
—, **Englisches:** Empl. Anglicum.
—, **erweichendes:** Empl. Meliloti.
— Empl. saponatum.
—, **Fleischmanns:** Empl. oxycr.
—, **gelbes:** Cerat. Resin. Pini.
—, **göttliches:** Empl. fusc. camph.
—, **graues:** Empl. Hydrargyri.
—, **grünes:** Cerat. Aeruginis.
—, **Hamburger:** Empl. fuscum. camph.
—, **Helgoländer:** Empl. fuscum camph.
—, **Hofmanns:** Empl. fusc. cph.
—, **Holländisches:** Empl. fuscum camph.
—, **Hoppenthaler:** Empl. fuscum camph.
—, **Jäckels:** Empl. Lith. comp.
—, **Jägers:** Empl. Canth. perp.
—, **immerwährendes:** Empl. Canth. perp.
—, **Karmeliter:** Empl. fuscum camph.
—, **Klepperbeins:** Empl. stomach. Klepperbein. Empl. aromatic.
—, **Köckels:** Empl. fusc. camph.
—, **Kunzens:** Empl. Picis liquid. Empl. fusc. camph.
—, **Lamperts:** Empl. fusc. camph.
—, **Lauers:** Empl. fusc. camph.

Pflaster, Laurisches: Empl. fuscum camph.
—, **Lübecker:** Empl. Canth. ord.
—, **Magen-:** Empl. aromaticum.
—, **Meyers:** Empl. fusc. camph.
—, **milchverteilendes:** Empl. saponatum.
—, **Mohrenthals:** Empl. fuscum camph.
—, **Neapolitanisches:** Empl. Hydrargyri.
—, **Nürnberger:** Empl. fuscum camph.
—, **orientalisches:** Empl. aromat. Klepperbein.
—, **Reichenauer:** Empl. fuscum camph.
—, **Richtersches:** Empl. fuscum camph.
—, **rotes:** Empl. oxycroceum.
—, **russisches:** Empl. ad rupt. nigrum.
—, **Siebolds:** Empl. fusc. camph.
—, **Spörcks:** Empl. Canth. perp.
—, **Stechelbergs:** Epl. fusc. camph.
—, **tiroler:** Empl. Canth. perp.
—, **ungenanntes:** Cerat. Res. Pin.
—, **Wahlers:** Empl. fuscum.
—, **weißes:** Empl. Cerussae.
—, **Wiener:** Empl. fusc. camph.
—, **Winklers:** Empl. Meliloti et Empl. Litharg. aa. p. aequ.
—, **Züllichauer:** Empl. fuscum camph.

Pflasterkäfer: Cantharides.
Pflaumenblüte: Flor. Acaciae.
Pflaumenlatwerge: Electuar. e Senna.
Pflugsterz: Rad. Ononidis.
Pflugwurzblumen: Flor. Malv. arboreae.
Pfriemenbluest: Flor. Genistae.
Pfriemenkraut: Herb. Spartii.

Pfriemensamen: Sem. Genistae.
Pfropfwachs: Cerat. arboreum.
Pfudijahns Pflaster: Empl. fusc. camph.
Pfundenkraut: Herb. Beccabung.
Pfundrosen: Flor. Paeoniae.
Pfungenkraut: Herb. Beccabungae.
Phagadaen-Wasser: Aqu. phagadaenica.
Phenylblau: Acid. rosolic. rubr.
Phenylrot: Acid. rosolic.
Phillidron: Flor. Convallariae.
Philonium romanum: Elect. Theriac.
Philosophenessig: Acet. aromatic. — Acid. acetic. dilut.
Philosophenöl: Ol. Lini et Ol. anim. foet. 20 : 1.
Philosophensalz: Ammon. chlor. ferrat.
Philosophenwolle: Zinc. oxyd.
Philosophische Säure: Ammon. chlorat. ferrat.
— **Tropfen, schwarze:** Tinct. Benz. cps. — Tct. Chinoïdih.
— —, **weiße:** Solut. Chinchonin. sulf. — Spir. aeth.
— **Vitriolblumen:** Acid. boric.
Phisikum, weißes: Sem. Faenugraec.
Phöse: Herb. Aquilegiae.
Phosphormehl: Calc. phosph. crud.
Phosphorsalz: Natr. phosphor. ammon.
Phu-Baldrian: Rad. Valerianae majoris.
Physik: Liq. Stanni chlorati.
Physikum, weißes: Sem. Faenugraeci.
Pichorumbohnen: Sem. Pichurim.
Pickbeeren: Fruct. Myrtilli.
Pickelbeeren: Fructus Myrtilli.

Pickelgrün: Viride Schweinfurtense.
Pickelhäring: Tubera Salep.
Pickgummi: Gummi arabicum.
Picksalbe, schwarze: Unguent. basilic. fusc.
—, **weiße:** Ungt. Zinci.
Pickschwede: Empl. fuscum camph. — Empl. Picis. — Empl. sticticum.
Pielkenöl: Ol. Lumbricor.
Pienöl: Kreosot.
Piepenholzblätter: Fol. Taxi.
Piephackenpflaster: Empl. Cantharidum.
Pierenkruid: Herb. Tanaceti. Flor. Cinae.
Pieratzenöl: Ol. Lumbricor. — Ol. Hyperici.
Piferkraut: Herb. Centaurii.
Piffenerd: Bolus alba.
Pifröhrwurzel: Rad. Pimpinell.
Pihlbeeren: Fruct. Sorbi.
Pijlhout: Cort. Frangulae.
Pijlstaartwortel: Rad. Althaeae.
Pikrenik: Zinc. sulfuric.
Pilarum poligrest: Pil. laxant.
Pilatustropfen: Tinct. Chinoïdin.
Pilatuswurzel: Bulb. Victorial. long.
Pilgerblumen: Herb. Polygalae.
Pillen, Blancards: Pil. Ferri jod.
—, **italienische:** Pil. aloët.-ferr.
—, **Leonhards:** Pilul. laxantes.
—, **Pariser:** Pil. Ferr. carb. sacch.
Pillenharz: Terebinthina.
Pillenmehl: Lycopodium.
Pillenstaub: Lycopodium.
Piment: Fructus Amomi.
Pimentkraut: Herb. Chenopod.
Pimpeljoen: Ungt. Populi.
Pimpernelle: Rad. Pimpinellae.
—, **rote:** Rad. Sanguisorbae.

Pimpernellenessenz: Tinct. Pimpinellae.
Pimpernüsse: Nuces Pistaciae.
Pimpinellstein: Lapis calamin.
Pinangnuß: Semen Arecae.
Pinellwurz: Rad. Pimpinellae.
Pingelsalbe: rote, Ungt. Hydrarg. rubr.
Pinkcolour: Stannum chromic.
Pinksalz: Stannum chlorat. ammoniat.
Pinnblatt: Herb. Hepaticae.
Pinnrinde: Cortex Frangulae.
Pinselenblüten: Flor. Acaciae.
Pinselsaft: Mel. rosat. boraxat.
Pinselsamen: Fruct. Petroselin.
Pionkirn: Semen Paeoniae.
Pipakten: Flor. Paeoniae.
Pipaten: Flor. Rhoeados.
Pipenkraut: Herb. Chaerophyll.
Piperkopp: Fructus Capsici.
Pipiblumen: Flor. Stoechados.
Pipitropfen: Tinct. Pimpinellae.
Pipmenthol: Menthol.
Pippau: Rad. Taraxaci c. Herba.
Pippelkäse: Herb. Malvae.
Pippenholzblätter: Fol. Taxi.
Piratzöl: Ol. Lumbric. — Ol. Lini. — Ol. Hyperici.
Piretten: Fruct. Citri.
Pirusöl: Ol. Petrae.
Pissangliwurzel: Rad. Taraxaci.
Pissblumen: Flor. Stoechados.
Pissedieb: Rad. Mandragorae.
Pissenli: Rad. Taraxaci.
Pissranken: Stipit. Dulcamarae.
Pistazien: Sem. Pistaciae.
Pitschow: Species amarae.
Plaispulver: Lycopod. mixtum.
Plander: Bolus alla.
Planetenbalsam: Tinct. Benzoes comp. — Lin. sap. camph.
Planetenspiritus: Tinct. Corallor.

Plankentee: Herb. Galeopsid.
Plapperrosen: Flor. Rhoeados.
Platanenblätter: Fol. Aceris.
Platzblumen: Flor. Rhoeados.
Pluckpflaster: Empl. Lith. comp.
Plumbicum: Ungt. Plumbi.
Plumpenwurzel: Rhiz. Nymph.
Plusterbeutel: Rhz. Veratr. in sacc.
Plutisquisanthemum: Flor. Chrysanthemi.
Plutzerkerne: Sem. Cucurbitae.
Pockenholz: Lignum Guajaci.
Pockenkraut: Herb. Galegae.
Pockenpulver: Pulv. Magnesiae cum Rheo.
Pockensalbe: Ungt. Plumbi. — Ungt. Tartari stibiat.
Pockenwurzel: Rhiz. Chinae.
Pockharz: Resina Guajaci.
Pockholz: Lign. Guajaci.
Pocksalbe: Ungt. Tartari stib.
Pockwurzel, chinesische: Rhiz. chinae.
Podagraspiritus: Spir. russicus. — Spir. sapon. camph. — Spir. Angelic. comp.
Podenkullerpflaster: Emplastr. Cerussae.
Podexsalbe: Ungt. Linariae.
Pöden: Rhiz. Graminis.
Poggen: Frosch.
Poggenkullerpflaster: Empl. Cerussae.
Poggenleichsalbe, rote: Ungt. Hydrarg. oxyd. rubr.
—, weiße: Ungt. Cerussae. — Ungt. Zinci.
Poggenlexpflaster: Empl. Cerussae.
Pöhlsöl: Ol. Lini, Ol. Terebinth. et Spir. camph. aā. p. aequ.
Pohoöl: Ol. Menthae pip. Japan.
Polei: Herb. Pulegii.
—, gelber: Lycopodium.

13*

Polei, wilder: Herb. Serpylli.
Poleiwasser: Aq.   aromatica.
— Aq. Menth. crisp. — Aq. vulnerar. spir.
Polichkraut: Herb. Pulegii.
Poliererde: Terra tripolitana.
Polierertropfen: Liq. Stib. chlor.
Polierheu: Herb. Equiseti.
Polierlack: Vernix.
Polieröl: Ol. Hyperici.
Polierpulver: Ferr. oxydat. rubr.
— Stann. oxydat.
Polierrot: Ferr. oxydatum rubr.
Poliersalz: Stann. oxydatum.
Polierschiefer: Terra Tripolitana.
Polierstroh: Herb. Equiseti.
Polierwasser: Acid. sulfuric. dil.
Polnischer Hafer: Fruct. Cumin.
— **Kümmel:** Fructus Cumini.
Polnische Tropfen: Tinct. Guajaci ligni.
Polskenhafer: Sem. Cumini.
Polterhannes: Fruct. Capsici. — Rad. Valerianae.
Poltersalbe: Ungt. Lauri.
Polychrestpillen: Pil.   balsam. Argento obduct. — Pil. laxant.
Polychrestsalz: Tart. natronat.
Pomade, blaue: Ungt. Hydr. cin.
—, **braune:** Ungt. Chinae.
—, **graue:** Ungt. Hydrarg. pedic.
—, **grüne:** Ungt. Populi.
—, **rote:** Ungt. Hydrarg. rubr.
—, **schwarze:** Ungt. Hydrarg. cin.
Pomadenbalsam: Bals. Peruv.
Pomadenöl: Ol. odoratum.
Pomagran: Flores Granati.
Pomeranzen: Fruct. Aur. immat.
Pomeranzenblüten: Flor. Aurant.
Pomeranzenelixier: Elix. Aurant. comp.
Pomeranzenlatwerge: Elect. e Senna.

Pomeranzenschalen: Cort.Aurant.
Pomeranzenspiritus: Tct. Aurant.
Pomoquinten: Fruct. Colocynth.
Pompelblumen: Flor. Tanacet. — Flor. Paeoniae.
Pompelmus: Fruct. Citri.
Pompelwurz: Rad. Taraxaci.
Pompholyse: Zinc. sulfuricum.
Pomponrosen: Flor. Rosae.
Poparollen: Herb. Trollii.
Popelrosen: Flor. Malv. arb. — Flor. Paeoniae.
Popenblumen: Herb. Taraxaci.
Poperli: Flor. Cheiri.
Pöperli: Fruct. Coriandri.
Poppelkörner: Pulv. ctr. pedic.
Populeumsalbe: Ungt. Populi.
Populisalbe: Ungt. Populi.
Porrich: Herba Boraginis.
Porsch oder **Porst:** Herb. Ledi.
Portchaisenpflaster: Empl. oxycroceum.
Portugalrot: Carthaminum.
Porzellanfarbe: Stannum chromic.
Porzellanmaleröl: Ol. Caryophyll.
Pöschpulver: Lycopodium.
Postapfelsalbe: Ungt. Populi.
Postchaisenpflaster: Emplastr. oxycroc.
Postchaisensalbe: Ungt. flavum.
Postemkraut: — Herb. Abrotani. — Herb. Scabiosae.
Postessig: Acet. aromaticum.
Postillonspulver: Pulv. Liquirit. comp.
Postkraut: Herb. Ledi.
Postmeistersalbe: Ungt. ophth. comp.
Postpflaster: Empl. fuscum.
Postsekretäröl: Ol. Rusci.
Potaarde: Bolus alba.
Potagenwurzel: Rad. Alcannae.

Potelgensaat: Pulv. ctr. pedicul.
Potenchenblätter: Flor. Paeoniae.
Potessalbe: Ungt. Hydrarg. rubr.
Potloth: Graphit. — Plumbago.
Potpourri: Species fumales.
Pottangen: Herb. Betonicae.
Pottasche: Kali carbonicum.
—, **spanische:** Natr. carbonic. crud.
Pottaschensalz: Kal. carbonic.
Pottlack: Plumbago.
Poudre de riz: Amylum Oryzae.
Pracherläuse: Sem. Staphisagr.
— Pulv. contra pediculos.
Präcipitat, gelber: Hydrarg. oxydat. flavum.
—, **roter:** Hydrarg. oxyd. rubr.
—, **weißer:** Hydrarg. Praecipit. album.
Präcipitatsalbe, gelbe: Ungt. Hydrarg. oxydati flavi.
Präcipitatsalbe, rote: Ungt. Hydrarg. rubr.
—, **weiße:** Ungt. Hydrarg. alb.
Prägel: Herb. Senecion.
Pragerläuse: Sem. Staphisagriae.
Pragerwasser: Aq. foet. antihyst.
Präglerpulver: Pulv. Liq. comp.
Prangwurzel: Rad. Ononidis.
Präpariersalz: Natr. stannicum.
Präparierter Leintee: Spec. Lini. comp.
— **Minschenschütt:** Lapides Cancror.
— **Wallrat:** Cetaceum sacch.
Praußbeerblätter: Herb. Vitis Idaei.
Preibusch: Herb. Equiseti.
Preißelbeere, schwarze: Fruct. Myrtilli.
Preißelbeerkraut: Fol. Uvae Urs.
Preißelbeersaft: Sir. Ribium rubr.
Premensamen: Sem. Genistae.
Preschpulver: Pulv. stimulans.

Preßkraut: Herb. Tanaceti.
Preßschwamm: Spong. compr.
Presterpflaster: Empl. fusc. camph.
— Empl. Lithargyri.
Preußentee: Herb. Galeops. — Spec. pectorales.
Preußischbrustpulver: Pulv. Liquirit. comp.
Priesebohne: Fab. Tonco.
Prinz, roter: Ungt. Hydrarg. rubr.
—, **weißer:** Ungt. Hydrarg. alb.
Prinzdeputat, roter: Ungt. Hydrarg. rubr.
—, **weißer:** Ungt. Hydrarg. alb.
Prinzensalbe, rote: Unguent. Hydrarg. rubr.
—, **weiße:** Ungt. Hydrarg. alb.
Prinzentropfen: Liq. Ammon. succin.
Prinzens gelbe Tropfen: Liq. Ammon. succin.
Prinz Friedrich-Pulver: Plv. epilept. March.
Prinz Friedrich-Tropfen: Spirit. aether.
Prinz Heinrich: Plv. sternut. vir.
Prinzipalsalbe, rote: Ungt. Hydrarg. rubr.
—, **weiße:** Ungt. Hydrarg. alb.
Prinziperl: Ungt. Hydrarg. rubr.
Prinzipitat: Ungt. Hydrarg. oxyd. rubr. oder alb.
Prinz Karl-Pulver: Pulv. Liquir. comp.
Prinzmetall: Minium.
Prinzmetallsalbe, rote: Ungt. Hydrarg. oxyd. rubr.
—, **weiße:** Ugt. Hydr. praec. alb.
Prinzsalbe: Ungt. Hydr. alb. ven.
Prisadewasser: Aq. vulner. spir.
Probiersteine: Succinum.
Prohmetbieren: Fruct. Juniper.

Promerbeeren: Fruct. Juniper.
Prominzenplätzchen: Rotul.
Menth. pip.
Prominzentee: Fol. Menth. crisp.
Prophetenkraut: Fol. Hyoscyami.
Propositionssalbe: Ungt. Populi.
Proppwachs: Cerat. arboreum.
Prositsaft: Sirup. Liquiritiae.
Prosittropfen: Tinct. Chinae.
Provencer Öl: Ol. Olivarum.
Provinzenwasser: Aq. Menth.
pip.
Provinzholz: Lign. Campechian.
Provisorchen: Candel. fumales.
Prozessionssalbe, rote: Ungt. Hy-
drarg. rubr.
—, weiße: Ungt. Hydrarg. alb.
Prüfungstropfen: Tinct. Chin.
comp. — Tinct. Chinoidin.
Prummelbeeren: Fruct. Berberi-
dis.
Prunelle: Herb. Prunellae.
Prunellenkoken: Kal. nitr. tabul.
Prunellensaft: Sir. Liquiritiae.
Prunellensalz: Kal. nitr. tabul.
Prunellenstein: Kali nitricum.
Prunzblumenwurzel: Radix Ta-
raxaci.
Pruum: Infus. Sennae comp.
Puckepulver: Lycopodium. —
Plv. salicyl. c. Talco.
Pucksalbe: Ungt. Populi.
Pudenplaster: Empl. Lith. cps.
Puder, gelber: Lycopodium.
—, grauer: Pulv. contra pedicul.
—, weißer: Amylum.
Pudermehl: Lycopodium.
Puderreglise: Pulv. Liquir. cps.
Pugerlitzen: Flor. Rhoeados.
Puggelkraut: Herb. Artemisiae.
Puglieseröl: Ol. Olivar. commune.
Püllkraut: Herb. Pulegii.
Pulsterblätter: Fol. Farfarae.

**Pulver aus dem schwarzen Käst-
chen:** Pulv. ctr. pedicul.
—, blutreinigendes: Plv. laxans.
—, dat rot lett, oder rot utseiht:
Plv. temperans ruber.
—, Dowers: Pulv. Ipecac. opiat.
—, Eberhards: Pulv. Liquir. cps.
—, Elementlauer: CornuCervi ust.
—, englisches: Stib.chlorat.basic.
— gegen Abweichen: Rhiz. Tormentill. pulv.
—, gegen Hämorrhoiden: Pulv.
Liquir. comp.
—, gegen Schärfe: Magnes. carb.
— gegen Veitstanz: Conch. praep.
—, kohlensaures: Natr. bicarb.
—, Konrads: Pulv. pro equis.
—, neunerlei: Pulv. vaccarum.
—, niederschlagendes: Pulv. tem-
perans.
—, peruvianisches: Cort. Chin.
pulv.
— Prinz Friedrichs: Pulv. epi-
lepticus.
—, Wedels: Pulv. Liquir. comp.
Pulverdatrotheet: Pulv. tempe-
rans ruber.
Pulverholzrinde: Cort. Frangul.
Pulverrute: Cort. Frangulae.
Pulvis anodynus: Kal. sulfuric.
Pulvis solaris: Pulv. temperans.
Pulvis vitalis: Pulv. Liquirit.
comp. — Pulv. temperans.
Pumpelrosen: Flor. Paeoniae.
Pumpernickel: Plv. epilept.March.
Pumpernüßli: Nuces Pistaciae.
Puniniche: Flor. Paeoniae.
Puntshacken: Herb. Corydalis.
Punziose: Tub. od. Sem. Colchici.
Puppenblumenwurz: Rad. Ta-
raxaci.
Puppenkirschen: Frct. Alkekengi.
Purenplaster: Empl. Lith. cps.

Purganze: Fol. Phytolacca.
Purgieräpfel: Fruct. Colocynthid.
Purgierbeeren: Fructus Rhamni.
Purgierblätter: Folia Sennae.
Purgierflachs: Herb. Lini cathart.
Purgierkassie: Fruct. Cassiae fist.
Purgierkörner: Sem. Ricini.
Purgierkraut: Herb. Gratiolae.
Purgiermoos: Lichen islandicus.
Purgiernüsse: Semen Ricini.
Purgierpillen: Pilulae laxantes.
Purgierpulver: Pulvis laxans.
Purgiersalz: Magnes. sulfuric.
Purgierschoten: Fruct. Cass. fist.
Purgierschwamm: Agaricus alb.
Purgiertropfen: Tinct. Rhei aquos.
Purgierwurz: Tub. Jalapae.
Purpurblau: Indigopurpur.
Purpuressenz: Tinct. lignor.
Purpurrosen: Flor. Paeoniae.

Pursch: Herb. Ledi.
Puschentee: Herb. Trifol. arv.
Puschkraut: Herb. Conyzae.
Pustade, braune: Mixt. vuln. ac.
—, weiße: Aqua vuln. vinos.
Pustblumen: Herb. Taraxaci. —
Flor. Trifol. arvens.
Pustelkraut: Herb. Scrofular.
Pustelsalbe: Ungt. Tart. stib.
Pustenblumen: Flor. Paeoniae.
Putenkörner: Sem. Paeoniae.
Puttaenjenblätter: Flor. Paeoniae.
Puttenklaue: Conchae praep.
Putthähnchen: Sem. Paeoniae.
Puttlümchensamen: Sem. Paeon.
Putzdielaus: Pulv. ctr. pedicul.
Putzöl: Oleïnum.
Putzpulver: Calcar. Viennens.
Putzstein: Lapis Pumicis.
Putzwasser: Acid. sulfuric. dil.

Q.

Quabeben: Cubebae.
Quackelbeeren: Fruct Juniperi.
Qualsterbeeren: Fruct. Sorbi. —
Fruct. Juniperi.
Qualsterjahn: Lign. Quassiae.
Quältropfen: Sirup. Infantum.
— Sir. Sennae c. Manna.
Quänel: Herb. Serpylli.
Quandel: Herb. Serpylli.
Quangelchen: Herb. Serpylli.
Quappenfett oder -öl: Ol. Jecor.
Aselli.
Quarkspitzen: Troch. Santonini.
Quassiaholz: Lign. Quassiae.
Quassienholz: Lign. Quassiae.
Quastwurz: Rad. Rubiae tinct.
Quatre fleurs: Spec. pectorales.
Quebekenblumen: Flor. Samb.
Queckenhonig: Mellago Gramin.

Queckenwurz: Rhiz. Graminis.
—, rote: Rhiz. Caricis.
Queckholder: Fruct. Juniperi.
Quecksilber, eingemacht: Ungt.
Hydr. ciner. dil.
—, zugerichtet: Ungt. Hydrarg.
cin. dilut.
Quecksilberklökelchen: Ungt. Hy-
drarg. cin. dilut.
—, rote: Ungt. Hydrarg. rubr.
—, weiße: Ungt. Hydrarg. praec.
alb.
Quecksilberpillen: Pilulae laxant.
Quecksilberpomade: Ungt. Hy-
drarg. cin. dilut.
Quecksilbersalbe, graue: Ungt.
Hydrarg. cin. dilut.
Quedenkerne: Sem. Cydoniae.
Queſtchen: Flor. Sambuci.

Quellmeisel: Laminaria.
Quellranken: Herb. Nasturti.
Quellschwamm: Spong. compr.
Quellstrunk: Laminaria.
Quendel: Herb. Serpylli.
—, Römischer: Herb. Thymi.
Quengelchen: Herb. Serpylli.
Querzitron: Lignum citrinum.
Quesbenblumen: Flor. Sambuc.
Quesbie: Flor. Sambuci.
Questenwurz: Rad. Ononidis.
Quetschenkernöl: Ol. Amygdal.
Quetschkenöl: Ol. Amygdalar.
Quewetten: Flor. Sambuci.
Quewettenkernöl: Ol. Oliv. alb.
Quickenbeeren: Fruct. Sorbi. —
Fruct. Juniperi.
Quickquick : Ungt. Hydrarg.
pedic.
Quiessesalbe: Ungt. flavum.
Quillayarinde: Cort. Quillayae.
Quinappel: Fruct. Colocynthidis.
Quintangtropfen: Tinct. Aloes
comp.

Quintangelwasser: Aq. aromat.
Quintappel: Fruct. Colocynthid.
Quintenappel: Fruct. Colocynth.
Quintessenz von Menschurin: Liq.
Amm. carbon. pyrooleos.
Quinthangwasser: Aq. aromat.
Quinttropfen: Tinct. Aloës cps.
Quirinskraut: Fol. Farfarae.
Quitschen: Fruct. Sorbi.
Quitschenblumen: Flor. Sambuci.
Quitschenkraide: Succ. Sorbor.
insp.
Quitten: Fruct. Cydoniae.
Quittenappel: Fruct. Colocynth.
Quittenbrot: Troch. Santonini.
Quittenkerne: Sem. Cydoniae.
Quittenkernöl: Ol. Amygdal.
Quittenöl: Ol. Papaveris.
Quittensaft: Sir. Liquiritiae.
Quittenschnitzel: Fruct. Cydon.
Quittensteine: Sem. Cydoniae. —
Zinc. sulfuricum.
Quitzenkraide: Succ. Sorb. insp.
Quitzenmus: Succ. Sorbor. insp.

R.

Raabsalbe: Cerat. fuscum.
Raapwortel: Rhiz. Graminis.
Räba: Flor. Napi.
Rabels Geist: Mixt. sulf. acida.
Rabels Wasser: Mixt. sulf. acid.
Rabenblut: Oleum Rusci.
Rabendistel: Rad. Eryngii.
Rabensilber: Graphites.
Rabentenöl: Oleum Terebinth.
Rabenwurzel: Tubera Jalapae.
Rabulleröl: Ol. Papaveris.
Rabullersalbe: Ungt. flavum.
Rabullertee: Flores Verbasci.
Racahout: Pulv. Cacao comp.
Rachbeerrinde: Cort. Mezerei.

Rachenputzer: Aq. Vitae amar.
Rackbeeren: Fruct. Juniperi.
Rackerwurz: Pulv. stimulans.
Rackerzeug: Ol. mixtum.
Rackholder: Fruct. Juniperi.
Räckholder: Fruct. Juniperi.
Racoles: Succus Liquiritiae.
Raddigbeeren: Fruct. Juniperi.
Raddigmus: Succ. Junip. insp.
Rade: Herb. Githaginis.
Radeln: Herb. Centaurii.
Radendistel: Rad. Eryngii.
Radeöl: Ol. Juniperi.
Radikalessig: Acid. acetic. dil.
Radteer: Pix liquida.

Raf: Succinum raspatum.
Räffer: Herb. Tanaceti.
Raffsblod: Sang. Hirci.
Raflöl: Ol. Raparum.
Ragwurz: Tubera Salep.
Rahmbeeren: Fruct. Rubi frut.
Raimain: Flor. Chamomillae.
Rainblumen: Flor. Stoechados.
Rainfarn: Herb. oder Flor. Tana-
ceti.
—, weißer: Flor. Ptarmicae.
Rainefase: Herb. Millefol.
Raingerte: Flor. od. Herb.Tanac.
Rainholzblätter: Fol. Ligustri.
Rainkümmel: Herb. Serpylli.
Rainpol: Herb. Serpylli.
Rainpolei: Herb. Serpylli.
Rainritze: Herb. Galii.
Rainweide: Fol. Ligustri.
Räkholder: Fruct. Juniperi.
Ramandelbast, Rambasjes: Cort.
Frangulae.
Ramerian: Flor. Chamomillae.
Rami: Ungt. contra pediculos.
Ramisalbe: Ungt. contra pedi-
culos.
Rammenasbast: Cort. Frangulae.
Ramschfedern: Herb. Anthrisci.
Ramsel: Herb. Polygalae.
Rämsere: Bulb. od. Herb. Allii.
Ramseren: Herb. od. Bulb. Allii.
Ränderpoley: Herb. Serpylli.
Rändepree: Flor. Ulmariae.
Rankkorn: Secale cornutum.
Ranschpulver: Stibium sulfur.
nigrum.
Ränze: Bulb. Allii.
Rapontika: Rad. Rhapontici.
Rapperwurzel: Rad. Rhei. —
Tubera Jalapae.
Räppige Salbe: Ungt. viride.
Rapsöl: Ol. Rapae.
Rapsölpflaster: Empl. Lith. simpl.

Raritätensalbe: Ungt. flavum.
Rasenrübe: Rad. Bryoniae.
Rasenwurz: Fol. Hyoscyami.
Rasierpinsel: Bulb. Victor. long.
Rasierpulver: Sapo venet. pulv.
Rasiertborkpulver: Cort. Chin. plv.
Raspal: Lichen Islandicus.
Ratte: Herb. Githaginis.
Rattenbeerenkraut: Fol. Bella-
donnae.
Rattenblumen: Flor. Verbasci.
Rattendistel: Rad. Eryngii.
Rattenfänger: Menthol.
Rattenkraut: Flor. Verbasci.
Rattenpfeffer: Pulv. contra pedi-
culos. — Sem. Sabadill. —
Sem. Staphisagriae.
Rattenpulver: Acid. arsen. color.
Rätterspuren: Flor. Calcatripp.
Ratzenwurz: Rad. Valerianae.
Räuber: Herb. seu Flor. Tanaceti
Räuberessig: Acet. aromaticum.
Räubersalbe: Ungt. Hydr. ped.
Räuberwasser: Aq. aromatic.
Rauch: Rauh.
Rauchapfel: Herb. Daturae.
Räucherblüten: Pulv. fumal.
Räucheressenz: Tinct. fumalis.
Räucheressig: Acet. aromatic.
Räucherkerzen: Candel. fumal.
Räucherpapier: Chart fumalis.
Räucherpulver: Pulv. fumalis.
Räucherschwamm: Fung. chirur-
gorum.
Räuchertee: Pulv. fumalis.
Rauchkraut: Herb. Cynoglossi. —
Herb. Fumariae. — In platt-
deutschen Gegenden auch Ar-
senic. alb.
Rauchöl: Kreosot.
Rauchsalbei: Fol. Salviae.
Rauchwurzel: Rad. Scrophula-
riae.

Rauhe Salbe: Fol. Salviae.
Rauhfutter: Pulv. equorum.
Rauschbeeren: Fructus Myrtilli (eigentlich die Früchte von Vaccin. uliginos., die aber giftig sind).
Rauschbeerkraut: Fol. Myrtilli.
Rauschgelb: Auripigmentum.
Rauschgranatenblätter: Fol. Uvae ursi.
Rauschkraut: Fol. Uvae ursi.
Rauschpulver: Zinc. oxydat. — Stib. sulf. nigr.
Rauschtropfen: Tinct. aromat. 2,0. Tinct. Canthar. 1,0.
Raute: Herb. Rutae.
—, **wilde:** Herb. Fumariae.
Rautensaft: Sir. Althaeae. — Sir. Chamomillae.
Rautensalbe: Ungt. Populi.
Rautensamenpulver: Fruct. Cumini pulv.
Rauwuhlertee: Flor. oder Herb. Verbasci.
Rav: Succinum.
Raymondsblau: Coeruleum Berolinense.
Rebeckenwein: Tinct. Benzoës.
Rebendoldenfrüchte: Fruct. Phellandrii.
Rebhuhnkraut: Herb. Parietar.
Rechbeerrinde: Cort. Mezerei.
Rechgras: Rhiz. Graminis.
Rechhalde: Herb. Spartii.
Rechholderblumen: Fl. Sambuci.
Rechholz: Lign. Juniperi.
Recinasöl: Ol. Ricini.
Reckholderbeeren: Fruct. Junip.
Reckmanter- oder Reckmenten- pflaster: Empl. Oxycroceum.
Recköl: Ol. Hyoscyami.
Reckpflaster: Empl. Meliloti.

Reck- und Treckpflaster: Empl. oxycroc.
Recksalbe: Ungt. Rosmar. cps.
Recksehnenöl: Ol. camphor. — Ol. viride.
Rectum: Sem. Faenugraeci.
Redantenpulver: Plv. ctr. pedicul.
Redlingerpillen: Pil. laxant. rubr.
Reefern: Herb. Tanaceti.
Reffert-Tee: Hb. Tanaceti.
Reefkoöl: Oleum carminativ. — Ol. viride c. Ol. Terebinth.
Reefkotropfen: Tinct. amara.
Reels: Herba Millefolii.
Regedurre: Fructus Juniperi.
Regenbogengeist: Spir. Serpyll.
Regenfahrt: Flor. Tanaceti.
Regenrösli: Flor. Primulae.
Regentenpulver: Plv. ctr. pedic.
Regenwurmgeist: Spir. Formic.
Regenwurmmehl: Farin. Fabar.
Regenwurmöl: Ol. Lumbric. — Ol. Hyperici. — Ol. Lini. — Ol. Philosoph.
Regenwurmpulver: Sang. Hirci pulv.
Regenwurmspiritus: Liq. Amm. carb. pyrooleos. — Spir. Cochlear. — Spir. Formicar. — Spir. Lumbricor. — Spir. Serpylli.
Regenwurmwurzel: Rad. Helenii.
Reglise, braune: Past. Liquir.
—, **schwarze:** Succ. Liquiritiae.
—, **weiße:** Pasta gummosa.
Reglisenpulver: Pulv. Liquirit. comp.
Rehdistelsamen: Sem. Card. Mar.
Rehhaidekraut: Herb. Spartii.
Rehhörnli: Sem. Faenugraeci.
Rehkörner: Sem. Faenugraeci.
Rehkörnli: Sem. Faenugraeci.
Rehkraut: Herb. Spartii.
Rehkrautblumen: Flor. Spartii.

Reibrübe: Rad Rhei.
Reibwachs: Cerat. Terebinthin.
Reibwisch: Herb. Equiseti.
Reichhard: Herb. Verbenae.
Reifbeeren: Fruct. Berberidis.
Reifene: Flor. Tanaceti.
Reiferblumen: Flor. Tanaceti.
Reihbaumbeeren: Fruct. Junip.
Reiherfett: Ol. Jecoris Aselli.
Rein siehe auch Rain . . .
Reinakspann: Pulv. ctr. pedic.
Reinanis: Pulv. contra pedicul.
Reinaniswurzel: Rad. Hellebori
alb. — Rhiz. Veratri.
Reinbeeren: Fruct. Rhamni cath.
Reinbeeröl: Ol. Juniperi Ligni.
Reinblau: Anilinum.
Reineclaudensalbe: Ungt. Linar.
Reinefahrt: Herb. Tanaceti.
Reinejase: Herb. Millefol.
Reinigung, braune: Mel rosat.
— Ungt. Aeruginis.
Reinigungsblätter: Folia Sennae.
— Fol. Uvae ursi.
Reinigungsholz: Cort. Frangulae.
Reinigungspillen: Pil. laxant.
Reinigungssaft: Sirup. Rhei.
Reinigungssalz: Natr. bicarbon.
Reinwurz: Rad. Consolid. maj.
Reisblei: Graphites. —Plumbago.
Reisendersalbe: Ungt. Hydr.
pedicul. — Ungt. nervinum.
— Ungt. Populi.
Reiserwurzel: Rhiz. Caricis.
Reiskontent: Pulv. Cacao comp.
Reismehl: Amylum Oryzae.
Reisöl: Ol. Ricini.
Reispuder: Amylum Oryzae.
Reißbeeren: Fruct. Berberid.
Reißblei: Graphites. —Plumbago.
Reißelbeeren: Fruct. Berberid.
Reißenderstein: Kali aceticum.
Reißgelb: Arsen. citrin. nativum.

Reißmanns Salbe: Ungt. oph-
thalm. rubr.
Reisstärke: Amylum Oryzae.
Reitersalbe: Ungt. Hydrarg. dil.
Reiterseife: Sapo viridis.
Reitertropfen: Tinct. Chinoidini.
Reitpulver: Cantharides pulv.
Reizsalbe: Ungt. Cantharid. —
Ungt. Sabinae.
Rekolter: Fruct.od.Lign.Juniperi.
Rekrutenpflaster: Empl. oxycr.
Relaka: Herb. Millefolii.
Relitz: Herb. Millefolii.
Relkike: Herb. Millefolii.
Relktee: Herb. Millefol.
Remerey: Flor.Chamom.vulgaris.
Remey: Flor. Chamom. vulgaris.
Rendantenpulver: Pulv. contra
insect.
Renettensalbe: Ungt. pomadin.
alb.
Renköl: Ol. Juniperi ligni. —
Ol. Terebinth. empyreum.
Renksalbe: Ungt. nervinum. —
Ungt. Populi.
Renkschmiere: Lin. ammon. u.
Ol. Terebinth. 2: 1.
Renksehnenöl: Ol. camphorat.
Renkspiritus: Spir. sap. camph.
Rennefahrt: Herb. Tanaceti.
Renovatum: Sem. Faenugraeci.
Renscher Tee: Spec. laxantes.
Rentamtspflaster: Empl. fuscum.
— Empl. Puendteri.
Renntierflechte: Lich. Islandicus.
Renntierwurzel: Rad. Helenii.
Reps: Flor. Napi.
Resinaöl: Ol. Ricini.
Resinegalle: Resina Jalapae.
Resolvierender Spiritus: Spir. Ros-
marini.
Resselbeeren: Fruct. Berberidis.
Resskenblumen: Flor. Sambuci.

Rettigpulver: Elaeos. Foenicul.

Rettigsaft: Sir. simplex c. Spir. Sinapis 1000 : 1.

Rettigtropfen: Spir. Cochlear.

Reutersalbe: Ungt. Hydr. pedic.

Reutlinger Pillen: Pil. laxantes.

Reuzel: Fett, Adeps suillus.

Revelaar, Revelaarskind: Sem. Lini.

Revierblumen: Flor. Tanaceti.

Rewaldstee: Spec. aperientes.

Rewkohkenöl: Ol. Rapae.

Rewkosalbe: Ungt. flavum.

Rezkorn: Secale cornutum.

Rhabarber: Rhiz. Rhei.

—, schwarzer: Tub. Jalapae.

—, wilder: Rad. Lapathi.

Rhabarberbeeren: Fruct. Berber.

Rhabarbermagentropfen: Tinct. Rhei vinos.

Rhabarberöl: Ol. Papaveris.

Rhabarbersaft: Sir. Rhei.

Rhabarbertinktur, Darellis: Tinct. Rhei vinosa.

—, wässerige: Tinct. Rhei aqu.

—, weinige: Tinct. Rhei vinosa.

Rhabarbertropfen: Tinct. Rhei aquos.

Rhabarberwein: Tinct. Rhei vin.

Rhapontica: Rad. Rhaponticae.

Rheinblumen: Flor. Stoechados.

Rheumatismusbalsam: Mixt. oleoso-bals. mit Chloroform 3:1.

Rheumatismusblätter: Fol. Castaneae. — Herb. Taraxaci. — Fol. Eucalypti.

Rheumatismuspastillen: Tablett. Acid. acetylosalicylic.

Rheumatismussalbe: Ungt. Rosmarini comp.

Rhinozerosöl: Ol. Ricini.

Rhodiserholz: Lign. Rhodium.

Ribbeblad: Fol. Plantaginis.

Ribeselsaft: Sir. Ribium.

Richardkraut: Herb. Verbenae.

Richters Salbe: Ungt. Lapid. Calaminar.

— Pflaster: Empl. fusc. camph.

Ricinelappe: Resina Jalapae.

Ricinusöl: Ol. Ricini.

Ricinussamen: Sem. Ricini.

Rickertsöl: Balsam. Peruvian.

Rickum: Sem. Faenugr. pulv. gr.

Ridikulblaadjes: Folliculi Sennae

Riechäther: Aether aceticus.

Riechfichte: Herb. Teucrii.

Riechendes Wasser: Aqua foetid. comp. — Spirit. Bretfeldi. — Spirit. Coloniens.

Riechessig: Acet. aromaticum.

Riechgras: Herb. Anthoxanthi.

Riechsalz: Ammon. carbonicum.

Riechwasser: Liq. Ammon. caust. — Siprit. odoratus.

Riederöl: Gemisch aus Ol. Hyperici 1,0. Ol. camph. 1,5. Liq. Ammon. caust. 1,0.

Riedgras: Rhiz. Caricis.

Riegöl: Ol. Lumbricorum.

Riementang: Laminaria.

Riemerei: Flor. Chamom. Rom.

Riet: Rhiz. Caricis.

Rieverscher Tee: Herb. Galeopsidis.

Riewöl: Oleum viride.

Riewsel: Ceratum Terebinthinae.

Rifspitzbeeren: Fruct. Berberid.

Rigaer Balsam: Bals. Locatelli. — Tinct. Benzoës comp. — Mixt. oleos. bals.

Rijnbezien: Fruct. Rhamni cath.

Rilstee: Flor. Millefolii.

Rinde, faule: Cort. Frangulae.

—, eröffnende: Cort. Frangulae.

—, peruvianische: Cort. Chinae.

Rindeken: Cort. Cinnam. Zeyl.

Rindentee: Cort. Frangulae.
Rinderblumen: Flor. Arnicae.
— Flor. Calendul.
Rinderkugeln: Boletus cervinus.
Rinderlust: Boletus cervinus.
Rindermark: Medulla bovina.
Rinderpulver: Pulv. stimulans.
Rindsgalle: Fel Tauri.
Rindstropfen: Tinct. amara.
Ringelblumen: Flor. Calendul.
—, **mineralische:** Ammon. chlor.
ferrat.
Ringelblumensalbe: Ungt. flav.
Ringelhards Pflaster: Empl. fus-
cum camph. in scat.
Ringelken: Flor. Calendulae.
Ringelkraut: Herb. Mercurialis.
Ringelmeyers Pflaster: Empl.
fusc. camph. in scat.
Ringelrosen: Flor. Calendul. —
Flor. Rhoeados.
Ringelrosenbutter: Ungt. flav.
Ringelrosenöl: Ol. Papaveris.
Ringelrosensaft: Sir. Althaeae. —
Sir. Rhoeados.
Ringelrosensalbe: Ungt. flavum.
Ringelrosenspiritus: Tinct. Arni-
cae dil.
Ringelsalbe: Ungt. flavum.
Ringelwasser: Aq. Sambuci.
Ringeza: Fol. Taraxaci.
Ringöl: Ol. Lumbricorum.
Rinkenpflaster: Empl. oxycroc.
Rinnefahrt: Herb. Tanaceti.
Rippel: Herb. Millefol.
Rippenkraut: Herb. Millefolii. —
Herb. Plantaginis.
Ripplikraut: Herb. Plantaginis.
Rippstangen: Rad. Lapathi.
Rispel: Lichen Islandicus.
Ritgesöl: Ol. Ricini.
Ritterblumen: Flor. Calcatripp.
Ritterkerzen: Candelae fumales.

Ritterpomade oder -salbe: Ungt.
pediculorum.
Ritterspiel: Flor. Calcatrippae.
Ritterspörli: Flor. Calcatrippae.
Rittersporn: Flor. Calcatrippae.
Ritterspornöl: Ol. viride.
Ritterspornsamenpulver: Pulv.
contra pedicul. — Sem. Ni-
gellae pulv.
Ritterspornwasser: Aq. Tiliae.
Ritz: Herb. Plantaginis.
Ritzebüttelsalbe: Ungt. ophthalm.
Ritzelesöl: Ol. Ricini.
Ritzersaft: Succus Liquiritiae.
Riversches Tränkchen: Potio Ri-
veri.
Roabsalbe: Ceratum fuscum.
Röberblüten: Flor. Tanaceti.
Robertskraut: Herb. Geranii.
Robertwitt: Tinct. Chinae comp.
Rochbeerrinde: Cort. Mezereï.
Rochellersalz: Tartar. natronat.
Rochowstropfen: Tinct. Chinoid.
Rochustropfen: Tinct. Absinth.
Rockenblumen: Flor. Cyani.
Röckerkätschen: Candel. fumal.
Rocku: Orleana.
Röd: rot.
Rodamiustropfen: Tinct. Rhei vi-
nosa.
Rodebodder: Cerat. Cetac. rubr.
Rodebrandschwede: Cerat. Ceta-
cei rubr.
Rodebundica: Rad. Rhapontic.
Rödelkraut: Herb. Pedicularis.
Rodendistel: Rad. Eryngii.
Rödströggerod: Rhiz. Torment.
Rogenschmalz: Ol. Jecor. Aselli.
Roggenblumen: Flor. Cyani.
Roggenblütenwasser: Aqua Sam-
buci.
Roggenmutter: Secale cornut.
Roggennägeli: Flor. Githaginis.

Roggenöl: Ol. Jecoris Aselli.
Rogwurz: Rad. Bryoniae.
Rohfleischtupp: Alumen ust.
Rohheide: Flor. Spartii.   Herb.
        Genistae.
Rohlegg: Herb. Millefolii.
Röhlk: Herb. Millefolii.
Rohmbeeren: Fruct. Rubi frutic.
Röhrenkassie: Frct. Cassiae fist.
Rohrheide: Herb. Genistae.
Rohrkassie: Fruct. Cassiae fistul.
Röhrkraut: Herb. Taraxaci.
Rohrlack: Lacca in tabulis.
Rohrminze: Herb. Calaminthae.
Rois Kräutermedizin: Infus. Sen-
        nae comp.
— **Kräutertee:** Spec. laxantes.
Rökertätschken: Candel. fumal.
Roku: Orleana.
Roleiblumen: Flor. Millefolii.
Rölken: Herb. Millefolii.
Rölkskraut: Herb. Millefolii.
Rölkwasser: Aq. Melissae.
Rollspulver: Pulv. epilept. March.
Romantischer Essig: Acet. arom.
Romeien: Flor. Chamomillae.
Romeikenöl: Ol. Chamom. coct.
Romer: Flor. Chamomillae.
Romerai: Flor. Chamomillae.
Römerien: Fol. Althaeae.
Romey: Flor. Chamomillae.
Römisch. Alaun: Alumen.
— **Bohnen:** Sem. Ricini.
— **Hanfsamen:** Sem. Ricini.
— **Kamillen:** Flor. Cham. Rom.
— **Kümmel:** Fruct. Cumini.
— **Quendel:** Herb. Thymi.
— **Rübe:** Rad. Bryoniae.
— **Tee:** Herb. Chenopodii.
Rommelkruid: Fruct. Amomi
    pulv., Piper nigr. pulv.
Rompennoten: Sem. Myristicae.
Rön Zaft: Sir. Rubi Idaei.

Roob Laffecteur: Sir. Sarsap. cps.
Roobol: Herb. Equiseti arvens.
Rooing: Ungt. Terebinthinae.
Roraxsalbe: Bals. Locatelli rubr.
Rosabalsam: Tinct. Aloës.
Rosamarei, Rosamari: Fol. Ros-
        marini.
Rosarum: Mel rosatum.
Rosasalz: Stann. chlorat. ammon.
        (Pinksalz).
Rosaspiritus: Spir. Rosmarini.
Rosemarie: Fol. Rosmarini.
Rosenäpfel: Gallae Rosar.
Rosenbeeren: Fruct. Cynosbati.
Rosenblätter: Flor. Rosae.
Rosenbranntwein: Spir. odorat.
Rosenessenz: Ol. Tamarisci.
Rosenflor: Bezetta rubra.
Rosenholz: Lignum Rhodii.
Rosenholzöl: Ol. Lign. Rhodii.
    — Ol. palmae ros. et ol. anis.
    aa. partes aequ.
Rosenhonig: Mel. rosatum.
Rosenkerne: Semen Cynosbati.
Rosenknochensalbe: Ungt. Ros-
        marin. comp.
Rosenköhm: Aq. Rosmar. spir.
Rosenkranztee: Herb. Serpylli.
Rosenkraut: Fol. Ribis.
Rosenlatwerge: Conserv. Rosae.
    — Electuar. e Senna.
Rosenmehl: Flor. Rosae pulv.
    — Pulv. ad erysipelas.
Rosenmilch: Aqua Rosae c. Tct.
        Benzoës.
Rosenöl, rotes: Ol. crinal. rubr.
Rosenpappeln: Flor. Malv. arb.
Rosenpflaster: Empl. cerussae. —
    Cerat. fusc. — Empl. sapon.
    rbr.
Rosenpomade: Ungt. pomadin.
— **von Kampen:** Ungt. Cerussae.
        camph.

Rosenpulver: Flor. Rosae pulv.
— Pulv. ad erysipelas.
Rosenrotes Heilpflaster: Empl.
fuscum.
Rosensaft: Mel. rosatum.
Rosensalbe: Ugt. leniens. — Ugt.
rosatum. — Ugt. ophthalmic.
Rosensamen: Sem. Cynosbati.
Rosenschwamm: Fung. Cynosb.
Rosenstein: Zincum sulfuricum.
Rosensteinsche Augensalbe: Ugt.
Zinci.
— **Kinderpulver:** Pulv. Magnes.
c. Rheo.
Rosenstocköl: Mixt. oleos. bals.
Rosentuch: Bezetta rubra.
Rosenvankampher: Ungt. Ceruss.
camph.
Rosenwasser: Aq. Rosae.
Rosenzucker: Conserva Rosar.
Rosewieß: Sirup. Ribium rubr.
**Rosinengalak, -gojak-, -klappe,
-polaken:** Plv. Jalap. laxans.
Rosinengalle gegen Frost: Ungt.
Plumbi.
Rosinenpulver: Chinin. sulfur. —
Tub. Jalapae pulv.
Rosinensalbe: Empl. Litharg.
comp. — Ungt. rosatum.
Rosinentropfen, braune: Tinct.
Chinoidini.
Rosinentropfen, weiße: Solut.
Chinini sulf.
Rosinenwein: Vin. Malacense.
Roskenblumen: Flor. Sambuci.
Röskenrot: Bezetta rubra.
Röslimaristuda: Fol. Rosmarini.
Rosmarin: Fol. Rosmarini.
—, wilder: Herb. Ledi pal.
Rosmarinbettstroh: Herba Ser-
pylli.
Rosmarinbutter: Ungt. Rosmar.
comp.

Rosmaringeist: Spir. Rosmarini.
Rosmarinkrautwein: Spir. Ros-
marini.
Rosmarintinctur „Kneipp": Tct.
Rosmarini e Herb. recente.
Rosolblau: Acid. rosolic.
Rosölikraut: Herb. Rorellae.
Rospel: Lichen Islandicus.
Rostfleckensalz: Kali bioxal. —
Acid. tartaricum.
Röstgummi: Dextrin.
Rostocker Fiebertropfen: Tinct.
Chinoidin.
— **Krampftropfen:** Tinct. Va-
lerian. aeth.
— **Magentropfen:** Tinct. amara.
Rostpulver: Kali bioxalicum. —
Acid. tartaricum.
Rostwasser: Acid. sulfur. crd. dil.
Roßaloë: Aloë.
Roßampfer: Herb. Acetosae.
Roßamselspiritus: Spir. Formi-
carum.
Roßäugli: Flor. Primulae.
Roßbeeren: Fructus Myrtilli.
Roßblätter: Fol. Farfarae.
Roßessenz: Acet. pyrolignos. —
Tinct. Aloës et Tinct. Asae
foetid. aa p. aequ. — Tinct.
Aloes comp. Tinct. Valer.
aeth.
Roßfarnwurzel: Rhiz. Polypod.
Roßfenchel: Fruct. Phellandrii.
Roßgelb: Arsenium citrin. nativ.
Roßhub, Roßhuebe: Fol. Farfarae.
Roßhufen: Fol. Farfarae.
Roßhuftinktur: Tinct. Aloës et
Tinct. Benzoës comp. aa p. aequ.
Roßkästenäschel: Cortex Hippo-
castani.
Roßkastanienrinde: Cortex Hippo-
castani.
Roßklee: Herb. Acetosellae.

Roßklettenwurz: Rad. Bardanae
Roßkraut: Herb. Ledi.
Roßkümmel: Fruct. Cumini.
Roßkümmelkraut: Herb. Chaero-
phylli.
Roßlattich: Fol. Farfarae.
Roßlaugkraut: Herb. Scordii.
Rößlikraut: Herb. Corydalis.
Roßmierenspiritus: Spiritus For-
micar.
Roßnageln: Caryophylli.
Rossoll: Herb. Rorellae.
Roßpappeln: Fol. Malvae.
Roßpulver: Pulv. pro equis. —
Sem. Faenugraec. pulv. gr.
Roßrippe: Herb. Plantaginis.
Roßrübe: Rad. Bryoniae.
Roßschwanz: Herb. Equiseti arv.
Roßschwefel: Sulfur griseum.
Roßwurzel: Rad. Bryoniae. —
Rad. Carlinae.
Roßzähne: Fol. Hyoscyami.
Rötalwurz: Rad. Succisae.
Rot, englisches: Caput mortuum.
—, florentiner, Lacca Florentina.
—, nürnberger, Terra rubra.
—, pariser, Ferr. oxydat. rubr.
crud. — Minium.
—, preußisch, Ferr. oxydat. rubr.
crud.
Rote Apfelblüte: Flores Granati.
— Anhaltspulver: Pulv. tempe-
rans rubr.
— Archenpulver: Pulv. contra
pediculos.
— Augenbalsam: Ungt. Hydrarg.
rubr.
— Aurin: Herb. Centaurii.
— Baggeln: Herb. Artemisiae.
— Beettropfen: Tct. Pini comp.
— Beinsalbe: Ungt. exsiccans.
— Bethstropfen: Tinct. bezoard.
— Bolssalbe: Ungt. exsiccans.

Rot. Brandschmeer: Cerat. Cetac.
rubr.
— Brandschwede: Cerat. Cetac.
rubr.
— Brasilienholz: Lign. Fernaml.
— Bundika: Rad. Rhapontic.
— Butter: Ungt. potabil. rubr.
— Chinakinderpulver: Pulv. pro
infantibus.
— Doste: Herb. Origani.
— Drachenpulver: Pulv. pro
equis ruber.
— Edelherzpulver: Pulv. epilept.
ruber.
— Edelsteinpulver: Pulv. epilept.
ruber.
— Ernst: Rad. Gentianae.
— Flor: Bezetta rubra.
— Flußtropfen: Tinct. lignor. —
Tinct. aloes comp.
— Fritzensalbe: Ugt. Hydr. rbr.
— Gauchheil: Herb. Anagallidis.
— Guldenöl: Ol. Petrae rubr.
— Himmelssalbe: Ungt. oph-
thalm rubr.
— Hirschhorn: Caput mortuum.
— Hundszunge: Ugt. potab. rbr.
— Kapuzinersalbe: Ungt. Hy-
drarg. rubr.
— Katharinenöl: Ol. Petr. rubr.
— Knoblauch: Asa foetida.
Rad. Asphodeli.
— Kopfsalbe: Ungt. Hydr. rubr.
— Krätzsalbe: Ugt. Hydr. rubr.
— Krueiuspflaster: Empl. oxycr.
— Lappen: Bezetta rubra.
— Lawendeltropfen: Tinct. La-
vand. comp.
— Liebespulver: Pulv. aromat.
— Lumpen: Bezetta rubra.
— Makari: Ungt. Hydrarg. rubr.
— Missetat: Ungt. ophth. rubr.
— Moos: Carrageen.

Rot. Myrrhen: Myrrha.
— **Nerventropfen:** Tinct. Ferr. acet. aeth.
— **niederschlagendes Pulver:** Plv. temper. rubr.
— **Nieröl:** Ol. philosoph.
— **Ochsenzunge:** Rad. Alcannae.
— **Olan:** Ol. Hyperici.
— **Olium:** Ol. Hyperici.
— **Pappeln:** Flor. Malvae.
— **Pimpinelle:** Rad. Sanguisorb.
— **Pingelsalbe:** Ugt. Hydr. rubr.
— **Präcipitat:** Ungt. Hydrarg. oxyd. rubr.
— **Prinz mit Haar:** Ungt. Hydr. rubr.
— **Pulver:** Pulv. Magnes. c. Rheo. — Pulv. temper. rubr.
— **Rosenöl:** Ol. crinale rubrum.
— **Schlagtropfen:** Tinct. aromat.
— **Schreckpulver:** Pulvis temperans rubr.
— **Schwefel:** Cinnabaris.
— **Seidensalbe:** Ungt. Hydrarg. rubr. in sacc.
— **Sensen-Magentropfen:** Tinct. Sennae comp.
— **Stahlpulver:** Ferr. oxyd. rubr.
— **steigender Nachtschatten:** Stip. dulcamar.
— **Tee:** Flor. Rhoeados.
— **Wegerich:** Herb. Plantag. maj.
— **Widerton:** Herb. Adiant. aur.
— **Wundbalsam:** Tinct. Benzoes comp.
— **Wurzel:** Rad. Alcannae.
— **Zehrtropfen:** Tinct. aromatic.
— **Zungenwurzel:** Rad. Alcann.
Rotbackenküple: Pilul. Ferri Valetti.
Rotbackenpillen: Pil. Ferr. carb.
— Pil. aloet. ferrat.

Rotbackenpulver: Ferr. oxyd. sacch.
Rotbackentropfen: Liq. Ferri mang. sacchar.
—, **rote:** Tct. Ferri acet. Rad.
Rotbeerblätter: Fol. Fragariae.
Rotbeersaft: Sir. Berberidis. — Sir. Rubi Idaei.
Rotbeersalbe: Ungt. potabile rubr.
Rotbeize: Liquor Alumin. acetici crud.
Rotblau: Anilin.
Röte, auch türkische: Rad. Alcannae.
Roteibenblätter: Fol. Taxi.
Roteisenstein: Lap. Haematit.
Rötel: Lapis Haematitis.
Röteli: Flor. Primulae.
Rötelkreide: Lapis ruber fabrilis.
Rötelstein: Bolus rubra. — Lap. Haematitis.
Rötelwurz: Rad. Rubiae.
Rotenze: Rad. Gentianae.
Roterde, armenische: Bolus rubra.
Rotfärberwurzel: Rad. Alcann.
Rotgungel: Rhiz. Tormentillae.
Rotheilwurzel: Rhiz. Torment.
Rotholz: Lignum Fernambuci.
Rötke: Herb. Millefolii.
Rotkelchenbeersalbe: Ungt. potabile rubr.
Rotkelchenöl: Ol. Hyperici.
Rotkelchensaft: Sirup. Rubi dil.
Rotlaufkraut: Herb. Geranii.
Rotlaufkugeln: Globuli ad erysipelas.
Rotlauföl: Ol. Hyperici.
Rotlaufpflaster: Empl. Ceruss.
Rotlaufpulver: Pulv. ad erysip.
Rotlaufsalbe: Ungt. Cerussae.
Rotlaufschutz: Acid. hydrochl. dil.
Rotlümpel: Bezetta rubra.
Rotmachgelb: Crocus.

Rotmichelherzpulver: Pulv. epileptic. ruber.

Rotminenpflaster: Empl. Mini. rubr.

Rotocker: Terra de Siena.

Rotöl: Ol. Hyperici.

Rotpräcipitat: Ugt. Hydrarg. rubrum.

Rotrindentee: Cort. Frangul.

Rotsalz: Natr. aceticum crud.

Rotsantelholz: Lign. Santal. rubr.

Rotscharlakenpulver: Gutti pulv.

Rotschlütten: Fruct. Alkekengi.

Rotstahlpflaster: Empl. ad rupturas.

Rotstein: Lapis ruber fabrilis.

—, armenischer: Bolus Armena.

Rotwisplichöl: Ol. Hyperici.

Rotwundwasser: Aq. vuln. rubr.

Rotwurz: Rad. Alcannae.

Rotwurzöl: Ol. Hyperici.

Rottenstein: Terra tripolit.

Rottenwurzel: Rad. Valerian.

Rotterdamsche Tritum: Ungt. Plumbi.

Rozenheul: Flor. Rhoeados.

Rübe, faule: Rad. Bryoniae.

Rübenkraut, wildes: Fol. Farfar.

Rubenpflaster: Empl. fusc. camph.

Rübenpflaster, schwarzes: Empl. fuscum.

—, weißes: Empl. Cerussae.

Rübensaft: Succ. Dauci inspiss.

Rübezahltropfen: Tct. amara. — Tinct. Chinoidin.

Rubinschwefel: Arsenium sulfur.

Rübliwat: Flor. Napi.

Rüböl: Ol. Rapae.

Rubricke: Minium.

Rubrikrot: Minium.

Rubsalbe: Empl. fusc. camph.

Rübsamen: Sem. Napi.

Ruchelkörn: Pulv. contra pedic.

Ruchfutter: Pulv. pro equis.

Ruchgras: Herb. Anthoxanthi.

Ruchhörnli: Sem. Faenugraeci.

Ruckerlblüt: Flor. Bellidis.

Rüdbalsam: Balsam. peruvian.

Rüdsalbe: Ungt. sulfuratum.

Ruffensalbe: Ungt. Hydrarg. alb.

Rufkraut: Herb. Sideritidis.

Ruf Widerruf und Gegenruf: Hrb. Conyzae, Herb. Ptarmicae et Herb. Sideritidis aa p. aequ.

Rügelikümml: Fruct. Coriandri.

Rugertee: Herb. Marrubii.

Ruh: rauh.

Ruhenicht: Liq. Ammon. caust.

Ruhepulver für Kinder: Plv. Magn. c. Rheo.

Ruhesaft: Sir. Papaveris.

Ruhewasser: Aq. Foeniculi.

Ruhlatwerge: Electuar. e Senna.

Ruhpulver: Pulv. epilepticus. March. — Pulv. carminativus. — Plv. pro infant. Hufel. — Pulv. Magnes. c. Rheo.

Ruhralant: Herb. Conyzae.

Ruhrblumen: Flor. Stoechados.

Ruhrkirschen: Fruct. Corni.

Ruhrkraut: Herb. Mercurialis.

Ruhrkrautblüten: Flor. Stoechad.

Ruhröl: Oleum viride.

Ruhrrinde: Cort. Cascarillae. — Cort. Simarubae.

Ruhrtropfen: Tct. Cascarillae.

Ruhrwurzel: Rad. Colombo. — Rad. Ipecacuanh. — Rhiz. Tormentillae.

Ruhsaft: Sirupus Chamomillae. — Sir. Mannae. — Sir. Papaver. — Sir. Rhei. — Sir. Valerian.

Ruhtropfen: Tinct. Valerianae.

Ruhwasser: Aq. aromatica. — Aq. Foeniculi.

Ruku: Orleana.

Rulands Lebensbalsam oder Schwefeltropfen: Ol. Terebinth. sulfurat.

Rülsblumen: Flor. Millefolii.

Rumesch: Herb. Teucrii.

Rumorpflaster: Empl. ad ruptur.

Rund Allermannsharnisch: Bulb. Victorialis rot.

— Sigmarswurz: Bulb. Vict. rot.

Rundrie: Secale cornutum.

Runzerenbeerenkraut: Fol. Rub. frut.

Ruppenmünze: Fol. Menth. crisp.

Ruppimenthen: Fol. Menth.crisp.

Rüpplikraut: Herb. Millefol.

Rüppsuchtsalbe: Ungt. Rosmarini cps.

Ruprechtskraut: Herb. Geranii.

Rüpschpomade: Ugt. Hydr. pedic.

Ruschbeere: Fruct. od. Fol. Myrtilli.

Ruschbeerblätter: Fol. Myrtilli.

Ruscherrinde: Cort. Ulmi.

Ruskraut: Herb. Conyzoe.

Russelrinde: Cortex Ulmi.

Russenpulver: Pulv. ins. c. Borac.

Russisch. Balsam: Tct. Benz. cps.

Russisch. Bohnen: Sem. Ricini.

— Kalk: Calc. Viennensis.

— Öl: Oleum Rusci.

— Pflaster: Empl. fuscum.

— Schoten: Fruct. Capsici.

— Stahltropfen: Tct. Ferri chlor. aeth.

— Tropfen: Tinct. anticholeric.

— Wasser: Spir. Melissae comp.

Rußessenz: Tinct. Fuliginis.

Rußgelb, Rüßgelb: Ars. citr. nativ.

Rußnussenöl: Ol. Petrae.

Rußöl: Kreosot.

Rüsterrinde: Cort. Ulmi.

Rußtinktur: Tct. Fulig. Clauder.

Rustbaumrinde: Cort. Ulmi.

Rute: Tub. Ari. — Herb. Rutae.

Rutenkraut: Fol. Rutae.

Rutenöl: Ol. Jecoris Aselli.

Rutenwurz: Rhiz. Ari.

Rütersaft: Succ. Liquiritiae.

Rütersalv: Ugt. Hydrarg. pedic.

Rutheil: Fol. Rutae.

Ruthmachgähl: Crocus.

Rutschpulver: Talcum pulv.

Rütte: Herb. Rutae.

Rymbesinge: Fruct. Rhamni cathart.

S.

(Soat = Samen. Salv, Schmiere, Schmierm = Salbe. Schäufeln = Plätzchen. Schwede = Pflaster. Salse, Selz, Sulz = eingedickter Saft. Söht = süß. Stätt = Aether. Stötten = gestoßen. Stupp = Pulver. Sünnt = Sankt.)

Saafbrot: Fruct. Ceratoniae.

Saarbaumknospen: Gemmae Populi.

Saarbollenknospen: Gemmae Populi.

Saat: Samen.

Saatgras: Rhiz. Graminis.

Saatrosen: Flor. Malv. arbor.

Sabadill: Semen Sabadillae. — Pulv. contra pediculos.

Sabadillsalbe: Ungt. Hydr. pedic.

Säbenbaumbeeren: Fruct. Junip.

Säbendelspulver: Pulv. pro equis.

Sabikraut: Fol. Salviae.

Sabintinctur: Tinct. Arnicae.
Sachfriß: Herb. Millefol.
Sachsenfraß: Lign. Sassafras.
Sächsischblau: Coerulum Beroli-
nense.
Sächsische Erde: Pulv. contra
blattas.
— **Magentropfen:** Tinct. Aloës
cps.
— **Schwefelsäure:** Acid. sulfur.
fumans.
Säckchenpulver: Plv. ctr. insect.
Säckelkraut: Hrb. Burs. Pastoris.
Sackpackdl: Pulv. ctr. pedicul.
Sackuar: Herb. Scabiosae.
Sadebaum: Summit. Sabinae.
Sadebaumbeeren: Fruct.Juniperi.
Sadebaumöl: Ol. Hyoscyami. —
Ol. Papaveris. — Ol. Sabinae.
Sadewurzel: Lignum Quassiae.
Safengeist: Spiritus saponatus.
Safferblumen: Flores Carthami.
Safferet: Crocus.
Safferetblümli: Crocus
Safferetstäbli: Empl. oxycroc.
Saffernt: Crocus.
Säffer: Crocus.
Saffian: Herb. Salviae.
Saflat siehe Salvolat.
Saflor: Flores Carthami.
Safran: Crocus:
—, **falscher oder wilder:** Flor.
Carthami.
Safranpflaster: Empl. oxycroc.
Safranspiritus: Spir. camph. croc.
Safran und Blum: Crocus et Macis.
Safrich: Crocus.
Saftbraun: Catechu.
Saftgrün: Succus viridis. —
Chlorophyll.
Saftgrünbeeren: Fruct. Rhamni.
cathart.
Säftle: Sir. Mannae.

Säftpflaster: Empl. Lithargyri.
—, **vermehrtes:** Empl. Litharg.
comp.
Sagapen: Sagapenum.
Sagarill: Cort. Cascarillae.
Sagebaum: Summitat. Sabinae.
Sägkraut: Herb. Millefolii.
Sagradarinde: Cort. Cascar. sagr.
Sagstoff: Pulv. contra pediculos.
Sahentsöl: Ol. Juniperi Ligni.
Saldschützer Salz: Magnes. sulf.
Sainfoin: Herb. Medicaginis.
Saint Germaintee: Spec. laxant.
SaintGermaintinktur: Tct.Sennae.
Säkfltee: Flor. Chamomillae.
Sala: Cort. Salicis.
Salat, giftiger: Herb. Lactuc. vir.
Salatöl: Ol. Olivarum.
Salbe: Fol. Salviae.
—, **ägyptische:** Ungt. Aerugin.
— Ungt. ophthalm. rubr.
—, **alte Schaden-:** Ungt. Zinci.
—, **aromatische:** Ungt. nervin.
—, **austrocknende:** Ugt.exsiccans.
—, **Authenrieths:** Ungt. Plumb.
tannicum.
—, **blaue:** Ungt. Hydrarg. pedic.
—, **borsdorfer:** Ungt. pomadin.
album.
—, **durchdringende:** Ungt.nervin.
—, **einfache:** Ungt. cereum.
—, **englische:** Ungt. leniens.
—, **erweichende:** Ungt. flav. —
Ungt. Populi. — Ungt. Hydr.
ciner. ven.
—, **flüchtige:** Linim. ammoniat.
—, **französische:** Ungt. Hydr.
citrin.
—, **gelbe:** Ungt. flavum.
—, **Genfer:** Ungt. strumale.
—, **gewöhnliche:** Ungt. cereum.
—, **Glogauer:** Ungt. Hydr. citr.
—, **Goulardsche:** Ungt. Plumbi.

Salbe, graue: Ungt. Hydrarg.
pedic.

—, grüne: Ungt.nervin. — Ungt.
Populi.

—, hebräische: Ungt. diachylon.

—, Hebras: Ungt. diachylon.

—, Königseer: Empl.fusc.camph.

—, Lauks: Ungt.Hydrarg. citrin.

—, Londoner: Ungt. leniens.

—, Neapolitanische: Ungt. Pediculor.

—, neunerlei: Ungt. nervinum.

—, rauhe: Folia Salviae.

—, Reißmanns: Ungt. ophthalm.

—, scharfe: Ungt. Cantharidum.

—, schmale: Folia Salviae.

—, schwarze: Empl. fuscum. —
Ungt. contra pediculos.

—, tolle: Electuarium e Senna.
— Electuarium thericale.

—, weiße: Ungt. Cerrusae.

—, Werthofs: Ungt. Hydr. alb.

—, zerteilende: Ungt.Kalii jodati.

Salbei: Folia Salviae.

Salbeiöl (Kneipp): Ol. Salviae
coct.

Salbenblätter: Folia Salviae.

Salbinen: Fol. Salviae.

Salbinetee: Folia Salviae.

Sale: Cort. Salicis.

Salegrag: Tubera Salep.

—, Amerikan.: Amyl. Marantae.

Sal essentiale tartari: Acid. tartaricum.

Salep, amerikanischer: Amyl.
Marantae.

Salf: Salbe.

Salfere: Fol. Salviae.

Salfererbalsam: Ol. Lini sulf.

Salferertee: Folia Salviae.

Salicylstreupulver: Pulv. salicy-
licus cum Talco.

Saliter: Kali nitricum.

Salmblume: Flor. Bellidis.

Salmensalbe: Ungt. Rosmar. cps.

Salmiak: Ammon. chloratum.

—, fixer: Calcar. chloratum.

—, flüchtiger: Ammon. carbon.
— Liq. Ammon. caust.

—, martialischer: Amm. chlorat.
ferrat.

— zum Backen: Amm. carbon.

Salmiakblumen: Ammon. chlorat.

Salmiakgeist: Liq. Amm. caust.

—, blauer: Spiritus coeruleus.

—, versüßter: Liq. Ammon. anis.
Liqu. Ammon. caust. spirit.

Salmiaklakrizen: Troch. Amm.
chlor.

Salmiakpastillen: Troch. Amm.
chlor.

Salmiaksalz: Ammon. carbon.
(zum Backen).—Amm. chlorat.
(zum Einnehmen). — Ammon.
chlor. subl. (zum Löten).

Salmiakspiritus: Liquor Ammon.
caustici.

Salmiakstein: Ammon. chlorat.
subl. (zum Löten).

Salniter: Kali nitricum.

Salnitri: Kali nitricum.

Salnolatspiritus, innerlich: Liq.
Ammon. anis.

—, äußerlich: Liq.Ammon.caust.

Salomonssiegel: Rhiz. Polygon.

Salomonsstiefel: Rhiz. Polygon.

Salomontropfen: Ol. Tereb. sulf.

Salpeter: Kali nitricum.

—, cubischer: Natr. nitricum.

Salpeteräther: Spir. Aeth. nitros.

Salpetergeist: Acid. nitricum.

—, versüßter: Spir. Aeth. nitros.

Salpeterkügelchen: Kali nitric.
tabulat.

Salpeternaphtha: Spir. Aeth. nitr.

Salpeterpapier: Charta nitrata.

Salpetertafeln: Kali nitr. tabul.
Salpetertropfen: Spir. Aeth. nitr.
Salpeterzeltchen: Kali nitr. tab.
Salsch: Cort. Salicis.
Salse: eingedickter Saft. Succus.
Salsendornbeeren: Fruct. Berber.
Saltaltri: Kali carbonicum pur.
Saltartari: Kali carbonicum pur.
Saltling: Herb. Acetosae.
Saltorter: Kali carbonicum.
Saltrianbeeren: Frct. Alkekengi.
Salus et vinus: Liq. Amm. caust.
Salus und Lavendel: Spir. Lavandul. ammonicat. (3 + 1).
Salusspiritus: Acid. hydrochl. dil.
Sälv: Fol. Salviae.
Salvatorbalsam: Bals. Peruv. — Tinct. Benzoës comp.
Salve, rauhe: Fol. Salviae.
Salverer: Folia Salviae.
Salvetinktur: Tinct. amara.
Sälvli: Fol. Salviae.
Salvolate, aromatische: Liq. Ammon. aromat.
—, blaue oder grüne: Aq. coerul.
—, gelbe: Liq. Ammon. anisat. besonders für d. Bienenzucht.
—, weiße: Liq. Amm. caust. — Aq. vulner. spirit.
Sal volatile: Ammon. carbon.
Salvolatspiritus: Liq. Amm. caust.
Salz, Berliner: Natr. bicarbonic.
—, Berthollets: Kali chloricum.
—, Braunschweiger: Natr. sulfuricum.
—, Bremer: Natr. sulfuric.
—, Bullrichs: Natr. bicarbon.
—, Egerer: Magnes. sulfuricum.
—, englisches: Magnes. sulfuric.
—, flüchtig-englisch.: Ammon. carbon.
—, flüchtiges: Ammon. carbon.

Salz, Frankfurter: Natr. bicarbonic.
—, Karlsbader: Sal. Carolinum.
—, Kreuzburger: Magnes. sulf.
—, Mohrsches: Ammon. sulfuric. ferrat.
—, Rocheller: Tartar. natronat.
—, Schlippes: Stibio-natr. sulfur.
—, Seidlitzer: Magnes. sulfuric.
Salzäther: Spir. Aether. chlor.
—, versüßter: Spirit. aeth. chlor.
Salzalkali: Natr. carbonicum.
Salzburger Tropfen: Elixir Proprietatis. — Tinct. Aloës cps.
Salzgeist: Acid. hydrochloricum.
—, versüßter: Spir. Aeth. chlor.
Salzglas: Fel Vitri.
Salzkraut: Herb. Salsolae.
Salzöl: Acid. hydrochloricum. — Linim. resolvens.
Salzsäure: Acid. hydrochloric.
—, oxydierte: Aq. chlorata.
—, vollkommene: Aq. chlorata.
Salzschaff: Pulv. pro equis.
Salzspiritus: Acid. hydrochlor. — Spir. Vini Gallic. c. Sale.
Salzstein: Sal Gemmae (Steinsalz).
Salzunger Tropfen: Elixir Proprietatis. — Tct. Aloës cps. Tinct. salina Hallensis.
Samakt: Herb. Melissae. — Herb. Saniculae.
Samariterbalsam: Ol. rubrum.
Samaritergeist: Spir. Meliss. cps.
Samariterpflaster: Empl. fusc. — Empl. Cerussae. — Empl. Lithargyri molle.
Samaritersalbe: Empl. Lith. molle.
Sämchenöl: Ol. Rapae.
Sämehl: Lycopodium.
Samen der Brautimhaar oder der Jungferimgrünen: Sem. Nigellae.

Samen, Spanischer: Sem. Canar.
—, wohlriechender: Frct. Amomi.
Samenlack: Lacca in granis.
Samenöl: Ol. Sesami.
Samensalz: Ammon. chloratum.
Samenstaub: Pulv. ctr. pedicul.
Sämersamen: Fruct. Cannabis.
Samlottenkraut: Hrb. Oreoselin.
Samtblümchen: Flor. Violae tricol. — Flor. Bellidis.
Samtpappelblüten: Fol. Althaeae.
Samtpappeln: Flor. Malv. arb.
Samtpappelwurzel: Rad. Althae.
Samtschwarz: Carbo ossium. — Spodium.
Sanamundenwurzel: Rhiz. Caryophyllat.
Sandbeerblätter: Fol. Uvae ursi.
Sandblackte: Fol. Farfarae.
Sandblätter: Fol. Farfarae.
Sandblüemli: Flor. Farfarae.
Sandblumen: Flor. Farfarae.
Sandbrot: Fruct. Ceratoniae.
Sanddistelwurzel: Rad. Carlinae.
Sanddornblätter: Fol. Hippoph.
Sandedroni: Flores Cinae.
Sandel, gelber: Rhiz. Curcum.
Sandelholz, blaues: Lignum nephriticum.
—, gelbes: Lign. Santali citrin.
—, rotes: Lign. Santali rubrum.
—, weißes: Lign. Santali album.
Sandelrot: Lign. Santali rubr.
Sandimmortellen: Flor. Stoechad.
Sandkraut: Folia Farfarae. — Herb. Ivae moschatae.
Sandrach: Sandaraca.
Sandrainblumen: Flor. Stoechad.
Sandriedwurz: Rhiz. Caricis.
Sandruhrblumen: Flor. Stoechad.
Sandsaat: Sem. Staphisagriae.
Sandsegge: Rhiz. Caricis.
Sandstrohblumen: Flor. Stoechad.

Säneschlotten: Follicul. Sennae.
Sängerkraut: Herb. Saturejae.
Sängerschiffchen: Veilchenpastillen, Past. d'orateurs.
Sanikel: Herb. Saniculae.
Sanikelöl: Oleum viride.
Sanikelsalbe: Ungt. basilic. — Ungt. nervinum viride.
Sanikelstein: Lap. Calaminar.
Sanissalbe: Ungt. nervinum.
Saniter: Kal. nitricum.
Saniterspiritus: Spir. Aeth. nitros.
Sanktbernhardskraut: Herb. Cardui bened.
Sanktgeorgstropfen: Oleum Terebinth. sulfur.
Sanktgermaintee: Spec. laxantes.
Sanktjakobsöl: Ol. Hyoscyam. — Ol. rubrum.
Sanktjakobstropfen: Tinct. Aloës comp.
Sanktjohanniskraut: Herba Hyperici.
Sanktjürgenkrautwurzel: Rad. Valerian.
Sanktkatharinenöl: Ol. Petrae rbr.
Sanktkatharinensamen: Sem. Nigellae.
Sanktkonradskraut: Herb. Hyperici.
Sanktlorenzwurz: Rad. Vincetoxici.
Sanktorikraut: Herb. Centaurii.
Sanktpaulswurzel: Rhiz. Imperatoriae.
Sanktpeter: Kal. nitricum.
Sanktpeteröl: Ol. Petrae rubr.
Sanktpeterskoken: Kali nitric. tabulat.
Sanktpeterskraut: Herb. Parietariae.
Sanktpeterswurzel: Rad. Succis.
Sanktpetristab: Herb. Virgaur.

Sanktumholz: Lign. Guajaci.
Sankt Yves Augenbalsam: Ungt. ophthalm. comp.
Sansonatebalsam: Bals. Peruv.
Santedroni: Flores Cinae. — Troch. Santonini.
Santelholz: Lign. Santalinum.
Santeywurzel: Rad. Saniculae.
Santorie: Herb. Centauri.
Saphedentee: Fol. Salviae.
Sappikanten: Succ. Liquiritiae.
Sapsüß: Succ. Liquiritiae.
Sarbacheknospen: Gemmae Populi.
Sarbollenknospen: Gemmae Populi.
Sareptasenf: Sem. Erucae.
Sarratisalbe: Ungt. Plumbi.
Sarriette: Herb. Saturejae.
Sarsaparillian: Sir. Sarsap. cps.
Sarsaparille: Rhiz. Sarsaparill.
—, deutsche: Rhiz. Caricis.
Sartoriuspflaster: Empl. Lith. spl.
Sassafras: Lign. Sassafras.
Sassafrasnüsse: Sem. Pichurim.
Saßdaundhatabrillauf: Rad. Sarsaparill.
Saßundfraß: Lign. Sassafras.
Satermannskraut: Herb. Saturej.
Satinocker: Terra Ochrea (Oker).
Satteldrucksalbe: Oxymel Aeruginis.
Sattlerspiritus: Acid. hydrochl. dilut.
Satureikraut: Herb. Saturejae.
Saturnbalsam: Liq. Plumb. subacetici.
Saturnessig u. Saturnextrakt: Liq. Plumbi subacet.
Saturnicerat: Ungt. Plumbi.
Saturnus, umgewandter: Ungt. Plumbi.
Saturnusöl: Acet. Plumbi.

Saturnsalbe: Ungt. Plumbi.
Satzmehl: Amylum.
Säuberungssalbe: Ungt. Hydrarg. pedicul.
Säublumenkraut: HerbaTaraxaci.
Saubohnenkraut: Fol. Hyoscyami.
Saubrot: Rhiz. Cyclaminis.
Saudann: Herb. Ledi.
Saudistel: Rad. Taraxaci c. Herb.
Saudrain: Flor. Stoechados.
Sauer: Herba Acetosellae.
Sauer, Hallers: Mixt. sulf. acid.
Sauerachrinde: Cort. Berberid.
Sauerampfer: Herb. Acetosae.
Sauerampfersalz: Kali bioxalic.
Sauerampföl: Acid. sulfuric. dil.
Sauerbalsam: Ol. Tamarisci.
Sauerbeeren: Fruct. Berberidis.
Sauerbeerensaft: Sir. Berberid.
Sauerbeerkraut: Fol. Vitis Id.
Sauerbittergallenmagendarmwasser: Liqu. Ammon. pyrooleos. dilut.
Sauerdattel: Pulp. Tamararind. depur.
Sauerdorn: Fruct. Berberidis.
Sauergras: Rhiz. Caricis.
Sauergugger: Herb. Rumicis. Herb. Acetosellae.
Sauerhonig: Oxymel simplex.
Sauerklee: Herb. Acetosellae.
Sauerkleesalz: Kali bioxalic.
Sauerkleesäure: Acid. oxalic.
Sauerkraut: Herb. Levistici. — Herb. Majoranae.
Sauerlampe: Herb. Acetosae.
Säuerli: Herb. Rumicis acetos.
Säuerling: Herb. Acetosae.
Sauerlump: Herb. Acetosae.
Sauermus: Pulp. Tamarind. dep.
Sauerpulver: Tartar. depurat.
Sauersaft: Sirup. Citri.

Sauersalz: Acidum tartaricum.
Sauersirup: Sir. Citri.
Sauertropfen: Mixt. sulf. acida.
Sauerwasser: Acid. sulfur. dil.
Saufenchel: Rad. Peucedani.
Saufris siehe Sulfuris.
Saugift: Fol. Hyoscyami.
Saugränze: Herb. Ledi palustr.
Saugras: Herb. Polygoni.
Saukirsche: Fol. Belladonnae.
Saukraut: Herb. Hyoscyami. — Herb. Levist. — Herb. Polygoni.
Saukrautwurz: Rad. Taraxaci.
Saulstropfen: Tct. Chinoidini.
Saumehlwurz: Rad. Peucedani.
Saumelke: Herb. Taraxaci.
Saumwurz: Rad. Bryoniae.
Saunickel: Herb. Saniculae.
Saupulver: Stib. sulfurat. nigr.
Säupulver: Stib. sulfurat. nigr.
Saur. Elixier: Mixt. sulfuric. acid.
— **Nerventropfen:** Aether. aceticus. — Tinct. aromat. acid.
— **Tropfen:** Mixt. sulfur. acid. — Tinct. aromat. acid.
— **Zahntropfen:** Mixt. sulf. acid.
Saurachbeeren: Fruct. Berberid.
Säure, Hallersche: Mixt. sulf. acid.
—, **preußische:** Acid. hydrocyan.
Saurebe: Stipit. Dulcamarae.
Sauringel: Herb. Potentillae.
Saurüsselwurz: Rad. Taraxaci.
Saustock: Herb. Taraxaci.
Sautanne: Herb. Lycopodii.
Sauwurz: Rhiz. Veratri alb.
Savenbaum: Sumit. Sabinae.
Savolat: Salvolat.
Säwersaat: Flores Cinae pulv.
Säwkenpulver: Flor. Cinae pulv.
Schabab: Herb. Millefolii. Herb. Adonidis.
Schababsamen, zahmer: Sem. Nigellae.

Schaback: Ungt. contra scabiem.
Schabarisalbe: Ungt. sulf. gris.
Schaben: Blatta orientalis.
Schabenkraut: Fol. Patschuli.
Schabenkrautblumen: Flor. Stoechados.
Schabenpulver: Plv. insector. — Borax.
Schabensalz: Naphthalin.
Schabertee: Herb. Millefolii.
Schabijak: Ungt. Hydrarg. alb.
Schablone: Ungt. flavum.
Schaborblüten: Flor. Millefol.
Schabrell: Cort. Cascarillae.
Schabrian, umgewandter: Ungt. contra scabiem.
Schabstein: Talcum pulv.
Schabziegerklee: Herb. Melilot. coerul.
Schachtelhalm: Herb. Equiseti.
Schachtelpflaster: Empl. fusc.
Schächterhal: Herb. Equiseti.
Schachtkraut: Herb. Spartii.
Schackerillenbork: Cort. Cascarillae.
Schadenpflaster: Empl. Litharg. molle.
Schadensalbe, alte: Unguent. exsiccans. — Ungt. Zinci.
Schadentunpflaster: Empl. ad rupturas.
Schadenwasser: Aq. phagadaen.
Schadhell: Rad. Consolidae.
Schafdistel: Herb. Card. bened.
Schafeminzwurz: Rhiz. Veratri.
Schafennigwurzel: Rhiz. Veratri.
Schafentel: Flor. Lavandulae.
Schafentelwurz: Rad. Bryoniae.
Schäferbalsam: Liq. Ammon. anisat.
Schäferkern: Pulv. contra pedic.
Schäferkraut: Herb. Burs. Pastor.
Schaferltee: Follicul. Sennae.

Schäfermädchensalbe: Ungt. oph. thalm.

Schäferpflaster: Empl. fuscum.

Schäfersalbe: Ungt. basilic. fusc. — Ungt. cereum. — Ungt. ophthalmicum. — Ungt. Zinci.

Schäfertropfen: Tinct. aromat.

Schäferwurzel: Rhiz. Galang.

Schaffkraut: Herb. Teucrii.

Schaffrus: Herb. Equiseti.

Schafgarbe: Herb. Millefolii.

Schafgarbenessenz: Tinct. amara.

Schafheu: Herb. Equiseti.

Schafklee: Fol. Trifolii alb.

Schafkopfkraut: Herb. Chenopodii.

Schafkunz: Fung. Sambuci.

Schafminzwurz: Rad. Hellebori albi. — Rhiz. Veratri alb.

Schafmullensaat: Fruct. Phellandrii.

Schafpfennigsaat od. -wurz: Rad. Helleb. alb. — Rhiz. Veratr. alb.

Schafrippchen: Herb. Millefolii.

Schafrippelblumen: Flores Millefolii.

Schafsalbe: Lanolin (Adeps Lanae).

Schafschwanz: Flor. Verbasci.

Schafstroh: Herb. Equiseti.

Schaftelen: Herba Equiseti.

Schaften: Herb. Equiseti.

Schafthalm: Herb. Equiseti.

Schaftheu: Herb. Equiseti.

Schaftreck: Rad. Bryoniae.

Schafzungen: Flor. Millefolii.

Schaiblers Pulver: Plv. pro equis.

Schakalpulver, Indianisches: Cort. Chinae pulv.

Schakarillenbork: Cort. Cascarillae.

Schakorinde: Cort. Cascarillae.

Schalberrisalbe: Ungt. sulf. gris.

Schämdich: Stincus marinus.

Schämgraff: Herb. Linariae.

Schampanierwurz: Rhiz. Veratri.

Schampionkraut: Hrb. Scabios.

Schampodripflaster: Empl. Champodrii.

Schanikel: Herb. Saniculae.

Schankersalbe: Ugt. Hydr. rubr.

Schanzwurz: Rad. Consolidae.

Schapiosenkraut: Herb. Scabiosae.

Schappang: Ungt. Hydrarg. alb.

Schappox: Ungt. Hydrarg. alb.

Schappsalbe: Ungt. ctr. scabiem.

Schapschartee: Herb. Millefolii.

Schapshose: Herb. Scabiosae.

Scharbe: Herb. Genistae.

Scharbockklee: Fol. Trifol. fibr.

Scharbockkraut: Fol. Arnicae. — Hrb. Cochlear. Herb. Ficar.

Scharbocksalbe: Ungt. ctr. scab.

Scharbockspiritus: Spirit. Cochleariae.

Scharbocktropfen: Tinct. Chinae comp. — Tinct. Myrrhae.

Scharchkrautblüten: Flor. Genistae. — Flor. Spartii.

Scharf. Juni: Ol. Olivarum. — **Salbe:** Ungt. Cantharidum. — **Schmiere:** Ungt. sulfurat. cps. — Ungt. acre. — **Spießglanztinktur:** Tinct. kalina.

Schärfepulver: Natr. bicarb. — Pulv. Liquiritiae comp.

Schärfkräutig: Herb. Sideritid.

Scharfkopfsalbe: Ungt. basilic.

Scharfkraut: Herb. Sideritidis.

Scharfnessel: Herb. Urticae.

Scharfrichterpflaster: Empl. fusc. camph.

Scharfrichterpulver: Rhiz. Tormentill. pulv.

Scharfrichtersalbe: Unguent. basilicum. — Ungt. contra scabiem. — Ungt. Populi.
Scharfrichtertropfen: Tct. Chinoidini.
Scharfruß: Herb. Equiseti.
Schärläch: Herb. Sphondylii.
Scharlachbeeren: Fruct. Phytolaccae.
Scharlachgrün: Grana Chermes.
Scharlachkäfer: Coccionella.
Scharlachkörner: Gran. Kermes.
Scharlachkraut: Fol. Salviae.
Scharlachwasser: Sol. Carmini.
Scharlachwurzel: Rad. Alcannae. — Rad. Rubiae tinct.
Scharlakenpulver: Tubera Jalapae pulv.
Scharlei: Fol. Salviae.
Schärlez: Herb. Sphondylii.
Scharlottenpulver: Tub. Jalapae pulv.
Scharmakwurzelpulver: Rad. Consolidae pulv.
Scharnikel: Herb. Saniculae.
Scharnokel: Herb. Hyperici.
Scharnpiepen: Hrb. Chaerophyll.
Scharpiesalbe: Ungt. basilicum.
Scharpionöl: Ol. Hyperici. — Ol. Lumbricor. — Ol. Olivar.
Scharte: Herb. Genistae.
Schartenöl: Ol. Amygdalarum.
Scharwekraut: Fol. Patschuli.
Schascharellenbork: Cort. Cascarillae.
Schathütlichkraut: Herb. Alchemillae.
Schattenklee: Fol. Trifolii.
Schauderbalsam: Spirit. aromat.
Schauerbalsam: Ungt. Rosmarin. comp. — Spir. Melissae comp. — Spir. Angelic. comp.
Schäufeln: Plätzchen.

Schaumkraut: Herb. Cardamin.
Schaupen: Flor. Convallariae.
Schedelkraut: Herb. Burs. Past.
Schedelwater: Acid. nitricum.
Scherenschleifertropfen: Tinct. aromat. acid.
Scheefbein: Cornu Cervi ustum.
Scheefennigsaat: Flor. Pyrethri pulv. — Pulv. ctr. pedic. — Rhiz. Veratri pulv. — Sem. Staphisagriae.
Scheelesches Süß: Glycerin.
Scheepseeschwede: Empl. defensiv. rubr.
Scheere, feine: Herb. Chaerophylli.
Scheerenkraut: Herb. Chaerophylli.
Scheerkraut: Herb. Taraxaci.
Scheesenträgerpflaster: Empl. ad rupturas. — Empl. oxycroceum.
Scheetpulver: Pulv. pro pecore.
Scheibenwurz: Rhiz. Asari.
Scheidewasser: Acid. nitricum.
Scheikgras: Rhiz. Caricis.
Scheißbeeren: Fruct. Rhamni.
Scheißbeerholz: Cort. Frangul.
Scheißbeerstengel: Stip. dulcamar.
Scheißblätter: Fol. Sennae.
Scheißholzschalen: Cort. Frangul.
Scheißkraut: Herb. Mercurial.
Scheißlorbeeren: Fruct. Mezerei.
Scheißpillen: Pil. Jalapae.
Scheißwurzel: Rad. Bryoniae.
Schellack: Lacca in tabulis.
Schellkraut: Herb. Chelidonii.
Schelmenkraut: Hrb. Antirrhini.
Schenderbeeri: Fruct. Myrtilli.
Schenscheidemenschentee: Spec. laxantes.
Scherbelstein: Talcum.
Scherbenkobalt: Arsen. metall.

Scherkraut: Herb. Sideriditis.
Scherlig: Herb. Sphondylii.
Schermöntee: Species laxant. St. Germain.
Schernekelöl: Ol. Hyperici.
Schernekeltee: Herb. Hyperici.
Schertlig: Herb. Sphondylii.
Scherzensalbe: Ungt. oxygenat.
Schetschken: Flor. Sambuci.
Schetschkensaft: Succ. Sambuc.
Scheuerchenpulver: Pulv. pro infant. Hufel.
Scheuergras: Herb. Equiseti.
Scheuerkraut: Herb. Equiseti.
Scheuertee: Herb. Equiseti arvens.
Scheurles Pflaster: Empl. fusc.
Schibberschabber: Pulv. contra pediculos.
Schibken: Flor. Sambuci oder Fruct. Sambuci.
Schickerill: Cortex Cascarillae.
Schiefergrün: Viride montanum (Berggrün).
Schieferöl: Benzin. — Oleum Petrae rubr.
Schieferstein: Tutia praep.
Schieferweiß: Cerussa.
Schielkraut: Herb. Chelidonii.
Schielkrautpflaster: Empl. aromatic.
Schiemen: Rhiz. Calami.
Schienenwurz: Rhiz. Calami.
Schierling: Herb. Conii.
Schierlingswasser: Aq. Petrosel.
Schierwasser für Kühe: Acid. nitr. crud.
Schießbeeren: Fruct. Rhamni cath.
Schießlerenwurzel: Rhiz. Polypod.
Schießwurz: Rad. Bryoniae.
Schiewecken: Flor. Sambuci oder Fruct. Sambuci.
Schifferstein: Tutia praeparat.

Schiffspech: Pix navalis.
Schiffsteer: Pix liquida.
Schiggoree: Herb. Cichorei.
Schikerill: Cort. Cascarillae.
Schildkraut: Lichen Pulmonar.
Schildmoos: Lichen Pulmonar.
Schillkrautsalbe: Ungt. Linariae.
Schiltwort: Rad. Bryoniae.
Schimmelsalz: Acid. salicylic.
Schimpfkapseln: Caps. bals. Copaivae.
Schinakelsalbe: Empl. Litharg. comp.
Schinderpflaster: Empl. basilic.
Schindholdersalbe: Ungt. oxygenatum.
Schindkraut: Herb. Chelidonii.
Schinken: Herb. Bursae Pastor.
Schinnkraut: Herb. Chelidonii.
Schinnpulver: Spec. emollient.
Schirmentee: Spec. laxantes.
Schirpklee: Fol. Trifolii alb.
Schischib: Pasta Jujubae. — Pasta Liquiritiae.
Schisgelte: Herb. Cardaminis.
Schismaltere: Herb. Chenopod.
Schismartele: Herb. Chenopodii.
Schismuskörner: Semen Tiglii.
Schißkraut: Herb. Mercurialis.
Schißmilde: Herb. Mercurialis.
Schiwiken: Flor. Sambuci oder Fruct. Sambuci.
Schlabeeren: Frct. Rhamni cath.
Schlafäpfel: Fruct. Papaveris. — Fung. Cynosbati.
Schlafkraut: Fol. Belladonn. — Fol. Hyoscyami.
Schlafkunzen: Fung. Cynosbati.
Schlafpulver: Pulv. carminat.
Schlafsaft: Sir. Chamomill. — Sir. Papaver. — Sir. sedatif.
Schlaftee: Fruct. Papaveris.
Schlaftrunk: Sir. Papaveris.

Schlagbaumrinde: Cort. Rhamn.
Schlagbeeren: Fruct. Rhamni.
Schlagessig: Acet. aromaticum.
Schlagflußtropfen: Tinctura apoplectica.
Schlagkraut: Herb. Chamaepit.
Schlagpulver: Pulv. temperans.
Schlagtropfen, rote: Tinct. aromat. — Tinct. apoplect. rub.
Schlagtropfen, weiße: Spiritus aethereus.
Schlagwasser: Aq. apoplect. — Aq. aromatica. — Aq. vulnerar. acid. — Spirit. Angelic. comp. — Spirit. Coloniensis. — Spir. Lavandulae comp.
— **mit Gold:** Aq. aromatica c. Aur. foliat.
—, **Weißmanns:** Tinct. Arnicae c. Tinct. Kino 10:1.
— **z. Aufriechen:** Liq. Ammon. caust. arom.
— **z. Einnehmen:** Aq. Melissae.
Schlangenbeeren: Fruct. Belladonnae.
Schlangenfett: Ol. Jecor. Aselli.
Schlangengras: Rhiz. Graminis.
Schlangenhaut: Colla Piscium.
Schlangenholz: Lign. Guajaci.
Schlangenknoblauchwurzel: Rad. Victor. long.
Schlangenkraut: Herb. Consol. Herb. Lycopodii. — Herb. Veronicae.
Schlangenkrautsaft: Sirup. communis.
Schlangenmehl: Lycopodium.
Schlangenmoos: Herb. Lycopod.
Schlangenmord: Rad. Consolid.
Schlangenöl: Ol. Jecoris Aselli.
Schlangenpulver: Lycopod. — Millepedes pulv. — Rad. Serpentariae pulv.

Schlangenrippenpulver: Pulv. Infantum.
Schlangenschmalz: Ol. Jecoris. Aselli.
Schlangentritt: Rhiz. Bistortae.
Schlangenwasser: Aq. aromat.
Schlangenwundkraut: Herba Veronicae.
Schlangenwurz: Rad. Serpentariae. — Rad. Vincetoxici. — Rhiz. Bistortae.
Schlaraffenpulver: Tubera Jalapae pulv.
Schlechtwurzel: Rad. Dictamni alb.
Schlecksirup: Sir. Althaeae.
Schlegelöl: Ol. Papaveris.
Schlegeltee: Spec. laxantes.
Schlehbeerl: Fruct. Pruni spinos. Fruct. Sorbor.
Schlehblüten: Flor. Acaciae.
Schlehdorn: Flor. Acaciae.
Schlehdornwurzel: Rad. Consolidae.
Schlehenblut: Flor. Acaciae.
Schlehenmoos: Musc. Acaciae.
Schlehenmus: Succ. Sorborum.
Schlehenöl: Oleum viride.
Schlehenpech: Gummi arabic.
Schlehensaft: Sir. Berberidis.
Schlehenwasser: Aq. Melissae.
Schleichöl: Ol. Olivarum.
Schleimkörner: Sem. Cydoniae.
Schleimkreim: Creta alba.
Schleimmoos: Carrageen.
Schleimpflaster: Empl. Lith. cps.
Schleimpulver: Plv. Liquir. cps.
Schleimsaft: Sir. gummosus.
Schleimschäufeln: Rotulae lax.
Schleimtee: Rad. Althaeae. — Spec. emoll. — Spec. pector.
Schleimtropfen: Tinct. Jalap. dil.

Schleimundgallenpillen: Pilulae laxantes.

Schleimwurzel: Rad. Althaeae.

Schlenzkersche Magentropfen: Tinct. Chinae comp.

Schleppchenpulver: Tub. Salep pulv.

Schletterlestee: Fruct. Papav.

Schlichtmoos: Carrageen.

Schlickspottche: Elect. e Senna.

Schliefgras: Rhiz. Graminis.

Schlieköl: Ol. Olivarum.

Schlimmblut: Flor. Acaciae.

Schlingbohnen: Sem. Phaseoli.

Schlingdornblüte: Flor. Acac.

Schlingwurzel: Rad. Ononidis.

Schlingeblüten: Flor. Acaciae.

Schlinkenblüten: Flor. Acac.

Schlipfblümli: Flor. Farfarae.

Schlippenwurz: Rhiz. Bistortae.

Schlirpklee: Flor. Trifol. rep.

Schloßkraut: Herb. Eupatorii cannabini.

Schloßstein: Lapis Belemnites.

Schlotfegertropfen: Tinct. Ferri pomat.

Schlotten: Fruct. Alkekengi.

Schlottenkraut: Herb. Pulsatill.

Schlotterblumen: Flor. od. Herb. Pulsatillae.

Schlotterhosenkraut: Herb. Pulmonariae.

Schluche- od. Schluckerwurz: Rad. Bistortae.

Schluckenwehrrohr: Rad. Levistici.

Schluckerwurz: Rhiz. Bistortae.

Schluckpulver: Rad. Gentianae pulv. gross.

Schlupfpulver: Talcum pulv.

Schlüsselblumen: Flor. Primul.

Schlüsselblumenwasser: Aqua Amygdal. am. dil.

Schlüssell, blaue: Flor. Primul. viscos.

Schlüsselkraut: Herb. Saponar.

Schlüsselwurz: Rad. Saponar.

Schlutten: Fruct. Alkekengi.

Schluttenkraut: Herb. Pulsatillae.

Schmack: Fol. Sumach.

Schmackblätter: Fol. Rhois.

Schmähle: Rhiz. Graminis.

Schmale Salve: Fol. Salviae.

— Sophie: Fol. Salviae.

Schmalwurzel: Rad. Consolidae.

Schmalz: Adeps.

Schmalzbluema: Herb. od. Flor. Taraxaci.

Schmalzhefen: Rad. Ononidis.

Schmalztee: Spec. nutrientes.

Schmalzwurz: Rad. Consolidae.

Schmandsalbe: Ungt. leniens.

Schmärwurz: Rad. Bryoniae.

Schmeckbirnkerne: Semen Cydoniae.

Schmecke: Herb. Centaur. min.

Schmeckelswasser: Spir. odorat.

Schmeckenicht: Pulv. laxans.

Schmeerstein: Talkum.

Schmeerwurz, Schmeerwürze: Rad. Bryoniae. Rad. Symphyti.

Schmerblumen: Flor. Arnicae. — Flor. Verbasci.

Schmergel: Herb. Chenopodii. — Herb. Serpylli.

Schmerkraut: Herb. Cannabis.

Schmersamen: Fruct. Cannabis.

Schmerstein: Talcum.

Schmerwurzel: Rhiz. Ari. — Rad. Consolid.

Schmerzstillend. Essenz: Tinct. carminativa.

— — fürs Kind: Sir. Chamomill. Sir. Valerian.

— Liquor: Spiritus aethereus.

Schmerzstillend. Opiumtropfen: Acet. Opii. — Tct. anticholer.
— **Saft:** Sir. Papaveris.
— **Spiritus:** Spir. aethereus. — Spir. Angel. comp. — Spir. Melissae comp.
— **Tee:** Flor. Chamom., Fol. Menth. pip., Rad. Valer. aa. pts. aeq.
— **Wasser:** Aq. sedativa. — Aq. Petroselini.
Schmerzwurzel: Rad. Consolid.
Schmettenschmiere: Liniment. ammoniat.
Schmidlipulver: Pulv. aromat. Schmidlii.
Schmidts Pflaster: Empl. Res. Pini.
Schmiere, Schmierm: Salbe.
Schmierpflaster: Empl. fuscum.
Schmierpulver, schwarzes: Graphit.
Schmiersalbe: Sapo viridis.
Schmierseife: Sapo viridis.
Schminkbohnen: Sem. Phaseoli.
Schminke, rote: Carmin. rubr.
— **weiße:** Bismut. subnitr.
Schminkläppchen: Bezett. rubr.
Schminkpulver, mineralisches oder spanisches: Bismut. subnitr.
Schminkweiß: Bismut. subnitr.
Schminkwurzel: Rad. Alcannae.
Schmirgel: Lapis Smiridis.
Schmitze: Lign. campechian.
Schmitzerlein: Fruct. Jujubae.
Schmöckwasser: Spir. Coloniens.
Schmöhle: Rhiz. Graminis.
Schmolt: Adeps.
Schmuckers Pflaster: Emplastr. consolid.
Schmutzkreide: Bol. alba. Creta alba.

Schnabelwurz: Rad. Levistici.
Schnakenfett: Ol. Jecor. Asell.
Schnakengeist: Liqu. Ammon. caust.
Schnakenöl: Ol. Papaveris.
Schnakenpulver: Plv. ctr. insect.
Schnallen: Flor. Rhoeados.
Schnallensaft: Sir. Rhoeados.
Schneckenfett: Adeps. — Ol. Jecor. Asell. — Ol. Lumbricor.
Schneckengeist: Liq. Ammon. caust. — Spirit. aromaticus.
Schneckengruß: Sir. Althaeae.
Schneckenhäuschen: Trochisci Santonin.
Schneckenhauspulver: Conchae praep.
Schneckenöl: Ol. Lumbricor. — Ol. Jecor. Asell.
Schneckensaft: Sir. Althaeae. — Sir. Aurant. flor. — Sir. Liquirit.
Schneckensalbe: Ungt. Plumbi.
—, schwarze: Ungt. basil. fusc.
Schneckensteine: Lapid. Cancror.
Schneckenzähne: Conch. plv. gross. — Sem. Paradisi.
Schneeberger Schnupftabak: Plv. sternutatorius alb.
Schneebitterwurz: Rad. Gentianae.
Schneeblumwurzel: Rad. Hellebori.
Schneerose: Stipit. Rhododendr.
Schneesalbe: Ungt. leniens. Ungt. Plumbi. Ungt. Zinci.
Schneesalz: Ammon. carbonicum.
Schneetropfen: Flor. Convallar.
Schneeweiß: Zincum oxydatum.
Schneiderbalsam: Ungt. ctr. scab.
Schneiderblumen: Flor. Acaciae.
Schneiderkurasche: Ungt. ctr. scabiem.

Schneiderleistenspiritus: Spir. Lavand. comp. — Spir. sapon. camph.

Schneiderliebe: Ungt. ctr. scab.

Schneiders Kurzweil oder Vergnügen: Ugt. contra scabiem.

Schneischenbeeren: Fruct. Sorbi.

Schnellbleiche: Calcar. chlorat.

Schnellerblumen: Flor. Rhoead.

Schnellsalz: Ammon. carbonic.

Schnelltropfen: Tinct. Jalapae.

Schnelzen: Flor. Rhoeados.

Schneppdiwepp: Infus. Sennae comp.

Schnitterblumen: Flor. Stoech.

Schnittgras: Rhiz. Caricis.

Schnitttropfen: Sir. Sennae.

Schnitzelrotstein: Lap. Haematitis

Schnitzerlein: Fruct. Jujubae.

Schnitzewitt: Ungt. sulfur. cps.

Schnuderbeeren: Fruct. Myrtill.

Schnüffelsalbe: Ungt. Zinci.

Schnupfensalbe: Ungt. Majoran.

Schnupfkapseln: Caps. Bals. Cop.

Schnupfpulver, Schneeberger: Pulv. sternutatorius.

Schnupftabaksblumen: Flor. Arnicae.

Schnur: Rhiz. Graminis.

Schnürligras: Rhiz. Graminis.

Schobbijak, weißer: Ungt. Hydrarg. alb.

Schober: Flor. Millefolii.

Schofripple: Flor. Millefolii.

Schokoladenpflaster: Empl. fusc.

Schokoladensalbe: Cerat. fusc. — Ungt. basil. fusc.

Schöllkraut: Herb. Chelidonii.

Schöllwurzelpulver: Rhiz. Veratri pulv.

Schöllwurzkraut: Herb. Chelidonii.

Scholzenpflaster: Empl. fuscum.

Scholzensalbe: Ugt. basilic. fusc.

Schönefrau: Fol. Belladonnae.

Schönemarie: Sem. Faenugraeci.

Schönhacke: Rad. Carlinae.

Schönheitsmilch: Aqua Rosae benzoinat.

Schönheitspflaster: Empl. angl. nigr.

Schönkraut: Herb. Chelidonii.

Schönliebe: Flor. Stoechados.

Schönmädchen: Fol. Belladonnae.

Schonungspflaster: Empl. Cantharid. perp.

Schop: Ungt. contra scabiem.

Schopfsalbe: Ungt. sulfuratum.

Schöpstalg: Sebum ovile.

Schorfkopfsalbe: Ungt. basilic.

Schorfkraut: Herb. Scabiosae.

Schorflattichwurzel: Rad. Oxylapathi.

Schornsteinfegertropfen: Tct. Ferri pomati.

Schoßkraut: Herb. Abrotani.

Schoßmaltenkraut: Herb. Artemisiae.

Schoßwurz: Herb. Abrotani.

Schoten, griechische: Fructus Ceraton.

Schotenklee: Herb. Meliloti.

Schotenpfeffer: Fruct. Capsici.

Schotentee: Follicul. Sennae.

Schotenzucker: Sacchar. Lact.

Schotschen: Flor. Sambuci.

Schottendornsaft: Succ. Acaciae.

Schottenzucker: Sacch. lactis.

Schradel: Fol. Ilicis.

Schraminenstein: Lap. Calam.

Schrankschmier: Cera politor.

Schrapselsalbe: Ungt. ctr. scab.

Schreckbirnen: Sem. Paeoniae.

Schreckblumen: Flor. Arnicae.

Schreckensalbe: Ugt. sulfur. cps.

Schreckkörner: Sem. Paeoniae.

Schreckkoppen: Flor. Trifol. albi.
Flor. Centaureae Jacea. — Herb.
Centaureae paniculat.
Schreckkraut: Herb. Conyzae. —
Herb. Centauri panic. in Bün-
deln. — Herb. Chenopodii. —
Herb. Sideritidis.
Schreckpulver: Pulv. epilept. —
Pulv. pro infant. ruber. —
Pulv. temperans ruber.
Schrecksteine: Flach abgeschlif-
fene, durchbohrte dreieckige
Serpentinsteine.
Schrecktropfen: Mixt. oleos. bal-
sam. — Tinct. Valerian.
—, rote: Aq. aromat. rubr.
—, weiße: Spirit. aethereus. —
Spiritus aetheris nitros. —
Spiritus Melissae comp.
Schreckwasser: Aq. aromatica.
Schrindwurz: Rad. Lapathi.
Schrotschußpulver: Pulv. contra
pediculos.
Schrundensalbe: Ungt. ceroum.
— Lanolin. — Sebum.
Schrunesalbe: Ungt. Terebinth.
Schrunnöl: Glycerin.
Schrunnwasser: Glycerin.
Schubljack: Ungt. ctr. scabiem.
Schublack: Lacca in tabulis.
Schülerkraut: Herb. Acmellae.
Schulholz: Cort. Dita.
Schulzes Balsam: Tct. odontalgic.
Schulzucker: Sacchar. rubrum.
Schumack: Herb. Sumach.
Schumannstropfen: Tinct. amara.
Schumarkel: Herb. Asperulae.
Schuppenflechte: Lich. Island.
Schuppensalbe: Ungt. Zinci.
Schuppenwurz: Rhiz. Bistort. —
Rhiz. Filicis.
Schürmannpflaster: Empl. fus-
cum.

Schürwurz: Rhiz. Tormentillae.
Schußblattersalbe: Ungt. Zinci.
Schüsseli: Flor. Primulae.
Schüssersalbe: Ungt. sulfurat.
Schußwasser: Mixt. vuln. acid.
Schusterkraut: Herb. Origani.
Schusterpuder: Talcum pulv.
Schusterpulver: Alum. plumos.
Schustersalbe: Ungt. sulfurat.
Schustertropfen: Tct. Chinoid.
Schüttelbölli: Pil. laxant.
Schutzpflaster, grünes: Emplast.
Meliloti.
Schwabenkraut: Herb. Chenopod.
Schwabenöl: Ol. Ricini.
Schwabenpulver: Pulv. contra
insect.
Schwabentod: Borax pulv. —
Pulv. contra blattas.
Schwalbenkraut: Herb. Chelid.
Schwalbenkrautöl: Oleum Amyg-
dal. — Ol. compositum. — Ol.
Hyoscyami.
Schwalbenöl: Ol. Amygdal. —
Ol. Jecor. Aselli fusc. — Ol.
Philosoph. — Ol. viride.
Schwalbenwasser: Aq. aromatica.
— Aq. carminativa. — Aq.
Tiliae.
—, schwarzes: Aq. Foeniculi.
Schwalbenwurzel: Rhizoma Bis-
tortae. — Rad. Vincetoxici.
Schwälkenöl: Ol. viride coct.
Schwammbüchseltropfen: Spirit.
odorat.
Schwämmchensaft: Mel borax.
Schwammerlwasser: Sol. Boracis.
Schwammkohle: Carbo Spong.
Schwammsaft: Sir. Althaeae.
Schwammsäftchen: Mel borax.
Schwammstein: Lap. Spongiae.
Schwammtee: Lichen Island.
Schwammwurz: Rad. Asparagi.

Schwammzucker: Sacch. rubr.
Schwanensalz: Tartar. natronat.
Schwanzpfeffer: Cubebae.
Schwärkraut: Herb. Scabiosae.
Schwärkräuter: Spec. emollient.
Schwärpflaster: Empl. Lith. comp.
Schwarteehr: Mumia pulv.
Schwarte Päperkern: Sem. Ni-
gellae.
Schwartenpeterkähm: Semen
Nigellae.
Schwarz. Ahrand: Styrax.
— **Andorn:** Herb. Ballotae.
— **Besinge:** Fruct. Myrtilli.
— **Chinaöl:** Bals. Peruvian.
— **Degen:** Ol. animale foet. —
Ol. Rusci.
— **Ehr:** Mumia.
— **Essig:** Acet. pyrolignos. crud.
—, **Frankfurter:** Ebur ustum.
— **Hafer:** Pulv. contra pedicul.
— **Heilpflaster:** Empl. fusc.
camph. — Empl. angl. nigr.
— **indischer Balsam:** Balsam.
Peruvian.
— **Königssalbe:** Ungt. basilic.
nigr.
— **Koriander:** Sem. Nigellae.
— **Kümmel:** Sem. Nigellae.
— **Malven:** Flor. Malv. arbor.
— **Mundertropfen:** Tinct. Ferri
pomati.
— **Nießwurz:** Rad. Helleb. nigr.
— **Nüsse:** Mirobalani.
— **Paperkähm:** Sem. Nigellae.
— **Pech:** Pix navalis.
— **Pfeffer:** Fruct. Piper immat.
— **Picksalbe:** Ungt. basilic. nigr.
— **Platintropfen:** Tinct. Aloës.
— **Rhabarber:** Tub. Jalapae.
— **Schneckensalbe:** Ungt. basilic
fusc.
— **Seife:** Sapo kalinus venalis.

Schwarz. Senf: Sem. Sinapis.
— **Steinöl:** Ol. animale foetid. —
Ol. Petrae nigr. — Ol. Rusci.
— **Stundentropfen:** Tct. Aloës.
— **Tafelsalbe:** Empl. fusc. camph.
— **Tropfen:** Elix. Aurant. cps.
— Tinct. amara.
— **Uran:** Styrax calamita.
— **Waschung:** Aq. phaged. nigr.
— **Wasser:** Aq. phagedaen. nigr.
— **Wundertropfen:** Tinctur. Aloës
comp. — Elix. uterin. Crollii.
— **Zucker:** Succ. Liquirit. anis.
(Cachou).
Schwarzbeerblätter: Fol. Rubi
frutic.
Schwarzbeeren: Fruct. Myrtilli.
Schwarzbeersaft: Sir. Moror.
Schwarzbeize: Liqu. ferri acetici
crud.
Schwarzbergöl: Ol. Rusci.
Schwarzblätter: Herb. Hepatic.
Schwarzblei: Graphites. — Plum-
bago.
Schwarzbleiweiß: Graphites. —
Plumbago.
Schwarzbreitenpflaster: Emplast.
fuscum.
Schwarzbrühe: Liqu. ferri acetici
crud.
Schwarzburgerbalsam: Ol. Lini
sulfurat.
Schwarzburgerpflaster: Emplast.
fuscum.
Schwarzdegenöl: Oleum animale
foetid.
Schwarzdornblüten: Flor. Acac.
Schwarzdornbrei: Succ. Samb.
Schwarzdornrinde: Cort. Ulmi.
Schwarzdornwurzel: Radix Ono-
nidis. — Rhiz. Tormentill.
Schwarzedelherzpulver: Pulv. epi-
lept. niger.

Schwarzenbergsalbe: Empl. fusc.
Schwarzespenknospen: Gemmae Populi.
Schwarzfegertropfen: Tinct. Ferri pomat. — Tinct. Fuliginis. — Elix. uterin. Anglic. (Ph. Sax.)
Schwarzgallenmagentropfen: Tct. Aloës comp.
Schwarzglaspulver: Stib. sulf. nigr.
Schwarzheilpflaster: Empl. fusc.
Schwarzholder: Flor. Sambuci.
Schwarzholzrinde: Cort. Frang.
Schwarzkirschenwasser: Aqua Amygdal. amar. dilut.
Schwarzkorn: Secale cornutum.
Schwarzkümmel: Sem. Nigellae.
Schwarzlosenpulver: Pulv. pro equis.
Schwarznessel: Herb. Scrophul.
Schwarzpappeln: Flor. Malvae. arbor.
Schwarzpflaster: Empl. fuscum.
Schwarzrabenblut, innerlich: Tct. Asae foetid.
—, äußerlich: Ol. Rusci.
Schwarzrhabarber: Tub. Jalap.
Schwarzruschelrinde: Cort. Ulmi.
Schwarztaffetpflaster: Emplastr. Drouotti.
Schwarzwäldertropfen: Tinctur. Aloës comp.
Schwarzwaldpulver: Pulv. epilept. niger.
Schwarzwaldwurzel: Radix Consolid.
Schwarzwurzel: Rad. Consolid.
Schwarzwurzelhonig: Sir. Liquiritiae.
Schwarzwurzelöl: Ol. viride.
Schwarzwurzelpflaster: Empl. fusc. — Empl. ad rupt.
Schwarzwurzelpulver: Radix Althaeae pulv.

Schwarzwurzelsaft: Sir. Alth.
Schwarzwurzelsalbe: Ungt. basilic. fusc. — Ungt. flavum.
Schwebelrinde: Cort. Frangul.
Schwede: Pflaster.
—, alter: Spec. amarae. — Tinct. Aloës comp.
Schwedentrank: Tinct. Aloës comp. — Tct. Benzoës comp.
Schwedisch. Balsam: Tinctur. Aloës cps. — Tct. Benz. cps.
— Elixier: Tinct. Aloës comp. — Tinct. Benzoës comp.
— Kräuter: Species amarae.
— Magentropfen: Tinct. Aloës comp.
— Pomade: Ungt. sulfurat. cps.
— Tinktur: Tinct. Aloës comp. — Tinct. Benzoës comp.
— Tropfen: Elix. e succo Liquir.
Schwefel, umgewandter: Ugt. sulf.
—, ungenützter: Sulf. citrin.
—, zugerichteter: Ungt. sulfurat.
Schwefeläther: Aether.
Schwefeläthergeist: Spirit. aether.
Schwefelalkali: Kal. sulfuratum.
Schwefelalkohol: Carbon. sulf.
Schwefelbalsam: Ol. Lini sulf.
Schwefelbalsamtropfen: Oleum Terebinth. sulf.
Schwefelblumen: Sulf. sublim.
Schwefelgeist: Mixt. sulf. acid. Acid. sulfur. fum.
—, flüchtiger: Liqu. Ammon. hydrosulfur.
Schwefelleber: Kal. sulfurat.
—, flüchtige: Liqu. Ammon. hydrosulfur.
Schwefelleinöl: Ol. Lini sulfur.
Schwefelmehl: Lycopodium. — Sulfur. depurat.
Schwefelmilch: Sulfur. praecip.
Schwefelnaphtha: Aether.

15*

Schwefelöl: Acid. sulfur. crud. —
   Ol. Terebinth. sulfurat.
Schwefelpräzipitat: Sulf. praecipit.
Schwefelpulver: Sulfur sublim.
Schwefelrahm: Sulfur praecipit.
Schwefelsäure: Acid. sulfuric.
— **englische:** Acid. sulfur. angl.
— **Nordhäuser:** Acid. sulfuric.
   fumans.
— **sächsische:** Acid. sulfur. fum.
— **zum Putzen:** Acid. sulfur. dil.
Schwefelsalbe: Ungt. sulfurat.
—, **schwarze:** Ungt. sulfur. cps.
Schwefelspäne: Sulfur. in foliis.
Schwefelspießglanz: Stibium sul-
   furat. nigr.
—, **roter:** Stib. sulfurat. rubeum.
Schwefelspiritus, versüßter: Spi-
   rit. aeth. Hoffmanni.
Schwefelstätt: Aether.
Schwefeltartar: Ol. Tereb. sulf.
Schwefelterpentinöl: Ol. Tere
   binth. sulfurat.
Schwefeltmodur: Ol. Terebinth.
   sulfurat.
Schwefelwurzel: Bulb. Asphodeli.
— Rad. Peucedani.
Schweinblagde: Herb. Acetosae.
Schweinebrot: Tubera Cyclamin.
Schweinefraß: Lign. Sassafras.
Schweinegras: Rhiz. Graminis.
Schweinegruse: Herb. Polygoni.
Schweinepulver: Stib. sulfur. nig.
Schweineschneidersalbe: Ungt.
   Hydrg. rubr. venal.
Schweinetropfen: Arsenic. III.
   homoeop.
— Tct. Aloes comp.
Schweingaeder Nervensalbe: Ugt.
   nervin. virid.
Schweinigeltropfen: Ol. Tereb. sulf.
Schweinsbeutel: Rhiz. Veratr. plv.
   in sacc. (sogen. Niesbeutel).

Schweinsbrechwurzel: Rhizom.
   Veratri.
Schweinsbrot: Rad. Cyclaminis.
Schweinsbubenpflaster: Emplast.
   Litharg. comp.
Schweinwurz: Rad. Bryoniae.
Schweißkraut: Hrb. Mercurial.
Schweißpulver: Pulv. salicyl. c.
   Talco.
— **zum Härten:** Kal. ferrocyan.
Schweißtreiber: Tinct. bezoartic.
Schweißtropfen: Liq. Ammon.
   acet.
Schweißwurzel: Rhiz. Chinae.
Schweizerkräuter: Spec. amar.
Schweizermädeltee: Flor. Rhoead.
Schweizerpillen: Pil. laxantes.
Schweizertee: Herb. Abrotani.
   — Herb. Galeops.
Schweizerzucker: Sacch. lact.
Schwellkraut: Fol. Malvae.
Schwellstein: Cupr. aluminat.
Schwerkraut: Herb. Scabiosae.
Schwernottropfen: Tinct. Chinoi-
   dini.
Schwersaat: Flor. Cinae.
Schwertelwurzel: Rhiz. Irid. Flor.
—, **wilde:** Bulb. Asphodeli. —
   Bulb. Victorial. rot. — Rad.
   Pyrethri. Rad. Consolid. —
   Rhiz. Pseudacori.
—, — gegen Zahnschmerzen:
   Rhiz. Galangae.
Schwertwurzel: Rhiz. Iridis.
Schwestern, die ungleichen: Herb.
   Pulmonar.
Schwiblume: Herb. Taraxaci.
Schwidern: Fruct. Berberidis.
Schwiedenbeere: Frct. Berberidis.
Schwiegermütterchen: Herb.
   Violae tricol.
Schwiensbüdel: Rhiz. Veratri in
   sacc.

Schwiensbulenpflaster: Emplast. Litharg.

Schwienwörtel: Rhiz. Veratri.

Schwigerli: Herb. Violae tricol.

Schwillpflaster: Empl. Litharg.

Schwindelbeere: Fruct. Berberidis.

Schwindelkörner: Fructus Cocculi. — Fructus Cubebae. — Fruct. Coriandri. — Sem. Sinapis alb.

Schwindelöl: Ol. Terebinthinae.

Schwindelpulver: Pulv. temper.

Schwindelriechgeist: Liq. Amm. caust.

Schwindelwurzel: Rad. Arnicae.

Schwindenbeere: Fruct. Berberidis.

Schwindensalbe: Ugt. Hydr. alb.

Schwindsuchtwurzel: Radix Actaeae.

Schwinenöl: Ol. Buechleri.

Schwingelkörner: Sem. Staphisagr.

Schwiniöl: Ol. Buechleri.

Schwinisalbe: Ol. Buechleri.

Schwirzelkörn: Sem. Staphisag.

Schwitzalse: Succ. Junip. insp.

Schwitzerlack: Plv. vaccarum.

Schwitzerlein: Fruct. Jujubae.

Schwitzpastillen: Tablett. acid. acetylosalicylic.

Schwitzerpulver: Pulv. lactesc.

Schwitzsaft: Succ. Sambuci insp.

Schwitztee: Flor. Sambuci. — Flor. Tiliae.

Schwitztropfen, grüne: Tinctur. Menthae pip.

—, weiße: Liq. Ammon. acet. — Spir. Angelicae comp.

Schwögerli: Herb. Viol. tricol.

Schwollkraut: Fol. Malvae.

Schwülkenöl: Ol. Philosoph. — Ol. viride.

Schwülkenwasser: Aqu. aromatica. — Aqu. Foeniculi.

Schwulstkraut: Herb. Chelidon.

Schwulstsalbe: Ungt. Kali jodat.

Schwundbalsam: Liqu. Ammon. caust. 1,0, Tinct. Arnicae, Spir. camph., Spir. sapon. aa. 5,0.

Schwundsalbe: Ungt. Rosmar. comp. — Ungt. Zinci.

Schwundspiritus: Spir. Angelic. cps.

Schwungsalbe: Ungt. Populi.

Schwungsalz: Ammon. carbon.

Scillabol: Bulb. Scillae.

Scorbutkraut: Herb. Cochleariae.

Scorbutsalz: Kal. chloric.

Scorbutspiritus: Spir. Cochlear.

Scorbuttinktur: Tinct. lignor.

Scordienkraut: Herb. Scordii.

Scorpionöl: Ol. Lini. — Ol. camphorat. — Ol. Petrae rubr.

Sebarsaat: Flor. Cinae.

Sebast: Cort. Mezerei.

Sebastiantee: Lign. Quassiae.

Sebenbaum: Summit. Sabinae.

Sebenbaumblätter: Herb. Sabinae.

Sebersaat: Flor. Cinae.

Sechserlei Pflaster: Empl. ad rupt.

Sechserleischmiere: Ungt. nervin.

Sechswöchnerintee: Herb. Violae tricol.

Seckelkraut: Herb. Bursae Past.

Seckelmeister: Rad. Caryophyll.

Sedativhalbsäure: Acid. boric.

Sedativsalz: Acid. boricum. — Natr. bicarbon.

Sedlitzer Salz: Magnes. sulfur.

Seeblumensamen: Sem. Paeon.

Seebohnen: Umbilic. marin.

Seechrüseli: Flor. Nymphaeae alb.

Seegamselspiritus: Spir. Formic.

Seegras: Herb. Equiseti min.
Seegraswurzel: Rhiz. Caricis.
Seejungferfett: Ol. Jecor. Asell.
Seeländerklee: Herb. Trifol. prat.
Seelenbalsam: Ungt. Elemi.
Seelenpolekten: Lycopodium.
Seelenspeck: Cetaceum.
Seelnonnenpflaster: Ungt. Tereb.
Seelotenklee: Herb. Meliloti.
Seemoos: Carrageen.
Seeperlen, rote: Corall. rubr.
—, weiße: Conchae praep.
Seerosen: Flor. Nymphaeae.
Seesalz: Sal marinum.
Seeschaum: Ossa Sepiae pulv.
Seeschwede: Empl. Ceruss. rubr.
Seewebaum: Summit. Sabinae.
Seewersaat: Flor. Cinae.
Seewurzel: Rhiz. Galang. maj. tot.
Sefi: Herb. Ericae. Summ. Sa-
        binae.
Segelbaum: Summit. Sabinae.
Segelstern: Succinum raspatum.
Segelsterntropfen: Tinct. Succin.
Segenbaum: Herb. Sabinae.
Segenkraut: Herb. Verbenae.
Seggenwurzel: Rhiz. Caricis.
Sehmsblätter: Fol. Sennae.
Sehnengras: Rhiz. Graminis.
Sehnenöl: Ol. camphoratum. —
        Ol. nervinum.
Sehnenrecksalbe: Ol. Hyoscyam.
        — c. Ol. Terebinth. — Ungt.
        Populi. — Ungt. nervinum.
Sehnentreck: Ugt. Hydrarg. alb.
Sehnenziehöl: Ol. Hyoscyami.
        — Ol. Philosophorum. — Linim.
        ammoniat.
Sehnsuchtsblätter: Fol. Majan-
        themi bifol.
Seichdiakel: Empl. Litharg. cps.
Seicherin: Rad. Taraxaci c. herb.
Seidelbast: Cort. Mezerei.

Seidenbinse: Herb. Eriophori.
Seidenblau: Coeruleamentum.
Seidenrosentee: Flor. Malv. arb.
Seidensalbe: Ugt. Hydrarg. rubr.
        in sacc.
Seidenspiritus: Liquor Ammon.
        carbon. pyrooleos.
Seidlitzer Salz: Magnes. sulfur.
Seidlitzpulver: Pulv. aerophor.
        laxans.
Seidschützer Salz: Magn. sulfur.
**Seife, Alikantische, Spanische od.
        Venetische:** Sapo Venet.
—, chemische: Ammon. carbon.
—, Englische: Sapo oleaceus.
—, grüne od. schwarze: Sapo
        kalin. venalis.
Seifenbalsam: Linim. sap. camph.
Seifengeist: Spirit. saponatus.
Seifenholz: Cort. Quillajae.
Seifenkampferspiritus: Spiritus
        saponat. camph.
Seifenkraut: Herb. Saponariae.
Seifenpflaster: Empl. saponat.
Seifenrinde: Cort. Quillajae.
Seifensiederfluß: Kal. chloratum.
Seifensiederlauge: Liquor Natri
        caust.
Seifensiedersalbe: Ungt. Plumbi.
Seifenspiritus: Spir. saponatus.
Seifenstein: Natr. causticum
        crud.
Seifenwürze: Rad. Saponar.
Seifenwurzel: Rad. Saponariae.
—, weiße: Rad. Saponar. alba.
Seigamselspiritus: Spir. Formicar.
Seignettesalz: Tart. natronatus.
Seihblumen: Herb. Taraxaci.
Seihdiakel: Empl. Litharg. cps.
Seihkrautsamen: Lycopodium.
Seilerschmiere: Tinct. Arnicae.
Seilkraut: Herb. Lycopodii.
Seilkrautsamen: Lycopodium.

Seitholt: Rad. Liquirit.
Sektenpulver: Flor. Pyreth. plv.
Selap: Tub. Jalapae.
Selbenblätter: Fol. Salviae.
Selbin: Fol. Salviae.
Selbstheil: Herb. Prunellae.
Self: Fol. Salviae.
Sellerieöl: Ol. Philosophorum.
Selleriepomade oder -salbe: Ugt. Hydrarg. alb. dil. — Ungt. Zinci.
Selleriesamen: Fruct. Apii.
Sellerietropfen: Spir. Petrosel.
Selleriewurzel: Rad. Petrosel. — Rad. Bardan.
Selotten: Flor. Meliloti.
Selvenblätter: Fol. Salviae.
Selz: eingedickter Saft. Succus.
Semencontra: Flor. Cinae.
Semensblätter: Fol. Sennae.
Semhamundjaphet: Fol. Sennae, Rad. Liquir., Fol. Aurant. aa. pts. aequ.
Semmelgelb: Rhiz. Curcum. plv.
Sempervigensalbe: Ungt. Popul.
Sendbeeren: Fruct. Myrtilli.
Senden: Herb. Ericae.
Senegalgummi: Gummi arab.
Senf, Englischer: Sem. Erucae.
—, Französischer: Sem. Sinap.
—, gelber oder weißer: Semen Erucae.
—, grüner oder schwarzer: Sem. Sinapis.
—, Holländischer od. Russischer: Sem. Erucae.
—, roter: Sem. Sinapis.
Senfblätter: Fol. Sennae.
Senfkraut: Herb. Saturejae.
Senföl: Spiritus Sinapis (eigentlich Ol. Sinapis, welches aber rein nicht verlangt wird).
Senfpflaster: Charta sinapisata.

Senfspiritus: Spiritus Sinapis.
Senftblätter: Fol. Sennae.
Senfteig: Sem. Sinapis pulv. Chart. sinapis.
Sengenessel: Flores Lamii.
Sennenblätter: Herb. Alchemillae.
Sennesamdihle: Fruct. Sabadill.
Sennesbälge, -schäfen oder -schäffle: Folliculi Sennae.
Sennesblätter: Folia Sennae.
Sennesmus: Electuar. e Senna.
Sennessaft: Sir. Sennae.
Sennesschoten: Folliculi Sennae.
Sensentropfen: Inf. Sennae cps.
Sentbeeren: Fruct. Myrtilli.
Sentichblätter: Sum. Sabinae.
Sentinellpulver: Magn. carbon.
Sepedellensaat: Plv. ctr. pedic.
Sepiaschalen: Ossa Sepiae.
Septemwurzel: Rad. Zedoariae.
Serbelsaat: Flores Cinae.
Sergenkraut: Herb. Saturejae.
Serpentilsamen: Sem. Sabadill.
Serpentin: Rhiz. Bistortae.
Servelati: Mixt. oleos. balsamic.
Sevenbaum: Sumit. Sabinae.
—, sibirischer: Herb. Balotae lanat.
Sevenkraut: Herb. Sabinae.
Sevi siehe Sefi.
Sevikraut: Fol. Salviae.
Sevföl: Ol. Sabinae.
Sibbeeren: Fruct. Myrtilli.
Sibirisches Salz: Magnes. sulfur.
Sibyllenessig: Acet. Sabadillae.
Sibyllentropfen: Tinct. Chinoid.
Siccatif: Plumbum oleinicum.
Siccatifpulver: Mangan. boricum.
Sichelblumen: Flor. Cyani. — Flor. Millefolii.
Sichelschnitt: Herb. Millefolii.
Siddensalv: Ungt. Plumbi.
Sidelbast: Cort. Mezereï.

Sidenblümli: Flor. Trifol. fibr.

Sidenhanstropfen: Tct. Opii crocat.

Siö: Herb. Cuscutae.

Sieblumenöl: Ol. Olivar. alb.

Siebenbaum: Sumit. Sabinae.

Siebenblatt: Rhiz. Tormentill.

Siebenerlei Pflaster: Emplastr. oxycroceum.

— **Schmiere:** Ungt. nervinum virid.

— —, **flüssig:** Lin. ammon. 4,0, Tct. Arnicae, Ol. Tesebinth $\overline{aa}$ 1,0.

— **Tropfen:** Tct. Chinoidini.

Siebenfarbenblümlein: Herb. Viol. tricol.

Siebenfrüchtetee: Spec. pectoral. cum fructib.

Siebengartenkraut: Herb. Millefolii.

Siebengezeugsamen: Semen Faenugraeci.

Siebenhämmerleinwurzel: Rad. Victor. long.

Siebenkraut: Herb. Meliloti

Siebenmannstrank: Flor. Tanaceti.

Siebennagelspitzen: Herba Marrubii.

Siebenstundenkraut: Herb. Fumariae. — Herb. Meliloti.

Siebenundsiebziger: Spec. aromaticae.

Siebenundsiebzigerlei Borkpulver: Cort. Chinae pulv.

— **Tropfen:** Tinct. Chinoïdin.

Siebenzeit: Herb. Meliloti.

Siebenzeiten: Sem. Faenugraeci.

Siebolds Pflaster: Empl. fuscum.

Siebziger fürs Vieh: Pulv. pro vaccis.

Siedeblümchen: Fol. Trifol. fibr.

Siedelkraut: Herb. Sideritidis.

Sieden - Langenbecker - Schulzenpflaster: Empl. Litharg. simpl.

Siedesudesalzöl: Liquor. antarthritic. Pottii.

Siegelerde: Bolus armen. alb. oder rubr.

—, **weiße:** Bolus alba. — Terra sigillata.

Siegelöl: Ol. philosophor.

Siegelwachs, grünes: Cerat. Aerugin.

Siegelwurz: Rhiz. Polygonat.

Siegertsches Pflaster: Emplastr. fusc. camph.

Siegwurz: Bulb. Victorialis. — Rad. Hellebori alb.

Siewemannstark: Flor. Tanacet.

Sigge: Rhiz. Calami.

Sigmarsblumen: Flor. Malvae arbor.

Sigmarskraut: Fol. Malvae.

Sigmarswurzel: Bulb. Victorial.

Sigmundblumen: Flor. Malvae arbor.

Silberaufdermilch: Magn. carbon.

Silberbalsam: Ol. Lini sulfur. — Ol. Terebinth. sulf.

Silberblatt: Herb. Potentillae.

Silberdistel: Fruct. Cardui Mar.

Silberglätte: Lithargyrum.

Silberglätteessig: Liq. Plumbi subacet.

Silberglättpflaster: Emplastrum Lithargyri.

Silberglättsalbe: Ungt. Ceruss. — Ugt. diachyl. — Ugt. Plumb.

Silberglätttropfen: Oleum Tereb. sulf. — Tinct. Chinoïdin.

Silberglücksalbe: Ungt. Plumbi.

Silberknopf: Herb. Ptarmicae.

Silberkraut: Herb. Alchemillae.

Silberkristalle: Argent. nitricum.

Silbersalbe: Ungt. Hydrarg. alb.

Silbersalpeter: Argent. nitr. c. Kalio nitric.

Silberschaum: Argent. foliatum.

Silberstein: Argent. nitricum.

Silbertropfen: Ol. Tereb. sulfur.
— **gegen Fieber:** Tinctura Chinae cps. — Tct. Chinoïdin.

Silberweiß: Cerussa.

Silfiktrin: Acid. sulfuric. dilut.

Silgenkraut: Herb. Oreoselin.

Silgenöl: Ol. Anethi. Ol. Petroselini.

Silgensamen: Fruct. Sabadill. — Pulv. contra pediculos.

Siliensamen: Fruct. Petroselini.

Silksamen: Fruct. Petroselini.

Sillenöl: Ol. Anethi. — Ol. Petroselini.

Sillerkraut: Herba Artemisiae.

Simeonsblumen: Flor. Malv. arb.

Simio: Herb. Serpylli.

Simonsblätter: Fol. Salviae.

Simplexpflaster: Emplastr. Lithargyri simpl.

Simplexsalbe: Ungt. cereum.

Simplextinktur: Tinct. Arnicae.

Simsamdill: Sem. Sabadillae.

Simsen: Stipites Junci.

Simsons Pflaster: Empl. oxycr.
— —, **braunes:** Empl. fuscum.
— —, **weißes:** Empl. Litharg.

Sinaäpfelschale: Cort. Aurant.

Sinabork: Cort. Chinae.

Sinau: Herb. Alchemillae.

Sinaukraut: Herb. Alchemillae.

Sindaukraut: Herb. Rorellae.

Sinfersaat: Flor. Cinae.

Singsalbe: Ungt. Zinci.

Sinnestropfen: Spir. Menth. pip.

Sinngrün: Herb. Vincae.

Sinntau: Herb. Rorellae.

Sinustee: Folliculi Sennae.

Sirenzwurzel: Rhiz. Imperator.

Siriigehlwater: Liqu. Ammonii aromatic.

Sisendisenpulver: Pulv. Magnes. c. Rheo.

Skabiosenpulver: Pulv. Liquiritiae cps.

Skabiosensaft, roter: Sir. Rhoeados.
—, **weißer:** Sir. Aurant. florum.

Skabiosenwasser: Aq. Foenicul.

Skali: Kali chloricum.

Skink: Stincus marinus.

Skitzelnsamen: Sem. Colchici.

Skorbutkraut: Herb. Cochlear.

Skorbutsalz: Kal. chloricum.

Skorbuttee: Spec. lignorum.

Skorbutwasser: Sol. Kal. chlorici 4,0/90,0, Sp‘r. Cochlear. 10,0.

Skorbuttinktur: Tct. Myrrhae.
— Tinct. lignorum.

Skorpionöl: Ol. Chamomill. coct.
— Ol. Hyperici. — Ol. Lini. — Ol. Lumbricor. — Ol. Rapae.

Skorpionwurzel: Rad. Succisae.

Skrofelkraut: Hrb. Scrofulariae.

Skrofeltee: Herb. Violae tricol.

Skuttie: Gutti.

Slagwater: Aq. apoplectica. — Aq. aromatic.

Slimtee: Spec. demulcentes.

Slimwörteln: Rad. Althaeae.

Smak: Pulv. Sumach.

Smalle Sophie: Fol. Salviae.

Smalte: Cobalt. silicicum kalin.

Smartpulver: Lycopodium.

Smeersel, flüchtig: Linim. ammon.

Smetpoeder: Talcum, Lycopodium.

Smetzalf: Ungt. Zinci.

Snerkpoeder, Snertpoeder: Lycopodium.

Snotpoeder: Sem. Faenugraeci plv.

Smolt: Adeps.
Soda: Natr. carbon. crud.
—, **caustische:** Natr. caustic.
—, **präparierte:** Natr. bicarbon.
Sodakraut: Herb. Salsolae.
Sodalaugensalz: Natr. carbon.
Sodasalz: Natr. bicarbonicum.
Sodaseife: Sapo medicatus (Natronseife).
Sodatropfen: Liq. Kali carbon.
Sodbrot: Fruct. Ceratoniae.
Söggel oder Sögli: Herb. Hysscpi.
Sögöl: Ol. Foeniculi.
Sögpulver: Plv. Magnes. foenicul.
Sogpflaster: Empl. ad rupturas.
Sohrsäftchen: Mel rosat. borax.
Söht: süß.
Solarispulver: Herb. Absinth. plv.
Soldatenholz: Lign. Guajaci.
Soldatenkraut: Fol. Matico.
Soldatensalbe: Ungt. ctr. pedic.
Soldatenton: Talcum pulv.
Soldatentropfen: Tinct. Chinoid.
Solferbloem: Flor. Sulfuris.
Solferwurz: Rad. Peucedani.
Solotanzpflaster: Emplastr. consolidans.
Sommerbingel: Herb. Mercurial.
Sommerdorn: Fol. Taraxaci.
Sommergrün: Herb. Veronicae.
Sommerstaub: Flor. Pyrethri pulv. — Pulv. contra pedicul.
Sommertürle: Fol. Farfarae.
Sommerwurzel: Rad. Taraxaci.
Sommerzwiebel: Bulb. Cepae.
Sondaukraut: Herb. Rorellae.
Sonnenauge: Herb. Matricariae.
Sonnenblätter: Herb. Alchemill.
Sonnenblumen: Flor. Calendul.
Sonnenblumenöl: Ol. Papaveris.
Sonnenbrand: Rad. Cichorii.
Sonnendistelwurzel: Rad. Carlin.
Sonnendraht: Rad. Cichorii.

Sonnengold: Flor. Stoechados.
Sonnenhirse: Sem. Milii solis.
Sonnenkäfer: Coccionella.
Sonnenkrautöl: Ol. Ricini.
Sonnenkrautwurzel: Rad. Cichorii.
Sonnenlöffelkraut: Hb. Rorell.
Sonnenpulver: Pulv. herbar.
Sonnenrosen: Flor. Calendulae.
Sonnenrosenöl: Ol. Papaveris.
Sonnensalz: Ammon. chlorat. — Sal marinum.
Sonnenschiit: Herb. Scordii.
Sonnentau: Herb. Rorellae. — Herb. Asperulae.
Sonnentauöl: Ol. Hyperici.
Sonnenwedel: Flor. od. Herb. Cichorii.
Sonnenwende: Flor. Calendulae.
Sonnenwendel: Herb. Artemis.
Sonnenwendgürtel: Herb. Artemis.
Sonnenwirbel: Fol. Taraxaci.
Sonnenwirbelwurz: Rad. Cichorii. — Rad. Taraxaci.
Sonnenwurzel: Rad. Taraxaci.
Soodbrot: Fruct. Ceratoniae.
Soodschote: Fruct. Ceratoniae.
Sophie, schmale: Fol. Salviae.
Sophienblätter: Fol. Salviae.
Sophienmargarethenpulver: Sem. Faenugraeci pulv.
Sophienpulver: Plv. epilept. alb.
Sophiensaft: Mel rosat. boraxat.
Söpli: Herb. Hyssopi.
Söppelkraut: Herb. Hyssopi.
Sorsäftchen: Mel boraxatum.
Sötpich: Succus Liquiritiae.
Sottöl: Kreosot.
Sowassalbe: Ugt. ctr. pedicul. — Ungt. sulfurat. comp.
Spalmöl: Ol. Pini.
Spaltgras: Rhiz. Caricis.

Spaltersalbe: Ungt. Rosmar. cps. — Ungt. Populi.
Spaltholzöl: Oleum cadinum. — Ol. Lauri. dil.
Spandeersalbe: Ungt. Rosm. cps.
Spangrün: Aerugo.
Spanierpulver: Borax pulv.
Spanisch. Erde: Catechu.
— **Fliedertee:** Herb. Origani.
— **Fliege:** Cantharides.
— **Fliegenpflaster:** Emplastrum Cantharid.
— **Fliegensalbe:** Ungt. Canthar.
— **Flor:** Bezetta rubra.
— **Glas:** Glacies Mariae.
— **Hafer:** Pulv. contra pedicul.
— **Hafermehl:** Plv. ctr. pedicul.
— **Heidelbeerblätter:** Folia Uvae Ursi.
— **Hopfen:** Herb. Origani Cretic.
— **Hopfenöl:** Ol. Origani Cretic.
— **Kornpulver:** Plv. ctr. pedicul.
— **Kreide:** Talcum.
— **Kreuztee:** Hrb. Galeopsid. — Spec. pectorales.
— **Lappen oder Lumpen:** Bezett rubra.
— **Metwurst:** Fruct. Cass. fistul.
— **Mucke:** Cantharides.
— **Mucken, immerwährende:** Empl. Canth. perp.
— **Pfeffer:** Fruct. Capisci.
— **Reitersalbe:** Ungt. ctr. pedic.
— **Saft:** Succ. Liquiritiae.
— **Samen:** Sem. Canariens.
— **Seife:** Sapo venetus.
— **Tee:** Herba Chenopodii. — Herb. Galeopsid. — Spec. Hispanicae. — Spec. laxantes.
— **Weiß zum Schminken:** Bismut. subnitr.
Spannsalbe: Ungt. flavum. — Ungt. nervinum.

Sparadrap: Empl. adhaes. extens.
Spargelwurzel: Rad. Asparagi.
Spargensamen: Sem. Nigellae.
Sparlei: Fol. Salviae.
Sparrfadenkraut: Herb. Lycopi.
Sparsach: Rad. Asparagi.
Sparsich: Rad. Asparagi.
Sparz: Rad. Asparagi.
Spathsalbe: Ungt. Cantharid. acre.
Spatzenwurzel: Rad. Saponar.
Spechtwurzel: Rad. Carlinae. — Rad. Dictamni.
Specificum cephalicum: Pulv. epilept. Marchionis. — Pulv. temperans ruber.
Speckblümchen: Flor. Lavand.
Speckgummi: Resina elastica.
Specklilienwasser: Spir. dilut.
Speckmelde: Herb. Mercurial.
Specknarresblüten: Flores Lavandulae.
Specköl: Ol. Spicae.
Speckstein: Talcum pulv.
Speenzalf: Ungt. camphorat., Ungt. Populi.
Speerkrautwurzel: Rhiz. Iridis. — Rhiz. Ari. — Rad. Valerianae.
Speerwurzel: Rhiz. Ari. — Rhiz. Iridis.
Speichelwurz: Rad. Pyrethri. — Rad. Saponariae.
Speierlingsbeeren: Fruct. Sorbi.
Speikwurzel: Rad. Valerianae.
Speimiezel: Herb. Trifol. arvens.
Speimiezeltee: Herb. Trifolii arvensis.
Speiseessig: Acetum.
Speisekümmel: Fruct. Carvi.
Speisepulver: Natr. bicarbonic.
Speisesoda: Natr. bicarbonic.
Speiskraut: Herb. Linariae.
Speispulver: Natr. bicarbonic.

Speiswurz: Rad. Bryoniae.
Speiwurzel: Rad. Ipecacuanh. — Rad. Pyrethri.
Spektakelpflaster: Emplastr. Lithargyri. — Empl. saponat.
Sperberbeeren: Fruct. Berber.
Sperberkraut: Hrb. Sanguisorb.
Spergelbaumrinde: Cort. Frangul.
Sperlingskraut: Herb. Anagall.
Spermacet: Cetaceum.
Spermacetpflaster: Cerat. Cetac.
Spermacetsalbe: Ungt. leniens.
Spermacettäfelchen: Cerat. Cetacei.
Sperwurzel: Rhiz. Iridis.
Spiauter: Zincum metallicum.
Spickatblüte: Flor. Lavandul.
Spickblütenöl: Ol. Spicae.
Spickblumen: Flor. Lavandul.
Spicke: Ol. Olivarum.
Spickernalienöl: Ol. Spicae.
Spickeröl: Ol. Spicae.
Spickerrinde: Cort. Frangulae.
Spicknarden- od. -nervenöl: Ol. Spicae.
Spickrohr: Rad. Angelicae.
Spiegelharz: Colophonium.
Spiegelruß: Fuligo.
Spiegelsaat: Fruct. Foeniculi.
Spike: Flor. Lavandulae.
Spieknardenöl: Ol. Spicae.
Spieknervenöl: Ol. Spicae.
Spieköl: Ol. Spicae.
Spienmüggli: Sem. Nigellae.
Spierkraut: Herb. Spiraeae.
Spierlingssaft: Succus Sorbor.
Spießglanz: Stib. sulfurat. nigr.
Spießglanzbutter: Liqu. Stibii chlorati.
Spießglanzleber: Hepar Antim.
Spießglanzöl: Liq. Stibii chlorati. — Acid. hydrochl. fum.

Spießglanzschwefel: Stibium sulfurat. aur.
Spießglanztinktur: Tinct. kalina. Butyr. Antimonii.
Spießglas: Stib. sulfurat. nigr.
Spießglasbutter: Liq. Stibii chlor.
Spießkraut: Herb. Plantaginis.
Spikanard: Rad. Nardi. — Flor. Lavandul.
Spikanardöl: Ol. Spicae.
Spikatblüten: Flor. Lavandul.
Spikblüten: Flor. Lavandulae.
Spikgeist: Spir. Lavandulae.
Spiknardblüten: Flor. Lavand.
Spiköl: Ol. Spicae.
Spilettenschmiere: Ungt. leniens.
Spilfiktrin: Acid. sulfuric. dilut.
Spillbaumrinde: Cort. Frangul.
Spillingblüten: Flor. Acaciae.
Spiltersalbe: Ungt. flavum.
Spiltertropfen: Ol. Tereb. rectif.
Spinatschbeeren: Frct. Berber.
Spindlers Pflaster: Emplastr. fuscum. — Empl. Litharg. comp.
Spinellenblüten: Flor. Acaciae.
Spinnenblumenwurzel: Tub. Colchici.
Spinnendistelkraut: Herba Cardui bened.
Spinnemüggeli: Sem. Nigellae.
Spinnkraut: Herb. Chelidonii.
Spiraltropfen: Acid. hydrochlor. dilut.
Spirfiktrin: Acid. sulfuric. dilut.
Spiritus, ablitus: Spir. Angel. cps.
—, **aemoneceus:** Liquor Ammon. caust.
—, **adulcius:** Spirit. Aether. nitros.
—, **apoplectic:** Aqua aromatica. — Spirit. odoratus.
—, **armonacerus:** Liquor. Ammon. caust.

Spiritus, aromatischer: Spir. Melissae comp.

—, **dulcis:** Spir. Aetheris nitrosi.

— **Dzondii:** Liqu. Ammon. caust. spirit.

—, **fliegender:** Liq. Amm. caust.

—, **flüchtiger:** Liq. Amm. caust.

—, **grüner:** Spir. nervin. virid.

—, **hussarius:** Liquor. Ammon. caust.

—, **Laufmanns:** Spir. Formicar.

—, **matricarius:** Spiritus Mastich. comp.

—, **Minderers:** Liq. Amm. acet.

—, **nitri:** Spir. Aetheris nitrosi. — Acid. nitric.

— —, **dulcis:** Spir. aeth. nitros.

—, **politicus:** Spir. odorat.

—, **resolvens:** SpiritusRosmarini.

—, **salis:** Liqu. ammonii caustici.

— —, **dulcis:** Spir. Aether. chlorati.

— —, **fumans:** Acid. hydrochl. crud.

— **Salis u. Lavendel:** Spir. Lavandul. ammoniacat.

—, **saturni:** Liqu. Plumbi subacetici.

—, **schmerzstillender:** Spiritus aethereus.

—, **Turnis:** Liq. Plumbi subacetici.

—, **vitrioli:** Acid. sulfur. dil.

Spiritusbranse: Ol. Terebinth.

Spiritusdulcis: Spir. Aeth. nitros.

Spiritusfiktri: Acid. sulfuric. dil.

Spiritusflink: Liq. Ammon. caust.

Spiritushoch: Alcohol.

Spiritusniteröl: Acid. nitric. crud.

Spiritusrabineröl oder -rebentenöl: Ol. Hyoscyami c. Ol. Terebinth. aa. p. aequ.

Spiritusrein: Spir. camphorat.

Spiritussalfolat: Liq. Amm. caust.

Spiritussavile: Ol. Rusci.

Spiritustinktur: Tinct. Arnicae.

Spiritusturnus: Liquor Plumbi subacet.

Spiritusverbind: Ol. Terebinth.

Spiritusverteidig: Liq. Ammon. caust.

Spiritusvictrinöl: Acid. sulfuric. Anglicum.

Spirling: Fruct. Sorbor.

Spirsäure: Acid. salicylicum.

Spirvictrin: Acid. sulfuric. dilut.

Spitz: Ol. Spicae. — Spirit. Lavandulae.

Spitzampfer: Rad. Lapathi.

Spitzawägeli: Herb. Plantaginis.

Spitzbeeren: Fruct. Berberidis.

Spitzblackenwurzel: Rad. Lapathi.

Spitzbläer: Herb. Ranunculi.

Spitzblumen: Flor. Lavandulae.

Spitzbubenessig: Acet. aromaticum. — Acet. Sabadillae.

Spitze Lenore: Spec. lignor.

Spitzewaederl: Herb. Plantagin.

Spitzfeder: Herb. Plantaginis.

Spitzfederich: Herb. Plantag.

Spitzglas: Stib. sulfurat. nigr.

Spitzklette: Herb. Xanthii.

Spitzkugeln: Troch. Santonin.

Spitzöl: Ol. Spicae.

Spitzpulver, englisches: Tub. Jalapae pulv.

Spitzspiritus: Spir. Lavandul.

Spitzwegerich: Hrb. Plantagin.

Spitzwegerichsaft: Sir. Plantag.

Spitzwegerichsalbe: Ungt. flav.

Spitzwegramsaft: Sir. Plantaginis. — Sir. Althaeae. — Sir. Liquiritiae.

Splietwasser: Aq. aromatica.

Splittersalbe: Ungt. flavum.

Splittertropfen: Ol. Terebinth.

Spodium: Carbo ossium.

Spökern- oder Spörgelbeeren: Fruct. Rhamni cathart.

Spörks Pflaster: Empl. Canthar. perp.

Spöttlich: Herb. Euphrasiae.

Spor: Moschus.

Sporkerrinde: Cort. Frangulae.

Spornblumen: Flor. Calcatripp.

Sporngrünpflaster: Ceratum Aeruginis.

Sprangers Magentropfen: Tinct. Aloës comp.

Sprätzenrinde: Cort. Frangulae.

Sprausalbe: Ungt. Zinci c. Bals. Peruv.

Spreckenrinde: Cort. Frangulae.

Spreesalbe: Ungt. rosatum.

Spregelbaumrinde: Cort. Frangul.

Spreusaft: Mel rosat. boraxat.

Spreuwasser: Sol. Boracis 1 : 20.

Sprillpulver: Borax pulv.

Sprillsalv: Mel boraxatum.

Springaufblumen: Flor. Convallar.

Springgurke: Fruct. Elaterii.

Springkörner: Sem. Ricini.

Springkörneröl: Ol. Ricini.

Springkraut: Herb. Impatiens.

Springsalz: Ammon. carbonic.

Springwurzel: Rad. Dictamni.

Springwurzelmilch: Tinct. Benzoës, Ol. Cajeputi āā. pts. aequ.

Springwurzelöl: Ol. Cajeputi.

Spritzewurzel: Rad. Angelicae.

Spröhpulver: Borax pulv. — Zinc. oxydat.

Spröhsaft: Mel rosatum boraxat.

Sprokkenhoutbast: Cort. Frangulae.

Sproßöl: Ol. Olivarum. — Ol. Lumbricorium. — Ol. Lini.

Sprözerrinde: Cort. Frangulae.

Sprühhonig: Mel rosat. boraxat.

Sprüllsaft: Mel rosat. boraxat.

Sprungöl: Ol. Philosophor. — Ol. Terebinth.

Spulwurz: Rhiz. Graminis.

Spulwurzblumen: Flor. Trifol. alb.

Spygblümli: Flor. Lavandulae.

Stäblisalbe: Empl. Plumbi comp.

Stabkraut: Herb. Abrotani.

Stabwurzel: Rad. Artemisiae. — Rhiz. Ari.

Stabwurzelbeifuß: Herba Abrot.

Stabwürzenkraut: Herb. Abrotani.

Stabwurzmännlein: Herb. Abrotani.

Stachel, finsterer: Rad. Ononid.

Stachelkraut: Herb. Card. bened.

Stachelkrautwurz: Rad. Ononidis.

Stachelnuß: Sem. Stramonii.

Stachelpulver: Ferr. pulv.

Stachwurzel: Rad. Taraxaci.

Stachyssalbe: Ungt. Linariae.

Staffadrian: Pulv. contra pedicul.

Stahlfeile: Ferrum pulveratum.

Stahlhärter: Kal. ferrocyanat.

Stahlkraut: Herb. Verbenae. Herb. Ononidis.

Stahlkugeln: Tart. ferr. in glob.

Stahlpillen, schwarze: Pilul. aloëticae ferratae.

— weiße: Pil. Ferr. carb. sacch.

Stahlpulver, braunes: Ferrum oxydatum sacchar.

—, gelbes: Ferrum citric. efferv.

—, graues: Ferr. carbon. sacch.

—, schwarzes: Ferr. pulver. — Ferr. reduct. — Plv. Ferr. cps.

—, weißes: Ferr. latic. c. sacch.

Stahlsalz: Ferrum sulfuricum.

Stahlschwefel: Ferr. sulfuric.

Stahltropfen, äpfelsaure oder schwarze: Tinct. Ferri pomati.

—, ätherische oder gelbe: Tinct. Ferri chlor. aeth.

—, braune oder saure: Tinctur. Ferri acet. aeth.

Stahlwein: Vinum ferratum.

Stahlzucker: Ferr. oxyd. sacch.

Stahupundgehweg: Herba Veron.

Stäkkorn: Fruct. Cardui Mariae.

Stallkraut: Herb. Linariae.

Stallkrautwurzel: Rad. Ononid.

Stallwurz: Herb. Abrotani.

Standelbeere: Fruct. Myrtilli.

Standsalbe: Ungt. consolidans.

Stangenheft: Empl. adhaesiv.

Stangenkakao: Ol. Cacao in bacul.

Stangenlack: Lacca in ramulis.

Stangenpfeffer: Piper longum.

Stangenpflaster: Emplastr. adhaesiv. — Empl. Litharg. cps.

Stangenrosen: Flor. Malv. arbor.

Stangensalbe: Empl. Lith. cps.

Stangenschwefel: Sulf. in bacul.

Stänker: Liq. Ammon. caust. — Ol. Lini sulfuratum.

Stänkerbalsam: Ol. Lini sulfur.

Stänkerteer: Pix liq. — Ol. animale foet.

Stännes: Succ. Liquir.

Stanzelkraut: Herb. Heraclei.

Stanzmarie: Stincus marinus.

Staphisander: Plv. ctr. pedicul.

Stärkeglanz: Stearin. — Paraffin. — Borax.

Stärkegummi: Dextrinum.

Stärkeweiß: Borax.

Stärkezucker: Glycose.

Starkkraut: Herb. Linariae.

Stärkungskugeln: Tartar. ferrat. in glob.

Stärkungspillen: Pil. Blaudii.

Stärkungstropfen: Tinct. Chinae comp. — Tinct. Cinnam.

Starkwurzel: Rad. Hellebor. nigr.

Starzelkraut: Herb. Heracleï.

Stätt: Aether.

Staubmehl: Lycopodium.

Staubwurzel: Rhiz. Imperator.

Staudelbeeren: Fruct. Myrtilli.

Staversaat: Pulv. ctr. pedicul. — Pulv. flor. Pyrethri. Sem. Sabadillae plv.

Stearinöl: Oleïnum (Acid. elainic.).

Stebbwolle: Gossypium ferrat.

Stebmehl: Lycopodium.

Stechapfel: Folia Stramonii.

Stechapfelsamen: Sem. Stramon.

Stechbeeren: Fruct. Juniperi. — Fruct. Rhamni.

Stechbeersaft: Sir. Rhamn. cath.

Stechblacka: Fol. Ilicis.

Stechdistel: Rad. Eryngii.

Stechdornblätter: Fol. Ilicis.

Stechdornblüten: Flor. Acaciae.

Stecheiche: Fol. Ilicis.

Stechelbergs Pflaster: Empl. fusc.

Stechholz: Lign. Juniperi.

Stechkörner: Fruct. Card. Mar.

Stechkraut: Herb. Mariveri.

Stechlaub: Fol. Ilicis.

Stechöl: Ol. Chamomill.

Stechpalme: Fol. Ilicis.

Stechpfriemen: Herb. Spartii. Rad. Ononidis.

Stechsaat: Fruct. Card. Mariae.

Stechwart: Herb. Mariveri.

Stechwasser: Linim. sap. camph. liqu.

Stechwindenwurzel: Rad. Sarsaparill.

Stechwurzel: Rad. Eryngii.

Steckbeeren: Fruct. Juniperi. — Fruct. Rhamni.

Steckelkrautöl: Ol. Hyoscyami.

Steckflußsaft: Sirup. Althaeae c Liq. Ammon. anis.

Steckflußwasser: Aqua antiasthmatica.

— **gegen Schwämmchen:** Mel. rosat. boraxat.

— **gegen Krämpfe:** Aq. aromat. c. Liq. Ammon. anis.

Stecknadelsamen: Sem. Psyllii.

Steckrinkenrinde: Cort. Ulmi.

Stefania: Herb. Pulmonariae.

Steffadrian: Sem. Staphisagr.

Steffensalbe: Ungt. ctr. scabiem.

Steffenskörn: Sem. Staphisagriae. — Pulv. ctr. pediculos.

Steftsamen: Sem. Staphisagriae.

Stehaufundgehweg oder Stehaufundwandle: Bulb. Victorial. long. — Herb. Veronic. — Rad. Gentian. — Rad. Levistici. — Ungt. contr. scabiem.

Stehkörner: Frct. Card. Mariae.

Steibrüchel: Herb. Senecion.

Steierscher Kräutersaft: Sirup. Rhoead

Steifmehl: Amylum.

Steiklee: Herb. Meliloti.

Stein, göttlicher: Cupr. sulf. aluminat.

— —, **blauer:** Cupr. sulf. aluminat.

— —, **weißer:** Zincum sulfuricum.

—, **weißer (f. d. Augen):** Zincum sulfuricum.

Steinalaun: Alumen.

Steinasche: Kali carbonic. crud.

Steinbeerblätter: Fol. Uvae urs.

Steinbibernell: Rad. Pimpinell.

Steinblumen: Flor. Stoechados.

Steinbrech, weißer: Rad. Pimpin.

Steinbrechherz: Fruct. Alkekeng.

Steinbrechkraut: Hrb. Pyrolae.

Steinbrechsamen: Sem. Lithospermi. — Sem. Milii solis.

Steinbrechwasser: Aq. Petroselini. — Aq. Tiliae.

Steinbrechwurzel: Rad. Saxifragae.

Steinbruchwasser: Aq. foetida.

Steinessenz: Elix. Aurant. cps.

Steinfarn: Rhiz. Polypodii.

Steinfassel: Lichen Pulmonariae.

Steinflachs: Alumen plumosum.

Steinfußeltee: Herb. Pulmon. arb.

Steingrün: Terra Virid. veronensis. — Viride Montanum (Berggrün).

Steingünsel: Herb. Ajugae.

Steinhägeröl: Ol. Junip. e baccis.

Steinharz: Res. Dammara.

Steinhirse: Sem. Milii solis.

Steinhocker: Herb. Sedi.

Steinkirsche: Fruct. Alkekengi.

Steinklee: Herb. Meliloti.

Steinkohlenbenzin: Benzol.

Steinkohlenkampher: Naphthalin.

Steinkohlenkreosot: Acid. carbolicum.

Steinkohlenöl: Ol. Lithanthrac.

Steinkraut: Herb. Agrimoniae.

Steinkrautöl: Ol. Chamomill.

Steinlakritzen: Rhiz. Polypodii.

Steinleckens: Rhiz. Polypodii.

Steinlecker: Rad. Taraxaci.

Steinleim: Minium.

Steinlungenmoos: Lichen Pulmonariae.

Steinmark: Bolus. alba. — Medulla saxorum.

—, **grünes:** Ungt. nervin. virid.

Steinmarköl: Ol. Olivarum.

Steinminze: Herb. Nepetae.

Steinnelken: Flor. Tunicae. — Herb. Centaurii.

Steinnessel: Herb. Nepetae.

Steinöl, rotes: Ol. Petrae Italic.

Steinöl, schwarzes: Ol. animale foet.

—, weißes: Ol. Petrae album.

Steinpeterlein: Rad. Pimpinell.

Steinpfefferpulver: Sem. Nigellae pulv.

Steinpflanze: Herb. Pyrolae.

Steinpilzkugeln: Bolet. cervin.

Steinpilzöl: Ol. Papaveris.

Steinpimpinelle: Rad. Pimpin.

Steinpolei: Herb. Acinos.

Steinpulver: Lycopodium.

Steinpuppen: Fruct. Alkekengi.

Steinquendel: Herb. Serpylli.

Steinrauten: Herb. Adianti.

Steinrösli: Flor. Rosae.

Steinsalbe: Ungt. cereum.

Steinsalz: Sal Gemmae.

Steinsamen: Sem. Milii Solis.

Steinsetzertee: Herb. Pyrolae.

Steinspiritus: Spir. Viin Gallic.

Steintee: Flor. Stoechados.

Steintinktur: Tinct. lignorum.

Steinveilchen: Flor. Cheiri.

Steinwallseife: Sapo Venetus.

Steinwurz: Herb. Agrimoniae.

Steinwurzel: Rhiz. Polypodii.

Stelzmarie: Stincus marinus.

Stempellenöl: Oleum Lini.

Stendelbeeren: Fruct. Myrtilli.

Stendelwurz: Tubera Salep.

Stengelpflaster: Empl. Litharg. comp.

Stenzelmarie: Stincus marinus.

Stenzelpulver: Pulv. pro equis.

Stenzmarin: Stincus marinus.

Stenzmarinöl: Ol. Lini.

Stenzmarintropfen: Tinct. aromat.

Stephanientee: Herb. Pulmon.

Stephanpulver: Pulv. contra pediculos.

Stephanskörner: Sem. Staphisagr.

— Pulv. ctr. pedicul.

Stephenssalbe: Ungt. ctr. scab.

Sterenblumen: Flor. Arnicae.

Sternanis: Fruct. Anisi stellat.

Sternbalsam: Linim. sap. camph.

Sternblümchen, blaue: Flor. Anchusae.

—, gelbe: Flor. Narcissi.

Sterndistel: Herb. Calcatrippae.

Sternkraut: Herb. Alchemill. — Herb. Asperulae. — Herb. Galii. — Herb. Veronicae.

Sternkuchen: Troch. bechic. nigr.

Sternleberkraut: Hrb. Asperul. — Herba Pyrolae.

Sternöl: Ol. Olivarum album.

Sternsamen: Fruct. Anisi stell.

Sternsmarie: Stincus marinus.

Sternundplanetenbalsam: Linim. sapon. camph.

Sternwurzel: Rad. Anchusae.

Stettlertropfen: Tinct. antarthritica.

Stichbeeren: Fol. Ribis nigr.

Stichkörner: Fruct. Card. Mar.

Stichkraut: Herb. Card. bened. — Herb. Arnicae.

Stichkrautblumen: Flor. Arnic.

Stichpflaster: Empl. sticticum. — Papier Wlinsi. — Cerat. resin. Pini.

—, gelbes: Empl. oxycroceum.

—, Hamburger: Empl. Litharg. comp.

—, rotes: Empl. ad rupturas.

—, schwarzes: Empl. Canthar. perp.

Stichsaft: Sir. Althaeae.

Stichsalbe: Ungt. flavum.

Stichtikum: Empl. sticticum.

Stichtropfen: Elix. e succo Liquir.

Stichwurz: Rad. Arnicae.

Stickdurusöl: Ol. Philosophor.

Stickrübe: Rad. Bryoniae.

Sticksaft: Sir. Althaeae.

Stickschwede: Empl. fuscum camph.

Stickwurzel: Rad. Helenii.

Stickwurzstengel: Stip. Dulcamarae.

Stieckwurz: Stipit. Dulcamar.

Stiefelknechtstropfen: Tinctur. Asae foetid.

Stiefkinderkraut: Herb. Viol. tric.

Stiefmütterchen: Flor. Viol. tric.

Stiefmütterchenbutter: Ugt. Pop.

Stiefmütterchenkraut: Herba Violae tricol.

Stiefpfeffer: Cubebae.

Stiefstandwurzel: Rad. Taraxac.

Stielpfeffer: Fructus Cubebae.

Stierbolus: Boletus cervinus.

Stierkörner: Semen Paradisi.

Stierkugeln: Boletus cervinus.

Stierpulver: Pulv. stimulans.

Stievels: Amylum.

Stiftungspillen: Pilul. laxantes.

Stiktumpflaster: Empl. stictic.

Stillende Krampftropfen: Tinct. Valerian. aeth.

Stillpulver: Plv. Magn. c. Rheo.

Stillsaft: Sir. Papaveris.

Stillsalz: Acidum boricum.

Stillstand: Tinct. Cinnamomi.

Stilltropfen: Sir. Papaver. — Tinct. Valerianae.

Stimmer: Succus Liquiritiae.

Stimmharz: Succ. Liquirit.

Stimmkuchen: Succ. Liquirit.

Stimmküchel: Troch. Am. chlor.

Stimmwachs: Succus Liquirit.

Stingelkörner: Sem. Staphisagr.

Stinkasant: Asa foetida.

Stinkbalsam: Ol. Terebinth. sulf.

Stinkbaumrinde: Cort. Frangul.

Stinkdillsamen: Frct. Coriandri.

Stinkeidechse: Stincus marinus.

Stinkendes Tieröl: Ol. animale foetid.

Stinkholzblätter: Sum. Sabinae.

Stinkkraut: Herb. Geran. Robert.

Stinkmarie: Stincus marinus.

Stinkmarietropfen: Glycerin.

Stinkmelde: Herb. Atriplicis foet Herb. Chenopod. vulg.

Stinköl: Ol. animale feotidum.

Stinkrosen: Flores Paeoniae. — Flores Rhoeados.

Stinktropfen: Ol. Terebinth. sulfurat. — Tinct. Asae fœtid.

Stinkus: Stincus Marinus.

Stinkwasser: Aq. foetid. antihyst.

Stinolis: Amylum.

Stinzenmarinöl: Ol. Spicae.

Stipstap: Pulv. contra pedicul. — Sem. Staphisagriae.

Stip-Stap-Salbe: Ungt. contra pediculos.

Stiptikum: Tinct. haemostyptica — Lycopodium.

Stiwelsch: Gelatina alba.

Stockdohnstropfen oder Stockdumm: Elixirium viscerale Stoughton. — Liquor Ammon. caust. — Tinct. Aloës comp. — Tct. amara. — Tct. aromat. —Tct. apoplect. rubra. — Tct. Chinae comp. — Tct. febrifug.

Stockerlsalbe: Empl. Litharg. cps.

Stockfischholz: Lign. citrinum.

Stockfischklemen: Conchae praep.

Stockfischtran: Oleum Jecoris.

Stockflußwasser: Aq. aromatic.

Stockkraut: Herb. Linariae.

Stocklack: Lacca in ramulis.

Stockrosen: Flor. Malvae arbor.

Stocksalbe: Empl. fuscum.

Stockschwungkraut: Herba Virgaureae.

Stockwurz, wilde: Stipit. Dulca-
marae.
Stockwurzel: Rad. Althaeae.
Stoffsaat, Stoffsack, Stoffschrot:
Pulv. contra pediculos.
Stolzemarie: Stincus marinus.
Stolzerheinrich: Hrb. Chenopod.
—, gestoßen: Pulv. pro vaccis.
Stomachaltropfen: Tinct. amara.
—, gekrönte: Tct. Chinae comp.
Stomeienblumen: Flores Chamo-
millae.
Stoom van elixir: Elixir stoma-
chicum.
Stopfbeeren: Fructus Myrtilli.
Stopfkraut: Herb. Trifol. arvens.
**Stopfzu, Stopparsch, Stoppkeert,
Stoppsloch:** Flor. Stoechad.
— Fol. Trifol. fibrin. — Herb.
Solidaginis. — Flor. Trifol.
arvensis. — Herb. Perfoliatae.
Stoppäsekentee: Flor. Trifol. arv.
Stoppmaustee (Stopmouse-tea):
Herb. Trifolii arvens.
Storaxsalbe: Ungt. Styracis.
Storbiswurzel: Rad. Lapathi.
Storchensalbe: Adeps.
Storchfett: Ol. Jecoris Aselli.
Storchschnabel: Hrb. Geranii. —
Herb. Rorellae.
Storchschnabelfett: Adeps.
Störgruß: Cerussa. — Zincum
oxydatum.
Störkenfett: Adeps.
Stötten: gestoßen.
Stöttenklander: Fruct. Coriand.
Strämmels: Liqu. seriparus.
Strahlstein: Alumen plumos. —
Cuprum aluminatum.
Strahltinktur: Tinct. Aloës.
Strandriedgras: Rhiz. Caricis.
Stränze, Strenze: Rad. Impe-
rator.

Stränze, schwarze: Rad. Astrant.
maj.
Straßburger Terpentin: Tereb.
venet.
Straßenräubersalbe: Ungt. contra
pediculos.
Straublümli: Flor. Gnaphalii.
Strauchdistel: Rad. Eryngii.
Strehmelsch: Liq. seriparus.
Streichblumen: Flor. Stoechad.
Streichkraut: Herb. Luteolae.
Streichöl, braunes: Oleum Phi-
losophorum.
—, grünes: Ol. Hyoscyami.
Streichsalbe: Ungt. flavum. —
Ungt. Populi.
Streifwurzel: Rad. Oxylapathi.
Streippert: Rad. Lapathi.
Streite, Strite(n): Herba Vincae.
Streitwurzel: Rad. Lapathi.
Strengselpulver: Plv. pro equis.
Strenzwurzel: Rhiz. Imperator.
Streumehl: Lycopodium. —
Amylum. — Zinc. oxydat.
— Pulv. exsiccans.
Streupulver: Lycopodium. —
Pulv. salicyl. c. talco. —Pulv.
exsiccans.
Stricksalbe: Ugt. Hydrarg. pedic.
Strieköl, braunes: Ol. Philosoph.
—, grünes: Ol. Hyoscyam.
Strigauer Erde, rote: Bolus rubra.
— —, **weiße:** Alumina hydrata.
Striggertwurzel: Radix Oxy-
lapathi.
Strit, blauer: Herb. Vincae.
Stritten: Herb. Vincae.
Strizelpflaster: Empl. Litharg.
Strohblumen: Flor. Stoechados.
Strohöl: Balsamum Copaivae. —
Kreosot. dilut.
Stroop: Sirup.
Strompack: Styrax liquidus.

Strühmahl: Lycopodium.
Stryte: Herb. Vincae.
Stüb: Lycopodium.
Stubenöl: Ol. Lini.
Stubkraut: Herb. Agrimoniae.
Stuchablümll: Flor. Convallariae.
Stuck- u. Sehnenöl: Ol. nervin.
Studentenblumen: Flores Calendulae.
Studentenpflaster: Emplastr. fuscum. — Empl. Meliloti.
Studentenpillen: Rotul. Liquir.
Studentenpulver: Pulv. contra pediculos.
Studentenrösli: Flor. Parnassiae.
Studentensalbe: Ungt. ctr. pedic.
Stühlkenwurz: Rhiz. Caryophyllat.
Stuhlkrautwurzel: Rad. Ononidis.
Stulkenwurzel: Rhiz. Caryoph.
Stumpenstoff: Pulv. ctr. pedicul.
Stundenkrautsamen: Sem. Faenugraeci.
Stupkraut: Herb. Bidentis.
Stupp: Lycopodium. Auch ganz allgemein = Pulver.
Stuppflaster: Empl. Litharg. cps.
Stuppstein: Talcum pulv.
Sturack: Styrax calamitus.
Sturmfederwein: Vinum aromatic.
Sturmhut: Herb. Aconiti.
Stute: Tubera Ari.
Styraxbalsam: Styrax liquidus.
Sublimat: Hydrarg. bichlorat.
—, milder: Hydrarg. chlorat.
—, süßer: Hydrarg. chlorat.
—, roter: Hydrarg. oxyd. rubr.
Subsidientropfen: Tinct. Chinoïd.
Suchtenpulver: Rhiz. Curcumae pulv.
Suchtkraut: Herb. Pilosellae.
Suckade: Confect. Citri (Zitronat).
Suckeltee: Flor. Lamii alb.

Suckotrina: Aloë.
Suckpflaster: Empl. fuscum. — Empl. Litharg. comp.
Suckulizsch: Succ. Liquiritiae.
Sudensalbe, graue: Unguent. contra scab. gris. — Unguent. Hydrarg. pediculor.
Südweh: Aloë.
Suëröl: Acid. sulfuricum anglic.
Süerwater: Acid. sulf. crud. dilut
Sufkesaat: Flor. Cinae pulv.
Sügede: Flor. Lamii alb.
Sugeratee: Flor. Lamii.
Sugerletee: Flor. Lamii alb.
Sührkesalbe: Ungt. sulfur. comp.
Sukade: Condit. Citri (Zitronat).
Sulfaurat: Stib. sulfurat. aurant.
Sülfür: Ol. Lini sulfurat.
Sulfuris: Ol. animale foet. Ol. Lini sulfur.
Sulfurtropfen: Ol. Tereb. sulfur.
Sulfurwurzel: Rad. Peucedani.
Sultansalbe: Ungt. ophth. rubr.
Sulz: eingedickter Saft. Succus.
Sulzbacher Tropfen: Tinctura Aloës comp.
Sulzbergers Flußtinktur: Tinct. Aloës comp.
Sulzsalbe: Linim. sapon. camph.
Sülzsalbe: Linim. sapon. camph.
Sumach: Fol. Rhoïs Toxicodendr.
Sumpfbeeren: Frct. Oxycoccos.
Sumpfbenedikte: Rhiz. Caryophyllatae.
Sumpffingerkraut: Rad. Comari.
Sumpfgarbe: Herb. Ptarmicae.
Sumpfiriswurzel: Rhiz. Iridis.
Sumpfklee: Fol. Trifol. fibrin.
Sumpfmäuseohr: Herb. Myosotis palustr.
Sumpfporst: Herb. Ledi.
Sünnenstoff: Pulv. ctr. pedicul.
Sünnentau: Herb. Rorellae.

Sünnentauöl: Ol. Hyperici.
Sünnt: Sankt.
Sünntkathrinenöl: Ol. Petrae.
Sünntpeter: Kali nitricum.
Sünntpeteröl: Ol. Petrae Ital.
Superintendenttropfen: Tinctur.
Pimpinellae.
Suppenfarbe: Crocus.
Supulver: Pulvis aerophorus.
Surampfele: Herb. Rumicis.
Surbalsam: Acid. sulfur. dilut.
Surbeeri: Fruct. Vitis Id.
Surbeertropfen: Mixt. sulf. acid.
Surbeli: Kal. ferrocyanat.
Surchlee: Herb. Acetosellae.
Surchrut, Surkrut: Hrb. Rumicis.
Süreli: Herb. Acetosellae.
Suren: Herb. Acetosae.
Sureni: Herb. Rumicis.
Süring: Herb. Acetosae.
Sürrachtäfele: Rotul. Acid. citric.
Süß, Scheelesches: Glycerin.
Süßbitterholz: Stipit. Dulcam.
Süßbastrinde: Cort. Mezerei.
Süßbrand: Chart. arom. sulf.
Süß-Chieriwasser: Aqua Amygd.
amar. dil. 1 : 20.
Süßer Kümmel: Fructus Anisi.
Süßerle: Flor. Lamii.
Süßholz: Rad. Liquiritiae.
—, gebacknes oder gekochtes:
Succus Liquiritiae.

Süßholzpasta: Pasta Liquirit.
Süßholzpulver, zusammengesetz-
tes: Plv. Liquirit. cps.
Süßholzsaft: Succ. Liquiritiae.
Süßholzstengel: Rad. Liquirit.
Süßnachtschatten: Stipites Dul-
camarae.
Süßöl: Glycerin.
Süßpech: Succus Liquiritiae.
Süßsauersaft: Sirupus Citri.
Süßundsaurertee: Rad. Liq. et
Herb. Centaurii aa.
Süßwurzel: Rhiz. Polypodii.
Süttsapp: Succus Liquiritiae.
Süwersaat: Flor. Cinae.
Süwkenpulver: Flor. Cinae pulv.
Swattentogplaster: Empl. fusc.
Swattentogsalbe: Ungt. basil. fusc.
Swattenverweken: Empl. basilic.
Sweetsabber: Succ. Liquirit.
Swinegras: Herb. Avicularis.
Sylvesterblumen: Hrb. Veronicae.
Sylvisches Digestivsalz: Kalium
chloratum.
Sympathiebalsam: Tct. Benz. cmp.
Sympathiepulver: Pulv. Herbar.
Sympathiestein: Cupr. alumin.
Sympathietropfen: Tct. Pimpinell.
Syrilgehlwater: Liq. Amm. aromat.
Syrischgartengummi: Galbanum.
Syrup, holländischer: Sir. comm.
—, weißer: Sir. simplex.

T.

Tabak, Asiatischer, Brasilianisch.
Mexikanischer, Türkischer,
Ungarischer, Virginischer: Fol.
Nicotian.
—, Indischer: Herb. Lobeliae.
Tabaksblumen: Flor. Lavandul.
Tabaksbohnen: Fabae Tonco.

Tabaksholz oder -Rinde: Cort.
Cascarill.
Tabakwasser: Aq. Nicotianae
Rademacher. — Aq. Kreo-
soti.
Tabaskapfeffer: Fruct. Amomi.
Tachtak: Tacamahaca.

Tackenkraut: Herb. Linariae. — Herb. Malvae.

Tackenöl: Ol. Hyoscyami.

Tackensalbe: Ungt. Linariae. — Ungt. Populi. — Unguent. Rosmarini comp.

Tackmack: Tacamahaca.

Tafelbalsam, gelber: Unguent. Hydrarg. citrin.

Täfelchen: Cerat. Resinae Pini.

Tafellack: Lacca in tabulis.

Tafelöl: Ol. Olivarum.

Tafelsalbe, braune: Empl. fusc.

— gegen Krätze: Ungt. Hydrarg. citrin.

—, gelbe: Cerat. Resinae Pini.

—, schwarze: Empl. fuscum.

—, weiße: Ceratum Cetacei alb.

Tafelverweichen: Empl. basilic.

Taffetpflaster: Empl. anglicum. — Empl. Canth. perp.

Taffia: Spiritus Sacchari (Rum).

Taftan: Spiritus aethereus.

Tagebruchkraut: Hrb. Euphras.

Taggenkraut: Folia Malvae. — Herb. Linariae.

Taggensalbe: Ungt. Linariae. — Ungt. Plumbi. — Unguent. Rosmarini comp.

Täghüffli: Fruct. Cynosbati.

Tagleuchte: Herb. Euphrasiae.

Tagrödelwasser: Aq. aromatica.

Tagundnachtblumen: Flor. Violae tricol.

Tagundnachtharz: Tacamahac.

Tagundnachtkraut: Hrb. Succisae.

Tählzäpfli: Turion. Pini.

Takamahak: Tacamahaca.

Takinöl: Ol. Juniperi empyreum.

Taksalbe: Ungt. Plumbi.

Talblumen: Flor. Convallariae.

Talerkraut: Herb. Nummulariae.

Talg: Sebum.

Talgsäure: Acid. stearinicum.

Talk: Talcum.

Talkerde: Magnesia carbonica.

—, gebrannte: Magnes. usta.

Talkstein: Magnes. silicicum. — Talkum.

Talkstof: Stearinum.

Tamargwurz: Rad. Valerian.

Tamarinden: Pulpa Tamarind.

Tamarindenlatwerge: Elct. e Senn.

Tamariskenessenz: Tinctura Myrrhae. — Tinct. Pini comp.

Tamariskenöl: Acet. pyrolignos. rectif.

Tamariskenwurzel: Rad. Tarax.

Tandwurzel, Tantenwurzel: Rhiz Iridis pro inf., Rad Althaeae.

Tankarellen: Fruct. Tamarind.

Tannapfelöl: Ol. Terebinthinae.

Tännegras: Herb. Polygoni.

Tannemarkwurz: Rad. Valerian.

Tannenmyrthe: Herba Ericae.

Tannenrindenmarks: Pulpa Tamarind. dep.

Tannenspitzen: Turion. Pini.

Tannenspitzenöl: Ol. Pini.

Tannharz: Resina Pini.

Tannknospen: Turiones Pini.

Tannkraut: Herb. Tanaceti.

Tannlengert: Terebinthina.

Tannmary: Rad. Valerian.

Tannnessel: Herb. Galeopsidis.

Tannpech: Resina Pini.

Tannporst: Herb. Ledi.

Tannsprossen: Turiones Pini.

Tannzapfenöl: Oleum Pini. — Ol. Terebinth.

Tannzapfensalbe: Ungt. nervin.

Tanzbodenpulver: Talcum plv.

Tanzpulver: Talcum pulv.

Tapferundgeschwind: Liquor Ammon. caust.

Tapioka: Amyl. Marantae.

Tappedi: Terebinthina.
Tapta: Ceratum fuscum.
Tarant, blauer: Herb. Orig. vulg.
Tarpentillwurzel: Rhiz. Tormentillae.
Tartarisierter Weinstein: Kali tartaricum.
Tartschenflechte: Lich. Islandic.
Tartzentingpflaster: Ceratum Resinae Pini.
Täschelkraut: Herba Bursae Past.
Taschenblumentee: Herb. Burs. Past.
Taschendieb: Herb. Burs. Pastor.
Taschenkraut: Herb. Burs. Past.
Taschenpfeffer: Fruct. Capsici.
Taschenwachs: Cera nigra.
Tasjeskruid: Herb. Burs. pastoris.
Taternöl: Ol. animal. foetidum.
Tatersalbe: Ungt. flavum.
Tätschi: Herba Plantaginis.
Taubenanis: Fruct. Anisi.
Taubenfuß: Herb. Geranii.
Taubenknöpfe: Flor. Primulae.
Taubenkörbel: Herb. Fumariae.
Taubenkopf: Herb. Fumariae.
Taubenkraut: Hrb. Verbenae. — Rad. Liquirit.
Taubenkropf: Herb. Violae tricol. — Herb. Equiseti.
Taubenkropfwurz: Rhiz. Torm.
Taubenöl: Ol. Anisi.
Tazubensamen: Fruct. Anisi.
Taubenwasser: Aq. Valerianae.
Taubenweißkraut: Herb. Sedi.
Taubkorn: Secale cornutum.
Taublätter: Herb. Alchemillae.
Taubnessel: Flores Lamii.
Taudenbloma: Flor. Rhoeados.
Taufstein: Lycopod. — Talcum.
Taugenichtssalbe: Ugt. sulf. cps.
Taumantelkraut: Herb. Alchemill.

Taunessel: Flor. Lamii.
Taunesselblüten: Flor. Lamii albi.
Taurosen: Herb. Alchemillae.
Taurosenkraut: Herb. Alchemill.
Tauschüsseli: Herb. Alchemillae.
Tausendblatt: Herb. Millefolii.
Tausenderlei: Pulv. pro vaccis.
Tausendfüße: Millepedes.
Tausendgüldenkraut: Herba Centaurii.
Tausendkorn: Herb. Herniariae.
Tausendloch: Herb. Hyperici.
Tausendnessel: Herb. Urticae.
Tausendschön: Herb. Violae tricolor. — Flor. Bellidis.
Tauteöl: Ol. Hyoscyami.
Taxbaum: Summitates Taxi.
Taxfett: Adeps.
Tee, abführender: Spec. laxant.
—, **Augsburger:** Spec. pectoral.
—, **Berliner:** Species laxantes.
—, **Blankenhelmer:** Herba Galeopsidis.
—, **Chinesischer:** Thea nigra.
—, **Dresdner:** Species laxantes.
—, **Emanuels:** Species laxantes.
—, **Europäischer:** Hrb. Veronic.
—, **Französischer:** Spec. laxant.
—, **Griechischer:** Fol. Salviae.
—, **Hamburger:** Spec. laxantes.
—, **Kanadischer:** Fol. Gaulther.
—, **Königsrieder:** Stipit. Dulcam.
—, **Liebers:** Herb. Galeopsidis.
—, **Mexikanischer:** Herb. Chenopod. ambros.
—, **Müschs:** Fol. Uvae Ursi.
—, **Rivers:** Herb. Galeopsidis.
—, **Römischer:** Herb. Chenopod.
—, **roter:** Flor. Rhoeados.
—, **Russischer:** Thea nigra. — Rad. Liquirit.
—, **schwarzer:** Thea nigra.
—, **Schweizer:** Herb. Galeopsid.

Tee, Spanischer: Herb. Chenopod.

—, Ungarischer: Herb. Chenop.

Teeblatt: Herb. Betonicae.

Teebu: Thea nigra.

Teegelsteenöl: Ol. Philosophor.

Teekraut: Herb. Asperulae. —
Herb. Chenopodii. — Herb.
Fragariae.

Teer: Pix liquída.

Teerbandpflaster: Emplastr. oxycroc. Empl. ad ruptur.

Teerjacke: Elect. theriacale.

Teeröl: Oleum Fagi. — Oleum
Rusci. — Ol. Lithantracis.

Teerpflaster: Empl. Picis.

Teersalbe: Ungt. Picis. — Ungt.
Wilkinsonii.

Teerschwefelsalbe: Unguent. sulfurat. comp.

Teerwachspflaster: Empl. fuscum.

Teerwasser: Aq. Picis.

Teetropfen: Aq. aromatica.

Teewurzel: Rad. Althaeae. Rhiz.
Iridis

Teichlilie: Rhiz. Pseudacori.

Teighäuflein: Fruct. Cynosbati.

Teilöl: Ol. Hyoscyami.

Telegreman: Sem. Faenugraeci.

Tempelöl: Ol. Petrae rubr.

Temperierpulver: Pulv. temper.

Templinöl: Ol. Pini Pumilionis.
Ol. Terebinthinae rectif.

Tenakelpflaster: Empl. Litharg.
comp.

Tennants Bleichpulver: Calcar.
chlorata.

— Säure: Aq. chlorata.

Tepelbalsem, Tepelzalf: Brustwarzenbalsam.

Terich: Talcum.

Terpantpflaster: Empl. oxycroc.
— Empl. ad ruptur.

Terpentillwurzel: Rhiz. Tormentill.

**Terpentin, dicker, gemeiner,
weißer:** Terebinth. comm.

—, umgewandter: Ungt. Tereb.

—, venetianischer: Tereb. laricin.

Terpentingeist: Ol. Terebinth.

Terpentinliniment: Liniment.
Terebinthinae.

Terpentinöl: Ol. Terebinthinae.

Terpentinpflaster: Ceratum Resin.
Pini. — Tereb. comm. — Ungt.
Terebinthinae comp.

Terpentinsalbe: Terebinthin. communis. — Ugt. basilicum. —
Ungt. Terebinthinae.

Terpentinschwefelbalsam: Ol.
Terebinth. sulfur.

Terpentinseife: Sapo terebinth.

Terpentinspiritus: Ol. Terebinth.

Tesachten: Fructus Vanillae.

Tester: Ceratum fuscum.

Teufelchen: Rotul. Menth. pip.

Teufelsabbiß: Rad. Succisae. —
Herba Scabiosae. — Rad.
Taraxaci.

Teufelsabwärtspulver: Rhizoma
Tormentillae pulv.

Teufelsäpfel: Fruct. Colocynth.

Teufelsaugen: Herb. Adonidis.

Teufelsbeerblätter: Fol. Bellad.

Teufelsbeeren: Fruct. Belladonnae.

Teufelsbirnen: Flor. Taraxaci.

Teufelsbißwurzel: Rad. Succisae.

Teufelsblumen: Herb. Euphras.

Teufelsblut: Sang. Draconis.

Teufelsdreck: Asa foetida. —
Ol. animale foetid.

Teufelsflucht: Herb. Hyperici.

Teufelshütchen: Herb. Plantag.

Teufelskirschblätter: Fol. Belladonnae.

Teufelskirschen: Frct. Alkekengi.
Teufelsklatten: Stipit. Dulcam.
Teufelsklauden: Stipit. Dulcam.
Teufelsklaue: Herb. Lycopodii.
Teufelsklauenwurz: Rhiz. Filicis.
Teufelskot: Asa foetida.
Teufelskrallenmehl: Lycopod.
Teufelskraut: Herb. Scabiosae.
Teufelsöl: Ol. Philosophorum.
Teufelspeterlein: Herb. Conii.
Teufelspeterlig: Herb. Conii.
Teufelspflaster: Empl. fuscum camphorat.
Teufelspuppen: Fruct. Alkekengi.
Teufelsraub: Herb. Hyperici.
Teufelsrippen: Herb. Taraxaci.
Teufelssalbe: Ungt. nervinum.
Teufelsschutt: Herb. Lycopodii.
Teufelsstein: Argent. nitricum.
Teufelswurzel: Tubera Aconiti.
Teufelszwirn: Herb. Cuscutae. — Penghawar Djambi.
Teveken: Rhiz. Graminis.
Thamillen: Flor. Chamomillae.
Thea amara: Fol. Trifol. fibrin.
Thebau: Thea nigra.
Thebetpfeffer: Fruct. Amomi.
Thebu: Thea nigra.
Thedens Pulver: Pulv. Liquir. comp.
— **Umschlag od. Wundwasser:** Mixt. vulnerar. acid.
Thelmlänche: Herb. Thymi.
Theklasalbe: Ungt. diachylon.
Therant: Herb. Ptarmicae.
Theriak: Elect. theriacale.
Theriakgeist: Spirit. Angel. cps.
Theriakkraut: Herb. Mari veri.
Theriakwurzel: Radix Angelicae. — Rad. Pimpinellae. — Rad. Valerianae.
Thomasbalsam: Bals. Tolutanum.

Thomaszucker: Sacchar. cristall. fuscum (brauner Kandis).
Thorand: Herb. Origani.
Thomienich: Ungt. ctr. scabiem.
Thunmantel: Herb. Alchemillae.
Thymche: Herb. Thymi.
Thymian: Herb. Thymi.
—, **Römischer:** Flor. Lavandul.
—, **wilder:** Herb. Serpylli.
Thymianwurzel: Rad. Serpent.
Thymseide: Herb. Epithymi.
Thyrmann: Herb. Thymi.
Tick-Tack: Tacamahaca.
Tickewitiki: Spec. amarae.
Tiedemannstropfen: Tinct. anticholerica.
Tiefenkraut: Fol. Trifol. fibrin.
Tiefstandwurzel: Rad. Taraxaci.
Tief-und-tiefsalbe: Ugt. digestiv.
Tierisches Öl: Ol. animale.
Tierkohle: Ebur ustum.
Tierlaugensalz: Ammon. carb.
Tierlisalbe: Ungt. pediculor.
Tieröl, Dippels: Ol animale aeth.
—, **stinkendes:** Ol. animale foet.
Tigerlikraut: Herb. Chaerophylli.
Tijloos: Colchicum.
Tikmehl: Amyl. Marantae.
Tillyöl: Ol. Terebinth. sulfurat.
Tillytropfen: Ol. Terebinth. sulf.
Timotheus, grauer: Stib. sulf. nigr.
Tinctur: Tinctura Benzoës. — Tinct. Cinnamomi.
—, **balsamische:** Tinct. Benzoës comp.
Tincturasolaris: Tinct. lignor.
Tinkal: Borax.
Tinkturtropfen: Mixt. sulf. acid.
Tinktussalbe: Ungt. Kal. jod.
Tinte, sympathetische: Cobaltum chlorat. solut.
Tintenbeeren: Fruct. Rhamni.

Tintenfischbein: Ossa Sepiae.
Tintenflecksalz: Acid. tartaric. — Kali bioxalic.
Tintengummi: Gummi arabic.
Tintenholz: Lign. Campechian.
Tintenpulver: Spec. ad atram.
Tiptap: Rad. Dictamni.
Tirmenöl: Ol. Tamarisci.
Tirmensalbe: Ungt. Aeruginis.
Tirolerpflaster: Emplastr. Cantharid. perp.
Tirolerweiß: Cerussa.
Tisanewasser: Aqu. vulnerar. spirit.
Titan: Herb. Pulmonariae.
Tizianwasser: Mixt. vuln. acid.
Tobkraut: Fol. Stramonii.
Tochpflaster: Empl. Litharg. cps.
Tockenkraut: Herb. Linariae.
Tockensalbe: Ungt. Linariae.
Tödlicher Nachtschatten: Fol. od. Rad. Belladonnae.
Tödliches Wundwasser: Mixt. vulnerar. acid.
Togemakt: zur Salbe angerieben.
Togemaktklöckelchen, -quecksilber, -stafadrian, -stiptap, -stoffsaat: Ungt. Hydrarg. pedicul.
Togemaktschwefel: Ungt. sulfur.
Togemakttrippmadam: Unguent. Hydrarg. oxyd. rubr.
Togemakttripptrapp: Ugt. Plumb.
Togemakttutian: Ungt. Zinci.
Toggensalbe: Ungt. Linariae. — Ungt. Rosmar. comp.
Togplaster gegen Zahnweh: Empl. Canth. perp.
—, gelbes: Empl. Litharg. comp.
—, schwarzes: Empl. Picis.
Togrödelsalv: Ugt. Rosmar. cps.
Togrödelwater: Aq. aromatica.
Togroisalv: Ungt. Rosmar. cps.
Toiletteessig: Acetum cosmetic.

Toilettenwasser: Spir. Coloniensis. — Aq. Kummerfeldi.
Toilettesalbe: Ungt. Glycerini. — Ungt. leniens.
Tolle Salbe: Elect. theriacale.
Tollkirsche: Fol. Belladonnae.
Tollkörbel: Herb. Conii.
Tollkörner: Fruct. Cocculi.
Tollkraut: Fol. Belladonnae. — Fol. Stramonii.
Tollmantel: Herb. Alchemillac.
Tollrübe: Rad. Bryoniae.
Tollwurzel: Rad. Hyoscyami.
Tölpelsamen: Sem. Rapae.
Tolubalsam: Bals. Tolutan.
Tomasbalsam: Bals. Tolutan.
Tomesöl: Rubramentum.
Ton, roter: Bolus rubra.
—, weißer: Bolus alba.
Töni, Töneni: Flor. Trollii.
Tonkabohnen: Fabae Tonco.
Tonkakraut: Herb. Asperulae.
Tonkarellenmus: Pulp. Tamarindorum.
Tonnenzaad: Sem. Lini.
Toortsbloemen: Flor. Verbasci.
Toostsaft: Mel rosat. boraxat.
Töpferblei: Graphites.
Töppelblätter: Folia Malvae.
Torand: Herb. Origani vulg.
Torfriet: Rhiz. Caricis.
Torkenkraut: Herb. Linariae.
Tormentill: Rhiz. Tormentillae.
Tornamiras Salbe: Ungt. Ceruss.
Tornes: Tinct. Aloës comp.
Torsköl: Mel rosat. boraxat.
Torsksaft: Mel rosat. boraxat.
Torwartspflaster: Empl. oxycroc.
Totenbein: Conchae praep. — Rad. Dictamni albi.
Totenbeinstropfen: Kreosot. — dilut. — Tinct. Spilanth. cps.
Totenblätter: Herb. Vincae.

Totenblumen: Flor. Calendul.
Totenblumensalbe: Ungt. flav.
Totengräberwasser: Kreosot. dilutum.
Totengrün: Herb. Vincae.
Totenkopf: Ferr. oxydat. rubr.
—, **weißer:** Ossa Sepiae.
Totenkopfblüten: Herb. Linariae.
Totenkopfpflaster: Emplastr. ad rupturas. — Empl. Lith. cps.
Totenkraut: Fol. Rutae.
Totenmucker: Liq. Am. caust.
Totenmyrte: Herb. Vincae.
Totennessel: Flor. Lamii alb.
Totenöl: Kreosot. dilut. — Ol. Petrae.
Totenstille: Ungt. ctr. pedicul.
Totenveilchen: Herb. Vincae.
Totenwecker: Liq. Ammon. caust. — Kreosot. dilutum.
Totenweckeröl: Ol. Papaveris.
Totenzahnöl: Kreosot. dilutum.
Tournesol: Bezetta rubra.
—, **blauer:** Bezetta coerulea.
Tournesolläppchen: Bezetta rbr. oder coerulea.
Trabantentropfen: Ol. Terebinth. rectif.
Traben: Herb. Dracunculi.
Trackenwurz: Rhiz. Bistortae.
Trädell: Cornu Cervi rasp.
Tragantensalbe: Ungt. flavum.
Traganth: Tragacantha pulv.
Traganthpulver, zusammengesetztes: Pulv. gummos.
Tragemete: Bacc. Dactyli.
Tramilben: Flor. Cham. Roman.
Tranikel: Herb. Saniculae.
Trank, Wiener: Inf. Sennae cps.
— **Zittmanns:** Decoct. Sarsaparillae comp.
Traubencerat: Cerat. Cetacei.

Traubenkirschrinde: Cortex Pruni Padi.
Traubenkraut: Herb. Chenopod. Herb. Teucrii.
Traubenpfeffer: Piper longum.
Traubenpomade, rote: Cerat. Cetacei rubr.
Traubensalbe fürs Haar: Ungt. pomadin.
—, **weiße:** Ungt. rosatum.
Traufkraut: Herb. Parietariae.
Trauungskraut: Herb. Sideritid.
Treber: Sem. Faenugraeci.
Treckplaster: Empl. Cantharid.
Trefax: Theriaca.
Trefbaus: Sem. Plantaginis.
Treiber: Ammon. carbonicum.
Treibkörner: Sem. Ricini.
Treibkraut: Herb. Trifol. arvens.
Treiböl: Oleum Ricini.
Treibsalz: Ammon. carbonicum.
Treibwurzel: Rad. Turpethi.
Tremsen: Flor. Cyani.
Tremsenblumenwasser: Aq. Tiliae.
Trenzenblumen: Flor. Cyani.
Triachels: Elect. theriacale.
Triakelsalbe: Empl. Litharg. cps.
Triaks: Elect. theriacale.
Triantensalbe: Ungt. flavum.
Trieb: Ammon. carbonicum.
Triebesöl: Ol. Hyperici.
Trieblepomade, rote: Cerat. Cetacei rubr.
—, **weiße:** Ungt. leniens.
Triebpulver: Natr. bicarbonic.
Triebsalz: Ammon. carbonicum.
Trinitatis: Tartarus depuratus.
Trinitrin: Nitroglycerinum.
Trinjäockdl: Ungt. Zinci.
Trinkpulver: Pulvis temperans.
Tripel: Terra Tripolitana.
Tripmadam: Herb. Sedi.
Tripp: Ammonium carbonicum.

Trippelerde: Terra Tripolitana.
Trippelton: Terra Tripolitana.
Tripperbalsam: Bals. Copaivae.
Tripperpillen: Capsulae Balsam.
Copaïvae.
Tripperpulver: Cubebae pulv.
Triptrap: Tacamahac. — Rotul.
Menth.
Triptraptrull: Ugt. Hydrg. rubr.
Trisonettpulver: Pulv. aromat. c.
sacch.
Tritrumtratrum: Moschus.
Trittau: Ungt. Plumbi.
Tritteinundtrittaus: Ungt. Plumbi.
Trittvortritt: Ungt. Plumbi.
Tritum: Ungt. Plumbi.
—, umgewandt: Ungt. Plumbi.
Triweln: Trauben.
Triwelpomade, rote: Cerat. Cetac.
rubr.
—, weiße: Ungt. leniens.
Tröchnepulver: Lycopodium.
Trockensalbe: Ungt. exsiccans.
Trockenstein: Lap. Calam. praep.
Troddelmehl: Lycopodium.
Trögewehtatspflaster: Emplastr.
oxycroceum.
Trogschmiere, flüssige: Linim.
ammon. camph.
—, gelbe: Ungt. flavum.
—, grüne: Ungt. mixtum.
Trollblumen: Flor. Trollii.
Trolldistelwurz: Rhiz. Polypod.
Trompetenmoos: Lichen pyxi-
datus.
Trompetenpulver: Conch. praep.
Trompeterpulver: Cubebae plv.
Trooß, Troß: Fol. Betulae.
Tropfen, aromatische: Tinctur.
aromatica.
—, aromatische saure: Tinct.
aromatica acid.
—, Augsburger: Tct. Aloës cps.

Tropfen, Baumanns: Tinct. aro-
matic.
—, Bergmanns: Tinct. aromatic.
—, bittere: Tinct. amara.
—, Dänische: Elix. e Succo Liqu.
—, Danziger: Tinct. aromatica.
—, Englische: Liquor Ammon.
carbon. pyrooleos.
—, Erlauer: Spir. Meliss. comp.
—, Feldheimer: Tinct. Valerian.
—, Flecks: Elix. e Succo Liquir.
—, gelbe, Prinzens: Liq. Ammo-
nii succinici.
—, Hallersche: Mixt. sulf. acid.
—, Hoffmanns: Spir. aethereus.
—, Jenaer: Tinct. Aloës comp.
—, Klapproths: Tinct. Ferr. acet.
aetherea.
—, Kollmanns: Tinct. carminat.
—, Lamottes: Tinct. Ferri chlor.
aetherea.
—, Mainzer: Tinct. Aloës, Spir.
aethereus aa. p. aequ.
—, Mariazeller: Tinct. Aloës cps.
—, Petermanns: Tinct. Chinoïd.
—, Prinzens: Liq. Ammon. succ.
—, Rockows: Tinct. Chinoïdin.
—, rote: Tinct. aromatica.
—, rote saure: Tinct. aromat.
acid.
—, Salzburger: Tinct. Aloës cps.
—, saure: Mixt. sulfurica acida.
—, schwarze: Tinct. amara.
—, Schwarzwälder: Tinct. Aloës
comp.
—, Schwedische: Tct. Aloës cps.
—, siebenundsiebzigerlei: Tinct.
Chinoïdin.
—, Sulzberger: Tinct. Aloës cps.
—, Ungarische: Spirit. Rosmar.
—, Wads: Tinct. Benzoës comp.
—, Wedels: Tinct. carminativa.
—, Whytts: Tinct. Chinae cps.

Tropfen, zerteilende: Tinct. stru-
malis.
Tropfkraut: Herb. Parietariae.
Tropfsteinwasser: Aq. Petrosel.
Tropfwurzel: Rhiz. Filicis. —
Rhiz. Polypodii.
Tropp: Succus Liquiritiae.
Tropschmiere: Unguent. flav. et
Unguent. Populi aa. p. aequ.
Trossis Brustpulver: Gelatina.
Lich. Island. sacchar.
Trostderkrätzigen: Herba Fu-
mariae.
Trottenmehl: Lycopodium.
Trubachschelleli: Flor. Primulae.
Trubaknöpfli: Flor. Primulae.
Trubentaknöpfli: Flor. Primulae.
Truddemälch: Herb. Chelidonii.
Trudelmehl: Lycopodium.
Trüdingerpflaster: Emplastrum
Lithargyri comp.
Trumpeterpulver: Cubeb. pulv.
Trumpethenpulver: Conch.
praep.
Truttenmehl: Lycopodium.
Tschickan: Herb. Chaerophylli.
Tschöggliwurz: Rad. Carlinae.
Tückertück: Species amarae.
Tüfelsmilch: Herb. Euphorbii.
Tugendblumenkraut: Herb. Eu-
pator. — Herb. Hyperici.
Tugendsalben: Fol. Salviae.
Tümchen: Herb. Thymi.
Tumerik: Rhiz. Curcumae.
Tumirnichtssalbe: Ungt. sulfurat.
griseum.
Tumirnichtspulver: Pulv. ctr.
pedicul. — Stib. sulf. nigr.
Tümmelthymian: Herb. Thymi.
Tungenrübe: Rad. Bryoniae.
Tunkpulver: Tutia praeparat.

Tunröw: Rad Bryoniae.
Tupfstein: Cupr. aluminatum.
Turanken: Rad. Bryoniae.
Türbandpflaster: Emplastrum
oxycroc.
Turbenried: Rhiz. Caricis.
Turbithwurzel: Rad. Turpethi.
— Tub. Jalapae.
Turisches Gummi: Gummi arab.
Türkenblut: Resina Draconis. —
Sanguis Hirci.
Türkenbund: Flor. Lilii.
Türkenkopfkerne: Semen Cucur-
bitae.
Türkenpulver: Sang. Draconis.
Türkisch. Beifuß: Herb. Botryos.
— **Gras:** Rhiz. Graminis.
— **Hanföl:** Oleum Ricini.
— **Kümmel:** Fruct. Cumini.
— **Mohrstein:** Conchae praep.
— **Pfeffer:** Fruct. Capsici.
— **Röte:** Rad. Alcannae.
Türlestrich: Sebum.
Turmerik: Rhiz. Curcumae pulv.
Turpethwurzel: Radix Turpethi.
— Tubera Jalapae.
Turpith: Rad. Turpethi. — Tu-
bera Jalapae.
Tusigguldenkraut: Herb. Cen-
taurei.
Tutiansalbe, graue: Unguent. oph-
thalm. gris.
—, weiße: Ungt. Zinci.
Tutz: Tutia praeparata. — Zinc.
oxyd. crud.
Tutztee: Herb. Cardui bened.
Tymchen: Herb. Thymi.
Tymelärrinde: Cort. Mezerei.
Tyrolerpflaster: Empl. Canth.
perp.
Tyrschenöl: Ichthyol.

U.

Überich: Fol. Heraclei.
Überrüthesalbe: Empl. fusc. —
  Ungt. Plumbi.
Überseeisches Pulver: Pulv. in-
        sector.
Überwachsöl: Ol. viride.
Überwachstropfen: Tinctura
        bezoardica.
Überwurzel: Rad. Carlinae.
Überzuckert. Wurmsamen: Con-
        fectio Cinae.
Ubrike: Minium.
Uchtblumensamen: Sem. Colchic.
Udram: Herb. Hederae.
Uferblumen: Flor. Farfarae.
Ulanenholz: Rad. Saponariae.
Ulanenrinde: Cort. Quillayae.
Ulmenkraut: Herb. Lycopodii.
Ulmenpotzensalbe: Ungt. Populi.
Ulmenrinde: Cort. Ulmi.
Ulmensprossensalbe: Ugt. Populi.
Ulmspierkraut: Herb. Ulmariae.
Ulrichs Pflaster: Empl. Ceruss.
— Pulver: Natrium bicarb.
— Zahntropfen: Tinct. Guajaci
        ammon.
Ultramarin, gelber: Baryum
        chromic. (Chromgelb).
—, wiener: Cobalt. aluminat.
Ultramaringelb:Baryum chromic.
Ultramincastoriumöl: Tinctur.
        Arnicae.
Ultramkraut: Herb. Hederae.
Umber: Terra Umbrac. (Umbra).
Umbraun: Terra Umbraceae
        (Umbra).
Umbreits Tee: Spec. amarae.
Umgewandt. Boneta: Unguent.
  contra pediculos.

Umgewandt. Böbel: Ungt. contra
        pedicul.
— Degenstiefel: Ungt. digestiv.
— Dickentief: Ungt. digestiv.
— Merkurius: Ugt. Hydr. pedic.
— Muskus: Ungt. ctr. scabiem.
— Napoleon: Ugt. Hydrg. pedic.
— Nervum: Ungt. nervinum.
— Nutritum: Ungt. Plumbi.
— Papolium: Ungt. Populi.
— Plumbikum: Ungt. Plumbi.
— Prinzdeputat, rot: Unguent.
        Hydrarg. rubr.
— —, weiß: Ugt. Hydrarg. alb.
— Schabrian: Ugt. ctr. scabiem.
— Trittum: Ungt. Plumbi.
Umschlag, Autenrieths: Ungt.
  diachyl.—Ugt. Plumbi tannic.
—, blauer: Ungt. Hydrarg. ciner.
        pedic.
—, Burows: Liq. Alumin. acet.
—, Thedens: Aq. vulnerar. acid.
Umschlagkräuter: Spec. emoll.
Umschlagtee: Spec. resolvent.
Umundumarsenicum: Unguent.
        basilicum flavum.
Umwand, blauer: Ungt. Hydrg.
        pediculor.
—, gelber: Ungt. flavum.
—, grüner: Ungt. Populi.
—, weißer: Ungt. Zinci.
Unbekannt: Empl. Litharg. cps.
Unflatpulver: Pulv. ctr. pedicul.
Unflatsalbe: Ungt. ctr. pedicul.
Ungarisch. Balsam: Aq. aromat.
  — Mixt. oleos. balsam. —
  Terebinthina Veneta.
— Essenz: Ol. Lini sulfuratum.
— Hafer: Pulv. contra pedicul.

Ungarisch. Steinlacköl: Ol. Jecor. Asell.

— **Tee:** Herb. Chenopodii.

— **Tropfen:** Spir. Rosmarini.

— **Wasser:** Aq. aromatica. — Spir. Lavandulae. — Spir. odoratus. — Spir. Rosmar. cps.

Ungefärbte Alteesalbe: Ungt. Rosmarini dil.

Ungelöschtes Feuer: Chinoïdin.

Ungelswater: Spiritus odoratus.

Ungenannt. Kräuter: Species resolventes.

— **Pflaster:** Cerat. Resinae Pini.

— **Politant:** Ugt. Hydrg. cin. dil.

Ungerblumen: Flor. Malv. arbor.

Ungers Augensalbe: Unguentum Hydrarg. rubr.

Ungezieferöl: Ol. Anisi.

Ungeziefersalbe: Ungt. contra pediculos.

Ungsenöl: Ol. carbolicum.

Ungsensaft: Sir. Sarsaparill. cps.

Ungsensalbe: Ungt. Zinci.

Unheilspulver: Pulv. pro equis.

Unholdkerzen: Flor. Verbasci.

Unholdkraut: Herb. Verbasci.

Unholdwurz: Bulb. Victorial. long. — Rad. Mandragorae.

Unjerkruid: Herb. Equiseti arvens.

Universalbalsam: Tinct. Aloës comp. — Tct. Benzoës comp. — Ol. Lini sulf. — Ol. Tereb. sulf. — Ungt. basilic. fusc.

Universalkinderbalsam: Aqua aromat. spirituos.

Universallebensöl: Mixt. oleos. balsam. — Tinct. Aloës cps.

Universalpflaster: Empl. fusc. — Empl. Litharg. comp.

Universalpillen: Pilul. laxantes.

Universalpulver: Natr. bicarb. — Pulv. carminativ. Wedel.

Universalreinigungssalz: Natr. bicarb.

Universalsalbe: Ungt. exsiccans. — Ungt. Plumbi.

Universalsalz: Natr. bicarbonic.

Universalspiritus, gelber: Mixt. oleos. balsam.

Universitätssalbe, eletrische: Ugt. Hydrarg. alb.

Unkengries: Ungt. ctr. pedicul.

Unkraut: Herb. Equiseti.

—, **heidnisch:** Herb. Eupatorii.

Unkrautpulver: Pulv. Magnes. c. Rheo.

Unksenöl: Ol. animale foetidum.

Unksensaft: Sir. Sarsaparill. cps.

Unlenkwurz: Rad. Helenii.

Unnützesorgen: Hrb. Violae tricol.

UnreifePomeranzen: Fruct. Aurant. immat.

Unreinkot: Asa foetida.

Unreinpomade: Ugt. ctr. pedicul.

Unruhe: Lycopodium.

Unruhpulver: Lycopodium.

Unruhwasser: Spirit. Anhaltin.

Unruhwurzel: Rad. Eryngii.

Unschlitt: Sebum.

Unserliebenfrauenbettstroh: Hrb. Galii. — Hrb. Serpylli.

Unserliebenfrauendistel: Herb. Cardui Mariae.

Unserliebenfrauenmilchkraut: Herb. Pulmonar.

Unstätpulver: Plv. Liquirit. cps.

Untergütterlikraut: Herb. Grossulariae.

Unterhaltungssalbe: Unguent. epispastic. — Ungt. Hydrarg. cin.

Untermast: Bolet. cervinus.

Untermladentisch: Spirit. Angelicae. comp. c. Ol. Terebinth. et Liq. Ammon. caust. mixt.

Untertumunter: Ungt. Plumbi.

Unterwachssalbe: Ungt. flavum.

Unverleid: Hrb. Polygon. avicul.

Unvermischter göttlicher Balsam: Tinct. Benzoës cps.

Unvertritt: Hrb. Polygon. avicul.

Uptochsöl: Oleum viride.

Uralholz: Rad. Saponariae.

Uralsches Pulver: Pulv. Liquiritiae comp.

Urament: Ungt. potabile rubr.

Uran, schwarzer: Styrax Calam.

—, **weißer:** Olibanum.

Urangelb: Uranum oxydat. natr.

Urantpulver: Herb. Origani plv.

Ürbsele: Fruct. Berberidis.

Urian: Orleana.

—, **gebrannter:** Alumen ustum.

Uriaöl: Oleum rubrum.

Urinblumen: Flores Lamii. alb.

— Flores Stoechados.

Urinkraut: Herb. Herniariae.

Urinspiritus: Liq. Ammon. caust.

Uruku: Orleana.

Uschak: Ammoniacum.

Utechsöl: Oleum viride.

Utram: Herba Hederae.

Ützenpulver: Sanguis Hirci.

V.

(Siehe auch unter F.)

Vahrenkraut: Fol. Belladonnae.

Vallerin: Flor. Violae odorat.

Valmnesaft: Sir. papaveris.

Vanille: Fruct. Vanillae.

Vanillenöl: Bals. peruvianum.

Vaselwurz: Rad. Bryoniae.

Vaterkorn: Secale cornutum.

Vaterunserwasser: Aq. Petros.

Vegetabilisch. Äther: Aeth. acetic.

— **Kalomel:** Podophyllin.

— **Laugensalz:** Kali carbonic.

— **Mohr:** Carbo pulv.

— **Pulver:** Pulv. Liquir. cps. — Tub. Jalapae pulv.

Vehdriakel: Elect. theriacale.

Vehedistel: Fruct. Card. Mariae.

Veielotenblau: Flor. Viol. odorat.

Veielotenkraut: Hrb. Viol. tricol.

Veielotesaft: Sir. Violarum.

Veielotewurzel: Rhiz. Iridis.

Veigeln: Flor. Violae odoratae.

—, **gelbe:** Flor. Cheiri.

Veigelwurz: Rhiz. Iridis.

Veilchenkraut: Hrb. Viol. tricol.

Veilchenöl: Balsam. Peruvian. Ol. Bergamottae.

Veilchensaft: Sir. Violarum.

Veilchensalbe: Ungt. pomad. rubr.

Veilchenschwamm: Fungus suaveolens.

Veilchenwasser: Aq. Sambuci.

Veilchenwurzel: Rhizoma Iridis.

— „Kneipp": Rad. Viol. odor.

Veilchenwurzelzucker: Pulvis Iridis sacchar.

Veitsalbe: Ungt. Hydrarg. alb.

Veitstanzpulver: Conch. praep.

Veld: Feld.

Veldrijs: Herb. Taraxaci.

Venetian. Zug: Cerat. Res. Pini.

Venetisch. Balsam: Tereb. venet.

— **Dreiacker:** Elect. Theriac.

— **Kümmel:** Fruct. Cumini.

— **Rosen:** Flor. Paeoniae.

Venetisch. Seife: Sapo venetus.
— Terpentin: Terebinth. laricin.
Venusblätter: Fol. Sennae.
Venusblut: Herb. Verbenae.
Venusfinger: Herb. Cynoglossi.
Venushaar: Herb. Adianti aur.
Venuskörner: Sem. Faenugraec.
Venusmilch: Aq. Rosae benzoïn.
Venustinktur: Tinct. Benzoës.
Verbandöl: Ol. carbolisat.
Verbandsalbe: Ungt. cereum.
—, weiße: Ungt. Zinci. — Ungt. boric.
Verbindspiritus: Ol. Terebinth.
Verbogenharz: Tereb. veneta.
Verborgenharz: Pix Burgund.
Verborgenwiederkunft: Herb. Veronicae
Verdauungsessenz: Vin. Pepsin.
Verdauungspastillen: Troch. Natr. bicarb.
Verdauungspulver: Pulvis carminativus.
Verdauungssalz: Natr. bicarbon.
Verdauungstee: Species laxantes.
Verdauungstropfen: Tct. Chinae comp., Tct. Rhei vinos aa pts. aeq.
Verdauungswein: Vin. Pepsin.
Verdauungszeltchen: Troch. Natr. bicarbon.
Verdeulungsöl: Oleum viride.
Verdigries: Cuprum subacetic.
Verdrehtkörn: Fruct. Card. Mar.
Verdünnt. Bleiessig: Aq. Plumb.
Verdwijnzalf: Ungt. Hydrarg. cin.
Verfangkraut: Herb. Arnicae.
Verfangspulver: Bol. cervin. plv.
Verfluchte Jungfer: Herb. oder Rad. Cichorii.
Vergängnispulver: Pulvis temperans.
Vergehkraut: Herb. Plantaginis.

Vergehundkommwieder: Herb. Violae tricolor.
Vergiftet Ameisenpulver: Semen Nigellae pulv.
Vergißmeinnicht: Flor. Jaceae.
Vergüldungssalbe: Ungt. basilic.
Verkaltungstropfen: Tinct. antispast.
Verlachwurzel: Rad. Gentianae.
Vermächtnispflaster: Empl. fusc.
Vermächtniszucker: Sacchar. rubrum.
Vermen: Amygdalae.
Vermillon: Cinnabaris.
Verneds Drejakel: Elct. theriacale.
Vernedsch: venetianisch.
Vernunftkraut: Herb. Anagallidis.
Vernunftundverstand: Herb. Anagallidis.
Veronikenwurz: Rhiz. Ari.
Verrufkraut: Herb. Conyzae.
Versichbeeren: Fruct. Berberid.
Verteilungskräuter: Species resolventes.
Verteilungsöl: Oleum viride.
Verteilungspflaster: Empl. fuscum. — Empl. Hydrargyri. — Empl. saponatum.
Verteilungssalbe: Unguent. flavum. — Unguent. Kal. jodat. — Unguent. nervin. — Ungt. Rosmarin. comp.
Vertreibungstropfen: Tinct. Croci.
Verusdistelkörner: Fructus Cardui Mariae.
Verwachsundverrufungskraut: Herb. Conyzae.
Verweckensalbe: Ungt. basilic. fuscum.
Verzehrungspflaster: Empl. saponat. rubr.
Verziehungspiritus: Spiritus Angelicae comp.

Verzuckerte Wurmsaat: Confect. Cinae.

Vesicatoressenz: Tinct.Cantharid.

Vesicatorpflaster: Empl. Canth.

Vesicatorsalbe: Ungt. Cantharid.

Vesperkraut: Herb. Sideritidis.

Vetiwerwurzel: Rad.Ivarancusae.

Vexierkastanienrinde: Cort. Hippocast.

Vichypastillen: Troch. Natri bicarbon.

Vichypulver: Natrium bicarb. Pulv. Liquiritiae comp.

Viefasalbe: Ungt. Hydrarg. alb.

Viehdistel: Herb. Cardui bened.

Viehkalk: Calc. phosphor. crud.

Viehkraut: Herb. Veronicae.

Viehkrautwurzel: Rad. Valerian.

Viehmirakel: Elect. theriacale.

Viehpulver: Pulv. pro vaccis.

Vielackerpulver: Pulv. Liqu. cps.

Vielenmargaretenpulver: Semen Faenugraec. pulv.

Vielfraß: Pulv. pro vaccis gris. — Stib. sulfurat. nigr.

Vielgut: Herb. Oreoselini.

Vielwuchs: Herb. Oreoselini.

Viereckiger Zug: Cerat.Resin.Pini.

Viererlei Geister: Spirit. camph. Spir. saponat. Spir. Rosmarin., Liq. Ammon. caust. aa. p. aequ.

— Ruhpulver: Pulv. pro infant.

— Salbe: Ungt. nervinum.

— Tee: Spec. pector. c. fructib.

Vierräuberessig: Acet. aromatic.

Vierspitzbubenessig: Acetum aromaticum.

Vier Wasser für Pferde: Aqua Melissae c. Aqua Foenic.

Vierzigerlei Kräuter: Species amarae.

Vigacke: Electuar. theriacale.

Viktoriaviolett: Anilinviolett.

Viktrill, blauer: Cupr. sulfur.

—, grüner: Ferr. sulfur.

—, weißer: Zinc. sulfur.

Villatsche Flüssigkeit: Plumb. acet. 2,0. — Zinc. sulf. Cupr. sulf. āā 1,0 Aceti 16,0.

Villumfallum: Flor. Convallar.

Violen: Flor. Violae odorat.

Violenöl: Oleum Hyperici.

Violenpulver: Rhiz. Iridis pulv.

Violenramor: Elect. theriacale.

Violensaft: Sirup. Violarum.

Violentinktur: Tinct. lignorum.

Violenwasser, gelbes: Aqua Chamomillae c. Tinct. Croci.

Violenwurzel: Rhiz. Irid. Flor.

Violkraut: Vioolkruid, Herb. Violae tricol.

Vlönli, Vlöndli: Flor. Viol. odor.

Vipernöl: Ol. Jecoris Aselli.

Vipernspiritus: Liq. Ammon. carbon. pyro-oleos.

Virginie: Vaselinum flavum.

Virginienhohlwurz: Radix Serpentariae.

Virginisch. Klapperschlangenwurzel: Rad. Senegae. — Rad. Serpentariae.

— Tabak: Fol. Nicotianae.

— Viperwurz: Rad. Senegae. — Rad. Serpentariae.

Visceralelixier: Elix. Aurant. cps.

Visetholz: Lignum citrinum.

Visitatorwachs: Cerat. Aeruginis.

**— Cerat. Resinae Pini.

Visselzalf: Ungt. Mezerei.

Vitriol, blauer: Cuprum sulfuricum.

—, cyprischer: Cupr. sulfuric.

—, englischer: Ferr. sulfuric.

—, gemeiner: Ferr. sulfuricum.

—, Goslarer: Zinc. sulfuric.

—, grüner: Ferr. sulfuric.

Vitriol, roter: Cobalt sulfuricum.
—, weißer: Zinc. sulfuricum.
Vitriolelixier: Tinct. aromat. acid.
Vitriolgeist: Acid. sulfuric. dil.
—, versüßter: Spirit. aeth.
Vitriolnaphtha: Aether.
Vitriolöl: Acid. sulfuric. fumans.
Vitriolsalz, flüchtiges narkotisch.: Acidum boricum.
Vitriolsäure: Acid. sulfur. angl.
Vitriolspiritus: Acid. sulfur. dil.
Vitriolvateressenztropfen: Tinct. aromat. acid.
Vitriolwasseressenz: Tinct. aromat. acid.
Vitriolweinstein: Kali sulfuric.
Vitschenblumen: Flor. Spartii.
Vivat, gelber: Ungt. ctr. scabiem.
—, grauer: Ungt. Hydrarg. pedic.
—, weißer: Ungt. Hydrarg. alb.
Vizedreiägele: Elect. theriacale.
Vlas: Flachs.
Vlier: Flieder.
Vlies, weißes: Zinc. sulfuricum.
Vlugsmeer: Linim. ammoniat.
Vogelasch: Fruct. Sorbi.
Vogelbeeren: Fruct. Sorbi.
Vogelbeersaft: Succ. Sorbi insp.
Vogelbräune: Herb. Plantagin.
Vogelbrot: Ossa Sepiae.
Vogelgarbe: Herb. Plantaginis.
Vogelgras: Herb. Polygoni.
Vogelherzlein: Anacardia.
Vogelhirse: Sem. Lithosperm. — Sem. Milii. Solis.
Vogelholz: Viscum album.
Vögelikraut: Herb. Bursae Past.

Vogelknöterich: Herb. Polygon. avicularis.
Vogelkraut: Herb. Anagallidis.
Vogelleim: Viscum avium.
Vogelleimholz: Viscum album.
Vogelmiere: Herb. Anagallidis.
Vogelnestsamen: Fruct. Dauci.
Vogelsbrot: Ossa Sepiae.
Vogelsporn: Secale cornutum.
Vogeltod: Herb. Conii.
Vogelzucker: Sacchar. alb. pulv.
Vogelzungen: Sem. Fraxini.
Vögerlsalbe: Ungt. flavum.
Vögleinimnest: Fruct. Dauci.
Vogt: Flüssigkeit.
Völkersalbe: Ungt. Zinci.
Völkertropfen: Tinct. Valer. aeth.
Volle Schübel: Herb. Lycopodii.
Vollerde: Bolus.
Vollkommene Salzsäure: Aq. chlorata.
Vomitivsalz: Zinc. sulfuric.
Von A bis Z: Species amarae.
Vorgang, Vorlauf: Spir. Frumenti.
Vorhofgeist: Spir. Vini Gallici.
Vorsprung: Liq. Amm. caust. — Spirit. dilut.
Vorwitzchen: Herb. Hepaticae.
Vossische Wundsalbe: Bls. univers.
Vosskraut: Herb. Linariae.
Vosslungensaft: Sir. Liquiritiae.
Vosssaft: Mel. rosat. boraxat. — Sir. Liquiritiae.
Vosssalv, witte: Ungt. Plumbi.
Vozpomade: Ceratum Cetacei.
Vrämte: Herba Absinthii.
Vyeli: Flor. Violae odor.

W.

(Witt = weiß. Wörm = Würmer. Wörtel, Würze = Wurzel.)

Wachandelbeeren: Frct. Juniper.

Wachenbeeren: Fruct. Rhamni.

Wachkraut: Herba Cannabis.

Wacholder, stinkender: Summitates Sabinae.

Wacholderalse, -gebälz, -honig, -latwerge, -mus, -saft, -salze: Succ. Junip. insp.

Wacholderbeeren: Frct. Juniper.

Wacholdergeist: Spir. Juniperi.

Wacholderharz: Sandaraca.

Wacholderholz: Lign. Juniperi.

Wacholderkerne: Fruct. Junip. pulv. gr.

Wacholderkernöl: Ol. Junip. bacc.

Wacholdersalbe: Ungt. Rosmarini comp.

Wacholderspitzen: Summit. Juniperi.

Wacholdertee: Fruct. Junip. — Lign. Junip. — Summit. Junip.

Wacholderteeröl: Ol. Cadinum.

Wachs, blaues: Cera caerulea.

—, **gelbes:** Cera flava.

—, **grünes:** Cerat. Aeruginis.

—, **Japanisches:** Cera Japonica.

—, **mineralisches:** Ceresin. Ozokerit.

—, **rotes:** Cerat. rubrum.

—, **weißes:** Cera alba.

Wachskerzensalbe: Empl. Litharg. cps. Ungt. cereum.

Wachskrautwurzel: Rad. Saponariae.

Wachsöl: Oleum Cerae. Ol. Rapae (?).

Wachspflaster, gelbes: Cerat. Resinae Pini.

Wachssalbe: Ungt. cereum.

Wachsschwamm: Spong. cerat.

Wachsundöl: Ungt. cereum.

Wachsundschweinefett: Ungt. cereum.

Wachteln: Fruct. Juniperi.

Wadsche Tropfen: Tinct. Benzoës comp.

Waffensalbe: Ungt. cereum.

Wagenblumen: Flor. Calendul.

Wagenholzrinde: Cort. Ulmi.

Wagenteer: Pix liquida.

Wägisse: Herb. Plantaginis.

Wägluege (luegere): Herb. Plantaginis.

— —, **wilde:** Herb. Taraxaci.

Wäglungere: Rad. Cichorei.

Wähle: Fruct. Myrtilli.

Wahlers Pflaster: Empl. fusc.

Wahlwurz: Rad. Consolidae.

Wähnertspiritus: Liq. Ammon. caust.

Waid: Herb. Isatis tinctor.

Waidasche: Kal. carbon. dep.

Waisenhauspflaster: Empl. fusc.

Walbaum: Herb. Belladonnae.

Waldandorn: Herb. Stachydis.

Waldbart: Flor. Ulmariae.

Waldbeeren: Fructus Myrtilli.

Waldbeerstrauchblätter: Fol. Myrtilli. Fol. Uvae Ursi.

Waldbingel: Herb. Mercurialis.

Waldchriesi: Fol. Belladonnae.

Walddistelkraut: Herb. Eryngii. Fol. Ilicis.

Walddosten: Herba Origani.

Waldesche: Fructus Sorbi.

Waldfarnwurzel: Rhiz. Filicis.

Waldflachs: Herb. Linariae.
Waldglocken: Fol. Digitalis.
Waldhengstengeist: Spir. Formicar.
Waldhirse: Sem. Lithospermi. Sem. Milii Solis.
Waldhopfen: Herb. Hyperici.
Waldklee: Herb. Acetosellae.
Waldklette: Herb. Circaeae.
Waldklettenwurzel: Rad. Bardanae.
Waldmalven: Fol. Malvae.
Waldmangold: Herb. Pyrolae.
Waldmännlein: Herb. Asperulae.
Waldmeister: Herb. Asperulae.
Waldnachtschatten: Fol. Belladonnae.
Waldochsenzunge: Herb. Pulmonariae.
Waldrebe: Herb. Clematidis.
Waldrübe: Tub. Cyclaminis.
Waldsalbei: Herb. Scorodon. Herb. Salviae silv.
Waldschellenkraut: Fol. Digitalis.
Waldspeikwurzel: Rad. Valerian.
Waldstaub: Lycopodium.
Waldstein: Lac Lunae pulv.
Waldstroh: Herb. Galii.
Waldwollextrakt: Extr. Pini.
Waldwollöl: Ol. Pini silvest.
Waldwollspiritus: Aether Pini silv.
Waldwurz: Rad. Consolidae.
Walfischdreck: Ambra.
Walfischöl: Ol. Jecor. Aselli.
Walfischsalz: Sal Jecoris. Das Salz, in dem die Dorsche konserviert werden, (enthält Trimethylamin).
Walfischschuppen: Ossa Sepiae.
Walkererde: Bolus alba. Talcum pulv.
Wallblumen: Flor. Verbasci.
Wallhengste: Formicae.

Wallnußblätter: Fol. Jugland.
Wallnußöl: Ol. Juglandis Ol. Papaver.
Wallnußschalen: Cort. Jugland.
Wallwurzel: Rad. Consolidae. Rad. Paeoniae.
Wallwurzelkraut, kleines: Herb. Pulmonariae.
Wallwurzelgeist: Spir. Consolidae.
Walpurgiskraut: Herb. Hyperic.
Walpurgisöl: Ol. Petrae.
Walpurgiswurzel: Rad. Aristoloch. cav.
Walrat: Cetaceum.
—, präparierter: Cetac. sacchar.
Walratpflaster: Cerat. Cetacei.
Walratpulver: Cetac. sacchar.
Walratsalbe: Ungt. ceroum. — Ungt. leniens.
Walratzucker: Cetac. sacchar.
Walschot: Cetaceum.
Wälschstein: Alumen plumos.
Walstroo: Herb. Galii.
Waltersalbe: Empl. Lith. molle.
Wamperlschmier: Ungt. carminativum.
Wandelpulver: Pulv. ctr. insect.
Wändelepulver: Plv. ctr. insect.
Wandkraut: Herb. Parietariae.
Wandlauspulver: Pulv. contra insect.
Wandraute: Herb. Rutae murar.
Wannebobbele: Hrb. Viol. tricolor.
Wäntelebrut: Herba Geranii.
Wäntelenkraut: Herb. Geranii.
Wanzenbeerblätter: Fol. Rib. nigr.
Wanzendillsamen: Frct. Coriand.
Wanzenkraut: Fol. Melissae. Folia Patschuli. Herba Ledae palustris.
Wanzenöl: Ol. Terebinthinae.
Wanzenpulver: Flor. Pyrethri plv.
Wanzensalbe: Ungt. Hydrg. ped.

Wanzentinktur: Tinct. Colocynth.
Wanzenwurz: Rhiz. Filicis.
Wärmde: Herb. Absinthii.
Wärmdt: Herb. Absinthii.
Wärmkensalt: Kal. carbonicum.
Wärmkraut: Herb. Absinthii.
Warmüde: Herb. Absinthii.
Warz: Herb. Acetosellae.
Warzenbalsam: Bals. Peruvian. Emuls. ad papill. Mammar.
Warzenblumen: Flor. Calendul.
Warzenkraut: Herb. Geranii.
Warzenpulver: Gummi arab. plv.
Warzensalbe: Ungt. leniens.
Warzentupp: Lap. infernalis. Acid. nitricum.
Wärzlikraut: Herba Sedi.
Was: Wachs.
Waschblau, flüssiges: Sol. Indici.
Waschblaupulver: Ultramarin.
Wäschelauge: Mucilago Gummi arab. c. Natr. carb.
Waschessig: Acetum cosmetic.
Waschholz: Cort. Quillayae.
Waschkalk: Calcar. chlorat.
Waschkraut: Herb. Saponariae.
Waschpulver: Natr. carbonic. sicc. Borax pulv. Pulv. cosmeticus.
Waschrinde: Cort. Quillayae.
Waschspäne: Cort. Quillayae.
Waschtinktur: Ol. Tereb. c. Liq. Ammon. caust. 1 + 2.
Waschwurzel: Rad. Saponariae.
Wasmachtmich: Ugt. contra scab.
Wasser, abgezogenes: Aqua destillata.
—, **Blähung treibendes:** Aqua Chamomill. Aqua carminativa.
—, **blaues:** Liquor Aeruginis.
—, **Burowsches:** Liqu. Alumin. acetic.

Wasser gegen Reißen: Aqua carminativa.
—, **Javellesches:** Liqu. Natri hypochloros.
—, **Mandagora:** Aqu. aromatica.
—, **Prager:** Aqu. foetida antihysteric.
—, **Ravels:** Mixt. sulfuric. acida.
—, **schwarzes:** Aqu. phagedaenic. nigra.
Wasseraster: Herb. Bidentis.
Wasserandorn: Herb. Lycopi.
Wasserangelik: Rad. Angelicae.
Wasserbaldrian: Rad. Valerian. major.
Wasserbathengel: Herb. Scordii.
Wasserblau: Coeruleum Berolinense.
Wasserblei: Plumbago.
Wasserblumen: Flor. Lamii alb.
Wasserbohne: Herb. Beccabung.
Wasserbungen: Hrb. Beccabung.
Wasserdorn: Herb. Marrubii.
Wasserdost: Herb. Eupatorii.
Wasserdreiblatt: Fol. Trifol. fibr.
Wasserfenchel: Fruct. Phellandr.
Wasserfieberkraut: Fol. Trifol. fibrin.
Wassergauchheil: Hb. Beccab.
Wasserglas: Liq. Natrii silicici.
Wasserhanf: Herba Eupatorii.
Wasserheil: Herb. Beccabungae.
Wasserkerbel: Fruct. Phellandri.
Wasserkies: Ferr. sulfurat. nativ.
Wasserklee: Fol. Trifol. fibrin.
Wasserkletten: Fol. Petassitid.
Wasserknoblauch: Hrb. Scord.
Wasserkörbel: Fruct. Phellandr.
Wasserkrautwurzel: Rhizoma Hydrastis.
Wasserkresse: Herb. Nasturtii.
Wasserkunigunde: Herb. Eupat.
Wasserlatwari: Succ. Juniperi.

Wasserlauch: Herb. Nasturtii.
Wasserlilien: Flor. Nymphaeae alb.
Wasserlungenkraut: Herb. Antirrhini.
Wassermandachora: Aqua aromatica.
Wassermännchenwurzel: Rhiz. Nymphaeae.
Wassermarksamen: Fruct. Apii.
Wasserminze: Fol. Menth. crisp.
Wasserpech: Resina Pini.
Wasserpeersaat: Fruct. Phellandrii.
Wasserpfeffer: Herb. Persicariae.
Wasserpflaster: Empl. Litharg.
Wasserpoley: Herb. Pulegii.
Wasserpursaat: Fruct. Phellandr.
Wasserranken: Stip. Dulcamar.
Wasserraute: Herb. Nasturtii.
Wasserottigkraut: Herb. Eupatorii.
Wassersalat: Herb. Beccabungae.
Wassersalze: Succ. Juniperi.
Wasserschierling: Herb. Cicut. viros.
Wasserschwertel: Rhiz. Iridis.
Wasserseide: Herb. Herniariae.
Wassersenf: Herb. Nasturtii.
Wassersilber: Hydrargyrum.
Wassersuchtlatwerge: Succ. Juniperi insp.
Wassersuchtsalbe: Ungt. Junip.
Wassersuchttee: Spec. diuretic.
Wassersulz: Succ. Juniperi insp.
Wassertritt: Herb. Polygoni.
Wasserwartwurzel: Rad. Cichorii.
Wasserwendel: Fruct. Phellandr.
Wasserwurz: Hrb. Menth. crisp.
Watvonschwarten: Asa foetid.
Watzwurzel: Rad. Lapathi acut.
Wau: Herba Luteolae.
Waude: Herb. Luteolae.

Waukraut: Herb. Luteolae.
Webers Brustpflaster: Empl. saponatum.
Wecheln: Rhiz. Calami.
Wechockel: Empl. Litharg. molle.
Weckbröseln: Flor. Calendulae.
Weckelderbeeren: Fruct. Junip.
Wedels Brustpulver: Pulv. pectoral. Wedel. Pulv. Liquiritiae comp.
— **Pulver:** Pulv. carminat. Wedel.
Wedels Windtropfen: Tinct. carminat.
Wederrimpe: Rhizoma Ari.
Weechogel: Empl. Litharg. molle.
Weedasche: Kal. carbon. crud.
Wegbaumbeeren: Fruct. Junip.
Wegblätter: Herb. Plantaginis.
Wegbreit: Herb. Plantaginis.
Wegbreitborstchen: Sem. Psyllii.
Wegbreitöl: Oleum Papaveris.
Wegbreitsaft: Sirup. Plantagin.— Sir. Althaeae.
Wegbreitsalbe: Ungt. Linariae.
Wegbreitsamen: Semen Psyllii.
Wegbreitwasser: Aqua Tiliae.
Wegbreitwurzel: Rad. Consol.
Weg damit: Ungt. Hydrarg. alb. dil. — Ungt. ctr. pedicul.
Wegdistelsamen: Sem. Card. Mar.
Wegdornbeeren: Fruct. Rhamni.
Wegdornrinde, glatte: Cort. Frangulae.
Wegebaumöl: Ol. Juniperi.
Wegerich: Herb. Plantaginis.
Wegetritt, kleiner: Herb. Herniariae.
— „Kneipp": Herb. Polygoni avic.
Weggras: Herb. Polygoni.
Weghanf: Herb. Erysimi.
Wegholder: Lign. Juniperi.
Wegkümmeich: Fruct. Carvi.

Weglattich: Rad. Taraxaci c. herba.

Weglauf: Herb. Polygoni.

Wegleuchte: Herb. Euphrasiae.

Wegluege: Rad. Cichorei.

Weglunge: Rad. Cichorei.

Wegrich: Herb. Plantaginis.

Wegstroh, Wägstroh: Herb. Galii.

Wegtrette: Herb. Polygoni avic.

Wegtritt: Herb. Polygoni avic.

Wegwart: Flores Cichorei.

Wegwarttinctur „Kneipp": Tct. Cichorii e Herb. rec.

Wegweiß: Herb. Cichorii.

Wegwurzwasser: Aq. destillat.

Wehdornbeeren: Fruct. Rhamni cath.

Wehdornpflaster: Cerat. Aeruginis.

Wehdornrinde: Cort. Frangulae.

Wehdriakel: Elect. theriacale.

Wehedistel: Hrb. Cardui Mariae.

Weheldornbeeren: Fruct. Junip.

Wehenpulver: Secal. corn. pulv.

Wehetropfen: Tinct. Cinnamomi.

Wehlen: Fruct. Myrtilli.

Wehmutspulver: Pulv. temper.

Wehnertspiritus: Liq. Ammon. caust.

Wehrtropfen: Tinct. Cinnamom.

Wehtatpflaster: Empl. oxycroc.

Wehtropfenpflaster: Empl. adhaesiv

Wehwinnen: Flor. Convolvuli.

Weiberaquavit: Aq. arom. spirit.

Weibergeile: Castoreum.

Weiberklatsch: Rad. Ononidis.

Weiberkraut: Herb. Artemisiae.

Weiberkrieg: Rad. Ononidis.

Weiberstrauß: Herb. Hepaticae.

Weiberzorn: Rad. Ononidis.

Weichdosten: Herb. Chenopodii.

Weichselsaft: Sir. Cerasorum.

Weichselstein: Zinc. sulfuric.

Weichselstengel: Stip. Cerasor.

Weideallerweide: Tartar. crud. plv.

Weidenblätter: Fol. Ligustri.

Weidenkraut: Herb. Lysimach.

Weidenrinde: Cortex Salicis.

Weidenschwamm: 1. Boletus suaveolens. 2. Fung. Chirurgor.

Weiderich: Herb. Salicariae.

Weidkraut: Herb. Isatis.

Weidmannssalbe: Ungt. Zinci.

Weidsamenpulver: Cort. Salicis pulv.

Weiherfenchel: Frct. Phellandr.

Weiherrosen: Flor. Nymph. alb.

Weihnachtsrose: Rad. Hellebor.

Weihrauch: Olibanum.

—, wilder: Fichtenharz von d. Weihrauch ähnlicher Farbe.

Weihrauchkraut: Fol. Rosmarini. Rad. Asari c. Herb.

Weihrauchrinde: Cort. Thymiamatis.

Weihrauchwurzel: Rhiz. Asari.

Weihrauchwurzblätter: Fol. Rosmarini.

Weilaischbeeren: Fruct. Sorbi.

Weinäther: Aether.

Weinäuglein: Fruct. Berberidis.

Weinbeeröl: Aether oenanthicus.

Weinbeersalbe: Cerat. Cetacei rubr. Ungt. potabile rubr.

Weinblätter, englische: Herb. Rutae.

Weinblättertinktur: Tinct. Violae odorat.

Weinblumenwurz: Rad. Filipendulae.

Weinespe: Herb. Hyssopi.

Weinessig: Acetum Vini.

Weinessigsalbe: Ungt. Plumbi.

Weinfarnblumen: Flor. Tanaceti.

Weingartenkraut: Herb. Mercurialis.
Weingeist: Spiritus.
Weingeistsäure: Acid. acet. glac.
Weingrün: Herba Vincae.
Weingrünsamen: Lycopodium.
Weinige Rhabarbertinktur: Tct. Rhei vin.
Weinigtspulver: Rad. Helenii plv.
Weinkläre: Ichthyocolla.
Weinköpfelkraut: Herba Adianti aur.
Weinkraut: Fol. Rutae. — Fol. Vitis vinifera.
Weinkrautsamen: Lycopodium.
Weinlaubtee: Herb. Hederae.
Weinlingbeeren: Frct. Berberid.
Weinnägelein: Fruct. Berberidis.
Weinöl: Aetheroleum d. amer. Pharmakopoe. — Liq. Kali carbonici. — Aether oenanthic.
Weinperlsalbe: Cerat. Cetac. rbr.
Weinraute: Herb. Rutae.
Weinrosen: Flor. Malvae arbor.
Weinsalz: Tartarus depuratus.
—, **neutrales:** Kali tartaricum.
—, **saures:** Acid. tartaricum.
Weinsäure: Acid. tartaricum.
—, **flüchtige:** Acid. acetic. dilut.
Weinschadl: Fruct. Berberidis.
Weinschärl: Fruct. Berberidis.
Weinschöne: Ichthycolla.
Weinsprit: Spir. Vini Cognac. Spir. Vini Gallici.
Weinstein: Tartarus depuratus.
—, **abführender:** Tart. natronat.
—, **alkalischer:** Kali tartaric.
—, **martialischer:** Ferro - Kali tart.
—, **präparierter:** Kali bitartar.
Weinsteincreme: Tart. depuratus.
Weinsteinerde: Kali carbonic.
—, **blättrige:** Kali aceticum.

Weinsteingeist: Liq. Kali pyrotartar.
Weinsteinkristalle: Tart. depurat.
Weinsteinöl: Liq. Kali carbonic.
—, **dickes:** Ol. Rusci.
Weinsteinrahm: Tartarus deput
Weinsteinsalz: Kali carbonic.
Weinsteinsäure: Acid. tartaric.
Weinsteintinktur: Tinct. kalina.
Weintraubenpomade: Cerat. Cetacei.
Weintraubensalbe: Ungt. potabile rubr.
Weinwermut: Herb. Tanaceti.
Weinwurzel: Rhiz. Caryoph. — Rad. Paeoniae.
Weipenwurzel: Rad. Ononidis.
Weipenzäpfchen: Fruct. Berberidis.
Weiselklee: Herb. Meliloti.
Weisenmangold: Fol. Trifol. fibr.
Weisheitssalz: Hydrg. bichlorat. c. ammon. chlor. (Alembrothsalz).
Weistal: Rad. Ononidis.
Weiß. abgezogene Blutreinigungstropfen: Tinct. lignorum.
— **Ahrand:** Olibanum.
— **Andorn:** Herb. Marrubii.
— **Anhaltspulver:** Plv. temper.
— **Anton:** Herb. Marrubii.
— **Apfelblüte:** Flor. Acaciae.
— **Apfelbutter oder -salbe:** Ungt. rosatum.
— **Ätzstein:** Kali causticum.
— **Augenbalsam:** Ungt. Zinci.
— **Augenlicht:** Ungt. Zinci.
— **Augensalbe:** Ungt. Zinci.
— **Augenstein:** Zinc. sulfuricum.
— **Augentrost:** Herb. Euphrasiae.
— **Aurin:** Herb. Gratiolae.
— **Balsam:** Spir. aethereus.
— **Bergöl:** Ol. Terebinth.

Weiß. Baumöl: Ol. Olivar. album.
— **Bienensaug:** Flor. Lamii alb.
— **Blutreinigungstropfen:** Tinct. lignor.
— **Brustleder:** Pasta gummosa.
— **Chambon:** Ungt. Hydrarg. alb.
— **Diptam:** Rad. Dictamni.
— **Dorant:** Herb. Marrubii. Herb. Ptarmicae.
— **Drache:** Kali nitricum.
— **Edelherzpulver:** Pulv. epil. alb.
— **Edelsteinpulver:** Pulv. epilept. alb.
— **Elektrische Salbe:** Ungt. Hydrarg. alb.
— **Enzian:** Conchae praeparatae.
— **Erdbeersalbe:** Ungt. Plumbi.
— **Ernst:** Conchae praeparatae.
— **Fischbein:** Ossa Sepiae.
— **flüchtig. Öl:** Linim. ammon.
— **Flußtropfen:** Mixt. sulf. acid.
— **Galizienstein:** Zinc. sulfuric.
— **Ganzert:** Flor. Lamii alb.
— **Gliedergrindsalbe:** Ungt. Hydrarg. alb.
— **Hamburger:** Cerussa.
— **Hamburger Tropfen:** Spirit. Aether. nitrosi.
— **Haukstein:** Zinc. sulfuric.
— **Himmelstein:** Zinc. sulfuric.
— **Immer:** Rhiz. Zingiberis.
— **Judenpech:** Alumen plumos.
— **Kanehl:** Cort. Canellae alb.
— **Kapuzinersalbe:** Ungt. Hydrarg. albdil.
— **Katharinenpflaster:** Empl. Lithargyri.
— **Kinderbalsam:** Aq. aromatic.
— **Klewer:** Flor. Trifolii albi.
— **Kohlsaft:** Sir. Aurant. florum.
— **Krampftropfen:** Spir. aether.
— **Krätzsalbe:** Ugt. Hydrg. alb.
— **Kremser:** Cerussa.

Weiß. Krimmsalbe: Ugt. Hydrg. alb.
— **Kuckuck:** Flor. Lamii alb.
— **Kümmel:** Fruct. Cumini.
— **Kupferrot:** Zinc. sulfuric.
— **Lebensbalsam fürs Vieh:** Ol. Terebinth.
— **Leuchte:** Herb. Marrubii.
— **Liebespulver:** Sacchar. lact.
— **Lilienöl:** Ol. Olivarum alb.
— **Luchs:** Sir. Althaeae.
— **Lungenfuhl:** Sir. Althaeae.
— **Magentropfen:** Spir. aether.
— **Magnesia:** Magnesia carbon.
— **Matratze:** Argilla. — Bolus alba.
— **Mutterkrampftropfen:** Spirit. aethereus.
— **Mutterpflaster:** Emplastr. Lithargyri molle.
— **Muttertropfen:** Mixt. sulf. acid.
— **Nachtschattenschwede:** Empl. Cerussae.
— **Naphtha:** Aether. — Spir aethereus. — Acid. sulfuricum.
— **Nesselblüte:** Flores Lamii albi
— **Nichts:** Zincum oxydatum.
— **Nichtssalbe:** Ungt. Zinci.
— **Nießpulver:** Plv. sternut. alb.
— **Öl:** Ol. Ricini. — Ol. Oliv. alb.
— **Orant:** Hrb. Marrub. — Hrb. Matricar.
— **Palmsalbe:** Ungt. Plumbi.
— **Pappel:** Rad. Althaeae.
— **Pariser:** geschlämmter Kalkspat.
— **Pech:** Resina Pini.
— **Pechöl:** Ol. Terebinth.
— **Pfeffer:** Fruct. Piperis. alb.
— **Präcipitat:** Ugt. Hydrarg. alb.
— **Präcipitatsalbe:** Unguent. Hydrarg. alb.
— **Puder:** Amylum.

Weiß. Rainfarn: Herb. Ptarmicae.

— **Rauch:** Zinc. sulfuric.

— **Rauschpulver:** Zinc. oxydat.

— **Reglise:** Pasta gummosa.

— **Rittersalbe:** Ungt. Hydrarg. alb. pedicul.

— **Rosinentropfen:** Sol. Chinin. sulfurici.

— **Roßwurz:** Rad. Carlinae.

— **Salbe:** Ungt. Ceruss. — Ugt. rosatum. — Ungt. Zinci.

— **Sauertropfen:** Acid. hydrochl. dil. — Mixt. sulf. acid.

— **Schabbijak:** Ugt. Hydrg. alb.

— **Schappang:** Ungt. Hydrarg. praec. alb.

— **Schappox:** Ungt. Hydrarg. praec. alb.

— **Schlagtropfen:** Spir. aether.

— **Schmiere:** Linim. ammon.

— **Schminke:** Bismut. subnitric.

— **Schwede:** Empl. Cerussae.

— **Schwitztropfen:** Spir. aether.

— **Senf:** Sem. Erucae.

— **Sirup:** Sir. simplex.

— **Spanisches:** Bismutum subnitricum.

— **Sprungöl:** Ol. Terebinth.

— **Stein:** Zinc. sulfuricum.

— **Steinöl:** Oleum Petrae.

— **Sügete:** Flor. Lamii alb.

— **Terpentin:** Tereb. commun.

— **Tiroler:** Cerussae.

— **Totenkopf:** Ossa Sepiae.

— **Tuck-Tuck:** Rad. Dictamni.

— **Uran:** Olibanum.

— **Vitriol:** Zincum sulfuricum.

— **Vlies:** Zincum sulfuricum.

— **Weidmannssalbe:** Ugt. Zinci.

— **Widerton:** Herb. Ptarmicae.

— **Widertonwurzel:** Rad. Bryoniae.

Weiß. Wiener: Creta alb. plv.

— **Wiesenwurzel:** Rhiz. Gramin.

— **Winde:** Spir. Menthae pip.

— **Wirk:** Olibanum.

— **Wolkensalbe:** Ungt. Zinci.

— **Wundbalsam:** Aq. vuln. spir.

— **Zahntropfen:** Spir. aethereus.

— **Zimt:** Cort. Canellae alb.

Weißbensenöl: Ol. Rosmarin.

Weißdistel: Herb. Cardui mar.

Weißdornblüte: Flor. Acaciae.

Weißdornöl: Ol. Terebinthinae.

Weißenzen: Rad. Gentian.

Weißfelberrinde: Cort. Salicis.

Weißfresspulver: Ossa Sep. pulv.

Weißfünf: Herb. Potentillae.

Weißgrüner Gliederbalsam: Lin. amm. et Ol. Hyosc. aa. p. aequ.

Weißharz: Resina Pini alba.

Weißkalk: roher essigs. Kalk.

Weißkupferrot: Zinc. sulfuric.

Weißlabeschen: Fol. Farfarae.

Weißleuchterkraut: Herb. Marrub.

Weißlich geistlich Hirschhorntropfen: Mixt. pyrotartarica. — Liq. Ammon. carb. pyrooleos.

Weißlilienöl: Ol. Olivar. album.

Weißmutteramarandiöl: Spirit. aethereus.

Weißnichts: Zinc. oxydatum. — Zinc. sulfuricum. Ungt. Zinci.

Weißöl: Oleum Rapae.

— **(innerlich):** Oleum Ricini.

Weißpech: Resina Pini alb.

Weißpulver: Kali carbonicum.

Weißrauch: Herb. Absinthii. maret.

Weißvitriol: Zinc. sulfuricum.

Weißwasser: Aq. Plumbi Goul.

Weißwollöl: Oleum Olivarum.

Weißwurz: Rhiz. Graminis.

Weißwurzel: Rad. Althaeae. Rad. Dictamni. Rhiz. Polygonat.

Weixenwurz: Rad. Ononidis.

Weizenbastrinde: Cort. Mezerei.

Weizenstärke: Amylum Tritici.

Weizenvitriol: Cupr. sulfuric.

Welge: Cort. Salicis.

Welkblumen: Flor. Verbasci.

Wellblommen: Flor. Verbasci.

Wellerwurz: Rad. Consolidae.

Wellstein (äußerlich): Cupr. aluminat.

— (innerlich): Glacies Mariae.

Welsch. Bibernelle: Radix Sanguisorbae.

— Eichenlaub: Herb. Botryos.

Welschkorn: Sem. Card. Mariae.

Welters Bitter: Acid. picrinic.

Wende: Herb. Isatis tinctoriae.

Wendel: Rad. Cichorii.

Wendelpulver: Flor. Pyrethr. plv.

Wendewurz: Rhiz. Veratri.

Wendwurzel: Rad. Hellebori. Rad. Valerianae.

Werchsamen: Fruct. Cannabis.

Wergenkrut: Herb. Conyzae.

Werlachwurzel: Rad. Gentian.

Werlhofs Salbe: Ugt. Hydrg. alb.

Wermde: Herb. Absinthii.

Wermet: Herb. Absinthii.

Wermut: Herba Absinthii.

—, edler: italienischer, pontischer, römischer, welscher: Herb. Absynth. pontici.

Wermutbranntwein: Tinct. Absinthii, 1,0 Spir. dilut., Aq. dest. ca. 4,5.

Wermutelixier: Tct. Absinth. cps.

Wermutöl: Oleum Absinthii. — Oleum viride.

Wermutsalz: Kali carbonicum.

Wermuttropfen: Tct. Absinth. — Tinct. amara.

Werners Lebenselixier: Tinctura Aloës comp.

Werschlabeschen: Fol. Farfarae.

Wersenbeeren: Fruct. Rhamni.

Wersenrinde: Cort. Rhamni cath.

Werz: Herb. Acetosellae.

Wesentliches Benzoësalz: Acid. benzoïcum.

Weßmuth: Wismut.

Westendorfs Essig: Acid. acetic. glaciale.

Westfälische Augensalbe: Ungt. Hydrarg. alb.

Westindischer Pfeffer: Fruct. Amomi.

Wetterblumen: Flor. Verbasci.

Wetterdistel: Rad. Carlinae.

Wetterhahn: Herb. Acetosell.

Wetterkerze: Flor. Verbasci.

Wetterklee: Herba Eupatorii.

Wetterkraut: Herba Eupatorii.

Wetterrosen: Flor. Malvae arbor.

Wewinne: Flor. Convolvuli. — Flor. Malvae vulg.

Whigste: Rad. Ononidis.

Wicken, türkische: Sem. Lupini.

Wickenkerne: Semen Paeoniae.

Widdertod: Herb. Rorellae.

Widergift: Rad. Contrajervae

Widerruf: Herba Sideritidis. — Herba Hepaticae.

Widerstand: Pulv. pro vaccis.

Widerstockwurzel: Rad. Saponar.

Widerton: goldner oder roter: Herba Adiant. aur.

— weißer: Herba Marrubii. Herb. Lysimach.

Wiede: Herb. Luteolae.

Wiederhellerleuchttüg: Ol. Olivarum.

Wiederkehr: Pulvis pro vaccis.

Wiederkehrwurzel: Bulb. Victorial. long.

Wiederkomm: Plv. pro vaccis.
— Herba Capill. Vener.
Wiedertod: Herb. Capill. Vener.
Wiedertodwurzel: Bulb. Victor.
Wiedornbeeren: Fruct. Rhamni
cath.
Wiedukommstsogehstdu: Liq.
Ammon. caust.
Wiegantsamen: Lycopodium.
Wiegenkraut: Herb. Absinthii.
Wiekerinde: Cortex Ulmi.
Wieleschenbeeren: Fruct. Sorbi.
Wiëllstee: Herb. Violae tricolor.
Wiëliswurz: Rhiz. Iridis flor.
Wiener Balsam: Tinct. Benz.
comp. — Mixt. oleos. balsam.
— **Blätter:** Folliculi Sennae.
— **Brusttee:** Spec. pect. c. fruct.
— **Flachwerk:** Elect. e Senna.
— **Öl:** Acid. oleïnicum.
— **Pflaster:** Emplastr. fuscum.
— **Salbe:** Ungt. diachylon.
— **Tränkchen:** Infus. Senn. cps.
— **Weiß:** Calc. carbonicum.
— **Zeltchen:** Pasta Liquiritiae.
— **Zucker:** Pasta Liquiritiae.
Wienrute: Folia Rutae.
Wiensche Tropfen: Mixt. oleos.
balsam. rubr.
Wienschwanz: Folia Taraxaci.
Wierauch: Olibanum.
Wieselblut: Herba Verbenae.
Wiesenanemone: Herb. Pulsa-
tillae.
Wiesenbertram: Herb. Ptarmic.
Wiesendragun: Herb. Ptarmic.
Wiesenestragon: Herb. Ptarmic.
Wiesenflachs: Herb. Lini cath.
Wiesengeisbart: Herb. Ulmariae.
Wiesengeld od. **Wiesengold:** Herb.
Nummulariae.
Wiesengünsel: Herb. Ajugae.
Wiesenhohlwurz: Rhiz. Bistort.

Wiesenklee: Flor. Trifolii albi.
Wiesenknopf: Rad. Sanguisorb.
Wiesenknöterich: Rhiz. Bistort.
Wiesenkönigin: Flor. Spiraeae.
Wiesenkresse: Herba Nasturtii.
Wiesenkümmel: Fruct. Carvi.
Wiesenlattich: Herb. Taraxaci.
Wiesenmangold: Fol. Trifol. fibr.
Wiesennelken: Flor. Dianthi.
Wiesensafran: Semen Colchici.
Wiesensinau: Herb. Alchemill.
Wiesensirde: Hrb. Adianti aurei.
Wiesenwedel: Herba Ulmariae.
Wiesenwolle: Flor. Gnaphalii.
Flor. Trifol. arvens.
Wiestein: Tartarus depuratus.
Wigandsamen: Lycopodium.
Wild. Aurin: Herba Gratiolae.
— **Hanf:** Herba Mercurialis.
— **Kümmel:** Sem. Nigellae.
— **Löwenmaul:** Herb. Antirrhin.
— **Repen:** Fruct. Cynosbati.
— **Rübenkraut:** Fol. Farfarae.
— **Safran:** Flor. Carthami.
— **Taurant:** Herb. Marrubii.
Herb. Ptarmicae.
— **Teesamen:** Sem. Lithospermi.
Sem. Milli Solis.
— **Wurmkraut:** Herb. Ptarmic.
Wildemannwurzel: Bulb. Victo-
rial. long.
Wildfarnwurzel: Rhiz. Filicis.
Wildfleischtupp: Alum. ustum.
Wildfräulein: Herb. Ivae mosch.
Wildgarthell: Herba Hyperici.
Wildgramwurzel: Radix Filipen-
dulae.
Wildholzblüten: Flor. Spartii.
Wildmannskraut: Herb. Pulsa-
till.
Wildniskraut: Herb. Ivae mosch.
Wildschweinzahnpulver: Conchae
praep.

Wilge: Weide.

Wilhelmmachtrapp: Ungt. ctr. scabiem.

Wilhelmsdorfer Wasser: Spirit. Coloniens.

Wilhelmstropfen: Tt. Rhei amara.

— **gegen Zahnweh:** Tinct. odontalgic.

Wilkeblumen: Flor. Verbasci.

Wille, letzter: Kreosotum dil.

Willemloplop: Ungt. ctr. scabiem.

Windäpfel: Agaricus alb. — Fruct. Colocynthidis.

Windbeere: Fol. od. Radix Belladonnae.

Windblumen: Flor. Hepaticae. Herb. Pulsatillae.

Windbruchöl: Ol. Papaveris.

Windbruchsaft, purgierender: Scammonium.

Windbruchsalbe: Ungt. flavum.

Winde, blaue: Flor. Malv. vulg.

—, **weiße:** Spirit. Menthae pip.

Windensaft: Scammonium.

Windentee: Flor. Convolvuli. Flor. Malvae vulg.

Windenwurzel: Rad. Ononidis.

Windfarn: Rhizoma Polypodii.

Windfett: Ungt. Rosmarini comp.

Windgeist: Aqua carminativa.

Windharnkraut: Herb. Herniar.

Windkirsche: Fol. od. Rad. Belladonnae.

Windkoliktropfen: Tinct. carminativa.

Windkörner: Fruct. Cubebae.

Windkraut: Herb. Herniariae.

Windküchel: Rotul. Menth. pip.

Windkümmel: Semen Cumini.

Windla: Herba Convolvuli.

Windmamsellen: Rotul. Menth. pip.

Windmohn: Flor. Rhoeados.

Windpolizeläpfel: Colocynthides.

Windpulver: Elaeos. Menth. pip. Pulv. carminat. Wedel. Pulv. digestivus. Pulv. Liquiritiae comp.

— **für Kinder:** Elaeos. Foenic. Pulv. antiepileptic. Pulv. laxans. Pulv. Magn. c. Rheo.

— **fürs Vieh:** Pulv. pro equis. Rad. Valerian. pulv.

Windrosen: Herb. Hepaticae.

Windrubensalv: Cerat. Cetac. rubr.

Windsaft: Sir. Foeniculi. Sir. Menthae pip. Sirup. Rhei. Sir. Sennae.

Windsalbe: Ungt. carminat. Ungt. nervin. Ungt. Rosmarini comp. Ungt. Zinci.

Windschwefel: Sulf. caballin.

Windtee: Rad. Valerianae.

Windtropfen: Spir. Menth. pip. Tinct. carminativa.

Windundruhpulver: Pulvis Magnesiae c. Rheo.

Windundruhwasser: Aqua Foeniculi.

Windwasser: Aq. aromatica spirituos. Aq. carminativa. Aq. Chamomill. comp. Aq. Foeniculi. Aq. Menth. pip.

—, **königlich.:** Aq. aromat. rubra.

—, **rotes:** Aqua aromatica rubra.

Windworg: Sanguis Hirci.

Windwundwurz: Rad. Valerian.

Windwurzel: Rad. Dentariae.

Windzelteln: Rotul. Menth. pip.

Winkelmannschmiere: Liqu. Ammon. caust.

Winklerbaumblüten: Flor. Acaciae.

Winklers Pflaster: Empl. fuscum camph.

Winruh: Herba Rutae.

Winsergrün: Herb. Pyrolae. Herba Vincae.

Winterbeeren: Frct. Oxycoccos.

Winterblumen: Flor. Stoechados. — Flor. Verbasci.

Wintergreenöl: Methylium salicylicum. Ol. Gaultheriae.

Wintergrünholz: Viscum alb.

Wintergrüntee: Herb. Vincae. pervinc.

Wintergrünwasser: Aq. Petros.

Winterisches Lungenpulver: Plv. Liquirit. comp.

Winterkirschen: Frct. Alkekeng.

Winterkrinchen: Flor. Bellidis.

Winterkümmel: Flor. Stoechad.

Winterlieb: Herb. Pyrolae.

Wintermistel: Viscum album.

Winterpflanze: Herba Pyrolae.

Winterrosen: Flor. Malv. arbor.

Winzerfett: Adeps.

Wirbeldosten: Herb. Chenopodii.

Wirbelöl: Ol. Hyperici. Ol. Spicae. Ol. viride.

Wirk, weißer: Olibanum.

Wirkundmasch: Mastix.

Wirtschaftssalbe: Cerat. fusc.

Wismutbutter: Bismut. chlorat.

Wismutschminke: Bism. oxychlor. Bismut. subnitric.

Wismutweiß: Bism. oxychlorat. Bismut. subnitric.

Wispelsaat: Semen Hyoscyami.

Wisselnkraut: Herb. Virgaureae.

Wissesügete: Flor. Lamii.

Wißkornblümelsaft: Sir. Papav.

Wißmanns Tropfen: Spirit. aether. Tinct. anticholeric.

Wißnix: Zincum sulfuricum.

Witherit: Baryum carbon. crd.

Witschenblumen: Flor. Spartii.

Witschge: Rad. Ononidis.

Wittehonigsugen: Flor. Lamii.

Wittenbergersalbe: Ungt. ctr. perniones.

Wittenklever: Flor. Trifol. alb.

Wittenstoffensieda: Ungt. Hydr. alb. dil.

Witterdenblätter: Herb. Scabios.

Witterkümen: Hrb. Adiant. aur.

Witterluchs: Sirup. Althaeae.

Witterschwede: Empl. Ceruss.

Witterung: Moschus. dil. Ol. Anisi. Ol. Succini. Tinct. Moschi. Zibeth. arteficiale.

Witterviktril: Zinc. sulfuricum.

Witterwirk: Olibanum.

Wittes Tropfen: Tinct. Chin. cps.

Wittevosssalv: Ungt. Plumbi.

Wittkopperrot: Zinc. sulfuric.

Wittlebenpflaster: Empl. Cantharid. perp.

Wittlewerpulver: Rhiz. Veratri.

Wittseeschum: Ossa Sepiae.

Witwenblumen: Flor. Scabios.

Wochenmus: Electuar. e Senna.

Wöchnerinpillen: Pil. Tittmann.

Wöchnerintee: Herb. Violae tricoloris. Spec. laxant.

Woerthaak: Herb. oder Radix Ononidis.

Wohlfahrtspflaster: Cerat. Cetac.

Wohlgemut: Herb. Boraginis. —Fol. Menth. crisp. — Herb. Origani vlg.

Wohlgemutöl: Ol. Menthae crisp.

Wohlriechend. Essig: Acet. aromat. — Samen: Fructus Amomi.

Wohlstandwurzel: Rhiz. Imperator.

Wohlverleih: Flor. Arnicae.

Wohlverleihtinktur: Tinct. Arnicae.

Wohlwurzel: Rhiz. Tormentillae.

Wolber: Fructus Myrtilli.

Wolfbeerblätter: Fol. Uvae urs.

Wolfbeeren: Fruct. Belladonnae.
Wolfbeerenöl: Oleum viride.
Wolfblumen: Flores Arnicae.
Wolfblut: Sanguis Hirci.
Wolfblüten: Flor. Verbasci.
Wolfdistelöl: Ol. Hyoscyami.
Wolfenfürz: Bolet. cervin.
Wolferstropfen: Tinct. Arnicae.
Wolffuß: Herba Lycopodii.
Wolfgerste: Herb. Adiant. aur.
Wolfkirsche: Fol. Belladonnae.
Wolfklauen: Herba Lycopodii.
Wolfkraut: Herb. Aristoloch. — Herba Hyperici. — Herba Verbasci.
Wolfkrautsamen: Semen Staphisagriae.
Wolfleber: Ebur ustum.
Wolflunge: Sanguis Hirci.
Wolföl: Oleum Rusci.
Wolframblumen: Flor. Arnicae.
Wolfratspflaster: Cerat. Cetacei.
Wolfratspulver: Cetac. sacchar.
Wolfsbastrinde: Cort. Mezerei.
Wolfsbeersamen: Sem. Belladon.
Wolfschote: Herba Meliloti.
Wolfsgelena od. -gehle: Flor. Arnicae.
Wolfspoot: Lycopodium.
Wolfsvrees: Bovista.
Wolftrapp: Herba Ballotae.
Wolfwurzel: Radix Carlinae. Tub. Aconiti.
Wolfzähne: Semen Paeoniae.
Wolfzahnkorn: Secale cornut.
Wolfzottenblumen: Flor. Verbasc.
Wolgemut: Fol. Menth. crisp. Hrb. Beccabungae. Hrb. Boraginis. Herb. Origani.
Wolgemutessenz: Tinct. Cardui benedict.
Wolgemutkraut, kretisches: Hrb. Origani cretici.

Wolgemutwasser: Aq. Menthae crisp.
Wolkensalbe, blaue: Ungt. Hydrarg. cin. dilut.
Wollblumen: Flor. Verbasci.
Wollblumenöl: Ol. Papaveris.
Wolldistelsamen: Sem. Cardui Mariae.
Wollenbergsöl: Ol. nervinum.
Wollenkraut: Herb. Burs. Past.
Wollenöl: Oleum Olivarum.
Wollfett: Adeps Lanae.
Wollkraut: Herba Verbasci. Herb. Marrubii.
Wollkrautwurzel: Rad. Althaeae. Rad. Gentianae.
Wollstangen: Flores Verbasci.
Wollwurzwasser: Aq. Melissae.
Wolram: Cetaceum.
Wolrat: Cetaceum.
Wolsblöm: Flores Arnicae.
Wolstandwurz: Rhiz. Imperator.
Wolters Pflaster: Empl. fuscum.
Wolverlei: Flores Arnicae.
Wolwurz: Radix Consolidae. — Rhizoma Tormentillae.
Worbelen: Fruct. Myrtilli.
Wörken: Herba Absinthii.
Wörmannsheiligerübe: Radix Helenii.
Wörmd: Herba Absinthii.
Wörmke: Herba Absinthii.
Wörmkensaat: Flor. Cinae.
Wörmkensolt: Kali carbonicum.
Wörmkenzucker: Conf. Cinae.
Wörmöl: Ol. Absinthii mixtum.
Wörteln und Körn: Radix et Semen Paeoniae.
Woudbezie: Fruct. Myrtilli.
Wrämte: Herba Absinthii.
Wrangenwörtel: Rad. Angelic. — Rhizoma Polypodii.

Wrangkraut: Rad. Helleb. c. Herb.

Wreeten: Rhizoma Graminis.

Wricksalv: Ungt. flavum.

Wrinelken: Herba Centaurii.

Wrömbk: Herba Absinthii.

Wucherblumen: Flor. Crysanth.

Wulferling: Herb. Arnicae.

Wulheistergeist: Spirit. Formicar.

Wulfskoppen: Flor. Verbasci.

Wullenblumen: Flor. Verbasci.

Wullenöl: Oleum viride.

Wüllichblumen: Flor. Verbasci.

Wundbalsam: Aq. vulnerar. spir. Bals. Peruvian. Tinct. Benzoës comp.

—, fester: Ugt. Elemi. Ungt. Zinci.

Wundelixier: Tinct. Benzoës cps.

Wundenkörner: Fruct. Cardui. Mariae.

Wunderbalsam: Aq. vulnerar. spirit. Balsam. Peruvian. Mixt. oleos. balsam. Tinct. Benzoës comp. Ungt. Elemi.

—, englischer: Tinct. Benzoes composit.

Wunderbaumkörn: Sem. Ricini.

Wunderbaumöl: Oleum Ricini.

Wunderbaumrinde: Cort. Fraxini.

Wunderblumen: Flor. Verbasci.

Wundereier: Ricinusölkapseln.

Wunderessenz: Mixt. oleos. bals.

Wunderkraut: Herb. Hyperici. Herba Virgaureae.

Wundermennig: Herb. Agrimon.

Wunderöl: Ol. Ricini. Ol. Terebinth. sulfurat.

Wunderpfeffer: Fruct. Amomi.

Wunderpflaster: Empl. fuscum.

Wundersalz: Ammon. chlorat.

— Glaubers: Natr. sulfuricum.

Wundertropfen: Tinct. Aloës comp. Tinct. Chinoïdini.

Wundertropfen, saure: Tinct. aromatica acida.

—, schwarze: Elixir. uterin. Krollii. Tinct. Ferri pom. Elix. Aurant. comp.

Wunderwurz: Rad. Consolidae.

Wundessig: Acet. carbolisat. Mixt. vulnerar. acid.

Wundfarn: Penghawar Djambi.

Wundheil: Herba Veronicae.

Wundholzrinde: Cort. Fraxini.

Wundklee: Herba Anthyllidis.

Wundkörner: Fruct. Cardui mar.

Wundkraut: Herb. Virgaureae. Herb. Perfoliatae.

—, Christi: Herb. Hyperici.

—, heidnisches: Herb. Virgaur.

—, heiliges: Fol. Nicotianae.

—, indianisches: Fol. Nicotianae.

—, peruvianisches: Fol. Nicotian.

Wundmoos: Helminthochorton.

Wundodermennig: Herba Agrimoniae.

Wundöl: Oleum carbolisatum. Oleum Hyperici.

Wundram: Herba Hederae.

Wundsalbe: Ungt. boricum. Ungt. Zinci.

—, braune: Lanolinum crudum.

—, gelbe: Ungt. basilic. flav. Unguent. cereum. Lanolin.

Wundsanikel: Herb. Saniculae.

Wundschwamm: Fung. Chirurg.

Wundstein: Cupr. aluminatum.

Wundtee: Herb. Absinthii. Herb. Veronicae.

Wundtropfen, schwarze: Balsam Peruvian.

Wundwasser: Aqua vulneraria.

—, saures, scharfes, Thedensches tödliches: Mixt. vulnerar. acid.

—, weiniges: Aq. vulnerar. spirit.

Wundwurz: Radix Consolid. Radix Valerianae.

Würfelkörner: Cubebae.

Würfelsalpeter: Natr. nitricum.

Würgling: Herb. Conii.

Wurmblüte: Flores Koso.

Wurmdettle: Troch. Santonini.

Wurmdoggn: Confect. Cinae.

Wurmel: Herba Absinthii.

Wurmet: Herba Absinthii.

Wurmfarn: Rhizoma Filicis.

Wurmfarnblumen: Flor. Tanacet.

Wurmfarnkraut: Herb. Tanaceti.

Wurmgeist: Tinct. Benzoës comp. Tinct. Cinae.

Wurmgras: Rhizoma Graminis.

Wurmhäusel, -konfekt, -kreisel, -kuchen, -luft, -makronen: Troch. Santonini.

Würmken: Herba Absinthii.

Würmkraut: Herb. Scrofulariae.

Wurmkraut: Herba Tanaceti.

—, wildes: Herba Ptarmicae. Herba Artemisiae.

Wurmkrautpulver: Flor. Cinae pulv.

Wurmkuchen: Troch. Santonini.

Wurmmehl: Flor. Cinae pulv. Lycopodium.

Wurmmoos: Helminthochorton.

Wurmnessel: Flores Lamii.

Wurmnüsse: Troch. Santonini.

Wurmöl: Ol. Absinthii mixt. — Oleum Lini.

Wurmpasserln: Troch. Santon.

Wurmpfaffekäpple: Trochisci. Santonini.

Wurmpulver: Flor. Cinae pulv.

Wurmrinde: Cort. Geoffroyae.

Wurmrübchen: Troch. Santonini.

Wurmsamen: Flores Cinae.

—, falscher: Flores Tanaceti.

—, überzuckerter: Confect. Cinae.

Wurmschnecken: Troch. Santon.

Wurmschümli: Troch. Santonini.

Wurmstaub: Lycopodium.

Wurmstupp: Flor. Cinae pulv.

Wurmtang: Helminthochorton.

Wurmtanzknöpfe: Troch. Santon.

Wurmtod: Flores Tanaceti. Herba Absinthii.

Wurmtropfen: Tinct. Absinthii.

Wurmwermut: Herb. Tanaceti.

Wurmwürze: Rhiz. Polypodii.

Wurmwurzel: Rhiz. Bistortae.

—, amerikan.: Rad. Serpentariae.

Wurmzelteln: Troch. Santonini.

Wurmzucker: Confectio Cinae.

Wurstkraut: Herba Basilici. Herba Majoranae et Herba Thymi āā. Herba Saturejae.

Wurstpulver: Hrb. Saturej. plv.

Wurströhrlein: Fruct. Cass. fist.

Würzblumen: Herb. Taraxaci.

Würze, deutsche: Sem. Nigellae.

—, neue: Fructus Amomi.

Wurzel, rote: Rad. Alcannae.

Wurzelsaft: Succ. Dauci insp.

Würzenholz: Rad. Ononidis.

Würzerling: Fruct. Phellandrii.

Würznägelein: Caryophylli.

Wurzpflaster: Empl. fuscum. Empl. Meliloti.

Wüste: Radix Ononidis.

Wüterich: Herba Conii.

Wutkirsche: Fol. Belladonnae.

Wutkraut: Herba Anagallidis.

Wütscherlingbeeren: Fruct. Berberidis.

X.

Xirkast: Manna.
Xortkom: Semen Nigellae.

Xylaloë: Lignum Aloës.
Xylokassie: Cort. Cinnam. Cass.

Y.

Ybenblätter: Folia Taxi.
Ybisch: Radix Althaeae.
Ybschenblätter: Fol. Taxi.
Ysenbaumrinde: Cortex Ulmi.
Ysop: Herba Hyssopi.

Ysopsaft: Sir. Chamomillae.
Ysopwasser: Aquae Tiliae.
Yspenrinde: Cortex Ulmi.
Yvesbalsam: Ugt. ophthalm.
cps.

Z.

Zachariasblumen: Flor. Cyani.
Zachariaspflaster: Cerat. Cetacei
rubr.
Zachariastropfen: Tinctura Cin-
namomi. — Tinct. Chinae
comp. — Tinct. Chinoïdin.
Zacherlin: Pulv. contra insect.
Zacherls Pulver: Plv. ctr. insect.
Zackensalbe: Ungt. flavum. —
Ugt. Linariae. — Ugt. Plumb.
Zaffe: Fol. Salviae.
Zahlkraut: Herb. Nummulariae.
Zahnbalsam: Tinct. odontalgic.
—, Knapps: Tinct. Caryophyll.,
Tinct. Catechu aa. p. aequ.
Zahnbein: Cornu Cervi ust.
Zahnbohnen: Semen Paeoniae.
Zahnerbsen: Semen Paeoniae.
Zahnerde: Catechu.
Zahnessig: Acetum Pyrethri.
Zahnfeigen (für Kinder): Rhiz.
Iridis flor.
— (gegen Zahngeschwür): Ca-
ricae.

Zahnfrucht: Semen Paeoniae.
Zahnhustenpulver: Tart. depurat.
Zahnkitt: Guttapercha.
—, flüssiger: Sol. Mastichis.
Zahnkörner: Semen Paeoniae.
Zahnkorallen: Semen Paeoniae.
Zahnkrallerien: Sem. Paeoniae.
Zahnkraut: Herba Betonicae. —
Herba Dentaria.
Zahnkügerl: Pilul. odontalgicae.
Zahnlosenkraut: Herb. Ballotae.
Zahnöl: Oleum Caryophyllorum.
Zahnpatterien: Sem. Paeoniae.
Zahnperlen: Semen Paeoniae.
Zahnpetterlein: Sem. Paeoniae.
Zahnpflästerchen: Empl. Can-
tharid. Drouoti.
Zahnpillen: Pilul. odontalgicae.
Zähnpläckerlestee: Herb. Violae
tricolor.
Zahnpulver: Pulv. dentifricius.
—, englisch.: Plv. dentifr. camph.
Zahnräuchergummi: Mastix. —
Olibanum.

18*

Zahnschmerzessig: Acetum Pyrethri.

Zahnschmerzöl: Ol. Cajeputi.

Zahnschmerzpapier: Charta antirheumat.

Zahnschmerzpflaster: Emplastr. Drouoti.

Zahnschmerzwurzel: Radix Pyrethri.

Zahnschwamm: Fung. Chirurg.

Zahntropfen, grüne: Tinctura Spilanthis comp.

—, **saure:** Mixt. sulfur. acida.

—, **weiße:** Spiritus aethereus.

Zahntrost: Herba Euphrasiae. — Tinct. Myrrhae. — Tinct. odontalgica.

Zahnwehholz: Cort. Xanthoxyli.

Zahnwurzel: Radix Pyrethri. — Rhizoma Calami. — Rhiz. Irid. flor. — Rhiz. Galangae.

Zährwasser: Aq. Menthae crisp.

Zamarintensalbe: Ungt. flavum.

Zamdill: Pulv. contra pediculos.

Zankkraut: Folia Hyoscyami.

Zankteufel: Folia Hyoscyami.

Zapfenholz: Cortex Frangulae.

Zapfenkorn: Secale cornutum.

Zapfenkraut: Herb. Uvulariae.

Zapfenrinde: Cortex Frangulae.

Zäpflimehl: Lycopodium.

Zäpflipulver: Lycopodium.

Zärtikern: Semen Melonis.

Zaserkraut: Herb. Mesembryanthemi.

Zäubchen: Flor. Convallariae.

Zauberbalsam: Bals. Peruvian. — Oleum Petrae nigr. — Ol. Terebinth. sulfurat. — Tinct. Benzoës comp.

Zauberöl: Ol. Terebinth. sulfur.

Zauberpulver: Pulv. pro equis.

Zaubertropfen: Ol. Tereb. sulfur.

Zauberwurzel: Rad. Mandragor.

Zauken: Flores Convallariae.

Zaukenessig: Acet. Convallariae.

Zaukenwurzel: Rhiz. Convallariae.

—, **weiße:** Rhiz. Polygonati.

Zaukenöl: Ol. crinale odoratum.

Zaunglocken: Herb. Convolvuli.

Zaunhopfen: Strobuli Lupuli.

Zaunkönigspulver: Carbo pulv.

Zaunlattich: Herb. Lactucae.

Zaunraute: Herb. Hederae.

Zaunreben: Stipit. Dulcamarae.

Zaunriegel: Folia Ligustri.

Zaunrosen: Flores Rosae.

Zaunrübe: Radix Bryoniae.

Zaunweide: Folia Ligustri.

Zaunwinde: Flores Caprifolii.

Zäuwih: Flor. Chamomillae.

Zaupenblüten: Flor. Convallariae.

Zautschen: Flor. Convallar.

Zäwersaat: Flor. Cinae.

Zebastrinde: Cort. Mezerei.

Zechkraut: Folia Scolopendrii.

Zeckenkörner: Semen Ricini.

Zeckenkörneröl: Oleum Ricini.

Zeckensalbe: Ungt. Populi.

Zeckensamen: Semen Ricini.

Zederbaum: Summit. Sabinae.

Zederessenz: Ol. Citri.

Zederwurzel: Rhiz. Zedoariae.

Zedernholz: Lign. Junip.

Zedernholzöl: Ol. Junip. Lign.

Zedroöl: Oleum Citri.

Zeep: Seife.

Zehrgras: Herba Polygoni.

Zehrkraut: Herba Betonicae.

Zehrpflaster: Empl. fuscum. — Empl. Litharg. cps. — Empl. oxycroceum. — Empl. sapon.

Zehrsalbe: Cerat. Cetacei.

Zehrtropfen: Tinctura amara. — Tinctura Cinnamomi.

Zehrtropfen, rote: Tinctura apoplect. — Tinctura aromatica.

—, weiße: Spiritus aethereus.

Zehrwasser: Aq. Menthae crisp.

Zehrwurz: Rhiz. Ari. — Rhiz. Calami. — Rhiz. Dentariae.

Zeibchen: Flores Convallariae.

Zeibchenessig: Acet. Convall. — Acet. aromaticum.

Zeigkrautwurz: Rhizoma Ari.

Zeilandrinde: Cortex Mezerei.

Zeisigkraut: Herba Anagallid.

Zeiskraut: Herba Millefolii.

Zeispen: Herba Sideritidis.

Zeißchenkraut: Herb. Sideritid.

Zeitbeerblätter: Fol. Ribis nigr.

Zeithaide: Herba Teucrii.

Zeitheil: Herba Ledi.

Zeitkrautsamen: Sem. Faenugr.

Zeitlöslen: Folia Farfarae.

Zeitrösli: Flor. Farfarae.

Zeitschenkraut: Herb. Siteritidis.

Zeitungsblätter: Folia Sennae.

Zellers, Zellerich- od. Zellerie-Pomade: Ungt. Hydrarg. alb.

Zeltbeerblätter: Fol. Ribis nigr.

Zeltchen: Pastilli, Tablettae, Trochisci.

—, Wiener: Past. Liquirit.

Zemelbladen: Fol. Sennae.

Zementtropfen: Tinct. Cinnam.

Zenger: Empl. Cantharid. perp.

Zenghi: Fruct. Anisi stellati.

Zentifollenblätter: Flor. Rosae.

Zeptersamen: Flores Cinae.

Zepterspiritus: Spiritus nervin.

Zepterwurzel: Rhiz. Zedoariae.

Zerflossenes Kali: Liq. Kali carb.

Zerteilende Kräuter: Species resolvent.

— Öl: Ol. Hyoscyami.

Zerteilungspflaster: Emplastr. Meliloti. — Empl. saponatum.

Zerteilungssalbe: Unguentum flavum. — Unguent. nervin. — Unguent. Populi.

Zervelatspiritus: Liq. Amm. caust.

Zeschwitzsche Zahntinktur: Tct. odontalg. nigr.

Zetschkenblumen: Flor. Sambuc.

Zetterlosa, Zitterlosa: Flor. Primul.

Zeugniskraut: Herba Pulegii.

Zeuling: Herba Asperulae.

Zeussalbe: Ungt. Hydrarg. rubr.

Zewersaat: Flores Cinae.

Zeylonmoos: Agar-Agar.

Zeylonzimmt: Cort. Cinnamomi Ceylanic.

Zibbensaat: Flores Cinae.

Zibeben: Passulae majores.

Zibellentropfen: Tinct. Chinoïdin.

Zibetbalsam: Bals. Nucistae.

Zibilliargeist: Spir. Meliss. comp.

Zibkenblumen: Flores Sambuci.

Zible: Bulb. Allii.

Zichorie: Rad. Cichorei.

Zidrichsalbe: Ungt. Hydrarg. alb. dil. — Ungt. Plumbi.

Ziebele: Bulb. Allii.

Zieferwasser: Aqua Foenicul., Aq. Menth. pip. aa. p. aequ.

Ziegelmehl: Bolus rubr.

Ziegelnsalbe: Ceratum fuscum.

Ziegelöl oder -steinöl: Oleum Hyperici. — Ol. Petrae rubr. — Ol. Philosophorum. — Ol. Tereb. rubrefact. — Ol. Succini.

Ziegelstein, Zimbelstein: Lapis Lyncis.

Ziegenbart: Flores Ulmariae. — Herba Abrotani.

Ziegenbartpulver: Lycopodium.

Ziegenbein: Flores Cyani.

Ziegenblumen: Flores Cyani. — Herba Adonid. vernal.

Ziegenbock: Flores Cyani.

Ziegenbutter: Ungt. flavum.
Ziegenhörnli: Sem. Faenugraec.
Ziegenklappen: Fol. Trifol. fibr.
Ziegenklee: Semen Faenugraec.
Ziegenkraut: Herba Conii. — Herba Euphrasiae.
Ziegenöl: Oleum Philosophorum.
Ziegenraute: Herba Galegae.
Ziegensamen: Sem. Faenugraec.
Ziegentod: Herba Aconiti.
Ziegentropfen: Tinctura amara.
Ziegerklee: Herb. Meliloti.
Ziegerkraut: Herb. Meliloti.
Zieglers Magentropfen: Tinctur. Chinae comp.
Zieglig- od. Zieglingrinde: Cort. Mezerei.
Ziehgemsenspiritus: Spirit. Formicarum.
Ziehhonig: Mel crudum.
Ziehsalbe: Ungt. Cantharidum.
Zielkenkraut: Herb. Sideritidis.
Zieratsalbe: Ceratum Cetacei. — Ugt. cereum. — Ugt. Plumbi.
Ziergras: Herba Polygalae.
Zieselbart: Cortex Mezereï.
Zieserlein: Fructus Jujubae.
Zieskenkraut: Herb. Sideritidis.
Ziest: Herba Stachydis.
Zifferwasser: Aq. Menthae pip.
Zigerli: Folia Malvae.
Zigeunerkorn: Fol. Hyoscyami.
Zigeunerkraut: Fol. Hyoscyami.
Zigeunerkrautsamen: Lycopod.
Zigeunerlauch: Bulbus Allii.
Zigeunerpulver: Plv. aromat. — Flores Pyrethri pulv.
Zilander: Cort. Mezereï.
Zilettl: Cort. Mezereï.
Zilinder: Cort. Mezereï.
Zilksaft: Mel. rosat. boraxat.
Zilkstein: Cupr. sulfuric. ammon.
Zimeslein: Herba Thymi.

Zimmermannsäpfel: Gallae.
Zimmermannskraut: Herba Millefolii.
Zimmermannsöl: Tinct. Aloës, Tinct. Myrrhae aa. p. aequ.
Zimmermannstropfen: Tinctura Chinoïdin.
Zimmet, wilder: Herb. Serpylli.
Zimpelkraut: Herba Ficariae.
Zimt: Cort. Cinnamomi Cassiae.
—, feiner: Cort. Cinnamom. Ceyl.
—, weißer: Cort. Canellae alb.
Zimtblüten: Flores Cassiae.
Zimtessenz: Tinct. Cinnamomi.
Zimtkassie: Cort. Cinnam. Cass.
Zimtkelche: Flores Cassiae.
Zimtnägelchen: Flores Cassiae.
Zimtpflaster: Empl. sapon. rubr.
Zimtpomade: Ungt. pomad. chin.
Zimtsalbe, rote: Bals. Locatelli.
Zimtsamen: Flores Cassiae.
Zimtsorte: Cort. Cinnam. Cassiae.
Zimttee: Cortex Cinnamomi.
Zimttinktur: Tinct. Cinnamomi.
Zimttropfen: Tinct. Cinnamomi.
Zinasent: Asa foetida.
Zingalwurzel: Rad. Gentianae.
Zingerkraut: Hrb. Chaerophylli.
Zinkasche: Zinc. oxydat.
Zinkblumen: Zincum oxydatum.
Zinkbutter: Zinc. chlorat.
Zinkelpflaster: Empl. sapon. rbr.
Zinkgelb: Zinc. chromic.
Zinkgrau: Tutia.
Zinkheilpflaster: Empl. Litharg.
Zinkkalk: Zincum oxydatum.
Zinkmehl: Zinc. oxydat.
Zinksalbe: Ungt. Zinci.
Zinkspath: Lapis Calaminaris.
Zinkvitriol: Zincum sulfuricum.
Zinkweiß: Zincum oxydatum.
Zinnasche: Stannum oxydatum.
Zinnbeize: Stannum chloratum.

Zinnessenz: Tinct. Cinnamom.

Zinnfolie: Stannum foliatum.

Zinngras: Herba Equiseti.

Zinnheu: Herba Equiseti.

Zinnkraut: Herba Equiseti.

Zinnober: Cinnabaris.

Zinnsalz: Stannum chlorat.

Zinnsand: Stannum oxydatum.

Zinnsäure: Stann. oxydat.

Zinnsalz: Stannum chloratum.

Zinnweiß: Stannum oxydatum.

Zinsalwurz: Radix Gentianae.

Zinsenminztee: Species laxant.

Zinserlein: Fructus Jujubae.

Zinsundzins: Tinct. aromatica.

Zinzikum: Zincum oxydatum.

Zipollen: Bulbus Cepae.

Zippenbeeren: Fructus Sorbi.

Zipperlessamen: Flores Cinae.

Zipperlikraut: Herb. Aegopodii.

Ziptersamen: Flores Cinae.

Zirkelpfeffer: Piper longum.

Zirkelskraut: Herba Hederae.

Zisserlein: Fructus Corni.

Zitli: Herba Veronicae.

Zitrachsalbe, weiße: Ungt. Hydrarg. alb. — Ungt. Zinci.

Zitronat: Confectio Citri.

Zitronelle: Fol. Melissae.

Zitronellwasser: Aq. Melissae.

Zitronenbasilie: Herb. Basilic.

Zitronenblüte: Herb. Melissae.

Zitronenbrausepulver: Magnesium citr. efferv. — Pulv. aërophor. c. Elaeosacch. Citri.

Zitronengelb: Plumb. chromic.

Zitronenkraut: Herb. Melissae. Herb. Abrotani.

Zitronenmelisse: Hrb. Melissae.

Zitronenpflaster: Cer. Res. Pini.

Zitronenpulver: Elaeos. Citri.

Zitronenquendel: Herb. Serpyll.

Zitronensalbe: Cerat. Cetacei.

flav. Ungt. flavum. Ungt. Hydrarg. citrin.

Zitronensalz: Acid. citricum.

Zitronentäfele: Ugt. Hydrg. citr.

Zitronenterpentin: Tereb. laricina.

Zitronentropfen: Spir. Meliss. cp.

Zitronenzucker: Elaeos. Citri.

Zitrongelb: Plumb. chromicum.

Zitrösli: Flor. Farfarae.

Zitterassalbe: Ungt. Plumbi.

Zitterrösle: Flores Bellidis. — Flor. Farfarae.

Zittersalbe: Ugt. Hydrarg. citrin.

Zitterwasser: Aq. Menthae pip.

Zitterwurz: Radix Lapathi.

Zittwer: Rhizoma Zedoariae.

—, **deutscher:** Rhiz. Calami.

—, **langer:** Rhizoma Galangae. — Rhizoma Zedoariae.

Zittweringwer: Rhiz. Zedoariae.

Zittwerkraut: Herb. Dracunculi.

Zittwersamen: Flores Cinae.

—, **überzogener:** Confect. Cinae.

Zittwerwurzel: Rhiz. Zedoariae.

Zitzeritz: Succus Liquiritiae.

Zitzerln: Fructus Berberidis.

Zoch: Empl. Lithargyri.

Zoet: Süß (-holz usw.).

Zofinger Pflaster: Epl. matris. alb.

Zofninntee: Folia Salviae.

Zöllichblumen: Flor. Verbasci.

Zoniklöl: Oleum viride.

Zopfballen: Herb. Plantaginis.

Zöpfli: Flores Lavandulae.

Zoppenblumen: Flor. Verbasci.

Zottenblätter: Fol. Trifol. fibrin.

Zottenblumen: Flor. Trifol. alb.

Zout: Salz.

Zschochersche Parade: Liniment. ammon. et Ol. Terebinth. aa. p. aequ.

Zucker, gebrannt: Sacchar. tost.

—, **schwarzer:** Succ. Liquiritiae.

Zuckeräther: Aether formicicus

Zuckerbatengenblumen: Flor. Primulae.

Zuckerbrödli: Herb. Trifol. prat.

Zuckercouleur: Sacch. tost. solut.

Zuckerel: Radix Cichorii.

Zuckerfarbe: Sacchar. tost. sol.

Zuckerholz: Rad. Liquiritiae. — Succ. Liquiritiae in bacul.

Zuckerkand: Sacchar. cristall.

Zuckerluchtsam: Sir. Althaeae.

Zuckermeß: Zinc. sulfuricum.

Zuckerpenith: Sir. Rubi Idaei.

Zuckerplätzchenkraut: Fol. Malv.

Zuckerpulver f. Säuglinge: Magnes. ust. c. Elaeosacch. Foenicul. aa. p. aequ.

Zuckerretchen od. -Ritschen: Succ. Liquiritiae.

Zuckerrosen: Flores Rosae.

Zuckerrosör: Conserva Rosar.

Zuckerrot Seef: Confect. Cinae.

Zuckersäure: Acidum oxalicum.

Zuckersaft: Sirup. simplex.

Zuckersalz: Acidum oxalicum.

Zuckersüsl: Acid. oxalic.

Zuckerweiß (z. Augenwasser): Zinc. sulfur.

Zucköl: Oleum Petrae alb.

Zug, brauner: Empl. fuscum. — Empl. Lithargyri comp.

—, gelber: Cerat. Resin. Pini. — Empl. Lithargyri comp.

Zug, venetianischer: Cerat. Res. Pini. — Empl. oxycroceum. — Terebinth. laricina.

—, viereckiger: Cerat. Resinae Pini. — Empl. oxycroceum.

—, weißer: Emp. Litharg. simpl.

Zugdiakel: Empl. Litharg. comp.

Zugebrochnes Gliederöl: Oleum Papaveris.

Zugerichtet. Bleiweiß: Unguent. Cerussae.

— Kupfer: Ungt. Hydrarg. alb. dil. — Ungt. Zinci.

— Quecksilber: Unguent. Hydrarg. cin. dilut.

Zugpflaster auf Wunden: Cerat. Resin. Pini. — Empl. Litharg. comp.

—, gegen Zahnweh: Emplastrum Drouoti.

Zugsalbe auf Wunden: Empl. Litharg. cps. — Ungt. basilic.

—, braune: Ceratum fuscum.

— mit span. Fliegen: Unguent. Cantharidum.

Zug- und Heilpflaster: Emplastr. Litharg. comp.

Zu Hause ist er nicht: Herba Veronicae.

Züllichauer Pflaster: Empl. fusc.

Züllo: Adeps suillus.

Zunder: Fungus igniarius.

Zündschwamm: Fungus igniarius.

Zunehmkraut: Herb. Taraxaci.

Zunenwirvel: Flor. Calendulae.

Zungenkraut: Herba Ledi.

Zungenwurzel: Rad. Alcannae.

Zungwurz: Rhizoma Ari.

Zurampfer: Herba Acetosae.

Zure: Herba Acetosellae.

Zurkensalbe: Ungt. Linariae.

Zurnak: Herba Saniculae.

Zutat: Kali carbonicum.

Züwersaat: Flores Cinae.

Zwackholzrinde: Cort. Berberid.

Zwangkraut: Herba Sideritidis.

Zwebstbeeren: Fruct. Sambuci.

Zwebste: Flores Sambuci.

Zweckenbaumrinde: Cortex Frangulae.

Zweckenwurzel: Rhiz. Gramin.

Zweiblatt: Flor. Convallariae.
Zweierlei Kräuter: Species re- solventes.
Zweiharz: Cera arborea.
Zweimalgrün: Ungt. mixtum.
Zweiwachs: Cera arbore.
Zwergeberwurzel: Rad. Carlin.
Zwergheide: Herba Ericae.
Zwerghollunderwurzel: Radix Consolidae.
Zwergwurzel: Radix Carlinae.
Zwetschengesälz: Elect. e Senna.
Zwetschenmus: Elect. e Senna.
Zwetschenpflaster: Empl. fusc. — Empl. Litharg. comp.
Zwetschensteinöl: Ol. Amygdal.
Zwickholzblüten: Flores Capri- folii.

Zwiebelerdrauch: Rad. Aristoloch.
Zwiebelessig: Acet. Scillae.
Zwiebelhonig: Oxymel Scillae.
Zwiebelöl: Spiritus Sinapis.
Zwiebelpflaster: Empl. saponat. album.
Zwiebelsaft: Sirup. Scillae.
Zwiebelspiritus: Spir. Sinapis.
Zwiebeltropfen: Tct. Asae foetid.
Zwiebelysop: Herb. Saturejae.
Zwieseldorn: Folia Ilicis.
Zwischenkraut: Herba Malvae.
Zwitschen: Flores Sambuci.
Zylander, Zylang, Zylanz: Cort. Mezereï.
Zymis: Herba Serpylli.
Zyperwurzel: Rhiz. Graminis.
Zytenrösli: Flor. Farfarae.